Wolfgang Goebel
Michaela Glöckler 著

林玉珠等 譯

兒童
健康指南

零至十八歲的身心靈發展

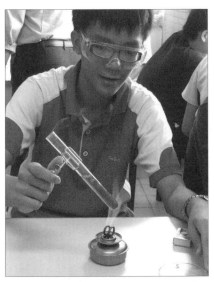

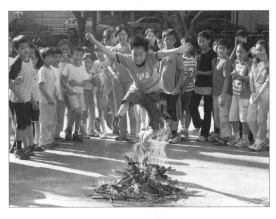

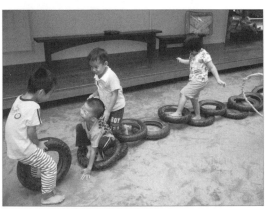

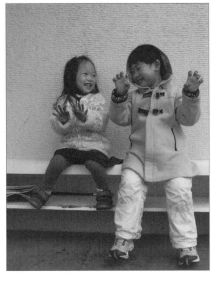

Kinder SprechStunde

Wolfgang Goebel
Michaela Glöckler

Ein medizinisch-pädagogischer Ratgeber

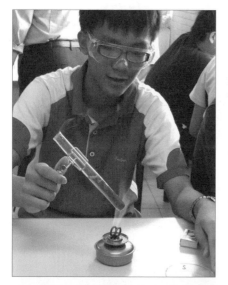

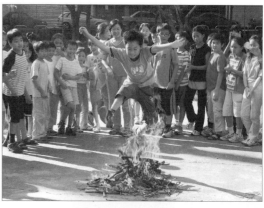

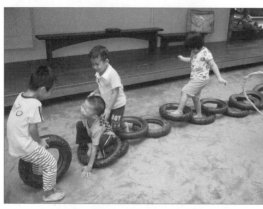

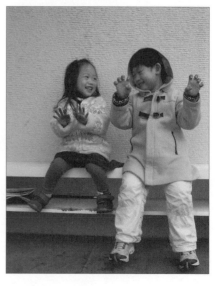

緊急事件處理

目錄

第一篇　兒童疾患的徵候

第二篇　健康成長的根基

第三篇　健康在教育之中

作者簡介

Wolfgang Goebel

1932 年出生於德國 Ludwigsburg，在 Stuttgart 生長。父親為教區牧師，從小即在基督教的環境中生活。他就讀納粹時期曾被迫關閉而二次大戰後又再度開辦的自由華德福學校（Freie Waldorfschule）至高中畢業；之後，在 Freiburg、Innsbruck 與 Marburg 大學研讀醫學，接著又在 Tübingen 的大學兒童醫院（University Paediatric Clinic）繼續完成小兒科醫生訓練。後來，在瑞士 Arlesheim 的 Ita-Wegman 醫院擔任助理醫師，其後，並協助籌設 Herdecke 社區醫院；自 1969 年直到 1995 年擔任該社區醫院之小兒科主治醫師。後來，他又投入地方的學校健康諮詢活動，1997 年，很重要的，Goebel 醫師在 Herdecke 的 Witten 大學成立接種疫苗發起人會議；至 2002 年，他在 Stuttgart 出版了《接種疫苗由父母自己決定》（*Schutzimpfungen selbst verantwortet*）一書（後來還有 2004，2006，及 2009 年之更新版）。

Michaela Glöckler

1946 年出生於 Stuttgart，高中畢業於自由華德福學校。到了大學，主修日耳曼文學與歷史，並自 Freiburg 與 Heidelberg 畢業。1972 年至 1978 年，他在 Tübingen 與 Marburg 醫學院就讀，畢業後於 Herdecke 社區醫院和 Bochum 的大學兒童醫院接受小兒科醫師訓練。直到 1988 年，他在 Herdecke 的兒童社區醫院擔任門診醫師，並任職 Witten 的華德福學校校醫。自 1988 年復活節起，受邀成為瑞士 Dornach 人智學歌德館總會（Goetheanum）的醫學部負責人。他出版許多著作，並經常於國、內外從事演講活動。

譯者簡介

● 林玉珠 ●

華德福教育、人智學、兒童研究、家長學，以及成人教育實踐者27年
（1994年至今）

台中市磊川華德福實驗教育學校現任教師團主席（2020/8/1 至今）

台中市磊川華德福實驗教育學校創辦人，並曾在此任校長職19年
（2001/8/1～2020/7/31）

台中市娃得福托兒所（現為娃得福幼兒園）創辦人，並曾在此任所長職6年
（1995/2～2001/7/31）

台中市人智哲學發展學會發起人（2000年創立）及創會理事長，現任常務理事

美國Ashland 大學教育碩士

第15版前言

　　這本書特別為年輕的父母而寫，為了使他們能有信心處理自己健康或生病的孩子；這本書也是為從事兒童教育與健康關懷的工作者，以及正積極努力解決醫療及教育相關議題的治療師與醫師們寫的。

　　本書經過完整的修訂，如今是第 15 版次的發行（編按：本書為原文書第 15 版）。與此相關的，我們得感謝有一群在醫院或診所執業的醫療同仁，感謝他們提供協助、給予寶貴的建議，並分享他們發現的新經驗。

　　令人欣慰的，上個世紀提出的 "salutogenetic" 研究，也即是「健康起源」的研究，已經讓我們清楚地了解：兒童主要照顧者對兒童的關愛，以及是否按照適齡發展的需求與兒童互動，將深遠地影響兒童的身體和心靈的健康。相對於心靈發展，一項醫學研究指出，疾病不只是一種自然界的失調、障礙；同時也是一種發展的機會，教育可以支持這個發展機會〔教育可以成為疾病療癒的力量〕。影響人發展的，除了我們熟悉的遺傳與環境兩個因素之外，長久以來被認定的還有第三個決定性因素，那即是，人際關係的品質與特質。最終，這個因素將決定一個人的人格是否成熟、性格是否建構成型。我們最關切的，是每個家庭能重視培育屬於人類的核心價值，例如誠實、共同合作、相互尊重；讓這些價值觀決定家庭的氣氛，孩子即能從中獲得被接納的感覺。童年是珍貴的，能像孩子般地做孩子，能被保護，這都是兒童形成「人性的」與「信賴的」情感不可或缺的經驗。

　　本書第一部分專注於日常生活中一般疾病的辨識與特定問題，以及適當的醫療準則。我們的目的是幫助父母親在陪伴及觀察生病的孩子時，能有預警的判定基準，以決定什麼時候一定要或應該要去看醫生。不過，為避免侵犯醫生對每一個個案做最好判斷的自由，我們大部分的醫療建議已縮減至非常一般性的範圍。

　　本書第二部分說明兒童發展的各個階段，並結合各階段的建議做為鼓勵個人的發展；同時，看著當今不適合兒童發展的生活環境，我們也清楚指出，做什麼可以阻止兒童發展上的缺陷。我們說明了節奏律動對身體和心靈健康的重

要，同時也給予適齡的遊戲、感官發展的保護、營養攝取、衣著，以及健康睡眠等建議。

本書第三部分專注於教育及其治療的可行性。我們這個時代需要有一個新的家庭、教育和成長的文化，其間，我們要重新相信教育與療癒間有交互關係。無可否認的，為了發展這樣的文化，我們首先需要培養一種觀念，一種能飽含自然科學的發現、現代心理學的洞見和魯道夫・施泰納（Rudolf Steiner）人智學（Anthroposophy）的靈性研究以及其他現代整體系統知識的觀念。

本書的問世要感謝當時要求發行的德國 Stuttgart 出版商 Johannes M. Mayer 先生，還有不斷表達希望我們集結小兒科門診的諮詢資料成為參考書籍的父母親。我們也要獻上最真誠的感謝給所有在寫書過程中給予個人和專業上支援的各位。此外，特別感謝 Urachhaus 出版社在新編版本上所付出的辛勞，以及在更改、補充、修正等工作上積極接納的一貫態度！

尤其，我們還要感謝許多同業們：Reinhild Engelen、Nicola Fels、Christtoph Fischer、Dorte Hilgard、Vera Krüger、Renate Kviske（牙醫）、Matthias Lohn、Heike Lum Merzheim、Bartholomeus Maris、Christoph Meinecke、Marlies Meller-Henn（皮膚科醫師）、Karin Michael、Ulrike Mittelstrass、Uwe Momsen，以及 Bernhard Ulrich、Jan Vagedes 和 Petra Lange。感謝您們的專業協助以及在新版本上的合作。

這個新世紀開始，我們目睹越來越激烈的貧富差距與越來越多對大自然界的剝削與護衛的衝突。未來幾年我們需要面對的課題將越來越明顯：我們一定要學習認識個人健康與療癒，以及社會福祉的真正依歸。我們一定要看見人類與人性尊嚴不僅只是瀕臨危險，但也可以發展至極致的範圍。

謹祝福忠誠、堅定的讀者，歡迎您們的指正和持續的鼓勵。

Michaela Glöckler

Wolfgang Goebel

2004 年聖誕節於瑞士 Herdecke 醫院

台灣版序

　　在我內心深處，能以本書將 Wolfgang Goebel 和我自己的兒科經驗傳遞給華語世界的家長、教育工作者和醫師們，我感到特別高興，因為兒童是國際人——他們無論生長在哪一個環境，都能毫不費力地學習那個國家的語言，而且，如同他們在宗教和家庭傳統中的表現，他們能讓自己適應那裡的風俗及習慣。這種模仿和適應的特殊能力天生於所有兒童的內在，無論出生的膚色、洲別、國家或文化。然而，除此之外，每個孩子都有他自己生命的意向性和明顯的人格；能認識這件事並在兒童的健康與疾病中給予最大可能的成長支持，是父母、親人、教育工作者、醫師和治療師的偉大挑戰。實際上，兒童越能適應自己國家的文化常模，且越能在發現自我及發展成熟人格的過程中成功，就越能堅定而健康地踏上生命之旅；越能清楚回答自己生命史上的關鍵問題——如：為什麼此時此刻我的生命在這裡？我想要成為什麼樣的人？我能對社會的需求做出什麼貢獻？我的命運道路和生命的任務是什麼？——就越能自信而快樂地克服並抗衡那些隨著日常生活而出現的障礙與困難。因此，我一點也不訝異，在我旅行了六十多個國家的期間，遇到了許多非常相似、甚且完全相同於我原本在歐洲所遇到的有關童年發展及童年發展中特定的醫學和教育問題。

　　我也很高興本書能在 2011 年出版，因為這一年，世界上有許多人正在慶祝人智學導師——魯道夫‧施泰納（1861 ～ 1925 年）的誕生 150 週年紀念。人智學是一個全球性的文化哲學，其對人類及人類發展的概觀，在 20 和 21 世紀的醫療和教育實踐上已經呈現出非常持續性的影響。即便第一所學校僅僅創立於 1919 年，但目前在全球已有超過五千所的魯道夫‧施泰納／華德福幼稚園和托兒所，以及大約一千所的完全學校。在人智醫學方面的發展也很類似，90 年前，荷蘭醫生 Ita Maria Wegman 在瑞士的 Arlesheim，從一個小型的臨床治療研究機構開始，如今，在世界各大洲都可以找到這樣形式的醫學治療、特殊教育、社會治療、護理、藝術治療、臨床工作或其他各類機構。當我們自問前述的成功來自何處時，我認為真實的情形是——在現今全球化的世界裡，有許多人為了能充分了解生活中的各種複雜狀況，正在對於人類的生活和文化追尋

真正整體性和通用性的理解。我們不僅需要重新思考社會上和政治上的主要議題，而且要以一種賦予意義的方式來處理各種問題；我們也需要對這個我們所有人長遠生活的地方——地球，提出維護其健康的新觀點。由於人智學能對此提供根本上的分擔，並且已經在農業、教育、醫療、社會、銀行和企業生活等領域上帶來了突破性的創舉，這也就不難理解為什麼無論在何處，人們對於人智學的需求不斷持續地增長。

也正是此全球性的趨勢，使得我這三十多年來，益發熱情地在國際間努力交流人智學的深刻理解，而且從與各行業的賢達及以哲學或宗教取向的人等的晤談中，讓我又將這些領悟做了更進一步的推展。人們非常著迷於人智學能使人理解古老東方的宗教和哲學系統，正如同現代的科學方法具備打開人類思維和應用的可能性，人智學即以此兩面向預備了一座能深度同理東方智慧與西方文化之技術—經濟的知識橋樑。

Wolfgang Goebel 和我很期待因此書而與華語讀者們開始對話。我們很感謝每一個問題和評論性意見，這可以有幫助這本書的出版更加有益於支持兒童的發展。我們要熱烈地感謝譯者、心理出版社和我們在台灣的朋友及同事，是他們對於兒童和青少年的關心和愛護，使得他們想讓這本書——《兒童健康指南：零至十八歲的身心靈發展》在自己的國家裡為人所知。我謹以最大的祝福將這本書獻給他們以及即將閱讀本書的人，特別是為人父母者，願你們與孩子幸福健康。

Michaela Glöckler, MD

歌德館醫學總部

Dornach ／瑞士 2011 年 3 月

推薦序 1
——似曾相識（Déjà vu）

在梅雨的日子裡，曦曦兩度造訪，除了感謝這一份來自華德福伙伴的關心外，也看到林玉珠校長的用心與期待！在冷冷悶悶的日子中，這算得上是一種難得的感動！

經歷一段不短的兒童醫療服務工作，因為兒童發展與早期療育服務的緣分，與幼特教、社福等專業朋友有了較進一步的認識，有一個簡單的結論是：「我們都是在一個時間的橫斷面上，以不同的角色身分，不同的面貌與表達方式來追求社會中大部分孩子與家庭最佳利益的人而已！」有趣的是認識華德福教育雖然要回推到 1989 年在德瑞邊境 Basel 與 Dornach，但是真正印象深刻的還是在台灣親見到這一群不論是在台中或宜蘭努力經營這個教育方式的朋友，他們讓我真正地靠近這個生命的知識，透過這一群朋友的眼神讓台灣與世界的交流在我們內心接軌，透過魯道夫・施泰納的文字，它傳遞著一種特殊、難得的跨時空的感動。

之於華德福教育，我是一個百分之百的門外漢，Michaela Glöckler 與其同仁撰寫本書以延展施泰納學派的智慧，因林校長以細緻用心的翻譯文字，我竟然得到許多「似曾相識」的感覺，不論是對生命、哲學、醫學、教育乃至音樂，這個生命知識的實務，它貫穿著古代與現在，有些曾經想表達的方式，在本書的字裡行間真的頗有共鳴！謝謝這一份機緣與信賴！

本書雖然在 1984 年初版，但是經歷幾次的修訂，內容仍然很適合許多身邊有孩子的家長，特別是在親職工作上有些疑問的老師、保母或家長，它具備了完整的兒童發展、兒童教育與親職教育實務面向，閱讀它，相信大家一定不會失望！

　　本序的結尾，我期待我們這一群華德福的朋友能堅持一份信心，去實踐這個對孩子、家長乃至老師都很有幫助的方法。

郭煌宗

中國醫藥大學醫學系副教授

中國醫藥大學附設醫院兒童發展與行為科主任

推薦序 2

　　在成為華德福學校家長之初，其實我對人智學尚無概念，只是隱約感受到人智學與我的本業中醫在本質上是相當一致的。

　　2006 年，我加入在磊川華德福學校舉行的人智醫學讀書會，在林玉珠校長的引領之下我們開始研讀《兒童健康指南：零至十八歲的身心靈發展》英文版。現在回想起來，那真是個漫長的過程。然而，對我們這一群將磊川視為寶庫的成員來說，那卻是充滿樂趣與知性的一段自我提升過程。尤其對我而言，經常在討論的過程中陷入沈思 —— 或讚嘆人智學與中醫學之「不謀而合」，或思索書中某個觀點從中醫學要如何解釋？當然也有「純欣賞」屬於人智學特有想法的時刻。書中除了用極自然的方式對待身心的問題外，靈性也特別得到重視，當靈性被貫穿融注在每一想法中時，我不得不對這本書所要傳達的訊息肅然起敬。

　　幾年研讀下來，在不知不覺中，我也會將一些書中提及的觀念帶到臨床，對一些孩童及其父母給予適當的建議。後來得知此書將有中譯版時，我開始告知一些本身是老師或為人父母的病患及朋友有這麼一本好書，敬請期待。

　　本書分為三大部分，各有獨立的核心意識，同時亦互相呼應與串連。第一個部分，介紹了兒童常見的各種疾病，家長可以很快地對常見疾病有基本的認識。更重要地，書中提供了家長對於這些疾病可以或應該採取的方法及態度，這是很多接觸華德福教育以後希望以自然的醫療方式養育小孩的家長們所渴望獲得的。中醫學言及診治時總是強調不濫用治療媒介，必須「病」「脈」「證」合參，謹查病因病機後方能提出對治方法，這樣的基本原則與觀念跟人智醫學是相當吻合的。

　　第二個部分，書中逐一介紹孩子從出生到學齡前各方面的發展特徵、注意事項與照顧方法。這個時期正是孩子物質身體在建構、初階感官在發展的階段，可以說是身體健康紮根的黃金時期，特別對新手父母而言，這是最好的指南。

　　第三個部分則介紹如何以健康的教育方式教養出身心靈健康的兒童，這個部分是所有學齡期家長及老師必讀的章節。在台灣，有越來越多的父母誤以為送孩子到一間「好」學校就讀就是優質教育的全部，而往往忽略了家庭及父母本身才是造就孩子身心健康、品格高尚、情感豐富等特質最重要的力量；親師合作、以身作則，共同努力協助孩子面對自己及世界，建構孩子優良的人際關係及正確的價值觀，方能讓孩子長成一個健全完整而平衡的「人」。

　　原作者 Michaela Glöckler 與 Wolfgang Goebel 是相當有經驗的人智醫學及小兒科醫師，在書中經常提醒家長以更高的角度看待兒童疾病及成長過程可能面臨的種種問題，這些提醒讓為人父母及從事教育工作者不再只是著眼事件本身，而能從更多不同的面向與視野看到事件背後隱藏的意義，這一點彌足珍貴。

　　如今中文版即將付梓，我們終於盼到了這一刻。感謝林玉珠校長在十分繁重的校務工作之外仍勉力撥出時間將這本好書翻譯完成，在此很榮幸有機會為大家推薦這本好書。

　　聊寄數語，謹以為序。

林奇慧
中醫師暨磊川華德福學校家長

推薦序 3

　　看見本書的中文版發行，令人欣喜。能為這本書寫一些推薦的話，我則深感榮幸。這是一本能夠真正裨益孩童身、心、靈健康發展的書。

　　幾年前我和家人居住在荷蘭阿姆斯特丹，我們的家庭醫師是一位人智醫學的醫生。人智學醫生必須兼備主流醫學的專業以及人智學靈性科學的研究與洞見。當時，我們帶著一歲多的兒子拜訪醫生，他從孩子生理的、情緒的發展以及親子互動、家居照顧等議題與我們討論。大家一起思考，如何讓孩子不只不生病，還要健康、快樂、充滿生命力。這是一個從病理導向（pathogenetic）轉移到健康導向（salutogenesis）的醫學觀；既是古老的生命智慧，也是 21 世紀人類應有的思維。透過了解人類身體、心靈、精神的本質，我們可以達到真正的健康。

　　兩位原著作者都是人智醫學的醫生，他們的專業成就非凡。第一作者 Michaela Glöckler 醫師也是人智學總部瑞士歌德館醫學部門的負責人，他曾多次來台，與國內醫護人員、教師、心理學家、治療師、家長共同學習，幫助許多人在專業上的精進與個人的發展。

　　本書的譯者林玉珠女士是我個人非常敬重的人智學者以及華德福教育工作者。他將人智學理念實踐於幼兒教育，台灣因此有了第一所華德福幼稚園。之後，他又創立了華德福中小學。校園中的孩童健康、快樂、喜愛學習、對他人與世界充滿熱情。我私底下認為玉珠校長是「拚命三娘」，因為他不斷地工作、學習、辦學、培育教師、陪伴孩童與家長成長。很高興這本書由玉珠校長翻譯，讓這份極珍貴的人智醫學著作得以真實、精確地呈現。

　　這本書適合教師、家長、醫護人員、心理學家、治療師閱讀，事實上它對所有關心兒童的人士都有幫助。我相信這是因著許多愛孩子的大人們共同願望下所生出的一本書。但願它為所有的小孩與大人帶來健康與幸福。

白慧娟 Ph. D.

國立中興大學教師專業發展研究所暨師資培育中心助理教授

英國巴哈中心認證花精治療師（BFRP）

譯 者 序

　　這本書，歷經五年時間，終於誕生了！感謝許多好朋友的幫忙，這一項幾乎不可能的任務終於完成了！

　　本書的作者 Michaela Glöckler 與 Wolfgang Goebel 兩位醫師是世界人智醫學與華德福學校教育體系中非常德高望重的醫師。2005 年，在菲律賓的人智醫學會議上，感謝 Glöckler 醫師允許我在台灣尋找「德文翻中文」的譯者翻譯本書。

　　《兒童健康指南：零至十八歲的身心靈發展》的德文原版計有 28 章，其中第 11 章——「預防與免疫」，因不符國情所需，Glöckler 醫師建議無須翻譯本章，因此本書共計譯成 27 章。而對於同時閱讀原版的讀者，請注意原版第 12 章之後的每一章在本書中即順理向前推進一章。

　　此外，在本書中有許多很好看又很有意義的照片，計 104 張！這些照片原本不在版權之內，感謝 Glöckler 醫師仗義為我們爭取，最後，讀者們有福氣，我們終於能一併納入本書範圍了，請慢慢欣賞！不過，也許因為數量較大，或是一再刷新版，所以照片編排較為繁複；為讓讀者更為清晰，若依主題方向查閱，大致上可以分成：

　　兒童疾患的徵候：照片 1 ～ 17

　　從嬰兒到學步兒：照片 18 ～ 50

　　兒童發展與社會環境：照片 51 ～ 75

　　感官經驗：照片 76 ～ 90

　　感官維護、模仿、遊戲與工作：照片 91 ～ 104

　　本書的內容非常精采，其中包含醫學、教育、人文、宗教……，而最重要的，本書的背後蘊涵了豐富的人智學知識和華德福教育理念。然而，這也是翻譯本書的最困難之所在。沒有人智學知識背景的人，幾乎不可能翻譯人智學相關的書籍，即便翻譯了，大有可能會有意想不到的錯誤，因為人智學和華德福教育對生活在台灣的人實在太陌生了，人智學的觀點太常出人想像之外了！因此這五年來，這本書經歷極大的難產，我竟找不到合適的譯者為本書接生。而最辛

苦陪伴難產的人大概就是心理出版社了！衷心感謝心理出版社的耐心與愛心，為了支持這本書的降生，一直耐心地等候到今天。

我素來非常景仰 Glöckler 醫師，更加非常喜歡他的文章和書籍，但他說我只懂英文不懂德文，所以我如果想翻譯他的書，只能翻他的《A Healing Education》，因為那是他唯一以英文寫成的一本書。翻譯，只是說著玩玩的，因為我的工作每天都催趕著我夜以繼日，馬不停蹄地忙碌前行。然而，當本書難產之際，我好像已難逃職責；我答應過 Glöckler 醫師在台灣出版這本書，而心理出版社也已買下德文版權，我必須為這本書的品質負責。既然不能自然生產就開刀生產吧！既然沒有產婆就自己接生吧！在沒有預期自己翻譯的情況下，我竟請求 Glöckler 醫師允許我從英譯本翻成中文，而醫師也答應了！於是，在決定以英文版本翻譯之後，起先，我集組了「翻譯小組」希望有人能接走這份工作，但好友們也都是大忙人，聚會時間就很不容易了。後來，我又集組「讀書會」，希望透過大家一起讀書，以確認這本書能被推動進入工作。

2006 年 3 月，台中市人智哲學發展學會承辦由 Glöckler 醫師主導，巡迴世界的「Kolisko 醫學與教育會議」。在此會議中，他帶領了世界各地近十位不同領域的專家來台引介人智醫學與華德福教育。為配合大會，我及時地以英文版翻譯了本書第 16 章——「健康在教育之中」，同時，也感謝心理出版社大力支持奉獻印刷以饗與會人士。大會之後，許多人對人智醫學與本書產生了興趣，於是，原本只有家長與教師的讀書會有了更新的色彩，會裡增加了相關醫學領域的人，像牙科、皮膚科、獸醫科、西醫師、中醫師、心理學家、護理人員……；而這個讀書會也更名為「醫學讀書會」。這個「讀書會」除了寒暑假，每個月在磊川學校內聚會一次，如今已完成 43 次的聚會了。一開始，讀書會由我負責導讀，因為我在人智學的領域虛長了幾年，也曾經在菲律賓參加了四年由瑞士歌德館醫學部門所舉辦的學士後人智醫學訓練課程（International Postgraduate Medical Training, IPMT）。三年前，在我正忙碌之際，感謝林奇慧醫師接了導讀棒；兩年前，資深護士吳淑凰又接了下一棒，他甚至成為人智學會裡的醫學小組召集人。慶幸有這個常設的讀書會、有這樣的一群人，以及原本任職本校的徐美琪老師大力幫忙整理，本書屬於醫學專業的部分才有可能順利完成。

翻譯這本書帶給我極大的辛苦,也帶給我極大的喜樂。苦的是我擠不出時間工作,每當出版社催稿時,我會有自己是一個沒有信用、沒有責任感的人的壓力;然而,這本書是一本極好的書,人們閱讀此書即能有機會學習如何教養身心靈健康的兒童,這是一本可以閱讀「全人兒童」的好書;無論是居家或專業,這本書能幫助許多人在兒童生活教養與問題處理上更加得心應手!

16 年來,我是人智學和華德福教育的愛好者、學習者,與實踐者。這段生命歷程也是我個人一生中學習最大、最多的一段歷程。這本書也是幫助我在專業成長上非常重要的一本書。這本書美好無比,但如有任何錯誤,請原諒我的不足,並請不吝指教。

感謝一路走來的翻譯小組及醫學讀書會的所有成員;感謝經常指導我的郭煌宗醫師、林伯欣醫師、林奇慧醫師、黃莉玲醫師、蕭幼齡醫師、郭正裕醫師、張嘉惠醫師、李桂蘭教授、白慧娟教授、房美秋教授、伊志宗教授、吳淑鳳護士、謝醫旬老師、陳玫芳老師、蔡濟如老師、蔡佩君老師,以及從心理出版社引介的張閎霖先生,和我原本期望能接手翻譯的黃寧靜小姐;以及我們學校和園所裡的家長:友友媽媽、莊美玲、廖婉如、邱淑玲……還有曾在本校服社會役的德國役男楊念康(Heiner Janus)先生、曾任職本校的徐美琪老師等人的參與討論、試譯、修改、統整、校訂;以及幫忙完成本書圖稿的林玲宇和胡秋蓮老師;還有一再辛勞校稿的本校教師團主席林梅洲和所有教師,及護士吳芷筠等人的協助。最後,對於來不及寫入大名的朋友也在此一併感謝,並請海涵,謝謝!

林玉珠

於台中磊川華德福實驗學校

第一篇
兒童疾患的徵候

快樂是命運的禮物，
於現今展現其價值；
痛苦是洞察的泉源，
在未來顯明其意義。

魯道夫‧施泰納

CHAPTER **1**

疼痛的各種狀況

　　孩子的年紀越小，就越不會表達哪裡痛或哪裡不舒服。所以我們要用一整章來討論常導致疼痛的小病及傷害，讓父母親能熟知造成疼痛的原因。首先，我們提出兩個常出現的案例做為處理兒童疼痛的建議。

■ 一個小女孩跌倒了，膝蓋及手嚴重擦傷。他強忍著眼淚，咬緊牙關，搖搖晃晃地走回家。越靠近家，他的腳步就越加快。當他看到媽媽時，就再也忍不住地嚎啕大哭起來，把所有積壓的情緒整個宣洩出來。媽媽將孩子擁入懷中，感同身受地了解孩子的痛楚，並且輕聲哼唱著「不痛不痛，快好了」的歌安慰孩子，漸漸地，孩子安靜了下來，媽媽小心翼翼地將傷口包紮好。

■ 一個五個月大的嬰兒，白天看起來有點不安，喝奶的情況也不佳。到了晚上，媽媽將他放在床上躺著時，他便開始哭了起來。媽媽從來沒看過這樣的情形，他以前一直都是很安靜地躺著。媽媽趕緊把嬰兒抱起來，想試試看能不能讓他打嗝，不過成效不佳。尿布已經換了，大便也整天都很正常。雖然孩子摸起來並不熱，媽媽還是很慎重地幫他量了肛溫——38℃多一點點。但一讓他躺下來，他又立刻嚎啕大哭起來。媽媽開始緊張了，想著是不是寶寶口渴了，但給他甜花茶也不喝，只好把寶寶抱在手臂上，搖啊搖，可是也毫無作用。媽媽就把寶寶放在膝上抖著腿上下搖，以前寶寶很喜歡這樣玩，但現在他的哭聲變得令人無法忍受了。

最後，媽媽無計可施，只好帶他去看門診。他將痛苦哭叫中的整個襁褓勉強地交給醫生。在這種情況下醫生也沒辦法檢查，唯一能做的就是抱起小寶寶，非常慢地，幾乎一步一呼吸地，在室內來來回回地走。漸漸地，母親和寶寶安靜了下來，尖叫哭聲也平息了，所有積壓的空氣隨著一次大嗝釋出，寶寶的頭精疲力竭地鬆垂下來；再幾次上氣不接下氣的抽噎及一次深度的呼吸之後，安靜下來。當醫生小心地在腹部做觸診時，寶寶並未因疼痛而退

縮，耳朵看起來也沒事，再繼續檢查其他可能會有問題的地方也沒有異樣。但下顎骨有一腫塊（有經驗的父母或許會立刻檢查這裡）。最後他的母親終於明白發生了什麼事。

整晚，寶寶的哭聲只再多了兩次，但現在媽媽已能維持鎮靜。他們倆早上起得比平常晚了些。在換尿布時，一切都回覆正常，唯一不一樣的地方就是，媽媽很高興地看到寶寶的第一顆牙齒長出來了！

這兩個例子是要告訴我們，寶寶對於疼痛的反應，有一部分取決於周遭環境。做為成人，我們應當以沉著及相信的態度來幫助孩子。如果我們自己能冷靜面對情況，孩子相對地就會對他的疼痛比較能忍受；反之，若我們表現驚慌，孩子會看到我們的不安、焦慮，或囉嗦的同情心等表達，那只會加強他們的疼痛感。

頭痛

發高燒

兒童經常早上抱怨頭痛不舒服，晚上就出現 39.5°C 高燒的狀況。因著涼、流感或其他疾患所引起的頭痛，是發燒開始時的常見短暫症狀。一旦發燒到達頂點之後，通常頭痛就會消失，其伴隨的症狀，可能有疲勞、畏冷、肌肉疼痛、腹痛或嘔吐等。

腦膜發炎（假性腦膜炎）及腦膜炎

如果發燒到最高點後還會頭痛，並且伴隨著出現噁心或嘔吐的情形時，就要做下列的測試：
- 孩子坐在床上，兩腳伸展張開，並舉起雙臂。看看他是否必須從後面支撐自己（照片 1、2）。

● 孩子坐著時，能不能彎下脖子，並彎曲膝蓋，到他能用嘴巴觸及膝蓋（照片3）？

如果兩個動作都沒問題，那麼便可把腦膜炎的可能性排除在外。如果其中一項做不到或者孩子還太小無法做這類測試的話，就必須要請教醫生（雖然如此，我們該知道，如果在測試時家長操之過急或指令太過冗長，孩子心生恐懼開始哭鬧，就無法達成您的要求了）。如果有疑問，就要帶孩子去看醫生，以確定這種發燒的情形是不是跟輕微腦膜發炎或者腦膜炎有關。有時候，頸部深處的淋巴結發炎或是肌肉緊張症也有可能發生類似的症狀。

病毒性腦膜炎 *（例如由腮腺炎而引起），雖然勢必會讓孩子感到不舒服，但一般來說是無害的。如果懷疑是**細菌性腦膜炎** **，就必須立即送到可執行腰椎穿刺（用細針抽取脊髓液以做進一步檢驗）的醫院或診所。立即性的抗生素治療通常可以避免細菌性腦膜炎永久的傷害，但這種狀況及治療需要住院。

一旦腦膜炎的可能性排除後，請給孩子喝一點加過糖的青草茶或葡萄糖水，之後就繼續遵循所建議的發燒處理（請參閱第2章之「測量體溫、判斷及處置發燒」）。如果持續頭痛或嘔吐的狀況超過八小時都沒有改善的話，就必須求助醫生。

無發燒症狀的頭痛

在學齡兒童及青少年身上，最常見到無發燒症狀的頭痛。近幾十年來，這種情況在小孩子身上特別明顯，且有增加的趨勢。基本上，有許多可能的原因需要醫生進一步診斷。

---

* 病毒性腦膜炎：病毒是微小的寄生生物，只能在電子顯微鏡下看見。它們無法在活細胞之外繁殖。
** 細菌性腦膜炎：細菌是微小的活生物。在光學顯微鏡下可以看見細菌，在有機的生活環境中可以培養細菌。有些細菌會在其他的活生物上造成化膿性的（產生膿液）感染。抗生素僅對細菌性的感染有效力，但對病毒性的感染則沒有反應。

緊張型頭痛及偏頭痛

　　大部分一再發生的頭痛可以歸類為緊張型頭痛及偏頭痛兩種，其中以緊張型頭痛最為常見。這種頭痛常常從頸部開始，延伸到額頭，並且會讓您覺得昏沈。

　　兒童偏頭痛可說是最猛烈的一種頭痛形式，常常斷斷續續地發生，並偶爾會伴隨著噁心及嘔吐的症狀，且對光線、噪音或味道敏感。這種偏頭痛因個人體質及狀況而異，應遵照醫師指示進行治療。以下提供的是已經證實能有所幫助的常用指引。

嚴重的偏頭痛

　　請讓孩子在昏暗的房間裡好好睡上一覺，這可以緩解偏頭痛。在嚴重頭痛時，請勿讓他吃任何東西，頂多提供幾片脫脂餅乾及加點檸檬的花草茶。耐心及休息能幫助舒緩頭痛。對於學齡兒童，可以在太陽穴處塗抹些許薄荷油幫助放鬆（但千萬不要使用在太小的孩子身上，會有窒息的危險）。沒有醫生的建議，請勿給予服用止痛藥。

經常性的偏頭痛

　　可以服用 Kephalodoron（或 Bidor）5% 藥錠。請一日服用兩次，每次兩錠（早餐前及午飯前），至少持續三個月，這樣常能減少偏頭痛的頻率和嚴重程度。這類藥錠不含止痛劑成份，是順勢療法特別調製的石英及硫酸鐵，沒有用藥成癮的危險。劇痛時，頻繁地服用仍是絕對安全的（例如：每半小時吃兩錠）。如果能配合優律司美（eurythmy）的韻律舞蹈治療，相信會有更好的療效，這樣一來，頭痛的發生次數及嚴重程度就會明顯降低。其實最有效的療方是預防性的藥物，定期服用，即便在沒頭痛的時候也一樣。此外，Ferrum/Sulfur comp. 的藥錠也證實有相同療效（每日三次，一次服用五至七錠）。除以上藥方之改善，請也注重幫助孩子養成良好的生活習慣。

- 規律的睡眠習慣及每天固定的起床時間非常重要，週末不要睡到很晚才起床！

- 確定孩子獲得足夠的新鮮空氣及充足的身體活動。
- 限制看電視、影帶及電腦的時間。
- 孩子規律的飲食應包含容易消化的不飽和油脂，不要有過多的蛋白質，要有足夠種類的高纖蔬果及沙拉。甜食的攝取要有節制，尤其是巧克力及可樂之類的食品。早餐可吃些牛奶、麥片、全麥麵包及水果，若再加上酸奶酪就更為豐盛。此外，要避免肚子脹氣，就要常常留意排便是否正常。
- 少量多餐，四、五餐小餐比三大餐更好，並請盡可能定時定量。

躺著所造成的疼痛

嬰兒躺著時發生疼痛的狀況，大部分都是**長牙、耳朵痛或頭痛**等，這些疼痛主要是因為在躺著時頭部靜脈血管大量充血所致。前兩種疼痛的判定，可經由嬰兒的身體評估而獲得確認；但是頭痛仍有許多不明原因。上述這些疼痛及中耳炎通常都伴隨有發燒的症狀出現。

閱讀時造成的疼痛

在閱讀時常常引發頭痛的狀況，有可能是因為視力不正常所導致，應盡快求助於眼科醫生。

長牙所引發的疼痛

長牙痛，請排除牙齦周邊黏膜顏色淺淡的情況，其可能原因有牙齦腫大、發紅或對按壓敏感，當然，還包含牙齒已經長至看得到的牙肉下的疼痛，給孩子咀嚼一片鳶尾根有可能會得到改善。用 Wala 液體護唇膏以 1：20 的比例加水稀釋，或以 1：100 的比例稀釋 Weleda 濃縮漱口水或豆科灌木植物所製成的藥酒按摩牙齦。在南非可買到 Weleda 舒緩長牙疼痛的〔（洋甘菊／蓍）複合製劑〕滴劑。

牙齒長出的次序常是按照下列英文字母的次序：

GEFCB　BCFEG
GEFDA　ADFEG

A 跟 B 為大門牙，C 跟 D 為側門牙，F 為犬齒，E 及 G 分別為小臼齒及大臼齒。對孩子後續及整體發展有興趣的醫生，有必要了解孩子在幾歲長哪一顆牙齒，以及牙齒的位置或外觀是否正常。

耳朵痛

當您按壓嬰兒或幼兒的耳珠（耳朵外部正面小小突出的軟骨）時，如果孩子轉頭逃開，並表達劇烈的不舒服感時，即可確認是耳朵痛了（照片 4）。然而孩子若經常用手去撥弄耳朵，這表示疼痛處更可能在口腔內，而非耳朵。感冒可能會引發中耳炎（otitis media），病毒感染的中耳炎特別痛，因為短時間內耳膜附近就會形成水泡，當這些水泡破裂時，會流出有血絲的分泌物，疼痛通常會持續一整天。化膿性中耳炎，在 10 ～ 20% 受感染的鼓膜膿液流至外耳之後，疼痛很快就消失了；若沒有流出，疼痛通常還會再持續一、兩天。若中耳炎延誤處理，另外一耳也常會遭受波及。

總而言之，針對以上所提的耳朵疼痛情形，請將敲碎的洋蔥或溫熱的洋甘菊花裝入小袋中，敷在耳朵痛的地方以減緩疼痛（請參閱附錄一之「洋甘菊袋」及「洋蔥袋」）。

通常發燒的情況在三天內會明顯緩和下來，如果發燒持續更久或出現其他症狀，那麼就必須請醫師再檢查一次以排除併發症狀的可能。服用退燒藥無助於治癒。中耳炎化膿的分泌物通常會持續五至十天甚至更久，但不會造成聽力受損，然而定時的監控還是必要。嬰兒的耳朵有時候會沒有任何前兆地突然流出分泌物，然後又突然停止，在此建議做詳細的後續追蹤檢查，並且做好保暖工作，適當增加衣物及帽子，因為再度復發會讓寶寶病得非常嚴重。有時為了要讓膿液完全流出而採取鼓膜切開術（myringotomy），不過根據我們的實務經驗，這幾乎是不必要的。此外，耳朵乾得太快也比較容易再度復發，特別是當

硬痂皮產生時，化膿物即可能受到阻塞。在此狀況下，孩子體溫通常會再度升至 38°C 以上，必須立刻就醫。

　　耳膜受損，一般來說都能自然痊癒，除非特殊情況。通常先天性黏膜缺陷很少與耳朵之習慣性化膿的發展相關。根據醫療文獻及我們的經驗，中耳炎很少需要用抗生素治療。如果懂得用適當、自然的方式來幫助身體積極掌控感染，那麼身體就會變得更為健壯，舊病復發的狀況就會較少出現。

治療

　　中耳炎的治療必須由醫生來執行。通常都會連同上呼吸道感染、鼻黏膜炎、腺體腫大或扁桃腺炎一併治療。

　　對於單純的中耳炎感染，通常我們會採用歐當歸屬（Levisticum Rh 3X）製劑，每小時十滴，或者 Erysidoron I 滴液（Apis 3X 及莨菪 -Belladonna 3X），依年紀大小五至十滴酌量使用，每天四至六次，或者也可以採用 Apis 或歐當歸屬 -Levisticum 3X/4X 藥錠每小時五顆，都有很不錯的療效。

　　對於慢性發炎的案例，建議採用歐當歸屬的根部來做治療：將烘乾的根莖壓碎，以熱水一湯匙泡五分鐘，每天喝一杯，分成數小口在不同時間喝完。除此之外，當然還有許多有效的治療方法。但在痊癒後三到四週，記得要做追蹤檢查。

　　有些無害的耳朵分泌物之所以會產生，主要是因為水進入耳道導致耳垢軟化，流出時看起來就像膿一樣。有時候我們在枕頭上看到一小塊棕紅色的「血漬」，其實可能就是耳垢軟化流出而已。

　　單純典型的中耳炎不會嘔吐，但若有耳朵疼痛合併嘔吐情況發生時，請諮詢醫師。

　　用棉花棒清洗孩童的耳朵時，最好只碰觸耳朵外部及耳道看得到的地方。因為過度深入清潔將破壞耳道上皮（耳道表面細胞層）自我清潔的功能，上皮在生長時會從鼓膜開始向外移動並將耳垢帶走，如果耳垢太厚，每天滴一滴橄欖油進入耳道，即可軟化。

眼睛疼痛：結膜炎

　　結膜炎可以說是眼睛最常發生的問題之一，基本上不會劇痛，也不需要醫師檢查（但當眼睛一邊或兩邊有劇痛的情形發生時，一定要看眼科醫生）。其症狀是在結膜處（眼白上面及眼瞼內側的黏膜）發紅、畏光、感覺眼睛有異物、（偶爾）會發癢等。強烈的疼痛不是結膜炎典型的症狀，如果有此現象，必須立即求助眼科醫生。引起結膜炎的原因相當多：冷風、過敏、感染、麻疹等。為預防新生兒感染淋病，會在雙眼各滴一滴亞硝酸銀溶液〔現在多半用抗生素滴液取代（台灣使用金黴素軟膏）〕，這可能會造成持續幾天的眼睛刺激。在家中評估眼睛發炎時，需要區辨是以下何種狀況：

　　新生兒單眼或雙眼化膿性發炎：必須在醫師的指導下做治療，每天用消毒過的棉花棒及煮沸過的溫水（藥房買的 0.9% 生理食鹽水更好）清潔眼皮三到四次。千萬不要用洋甘菊茶，因為茶中刺激性的懸浮物會造成過敏！可用金盞花 D4 或松果菊／石英（Echinacea/Quartz）複方眼藥水在雙眼各滴一滴。眼藥水必須冷藏，並且要注意有效期限。

　　眼睛持續淚水汪汪導因於淚腺受阻塞，眼淚無法流入鼻腔，因而在鼻子兩邊的眼角會出現化膿的分泌物。

　　治療：雙手洗淨後用小指輕輕地在鼻淚管周邊小心按摩，並配合使用 Calendula D4 眼藥水，有時會有幫助。眼科醫師可以深入淚腺去清理阻塞處，但通常不需如此做。

　　新生兒階段後，雙眼發紅並化膿，伴隨著結膜有明顯發紅的情況，且會畏光；眼瞼有黏住無法張開的傾向。

　　治療：用上述的方法來清潔眼皮。配合使用金盞花 D4 或松果菊／石英眼藥水，每小時雙眼各滴三至四滴，若二到三天後仍無改善，則需要立即求助眼科醫師。

　　雙眼發紅及頻流眼淚，但沒有化膿的分泌物出現：這種情況通常導因於對風吹、灰塵或煙霧敏感，也可能是花粉熱的症狀。

　　治療：可用小米草（Euphrasia）眼藥水，藥量如上所述。花粉熱的情形可用 Gencydo 0.1% 或是小米草眼藥水，一日多次，每次一滴。

單眼發紅，可能合併有化膿的情形：這種情況需要小心處理，因為這些症狀可能是異物侵入眼睛或角膜發炎，建議最好立刻由眼科醫師來診治。

喉嚨痛及頸部痛

吞嚥困難及喉嚨疼痛

當孩子發燒，哭哭啼啼地躺在床上時，如果問他哪裡痛，孩子會指著肚子。這種情形，孩子通常吃不下東西，或者只能勉強喝幾口水。

面對所有會造成拒絕吃喝的疼痛時，檢查孩子的腹部過後，看看口腔及咽喉（以湯匙柄或木製的壓舌板短暫地把舌根向下壓住，可以用咽喉反射鏡來看看孩子咽喉或扁桃腺的情況，不過要記得很快鬆開壓舌板！）（照片 5）。喉嚨痛是最常造成孩子拒食的原因。

病毒感染造成的扁桃腺發炎，最常見到的是沿著牙齦有光滑發亮的紅斑。扁桃腺有些發紅、發燒會到 40°C、舌頭有舌苔及嘔吐，不過這些感染症狀通常是無害的。

罹患膿毒性咽喉炎時，後顎及扁桃腺嚴重發紅，可能出現白斑。造成膿毒性咽喉炎最常見的原因就是鏈球菌感染。所幸，目前這種疾患發作起來通常比以前要輕微多了。可能的併發症有中耳炎及膿痂疹（請參閱第 5 章之「皮膚的感染」），很少會有腎臟炎（glomerulonephritis），極少狀況下會併發風濕熱（請參閱第 7 章之「猩紅熱」）。因為有可能會產生如此嚴重的併發症，所以大部分的醫生堅持使用抗生素，並將不用的決定視為專業判斷的錯誤。當然，在求診時，若不使用抗生素治療，一定要醫師、家長雙方均同意。

然而要考量的是，發生在罕見併發症前的喉嚨痛，經常很輕微或根本不會發生，所以即使很早就完全使用抗生素來治療，併發症還是會發生（美國的醫療報導證實，即便使用盤尼西林治療，風濕併發症還是會發生）。根據我們十年來治療膿毒性咽喉炎的經驗，唯一一個併發心肌炎的病患，先前已接受過抗生素治療。此外可以確定的是，許多沒得病也不具傳染性的人，其扁桃腺上都發現有鏈球菌的存在。例如，人們可以從健康的幼稚園兒童所做的喉嚨抹片中，找到大約 5 ～ 30% 的陽性鏈球菌反應。如果考量到孩童經常接觸玩伴、兄弟姊

妹及周遭許多大人的事實，抗生素治療不久後，扁桃腺再感染鏈球菌的可能性很高。很明顯的是，即便是最廣泛的盤尼西林治療，也不能保證鏈球菌所引起的併發症不會發生。

我們敦促家長和醫生能依個別狀況，達成是否使用抗生素的共識。不管決定如何，膿毒性咽喉炎的病患需要細心的治療：體溫下降後，至少要在床上安心靜養三天，每隔二到三天就要跟主治醫師聯繫，直到孩子退燒；症狀消失後二到三週或恢復狀況不理想，就要做追蹤檢查。大部分接受我們診治的病人，都不需用抗生素治療。

當扁桃腺的覆蓋物很厚、發紅的顏色很亮時，需盡速就醫了解原因，可能感染了**腺熱**（亦稱感染性單核血球症；請參閱第 7 章之「淋巴腺熱」），**白喉**（請參閱第 7 章之「白喉」）很少見，但可能是這些症狀的導因。

真菌性口炎（鵝口瘡）較常發生在兩頰內的黏膜上而非喉嚨，並不會造成疼痛或發燒的症狀（請參閱第 5 章「黴菌感染」；及第 7 章之「口腔潰瘍」）。病毒所引起的扁桃腺炎，其初期喉嚨痛的居家護理，可用熱或涼的檸檬汁敷在頸部周圍（請參閱附錄一之檸檬汁敷布），其他急性的喉嚨痛也可如此處理，另一種方式是用檸檬片做為敷料（請參閱附錄一之「檸檬片喉嚨濕敷藥布」）。除此之外，喝一杯加蜂蜜及檸檬的鼠尾草熱茶，或者用鼠尾草煎煮的濃茶來漱口也有不錯的效果。發汗包（請參閱附錄一之「發汗包」）有時也有助益。化學的口腔消毒液是沒用的，但 Wala 的松果口腔喉嚨噴劑（Echinacea Mouth and Throat Spray），或用 Weleda 的丸桉複方（Bolus Eucalypti comp.）來漱口，都是經過時間證明可達到舒緩的療法。內服藥則必須由醫生根據診察結果來開具處方。如果不是一定得用藥的話，我們則建議 Cinnabar comp.（一天四次，每次一小匙），或 Apis/Belladonna c. Mercurio（一天五次，用量每次五至七顆）。**慢性扁桃腺炎**或伴隨喉嚨痛的反覆性感冒，可用芥子粉泡腳兩週，非常有效（請參閱附錄一之「芥末足浴」）。

其他種類的喉嚨痛及頸部疼痛發生在扁桃腺的後方或下方的膿腫，偶爾會產生喉嚨痛，病人的感覺很糟，有高燒起伏不定的情況，且無法完全張開口。扁桃腺膿腫需要由醫生立即治療。

　　頸部淋巴節發炎（淋巴腺發炎）的處理，比較不那麼急迫，可以稍待，先觀察病情的發展。在下頜骨之下脖子的側面，可以按到塊狀物的腫塊，壓下去會有疼痛感。此病有兩種發展的可能性：腫塊常會緩慢消散縮小，但是淋巴結在幾個月內還是摸得到（喉嚨敷布請參閱附錄一之「當歸或洋蔥油膏的喉嚨濕敷藥布」）。另一種情形是，父母會發現孩子身上的腫塊日漸變大及變硬，摸起來還會痛，這兩種情況都顯示身體本身正在積極地自我療癒。因此，大多數得過這種膿腫的孩子，在往後的童年期中，對化膿性的感染都會有很好的抵抗力。根據我們的經驗，避免抗生素的治療是值得的，因為疾患的痊癒過程，可以讓孩子有更好的抵抗力，雖然有些案例需要住院治療。

　　幾乎每個小孩的脖子上都可以摸得到較小的淋巴結腫大，可能是因為一些無害的感染，有時沒有任何疾患症狀也可能出現這種狀況。如果這種無痛的腫塊連續幾週有越來越大的情形，則必須就醫了解原因。

　　在頸部後面及旁邊的疼痛也有可能是肌肉痙攣或脖子僵硬所造成的，這種局部性的肌肉緊繃，痛起來就像風濕性腰痛一樣。通常疼痛會持續幾天，透過局部的熱敷會明顯好轉。可用一些促進血液循環的軟膏或溫的油性貼布，再用一條羊毛巾覆蓋以改善疼痛的情況。熱敷時，除了葵花油及橄欖油之外，10%薰衣草油的效果也很好。

胸部疼痛

　　呼吸或咳嗽產生的疼痛，通常都是由於呼吸道黏膜輕度發炎所造成的。這種情況可採用蒸氣吸入療法、喝緩解咳嗽的蜂蜜花草茶，以及在胸部油敷，皆可改善症狀（請參閱附錄一之「以太精油胸膛敷布」）。10%薰衣草油及尤加利油貼布效果都不錯，可以自己做，用九等份橄欖油稀釋一等份純香精油即可。

　　胸部正面的疼痛：呼吸道感染或流行性感冒造成局部肌肉發炎時，呼吸時此部位就會痛。病患可能沒辦法深呼吸，不過並不會有咳嗽或呼吸困難的情況。如果疼痛的部位在心臟附近，常易被誤以為是心臟疼痛。這種疼痛大部分都是突發性的，我們也可以用熱敷貼布來舒緩。

　　胸部左側疼痛，導因是空氣聚積在左側橫膈膜下端的腸道內，這種情形會造成病人深呼吸困難，在兩次呼吸之間，靠近心臟的左側會有鬱悶的感覺。荷蘭芹菜子（caraway）茶或其他祛風藥（carminatives）可舒緩疼痛。用溫暖的手以順時針方向摩擦該部位，可以疏通堵住的氣。有時候，病人可以藉由輕壓肚子來消除疼痛。

　　心臟造成的疼痛在兒童身上極不常見，若有和目前或以往重病相關的胸痛、心跳加速、蜷縮成胚胎姿勢的情形（這些都是某些嚴重疾患的先兆），需要盡速請醫生了解原因。

　　伴隨著高燒及呼氣不順的肋擴疼痛並不常見，不過卻是肋膜發炎的明顯徵兆。這種症狀大部分都是發生在肺炎後，需要到醫院照 X 光，並住院治療。

　　側胸刺痛通常是吃很飽走路時，兩邊腹壁內側肌肉痙攣所造成的。可以先摒住呼吸，慢慢蹲下時，用前手臂橫壓上腹部，便可舒緩疼痛。

腹部疼痛

　　在嬰兒期，父母親常常可觀察到許多疑似腹部疼痛的情形發生，例如：「我的孩子肚子絞痛」、「他一會兒喊痛，之後安靜下來，不一會兒又開始尖叫」、「他的肚子脹得又緊又硬」、「他的臉色如此蒼白」、「肚子一直咯咯地響」、「他已經吐了兩次」、「孩子什麼都吃不下去」或者「從昨天到現在都沒有排便」等等。關於這類症狀的問題，常會讓父母帶孩子去看醫生。事實上，如果父母夠冷靜，自己能做一些簡單的檢查，就可以分辨出無害及危險的症狀，並在家中幫助孩子覺得舒服些。

脹氣

　　案例：一個幾星期大的嬰兒，每餐食畢後就哭鬧，但餵奶時通常不會有這種情形。是奶喝太多或太少嗎？奶的配方太冷或對橡皮奶嘴來說太過濃稠嗎？之後嬰兒打了個大嗝嗎？除了以上原因外，造成嬰兒啼哭最可能的導因不是脹氣就是腸蠕動太劇烈。伴隨著脹氣的症狀可能還有：輕微的嘔吐、肚子有些鼓

鼓的及便秘。如果嬰兒大概都在晚上六點到九點之間哭喊，其原因和脹氣無關。

出於無法完全解釋的原因，嬰兒常在黃昏前或晚上啼哭，似乎也不是因為飢餓或疲憊，這種啼哭和疼痛的啼哭不同。然而，啼哭時吞進去的空氣可能會造成胃痛。在一天的此時，用背帶抱著嬰兒是使他安靜下來最好的方式。很重要的是，沒有經驗的父母必須知道，懲罰嬰兒無法使之變安靜。這個年紀大部分的腦部傷害，導因於父母急切地想停止嬰兒的哭泣而劇烈地搖動嬰兒。

非典型脹氣疼痛的症狀有：嘔吐（超過好幾口才算）、臉色蒼白、肚子鼓脹、拉肚子（兩餐間多次解稀便）、發育不良或因劇痛而突然哭喊。有這些情形時，一定得求助醫生了解原因。

如果母親在哺乳期間吃太多全麥麵包、荳夾或花椰菜及高麗菜之類的蔬菜，嬰兒常會有脹氣發生。非母乳哺育的如果改變飲食配方，可能會有好處。飲食的調整最好先諮詢醫生（請參閱第 13 章之「瓶餵嬰兒的營養」）。

以下是一些可減緩疼痛並使孩子安靜下來的方法：

- 熱敷：可將熱毛巾或以洋甘菊茶、歐耆草茶或檸檬薄荷（lemon balm）茶製成的濕敷布敷在肚子上（請參閱附錄一之「腹部敷布」）。另外也可以用滇荊芥草、洋甘菊或 10% 荷蘭芹子油以 1：2 的比例稀釋後塗抹於肚子上，並以順時針方向按摩孩子的腹部也很有效。同樣也需注意保暖，可給寶寶穿能蓋住腹部的羊毛內衣褲、較暖的尿布，或用暖暖包，同時也要注意膝蓋部位的保暖。

- 對於體內，在飯前喝數湯匙溫熱的茴香茶可以有幫助（所謂的祛風藥滴劑，效果不會比茴香茶更好）。

- 在打嗝後，用背帶抱著嬰兒十分鐘。另一個已證明有效的方法是：把寶寶兩腿分開跨坐在自己的大腿上，讓寶寶的背部靠在自己的胸部，然後輕輕地幫寶寶做腳底、腳後跟及小腿按摩（一隻手按摩一隻腳），當寶寶踢來踢去的腳遇到大人手的阻力時，就足以讓他安靜下來。

- 食量控制（請參閱第 13 章之「母乳哺育」）。

- 在哺乳階段，母親要注意全麥麵包、糙燕麥片或牛奶的攝取，這些食物常常會造成脹氣；不過像櫻桃或桃子有果核的水果就沒有關係。

- 母親若過於繁忙、有考試壓力、吃飯狼吞虎嚥或情緒不佳，都會使寶寶的症狀加重。

對於這些狀況也不需過度擔心，通常在 8～12 週後，這類腹痛的情況就會自己消失。

盲腸炎

對學步兒及稍大的孩子來說，闌尾發炎（appendizitis）的典型症狀為——持續數小時、緩慢漸強的疼痛，最後集中於右下腹。腹痛經常伴隨著缺乏精力、噁心、舌苔，及走路或跳躍時感到疼痛等症狀。

如何處理

- 不要給孩子吃或喝任何東西。
- 請測量腋溫（確定體溫計放入正確位置五分鐘，用小毯子蓋住他的肩膀及手臂）及肛溫（一分半鐘）；記錄兩者結果，注意有無溫差（請參閱第 2 章之「測量體溫、判斷及處置發燒」）。
- 請帶孩子去看醫生。

盲腸炎在學步兒身上可能不太容易被認出，因為症狀輕微或者不明顯，或很類似急性腹痛（請參閱隨後的「急腹症」）。即使是醫生，診斷通常不會直截了當，而且只要可能，我們會想要避免手術。在這裡我們必須鄭重警告，千萬不要只以局部表面的療法或用藥來處理此情況。

腸絞痛

腸絞痛的症狀是突然在肚臍部位感到疼痛，其劇烈的程度讓孩子會自動躺下休息。這類的疼痛通常會在一個小時內漸漸消失，然可能會再復發。有腸絞痛的孩子會臉色發白，然而整個腹部無法找出對擠壓敏感的特定部位。診斷只能在醫生排除其他可能的導因後才能確定（請參閱第 4 章「高酮（酮類）血性嘔吐症」；第 13 章「乳糖缺乏症」）。如果診斷正確，症狀雖然令人不舒服，但

也無害,可在中餐和晚餐後做腹部溫熱敷,持續做四到六週便可改善(請參閱附錄一之「腹部敷布」)。

寄生蟲

蟯蟲(oxyuris)像線一樣纖細,長約一至二公分,寄生在直腸,晚上會在肛門外產卵,所以會造成發癢,有時會在屁股形成濕疹,致使孩子常伸手搔抓,然後經過指甲及手帕傳染給其他小孩。有沒有蟯蟲非常容易檢查出來,早上還沒幫孩子清洗屁股前,用透明膠帶貼過未清洗的肛門口,再轉黏於顯微玻片上送檢即可得知。

蛔蟲(ascaris)可能引發腹部疼痛,比起往昔,現在比較不常見到蛔蟲。蛔蟲長約 20 公分(雄性明顯比雌性小),其傳染途徑是藉由沙拉或其他以人體排泄物施肥成長的生菜而傳播。當被攝食後,幼蟲有 30 ～ 40 天在卵中孕育。牠們從腸子經由肝門靜脈、肝及心臟進入肺部;在肺部大約停留七天後穿破肺泡,又通過支氣管及咽頭並再次找到門路回到腸子,進而在此長大成蟲。在蛔蟲複雜的旅程中,小孩可能會產生許多不同的症狀,包括過敏反應等。而蟲卵,只有等到牠們發展的週期結束後才會出現在糞便裡。

治療

可用 Weleda 的 Allium/Cuprum Sulfuricum Compositum 來治療,每天三次,依年齡一次五至十滴稀釋於開水中服用,效果不錯。此外更要注重個人衛生習慣,例如勤用肥皂洗手、刷洗指甲及不共用擦手毛巾等等。至於蛔蟲,可嘗試用 Quarz 50%(每天三次,每次少於 1/3 茶匙)。大約三週後,若糞便檢體在顯微鏡檢查下已無蟲卵,即證明治療成功。

當今大部分的父母親比較偏愛「一日化學治療」,不過,上述療法即可預防舊症復發。

尿道感染

尿道感染可能的徵兆有：腹部或背部疼痛（有時會發燒、臉色蒼白、有氣無力、食慾不振）、突如其來的尿床及排尿時有灼熱感。這種情況通常不是膀胱發炎就是腎盂炎。因為排尿的灼熱感有時非常刺痛，而使孩子寧可憋尿。家長要隨時掌握孩子是否有尿灼熱的情況，重要的是要了解燒灼感會比感染先消失。每當有上述症狀出現時，就需要做尿液分析，雖然尿液污染或性器官的種種外部感染可能造成假的陽性反應。如果尿道感染的情況經常出現或演變成慢性疾患，可能會對腎臟造成嚴重的傷害。這類疾患的診斷及治療需要由專業醫生來處理，除了醫學治療外，我們建議在膀胱部位以熱敷來舒緩疼痛（請參閱附錄一之膀胱敷布）。

腹股溝疝氣

疝氣可透過觀察或觸摸孩子的腹股溝部位而得知，腹股溝處會有一顆小如核果或大到像柳丁的隆狀囊腫（照片 6），通常包裹了部分的腸子或是女性的單側卵巢，而在男孩子身上，也有可能延伸到陰囊處。任何這個部位的脹痛都需要立即的醫療評估。疝氣囊的頸部可能會因束緊而使被包入的身體器官不能回到正常的位置（箝閉性疝氣）。把疝氣囊內的器官推回去非常困難，可請醫師示範做法。腹股溝疝氣和臍疝有很大不同，臍疝就算不貼藥布，絕大多數都能自己痊癒；而腹股溝疝氣若沒有手術治療通常很少能痊癒（請參閱隨後之「包莖、陰囊積水、隱睪症」）。

急腹症

絞痛或持續劇烈腹部疼痛並伴隨著嘔吐、臉色蒼白及腹壁內側僵硬緊繃的疼痛（孩子的肚子摸起來像「硬板塊」），那可能是會致命的急腹症。有些突然發作的急遽疼痛讓孩子痛到哇哇大叫或尖聲哭泣，並且常常有嘔吐的情形，但沒有出現腹壁僵硬的症狀，在數個小時之內也沒有好轉的徵兆，這種症狀有可

能是腸套疊（一段腸子滑進鄰側的腸子內：大腸套小腸）所致。

　　一旦有這些情況，孩子就需要立刻接受專業的醫療診斷，最好前往有兒童外科的醫院，以便需要時可以採取手術治療。

　　父母若未曾經歷過較不具危險性的高酮（酮類）血性嘔吐症（請參閱第 4 章），可能會將突發的腹痛症狀和這些無傷害性的嘔吐搞混了而造成誤判。

伴隨流感的腹痛

　　除了發冷、顫抖、嗜睡、頭痛及全身痠痛外，腹部的疼痛可能即是流感的訊號了，在這階段也可能會出現嘔吐。一旦發燒溫度急遽上升後，最初的腹部疼痛通常就會消失。這和盲腸炎疼痛的差別在於這種腹痛在按壓肚子時沒有特定的疼痛部位，而且腋溫跟肛溫的溫差不會超過 0.5℃（在溫度計上十分之幾的溫度是由較短的線條標示）。此外，急遽發高燒超過 38.5℃ 並非典型的盲腸炎症狀。手腳冰冷表示體溫還在上升，對於孩子，如果是盲腸炎，在腹部敷熱水袋是無法忍受的（請參考前面的盲腸炎敘述），但對於流感兒童，在肚子上敷熱水袋會感覺比較舒服。

其他原因造成的腹痛

- 遊戲或運動過度所造成的腹部肌肉疼痛。
- 腹瀉造成的腹部疼痛（請參閱第 4 章「嘔吐及腹瀉」）。
- 當小孩訴說腹部疼痛時，請檢查他口腔內的**扁桃腺體**。兒童經常表示疼痛來自腹部；但疼痛也可能來自發燒的早期階段，或腹部淋巴結腫脹。
- 在高酮（酮類）血性嘔吐症開始前，**腹部可能會有持續數小時到半天時間的絞痛**（請參閱第 4 章「嘔吐及腹瀉」）。在此情況下，可用酢漿草（oxalis）精華或歐耆草茶製成的溫熱的蓍草腹部敷布來熱敷腹部，以減緩疼痛（請參閱附錄一）。
- 若有持續數天口渴及頻尿的情況，不管有沒有腹痛症狀，都可能是糖尿病（diabetes mellitus）的徵兆。

- 當孩子上學前或在學校有肚子痛的情況發生時，可能是精神過度緊張或心理壓力因素所造成的，最好和老師討論一下孩子的狀況。當然，有時候醫生也可以協助了解問題來源或提供無害的解決方法，通常不需要藉助鎮定劑或止痛藥。

- 另外還有一些原因可能造成腹痛：如孩子因慶生會的蛋糕和過度的興奮、細菌引起的食物中毒，或經歷了父母或老師發的脾氣、焦慮的期待，或孩子的好勝心過強、忌妒等等都有可能。

我們也建議您回顧孩子的一天，並請著眼於自己是否可能促成了他的腹痛發展。下面兩個案例有助於您更加了解：

■ 母親：「我現在必須馬上餵史提夫喝奶。」

　孩子：「媽媽，我可不可以吃一顆蘋果？」

　母親：「你可不可以不要每次看到弟弟吃東西時，你就一定要跟著吃！」

　孩子：「媽媽，你剛剛說要幫我把故事說完的！」

　母親：「你可不可以讓我安靜一下，我現在要趕快餵弟弟喝奶，然後要哄他睡覺。」

　孩子：「媽媽，我肚子痛！好痛啊！」

　母親：「喔！天啊！別又來了……」

■ 母親：「我真不敢相信這小傢伙又餓了。克勞蒂雅，幫我把史提夫的奶瓶拿過來。」（克勞蒂雅把奶瓶拿過來）。我給你削了一個蘋果放在廚房裡。你可以找得到嗎？」（克勞蒂雅高興地從廚房拿著蘋果回來）。

　媽媽唱著歌：「吃點心的時間到了……」嬰兒吸著奶瓶，而克勞蒂雅也啃著他的蘋果。

　母親：「好不好吃？我可以嚐嚐看嗎？嗯，真好吃。等我餵完史提夫後，我必須趕快去買東西。」

　克勞蒂雅：「我也要去。」

　母親：「今天不行，已經太晚了。但是你可以幫我照顧史提夫，不要讓陽光直接照到他的臉。我會請胡太太在我外出時過來幫忙。我一回來就會講故事給你聽。」（克勞蒂雅很驕傲他夠大可以照顧小弟弟，而史提夫也

都很乖沒有哭鬧）。

　　第一個例子的媽媽沒有意識到他在做什麼，他掙扎地要完成每一件需要做的事而無法忙裡偷閒。也有可能他太累了，或是聽到親人指責的聲音。他與兩個孩子的關係就像心理上的玩偶絲線一樣，使得孩子可以操控他。如果孩子表達肚子痛，我們可以用下面的方式重新掌握情勢：

■ 孩子：「媽媽，我肚子痛！」

　母親：「你肚子痛啊？去躺在床上。我會為你準備熱水袋，我完成這裡的工作
　　　　後會馬上去看你。」

　過了一會兒。

　母親：「現在很溫暖吧！有沒有比較好啊？我正要跟胡太太說，請他在我出去
　　　　買東西時過來照顧你們……」

　　如果母親不採取主動來協助孩子，情況就會越來越糟。除非症狀有其合理性，否則母親不該停下手邊的工作或原本的計畫，當然也不應排除真的有生病的可能性。要謹記在心，會抱怨胃痛的孩子通常意有所指，像是：

　「你今天都沒有注意到我。」

　「你都一直忙著工作，真沒趣。」

　或甚至是：「媽媽，你在我們之間築起一座牆！」

　　不像第一個例子的母親，第二個母親以主動及想像力來處理局勢，他迎向孩子，並且讓孩子感受到超越身體的一種舒適和安全感。當第一個母親才準備要從女兒的肚子痛學到經驗時，第二個母親除了提供孩子身體的溫暖需求外，更讓孩子沈浸在情感的溫暖與緊密的親子關係中，熱水袋的作用很快就變成多餘了。

　　是孩子「假裝」胃痛嗎？絕對不是，除非他從很小時就暴露在不誠實的環境中。因為孩子對周遭環境的感受很強烈，當有任何他的能力「無法消化」的情緒時，就會表現在身體上。「疼痛」是否或多或少被拿來當作達成某種目的的方法，完全要看問題發生的情境而定。不過，不應該用道德的眼光來評斷這些

症狀。

肌肉骨骼疼痛

　　這類疼痛的導因及其症狀差異非常大，在此我們僅能介紹一些較為平常的狀況。不論是發生意外或是自然發生的疼痛，父母都要努力了解導致疼痛的所有可能原因。看醫生前應該要先量孩子的體溫，並且要確定在疼痛部位是不是有新的或一時的腫脹或不尋常的溫熱。這些症狀及其最初發生的時間等訊息對於醫生後續的檢查及診斷來說非常重要，因為這些症狀可能是某些嚴重疾患的徵兆，如風濕痛或骨髓發炎（osteomyelitis）等，所以需要徹底的醫療檢查，所幸這些疾患並不常在孩子身上發生。

新生兒鎖骨骨折

　　新生兒鎖骨斷裂是一種常見的生產傷害，當嬰兒被放下或肩膀被移動時會感到疼痛。醫生在為剛出生的嬰兒做檢查時，可能會沒檢查出來，後來因為患部紅腫才使問題凸顯出來。這種骨折會自己癒合，症狀大概幾天後就會消失。鎖骨骨折的嬰兒可能較喜歡把頭轉向一邊，在此要小心地變換嬰兒躺臥時頭部的擺放方向，以防頭部變形（請參閱第 11 章之「地心引力以及新生兒躺臥的姿勢」）。

肌肉斜頸症

　　如果寶寶總是把頭斜向一邊，並且把下巴稍微轉向另一邊，這常是肌肉斜頸症所致。在側邊胸鎖乳突肌的輕微腫脹，可協助醫生認出該疾病，這腫脹是因此塊肌肉在寶寶出生時輕微裂傷所造成的，任何肌肉的伸展都會導致疼痛。若寶寶有此情形，可以透過細心而專業的醫療復健伸展體操來幫寶寶回復平衡。若不及早治療，會導致頭部變形（請參閱第 11 章之「地心引力以及新生兒躺臥的姿勢」）。

學步兒跛行

關於此種症狀，在求助醫生前，父母可以先自己檢視孩子的腳。可能是因為鞋子太緊而使腳長了粗厚的繭，或因踩到大頭釘或類似的東西而造成腳部受傷。也有可能是家人或熟人走路一拐一拐的，而使孩子模仿這種走路的姿勢。過度活動後所造成的肌肉疼痛，也可能是跛行的原因。某些感染可能會造成髖關節發炎，不過這種情況大部分都會很快復原（有人稱之為髖部流行性感冒）。

挫傷、拉傷及扭傷

若孩子發生意外或重重跌了一跤，應該送醫檢查確認沒有韌帶斷裂或骨折。山金車素（arnica）或金盞花所提煉的貼布或軟膏具有不錯的消炎鎮痛效果（小心有些孩子會對山金車過敏）。

包莖、陰囊積水、隱睪症

這些情況都是發生在男性生殖器官上，很少會造成疼痛，但我們還是在本章中予以討論，因為有時會需要外科手術治療。

包莖（包皮過長、包皮緊束）

大約 70% 的嬰兒在出生時都有包皮過長的情形，這表示包皮太緊，無法上翻露出陰莖頭。根據丹麥的統計數字，如果不治療，到了青春期這情況只有 4% 還存在。因此最好的方法就是什麼都不做，除非男孩反覆地在包皮處發生疼痛的感染並造成包皮因形成結疤而變得更狹窄。包皮如果被不當拉寬，又常有難以覺察且難以治癒的發炎，這樣的情形也可能造成包皮結疤而變狹窄。針對這種情況，醫生大部分會建議全身麻醉後以手術割短包皮（包皮環切術）來解決問題。詳細手術經過可以諮詢外科醫生或泌尿科醫生。

有時候，如果包皮的部分黏住陰莖頭，陰莖垢*積存也可能形成化膿性發炎。包皮垢常常會自行脫落，或醫生會用球形頭的探針小心將其剝除。不過包皮和陰莖頭黏在一起的情形也有可能數年都沒有問題，也不需要任何醫療。我們建議在青春期或是當包皮垢明顯堆積時，才定期清潔陰莖頭。

其實早在嬰兒期，偶爾就會有性器官勃起的的情形，小男孩有時會覺得疼痛或有緊繃的感覺，青少年的勃起並不表示有自慰的情形，這種情況特別可能會在凌晨睡覺時發生。

陰囊積水

所謂陰囊積水就是指在睪丸上方或側邊有個充滿液體的鞘膜囊。在出生前，嬰兒的睪丸會從肚子經過腹股溝管進入陰囊，把腹膜（腹腔內的平滑內襯）一起往下拉。包覆在其中的睪丸可以上下「游移」。在腹膜凸出部分完全關閉以前，當受到刺激時，似水泡狀的殘留物可能會持續存在，而且可能充滿液體。

這些積水的症狀通常會在嬰兒期自行消失，不需要去管它們，幫寶寶包尿布時不要壓到。如果學齡前兒童仍有積水的症狀，常會進行手術治療，尤其當孩子同時也有疝氣需要矯正時。

隱睪症

如果在男童的陰囊內摸不到睪丸，這種情況被稱為隱睪症。另一種「伸縮性」睪丸的狀況是當孩子泡熱水時，睪丸會下沈到陰囊底部，而在較冷的環境下又會縮到上面去，此種症狀不需要手術治療。至於其他情形則需要手術，並需由醫生來診斷。

在手術前，有些兒科或外科醫生會建議先採取荷爾蒙治療。因為這些荷爾蒙會刺激生殖器官，就像在前青春期自然發生的刺激一樣，這種療法也會造

---

* 陰莖／蒂垢：脫落的表皮細胞稀鬆沉積於包皮及陰莖／蒂頭間的白色堆積物。

成情緒的改變，而導致激進的人格變化。雖然荷爾蒙療法真的可以使睪丸下降（至少在沒有器質性障礙的狀況下是如此），然通常只能持續短暫的時間，還是免不了要手術。細胞組織會因此變鬆，有些醫生視之為好現象，因為會使手術較為容易。在大部分的案例中，小男孩的陰莖會變得比較大，在治療結束後也無法恢復到原來大小。所以我們並不建議在手術前採用荷爾蒙療法，因為它破壞了孩子荷爾蒙的濃度，對其身心發展產生負面影響。我們會比較建議在手術前採用人智學或順勢療法的藥物進行體質治療。如果沒有出現預期的效果仍然可以採用手術治療。

　　以下是一些目前贊成或反對手術的論點：根據動物實驗及人類睪丸的相關研究，外科醫生認為隱睪症最遲應該在兩歲前採取手術治療，否則之後可能會造成機能不全，影響的不只是單邊未降下的睪丸功能，也會波及另外一邊已降下的睪丸。然就另一方面來說，早期採用手術治療對孩子的身心會產生衝擊，其結果是難以預料的。此外，上述的研究也無法預估個別手術的成功。因此我們有所保留地建議，當體質治療到兩歲大仍毫無成效時，再採取手術治療。

急救及意外預防

意外事件

　　大部分學步兒所發生的意外皆因孩子為了滿足好奇心及探索慾，在一個可以合理評估現場的成年人陪伴下，大部分孩子能很快從震驚的事件中回復過來。真正能有所幫助的快速行動及冷靜的行為是最重要的先決條件；對孩子而言，斥責或誇大的憐憫表達可能會造成情況更加困難，而且當緊急狀況的造成是由於較大孩子的疏忽（甚或是事先策劃）時，嚴厲的斥責也不適當。

　　我們在此所提供的建議，並不能代替急救課程。我們敦促所有的讀者都能參加這類課程。

危及生命的緊急事件（ALTE）

　　如果寶寶躺在床上，臉色蒼白，動也不動，也沒有呼吸跡象，此時應盡速將寶寶移到硬的平面上（桌子、長凳或地板上皆可）。

- 看看寶寶口腔內有沒有嘔吐物或濃痰，可能是這些東西堵住了呼吸道。立刻用小指將口腔及咽喉處清理乾淨。
- 立即採取心肺復甦術。**心臟按摩**的步驟如下：用大拇指基端的肌肉或者兩個大拇指並列在胸骨上短而穩固地壓五次，大約每秒二次；要注意力道必須適合嬰兒的胸部彈性（譯註：壓下的深度約為胸廓前後徑 1/3 ～ 1/2）。下一步為**口對口人工呼吸**：將寶寶的下頜骨往前向上提，用自己的雙唇蓋住寶寶的口及鼻，然後小心地吹氣二次，讓寶寶的胸腔輕微地擴張並又再度收縮。之後再施行五次心臟按摩，然後送氣二次。如果寶寶發生窒息的時間沒有很久的話，心肺復甦術才會有成效。只要開始感覺到有心跳或脈搏時，就停止心臟按摩，只要繼續口對口人工呼吸，直到嬰兒能自己呼吸。
- 必須有人聯繫醫療急救服務中心，請確定告知姓名、詳細住址及所在樓層（請參閱第 9 章之「嬰兒猝死症」）。

急救復甦執行要點

如果有兩個人同時進行，分別負責心臟按摩與口對口人工呼吸，那麼心肺復甦術的進行會更容易。當然，如果施行急救的人曾上過急救課程，這些技巧會發揮最大的效果。然而即使沒受過訓練，遇到狀況也應該立即嘗試使用這些方法，因為這是唯一能夠挽救寶寶生命的機會。在極端危急的狀況下，在現場的人應盡力幫忙並承擔責任。

口對口人工呼吸可能會發生的併發症就是胃部因為空氣被吹入食道，而大量脹氣。針對這種狀況，可以定時用手將空氣從肚子中壓出來。

如果在做口對口人工呼吸時施力太強，會造成其他的併發症——肺部會破裂或因心臟按摩用力過大會造成肋骨斷裂。如果急救人員不能立刻前來時，即便在心肺復甦術過程中會出現此類併發症，還是不能因此就不採取急救措施。

急救心肺復甦術

口對口人工呼吸

1. 檢查孩子的呼吸，並移除任何阻礙呼吸的明顯障礙物。
2. 讓孩子仰臥，輕輕壓額提下巴，並使頭後仰。
3. 深吸一口氣輕輕吹進孩子的口鼻，直到其胸部升起。如果是較大的孩子，只要捏住其鼻子，將氣吹入口中即可。
4. 將您的嘴巴移開，孩子的胸部會下沉，您則再吸一口氣。
5. 快速地重複三或四次。
6. 以稍微快於平常呼吸的節奏持續做人工呼吸，直到孩子正常呼吸為止。
7. 請確定孩子獲得醫療協助。

心臟按摩

1. 若脈搏停止，孩子會臉色蒼白，可能會是灰色或是藍色，瞳孔也會放大。如果還有脈搏，切勿做心臟按摩。
2. 讓孩子仰臥，並檢查呼吸道。
3. 輕輕按壓胸骨下半段，手臂保持伸直。對嬰兒，每秒約按壓兩下；較大的孩子則每一秒按壓一下。
4. 按壓 15 下之後，請給予人工呼吸（如上述）。
5. 若仍然沒有脈搏，請反覆做步驟 3 和 4。
6. 請盡速讓孩子確實獲得醫療。

如果寶寶的氣息仍很微弱或不規則，可以拍打臉頰、胸腔側邊或背部來刺激呼吸，看看情況有無改善。不管情況如何（即使孩子病況迅速改善並且恢復正常亦然），要盡快尋求專業協助。

窒息、哽塞

案例：

- 因嘔吐物進入氣管所導致，這種情形通常發生在年紀較小的嬰兒，或是孩子意識不清楚的時候。
- 當寶寶誤吞玩具或堅果時也會發生，也就是說這些異物並非進入食道而是跑到氣管去了，這類狀況主要發生在學步兒身上，但嬰兒有時也會處於危險之中，當其他較大的兄弟姊妹在玩「餵」弟妹吃東西的遊戲時，異物可能會被吞進去。

處理

一旦孩子吸不到空氣、異物又咳不出來、臉色變鐵青，而吞進的異物形狀是圓的（而非尖的）時，您可以嘗試下列步驟：

將嬰兒或學步兒放在您的前臂上，讓他臉部朝下並以您的手支撐住他的頭部；較大的孩子，請放在您膝蓋上並讓他腹部朝下，且頭部和軀幹都應向下傾斜，您以一隻手撐住其頭部，另一隻手則在他胸骨或上腹的背部拍擊。請小心在他口腔內尋找異物，讓異物掉出來，或以一支小湯匙取出。

如果孩子有咳嗽，也開始呼吸空氣了，臉色只有短暫或完全沒有變青：

這時候要讓孩子安靜下來，請他將手臂舉高，並繼續敲打其背部。

如果幾個小時後，孩子呼吸仍很沉重或有雜音時：

請帶孩子到有氣管內視鏡的兒童醫院或耳鼻喉科醫院檢查看看。這表示異物卡得很深，必須用特殊儀器才能將其取出。

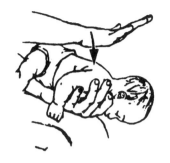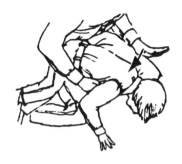

預防

　　請為學步兒磨碎堅果類的東西，請勿餵他們吃大塊的東西。千萬不要給五歲以下孩子整顆的堅果，或讓他們玩彈珠或有小零件的玩具。在吃飯時要避免玩耍或開玩笑，嗆到或不小心將食物吞下也會發生危險。

　　此外，大人們也要注意，孩子有時候不小心會被線或鍊子纏住脖子而發生危險（例如綁奶嘴的橡皮帶或床上綁有橡皮帶的玩具）。塑膠袋不要拿來當作玩具，因為會導致窒息。大門的欄杆或遊戲的圍欄間距要小於 20 公分，以避免孩子的頭可以伸入其間。

　　切記：強力禁止與口頭警告有時會更激起孩子的好奇心，最重要的是大人自己要隨時警覺，並確保孩子的周遭環境是安全的。

溺水

　　將孩子的頭部放低，讓水流出來，如果溺水者無法自發性呼吸時，就必須立即施以口對口人工呼吸或盡快供應純氧，必要時亦得做心臟按摩（家長務必參加急救課程以學會這些技巧）。

交通事故

　　如果傷患還有呼吸、也能說話或移動時，請讓他側躺並注意為他保暖，此外要一直陪同在旁邊直到急救人員到來。如果傷患沒有意識但是還有呼吸，就保持原地不動，直到急救人員到來。可用毯子覆蓋傷患保暖，並盡可能待在旁

邊。對於沒有呼吸跡象的傷患，應立刻施以口對口人工呼吸，若沒有心跳或脈搏，必須全力以心臟按摩急救。針對大量流血的傷口，盡快用最乾淨的布壓住止血，不要用止血帶，而小出血通常都會自行凝血。不要移動劇烈疼痛的身體部位，特別是背部疼痛，隨意移動將會造成更大的傷害。如果孩子受到輕微的傷害，父母可以請孩子自己輕輕地動動四肢，並在旁邊小心協助，如此一來便可很快知道哪裡受傷。

一旦發生上面所敘述的意外事件，需盡快送至醫院急診。

過敏性休克

有時孩子服用藥物或被昆蟲咬傷後突然臉色發白、呼吸困難，必須盡速送醫治療，這情況是有生命危險的。

昏厥

長時間站著、空氣悶熱、病毒感染、疼痛或看到鮮血都可能造成昏厥。一旦發生，先將失去意識的病童放在地板上，鬆開過緊的衣物及腰帶並將腿部抬高。之後讓病童嗅聞芳香物或用冷水輕拍臉部。若地方狹窄無法讓病童平躺，可讓病童坐著，上身前傾，頭盡量放低，如此可讓更多血液回流到心臟然後到達頭部。過幾分鐘後，等病童恢復意識，可攙扶他行走。

摒氣發作（情緒性呼吸痙攣）

有些孩子在疼痛或生氣時，會大哭大鬧並且短暫失去知覺，此即情緒性呼吸痙攣。發生這種狀況時，用冷水沾濕毛巾擦孩子的臉通常會有幫助。要注意的是，大人自己本身要保持冷靜，千萬不要驚慌失措。大人本身越激動，狀況就越層出不窮，因為孩子在本能上可以感覺到他們的情況對大人的影響。有些案例可能需要施以口對口人工呼吸。如果一再發生這種狀況，就需諮詢醫生。

中毒及腐蝕性物質

眼睛受到酸性或鹼性液體腐蝕：首先，確定孩子眼睛全張開，在自來水下以自來水清洗眼睛約十分鐘，再帶著孩子盡速就近送醫。

皮膚被腐蝕性物質灼傷：迅速褪去衣物，在自來水下以自來水徹底清洗受侵襲部位，然後依燒燙傷方式處理。

誤食酸或鹼：當孩子誤吞酸性或鹼性液體時，千萬不要催吐，那會讓食道再度受到腐蝕物質的傷害。如果孩子吞下亮光劑、噴霧式清潔劑、汽油或任何腐蝕性清潔液時，也不要催吐，反而應該立即讓孩子喝大量的水或茶以稀釋毒物。

誤食藥丸、酒精，或非腐蝕性毒物：當孩子誤食藥丸及其他非腐蝕性毒物時，應立即採取催吐。如果沒辦法趕到鄰近醫院催吐，那麼必須自行在家嘗試催吐，建議步驟如下：

- 給孩子喝下二至四杯的水（如果身邊有果汁，可加入水中提味）。
- 年紀較小的孩子可放在膝蓋上催吐；較大一點的可以側躺。
- 用一隻手壓住孩子雙頰，使口張開，並用另一隻手的食指或湯匙柄伸至咽喉處催吐。

不尋常的昏睡或激動：如果孩子有此情況，要特別注意，這可能是中毒的跡象！當有所懷疑時，最好立刻送孩子就醫或以電話諮詢醫生。確定您知道當地中毒諮詢專線號碼〔譯註：北榮毒藥物防治諮詢中心：(02) 28717121；台中榮民總醫院毒藥物諮詢中心：(04) 23592539；高雄醫學大學毒藥物諮詢檢驗中心：(07) 3121101 轉 7563 或 (07) 3162631；花蓮慈濟醫院毒藥物諮詢中心：(03) 8561456〕。

一旦懷疑是中毒，看看孩子周圍有沒有空的藥品包裝盒、溶劑的瓶罐或不明植物部位等，並請和嘔吐物一起拿至醫院化驗。

預防：請將所有家庭中的液體、致毒物及藥品，放在孩子拿不到的地方鎖上。健康中心或當地專家所提供有關中毒和螫傷建議的海報或資訊應放在手邊。

燒傷及燙傷

立刻用冷水沖洗燙傷部位（必要時，連同衣物及鞋子），並將傷部浸泡在流動的冷水中數分鐘，直到疼痛減緩。然後脫去孩子衣物，仔細檢查受傷部位，如果處置迅速得宜，冷水可以避免燙傷所造成的水泡及細胞壞死。

孩子燒傷部位若超過身體表面 5%（孩子的手大約是身體面積的 1%），就必須立刻住院觀察，因為接下來幾天將會陸續出現燒燙傷所造成的後遺症。若已經產生水泡，則用消毒過的布蓋好並盡速送醫。輕微燒傷可使用 Combudoron 或 Wala 燒燙傷軟膏，一兩天後讓傷口風乾，再用乾繃帶包紮起來。

輕微意外傷害

寶寶從床上或換尿布桌上墜落，會不會有腦震盪的情形發生？如果寶寶從矮床上掉到鋪地毯的地板上，並開始嚎啕大哭，該怎麼辦呢？首先看看有沒有嘔吐，然後立刻檢查頭顱上有無腫塊，半小時後再檢查一次，若沒有這些情況，且寶寶從驚嚇中回復過來後又開始活蹦亂跳了，這樣就不需去看醫生。

反之，如果寶寶從換尿布的桌上或高腳椅上掉下來，頭撞到堅硬的地板，為了安全起見最好求助醫生。如果寶寶出現短暫意識不清、嘔吐（腦震盪的徵兆）或頭顱腫起來時（有顱骨破裂的疑慮），應立刻將寶寶送至鄰近的醫院檢查。

頭皮挫傷（瘀傷）：請立即以拇指下方手部肌肉按壓患部，之後用冷毛巾敷在患部上五分鐘。

手指頭夾傷：當手指頭被門夾到，請以流動的冷水沖患部三到五分鐘。視其嚴重程度，可用含山金車的濕繃帶包紮或者立刻就醫（要注意有些孩子可能對山金車過敏）。

流鼻血：請讓孩子靠著椅背坐著，但頭部微向前傾，以兩根手指按壓他的鼻子兩側（那兒沒有骨頭阻礙）以關閉兩邊鼻孔，五分鐘後鬆開（請計時），並讓孩子擤鼻子看看是否還會流血，如果必要可再重複此步驟。如果出血狀況在十鐘內沒有停止、如果鼻子出血是因為摔傷、如果鼻樑腫脹或鼻子變形，請立

刻求醫。

牙齒完全斷裂：立刻帶孩子及放在唾液中保濕的牙齒去看牙醫，切記千萬不可讓孩子將牙齒含在口中。

輕微破皮流血：傷口通常會輕微流血並自己癒合，可用消毒藥布或紗布包紮。

膝蓋擦傷：用冷卻的開水及消毒紗布小心地將傷口清理乾淨，在清理傷口前，要先把自己的雙手洗乾淨並用毛巾擦乾。敷上藥粉前，讓傷口先風乾。通常需要在傷口處貼上繃帶，以防再度受傷或衣物摩擦。繃帶每週更換二至三次即可，除非有破損、發出異味或傷處流出液體，或有發炎的跡象，才需要每天更換一至二次。

傷口輕微流出液體：同樣可用藥粉處理，若患處流出頗多液體的話，可貼上塗有厚厚一層藥膏的紗布墊，一天兩次，以避免傷口黏在繃帶上。

侵入皮膚的碎裂片、棘刺或扁蝨等，要盡快取出。關於扁蝨叮咬，請小心地用針挑出來，或在藥局購買醫療用夾子，以逆時針方向將其拔出。如果沒辦法完全拔出，請求助醫師（譯註：在台灣，扁蝨叮咬多發生在狗身上；請參閱第 7 章之「萊姆症」）。

裂傷、割傷及動物咬傷（特別是人的咬傷）穿刺皮膚，原則上需由醫生馬上處理。

昆蟲咬傷口腔或咽喉處：給孩子一杯冰飲，讓他小口小口啜飲，或含吸冰塊，並盡速求診。

破傷風預防：對於沒有打預防針的孩子，若傷口弄髒，或被馬蜂，或其他常接觸到土堆的昆蟲咬傷時，就要注意破傷風的發生。

吞入異物：如果不小心吞入彈珠、硬幣或大頭針之類的東西，之後幾天要仔細檢查排便中是否有異物排出，直徑大於兩公分的異物常常會卡在食道中，這時候可能就需要照 X 光來確定。同樣地，若有些異物在誤吞後 48 小時後仍未排泄出來，也需要照 X 光詳細檢查。若不小心吞入有腐蝕性的小電池，可能會造成胃部嚴重傷害，必須盡速送醫。

植栽引起的皮膚反應常發生在夏季戶外活動時，皮膚不慎碰觸到有毒的植物或草叢。皮膚可能像燙傷一般變紅且起水泡，請以曬傷方式治療（請參閱第

5 章之「曬傷」)。輕微的蕁麻疹可在家用舒緩粉或 Combudoron 或乳液治療。小孩需被教導去認識有毒的植栽（如：野葛）並避免碰觸。若碰觸野葛而引起搔癢，立即用肥皂清洗患部，可用 Combudoron 藥膏或拍上其液體或凝膠來減緩不適。比較嚴重的案例，應立即就醫（請參閱第 5 章之「過敏及毒性皮膚反應」）。

在學校或幼兒園的意外事件：通常這些意外發生時，由於保險規定，必須由公立意外保險的診治醫生來處理。看到整個過程的大人在描述事情來龍去脈時，應保持冷靜和客觀，而非指責缺失，大人的自我克制，更能為孩子們樹立良好榜樣。

情感傷痛

孩子會經驗到許多不同形式的情感傷痛，這標記了孩子美好快樂的人生故事外另一陰暗面的開始。孩子可能會展露出任何以下的行為：當發現父母親晚上要外出時，會哭得很厲害或者表現出焦慮不安；被父母或照顧者體罰時，孩子會覺得遭受不公平對待或有很激烈的情緒反應；他們也可能覺得自己深陷父母的衝突中；在幼稚園或學校中遭到排擠而成為孤鳥；或甚至被凌霸；他們可能因服裝、外觀或殘障而被嘲笑。大一點的孩子可能會良心不安、感覺羞恥、悲傷、無助甚至絕望。

情感傷痛常常顯示出「分離」的徵兆──孩子的心靈被阻隔，無法和諧地融入環境中，甚至也無法對周遭的人自由快樂地開展。這種傷痛對於小孩的影響往往比成人來得深遠，儘管有些大人認為孩子沒有真正的問題。畢竟大人們能藉由思考探索其原因，而將自己抽離，但孩子卻沒辦法。孩子的年紀越小，其周遭事物對他的影響就越直接，他們的痛苦特別劇烈，因為他們還無法真正了解問題，也無法放下不管。對他們來說，唯一最立即的幫助就只有先暫時「遺忘」或「轉移焦點」。

較大的孩子可以藉助和大人談話來處理情感傷痛，然而在這過程中，絕大部分取決於大人對於導因事件的反應。一味地表示同情或責罵並無濟於事，反之若能讓孩子感受到他的痛苦被嚴肅地看待，將會多所助益（請參閱第 9 章之

「處理身心障礙或慢性病童」)。

　　在十歲以前，孩子還沒有能力處理情緒危機，但是如果孩子能感受到大人們已經注意到問題，並且也能接納而非一味壓抑，那麼孩子也能感受到，或許這樣的傷痛有其意義及功能存在。再者，孩子知道雖然壞事已經發生，大人們也已經在處理了，事情終究會解決的。例如：如果一個被焦慮折磨的孩子，感受到父母親的樂天知命，想和父母一樣的想法會無意識或有意識地深植於孩子的靈魂中，之後孩子會更容易學到如何去克服焦慮。

　　就我們實際處理身體疼痛的經驗顯示，處理情感傷痛也是如此。大人可以決定是否要有意識地承擔、處理並解決孩子還無法扛起的負擔。終究，所有情感傷痛的萬靈丹就是對當事人的溫暖和關懷，換句話說，也就是我們的理解與愛。

CHAPTER ❷

發燒及其治療

發燒的熱，源自於身體所有肌肉的新陳代謝活動增加。然而，實際上體溫升高，是因為皮膚灌注減少。因此，發燒早期階段，孩子臉色蒼白而且畏冷；嚴重時可能全身打顫，直到發燒到達目標溫度。在許多疾病裡，發燒是一個征服及處理身體挑戰的決定性助力；身體努力地製造發燒，而其他如：飲食、消化、感官知覺、對周遭環境的興趣及遊戲等功能和活動，則居於次要地位。然而，在深入探討發燒對孩子身體的意義之前，我們先來描述一些典型的發燒過程，並討論如何在家評估處置各種發燒，以及所謂的熱性痙攣。

典型發燒過程

■ 一個四歲的孩子整天在外面玩耍，到了傍晚，當母親幫他脫去夾克時發現孩子的小手冰冷、臉色有點蒼白，晚餐也只吃了一點點；更奇怪的是孩子竟然想早點上床睡覺。孩子大約在九點時睡著，但睡得不是很安穩，在床上輾轉反側。當父母在 11 點察看孩子的情況時，發現他全身發燙。孩子還在睡夢中唸唸有詞，但一下子醒了過來；似乎很驚訝自己被抱到父母涼爽的大床上。隨後測量體溫，溫度攀升，燒到 40℃。孩子回答父母問題的方式和往常有些不一樣，宛如變得成熟懂事許多似的。孩子的聲音聽起來愉悅，但比平時單薄，且有些顫動。父母親熟知這種狀況，也知道孩子可能會開始出現幻想。他們進行慣用的發燒處理程序——在小腿上施以冷敷，並給孩子一些茶水——然後大家就都休息。孩子立即睡著了。最好情況的場景出現在次日清晨之前，最嚴重的發燒退了。

■ 一個小女孩在白天時已經感覺不舒服，又哭又鬧、手腳冰冷，並且把幾個小時前吃的午餐全都給吐出來了。孩子開始有頭痛及身體痠痛的症狀，並且要求用熱水袋敷在肚子上。孩子小睡片刻後，醒來量體溫是 38.5℃，不過已經

不會再發冷，也覺得好多了，他喝了幾口花草茶，其他東西卻都吃不下。隔天，溫度還升到 39℃，去看醫生時，母親想起孩子已經三天都怪怪的。醫生發現孩子的喉嚨有輕微發炎，不過並不需要服用退燒藥及抗生素。發燒又延續了兩天，接著，才隔週，孩子就回幼兒園上課了（請參閱第 3 章之「病毒感染：感冒及流行性感冒」）。

■ 另一個孩子持續咳嗽兩天，而且越咳越嚴重。第三天，體溫快速升高，呼吸急促、嘴唇有些發青，而且隨著每次呼吸，鼻孔向外張開。醫生在聽診過後，跟孩子的父母討論了一下處置方式並開了處方。因為預測之後病情將會改善，也許這一次他們可以避免使用抗生素。孩子的發燒又持續了二至五天，並咳出了許多痰，之後孩子很明顯地開始復原了。這次生病將成為孩子記憶中主要的人生事件。然而從讓孩子持續服藥，以及應用不同的敷布於孩子的胸部及小腿上的過程，父母可真是累壞了。醫生的診斷書上寫著，孩子患的是「支氣管肺炎」。

■ 第四個孩子突然開始出現間隔幾乎規律的腹部痙攣，然後開始嘔吐，吐了一天，直到發高燒為止。如果在這時候給孩子喝杯甜茶，孩子會看起來較有活力。這種症狀主要跟丙酮（酮類）血性嘔吐症的病毒感染有關（請參閱第 4 章之「高酮（酮類）血性嘔吐症」）。

上面的案例都是一般常見的發燒類型，另外在本章中還有兩個案例。現在，當孩子發燒時，我們該做些什麼呢？首先必須相信自己有能力判斷發燒的狀況。信心來自於練習，缺乏自信會導致焦慮，這對孩子毫無助益。不確定的時候，一定要諮詢醫師。醫師最樂於見到的是，父母越來越有信心能準確地判斷孩子的情況，而越來越不需要醫師的建議。

發燒

在兒童期，一些無害的感冒、呼吸道、咽喉或耳朵的發炎是最常造成發燒的原因。要辨識嚴重的感染則需要豐富的經驗及醫師的協助。

當身體過熱，而散發的熱又不足以平衡體外輸入的多餘熱度時，體溫就會

升高。對嬰兒來說，當脫下毛呢帽及緊身毛線褲後，多餘的熱度很快就消失；此外脫水也可能導致發燒，特別在腹瀉或嘔吐時（請參閱第 4 章之「嘔吐及腹瀉」）。大量活動也可能導致體溫高過 38°C；如果是這類狀況，請讓嬰兒安靜躺半小時後再檢查一次。

測量體溫、判斷及處置發燒

最方便且最能準確測量嬰兒或較小孩童體溫的是肛溫，確定要讓孩子舒適地側躺，然後溫度計的頂端要完全插入肛門中。

量幼兒體溫時，請先讓孩子躺下。以一隻手提高寶寶的雙腿，用另一隻手將溫度計插入，拿體溫計的方式和拿湯匙一樣，並用小指抵住寶寶的屁股，這樣一來即使寶寶亂動，溫度計也不至於傷害到寶寶（照片 7）。測量時間大概一至三分鐘。

如果懷疑有腹部發炎的狀況，如：盲腸炎，則必須同時測量肛溫及腋溫，並注意兩者的溫差。要確定溫度計頂端放在腋下中心，上手臂要靠緊胸部，肩膀及手臂要併攏，腋溫測量時間需要五分鐘。儘管如此，所測量到的數值還不是很準確，真正的體溫通常比腋下測得的溫度多 0.5°C。在盲腸炎的情況中，溫差通常更大。

一般來說，成人比較喜歡測量口溫，因此我們建議可以在家中準備第二支溫度計，其測量時間及準確度和肛溫一樣。我們建議採用不含水銀的溫度計，一旦摔破比較不具有毒性。所有其他的方式，包括紅外線體溫計都不太真實可信，或常常有誤差，且不環保。

- 溫度在 37.5°C（99.5°F）內為正常。
- 溫度介於 37.5°C ～ 38°C（99.5°F ～ 100.5°F）之間為上升，但只是稍高。
- 溫度 38°C（100.5°F）或更高，即為發燒。

體溫幾度才算安全呢？這個問題無法一概而論。任何新生兒如果有數個小時體溫超過 38°C，就必須看醫師。如果嬰兒什麼也不喝或看起來不太好時，就必須立刻告知醫師。任何發燒超過 40.5°C（105°F），或溫度起伏超過 1.5°C（2.5°F）的話，應該尋求醫師鑑定。在其他的案例中，是否諮詢醫師的決定，應取決於發燒以外的因素。

發燒的徵兆及處置

如果孩子跟平常不太一樣，大人就需要更仔細地觀察，孩子是否有異於平常的地方？他如何移動？他像平常一樣模仿他人嗎？他的舌頭是不是乾燥？眼睛有沒有黑眼圈？檢查他的眼睛、鼻孔及呼吸，感覺孩子額頭、頸部、身體及四肢的溫度，按一按腹部看看是否有疼痛的徵兆？請按上述測量孩子的體溫。如果您對於所觀察到的症狀有不了解或者擔憂的話，可以打電話諮詢醫師。

如果手臂和腿部（特別是小腿）的皮膚感覺冰冷，而體溫計約顯示為 38.5°C 的話，您可以確定孩子的體溫還會再上升，因為他的身體尚未透過四肢發散熱度。只有等到孩子身體的熱度停止上升，而且開始積極地努力排除多餘的熱度時，他的小腿及雙腳摸起來才會溫暖。無論任何情況，在孩子一開始的發冷階段，請勿在小腿上施以冷敷，若能在手腕及足踝上施以山金車精油製成的溫熱敷布，將會很有幫助（請參閱附錄）。此外，幫孩子蓋好棉被保暖，並給孩子喝些溫熱的花草茶，將有助於改善症狀。

如果全身皮膚直到小腿摸起來是燙的，且溫度超過 39°C 時，請在腿部施以冷敷，也可以使用冷的海綿擦拭身體，不過，前提是孩子要覺得舒服。這些方法可以透過皮膚幫助身體盡量排除多餘的熱度（請參閱附錄「腿部涼爽敷布」及「涼爽的海綿浴」）。在此階段，很重要的是，不要阻礙熱能的發散。在較冷的天氣裡，當體溫上升時，請為孩子蓋上被子，但不要蓋得像體溫上升時的那種溫暖。非化學性的退燒栓劑，如 Weleda 的甘菊複合製劑（Chamomilla comp.）、Wala 的烏頭毒草／中國複合製劑（Aconit/China comp.），或 Heel 的產品 Viburcol 等栓劑，都能幫助孩子覺得舒服些，即便他的四肢還不是很熱時亦可使用。一般來說，這會讓發燒的溫度維持在 39 ～ 40°C 之間，大部分的孩子

都能承受這個燒度。不過，比起誘發大幅度的體溫變化，最好還是將發燒溫度控制在某個範圍內，以免孩子的血液循環負擔過重。

> 如果孩子發燒已超過 40℃（104℉），但全身皮膚卻是冰冷的，或有痙攣現象時，請立即聯絡醫師。如果無法找到醫生，請先使用退燒栓劑（含有適齡劑量的撲熱息痛／乙醯氨基酚，paracetamol/acetaminophen），再抱著孩子就醫。

如果孩子有**熱痙攣**及皮膚發燙的情況，請以（水溫為常溫的）濕浴巾包住小孩，以降低他的溫度。在其他方面，請參閱以下說明繼續進行。

孩子**體溫上升**會覺得不舒服，而且隨時會嘔吐；也可能有頭痛、胃痛或四肢疼痛的症狀；當發燒溫度達到頂點時，這些症狀就會減輕。請不要強迫孩子吃東西，但如果孩子要求喝點什麼時，可以給他溫熱的草藥茶。

當孩子發高燒，但沒有拉肚子時，可以**餵食**足夠的流質（微甜的草藥茶或以等量水稀釋的牛奶，或冷或微溫稀釋的櫻桃、黑醋栗、梨子或檸檬等果汁；或南非的不老長生藥 Schlehen elixir 等）。飲食務求清淡，少一點油脂及蛋白質，不要吃馬鈴薯，也不要給孩子吃核果、巧克力。發燒的孩子體重會減輕，但復原後體重又會很快回升。

衣著及被褥需要配合房間溫度，以及小孩的發燒階段。一般性的指導方針為：要有新鮮空氣，但不要是穿堂風。在較涼爽的氣候中，如果打開窗戶，要給孩子穿上毛衣，戴上帽子保暖。即使在炎熱的夏天，至少也要蓋上薄被子。總而言之，要讓孩子感覺舒服，四肢要保持溫暖，但又不至於太熱。

煩躁的孩子可能會拒絕持續地蓋被子，即便是發燒的時候也要起床或四處跑跳。他需要在場的大人平靜地哼唱、說故事，或做些安靜的活動。

如果有一個**可移動的嬰兒床**會很有幫助，當母親工作時，他可以推著嬰兒床在屋子裡四處移動，而孩子就在身旁。較大的孩子可以讓他在客廳沙發上玩耍，請提供簡單的玩具，好讓孩子的想像力有發揮的空間（請參閱第 12 章之

「適齡遊戲與玩具」)。

熱痙攣究竟有多危險

　　請注意：一旦孩子出現意識不清，不管有沒有痙攣現象，都應立即就醫求
診（請參閱第 1 章有關昏厥及情緒性呼吸痙攣的急救處置要領）。

　　以下的案例及討論及應用，主要是針對與感染相關的痙攣現象：

- 一個小男孩如往常地在外面遊戲玩耍，也許是風的變化，或是孩子穿得不夠
暖和，在和媽媽一起回家的途中，孩子突然臉色蒼白，身體僵硬，而且失去
了意識。憂心的母親觀察到孩子的嘴角有些許顫動。之後，雖然孩子的身體
放鬆了些，但仍然很蒼白。母親快速地把孩子抱進屋內，接著孩子意識就恢
復了。孩子似乎覺得冷，蓋上溫暖的被子之後，馬上就在床上睡著了。母親
打電話給家庭醫師並告知孩子有畏冷的情形，因此認為可能不會發燒。醫師
建議一定要量體溫，母親量了孩子的體溫後，吃驚地發現孩子的體溫竟高達
39℃（102℉），於是趕緊抱著孩子去看醫生，途中孩子在車上睡著了。醫生
檢查過後，沒有什麼嚴重的問題。醫生稱此症狀為「熱痙攣」，並要求家長在
孩子睡一個好覺之後，隔天再來複檢。痙攣不太可能復發，但醫生還是開了
一劑消除痙攣的藥物備用。如果孩子過去曾有過任何腦膜炎的徵兆，就要住
院治療了。兩週之後，醫生安排了一次腦電波檢查（EEG）。當孩子發生痙攣
時，體溫可能只有 38～38.5℃（100.5～101.5℉）左右。

- 當一個小女孩身體變僵硬，臉部突然開始抽搐，他的燒超過了 40℃
（104℉），在短短幾秒鐘內，抽搐蔓延到全身，然後整個人失去意識，他的
父母嚇壞了。如果在一到五分鐘之內，痙攣的現象自行消失（如果以前曾經發
作過，或正在服藥，也不至於超過另一個五分鐘），他的父母親還能鬆一口
氣。若是沒有停止，他們應該盡速送至醫院。

　　請注意：大人自己千萬要先保持冷靜，不可以用力抓住孩子。請不要放任
何東西在孩子的牙齒之間！最好是它自己打開。頭部下面可以墊枕頭或類似的

東西。如果沒有任何先前醫生開的減緩痙攣的藥物（Rectiolen），必須要讓急救醫生知道，以便判斷應採取何種後續措施。自發性的痙攣情況中，電話洽詢後應盡速求診。

在生命最初幾年，熱痙攣並非罕見（大約有 2 ～ 4% 的小孩經歷過）。因為未成熟孩子的腦部比成人的腦部對於痙攣的門檻更低——也就是對體溫上升的反應更為敏感。雖然在熱痙攣發生後立即做的腦電波圖（EEG）可能呈現輕到中度的病理改變，兩週之內，這些症候會完全消失。在許多情況下，熱痙攣並不嚴重（請參閱隨後之「發燒的目的及意義」）；大約一百個熱痙攣的孩子中，只有兩個會繼續發展成痙攣症。**熱痙攣並不會「造成」癲癇！**單單熱痙攣並不會留下後續的傷害，也不會造成行為或發展障礙。雖然天生傾向癲癇的孩子，痙攣也許是他們的第一個徵兆。但我們必須非常清楚，像這樣的小孩，防止熱痙攣的退燒處方無法停止痙攣症的持續發展。因此，甚至對於傾向發病的兒童，我們通常不建議使用抑制發燒的栓劑或藥片。然而，我們建議給予傾向有熱痙攣的兒童，以及真正痙攣症的兒童，個別的、體質上的預防性治療。

如果您的孩子有過無併發性的熱痙攣，我們建議您請教醫師有關使用適合體質的藥物（人智學的或順勢療法的），以處理任何身體上不平衡的易反應狀態。除此之外，在隨後的發燒感染中，請採取這些預先警戒的措施：

- 請確認小孩的穿著足夠溫暖，以預防發燒初期的畏冷階段加速或加重症狀。
- 請勿讓發高燒的孩子擔憂或激動，但請先以濕毛巾敷在小孩的前額上以冷卻他的頭，或請按照前所建議的「發燒的徵兆及處置」。

發燒的目的及意義

發燒是身體中溫暖系統類似危機的變化。造成發燒的原因非常多，對於小孩，即便是一個生日會、一趟長途旅行、天氣突然轉變、受寒或長新牙等，都可能造成身體過度負擔，而致身體易於受到細菌侵襲、感染。在動物實驗中已經證明，33 ～ 35°C（90 ～ 95°F）之間的溫度最利於病毒及細菌繁殖，換言之，低於常人體溫的溫度也因此最可能引起傷害。所以「著涼」的說法是相當有道理的。另一方面，對於消滅或預防影響身體病毒或細菌的滋長，發燒〔一

般為 39 ～ 40°C（102 ～ 104°F）〕則提供了最理想的的溫度（註1）。

在活化內因性的防禦系統中，許多身體的反應只有透過發燒才被啟動。發燒刺激免疫系統活動，並制止病毒或細菌的滋長。抑制麻疹產生的發燒，或抑制原因不明的細菌在血液中繁殖而影響器官「血液循環中毒（淋巴管炎）」的發燒，可能導致併發症。而退燒藥也會降低腎功能。研究顯示，幼兒期發燒可以預防過敏，癌症風險也隨之降低，特別是出過麻疹、德國麻疹及水痘以後。

發燒是身體對抗疾病，也是奠定健康基礎的高效反應。在發燒時，立即以藥物退燒或服用抗生素可以說是幫倒忙，反而阻斷了生命體本身在發燒時所啟動的防禦機制。因此應該只有在身體無法自己對抗細菌的感染時，才需要採用藥物。不過，從實際效果看來，對於經常活躍的病毒而言，抗生素並不是這麼管用。

發燒及體溫調整同樣也具有心性及靈性層面的意義。人的體溫不只是單單用溫度計測量出來的數據而已。對人而言，溫度更顯現出人類心性及靈性的活動。當我們遇到好朋友或重訪兒時故地的美麗風景時，總是令人感到「溫暖」。同樣地，每當我們靈光乍現，或是對某個理想感到振奮時，總是有一股暖流注入四肢。反之，恐懼、憤怒、仇恨、嫉妒，或極度憂傷，或對周遭環境不滿等，我們的血液會「發冷」。我們可能論及冰冷的氣氛、冰霜般的沉默，或是冷漠的拒絕，或者我們可能會說：「那令我心寒」等等。37°C 的體溫令人感到舒適，有利於我們身、心、靈的活動。同樣地，喜樂的經歷、內在的專注及靜坐冥想，會使溫暖和諧地遍佈全身。血液的循環及器官運作不單單會受到身體活動及飲食的影響，對我們的情緒及想法更是敏感。我們能相當正確地將溫暖關聯至身心靈之上。同樣地，溫暖在整個身心靈三個層面中運作，雖然有時候是較內在的，但有時候則是較外在的活動。

溫暖的統整本質，使我們體驗到自己是一個綜合了身心靈的獨立存在體，因此我們可以說，身體的溫暖組織是一個整體，是自我，人類的「我」的有形載體。每一個疾病都伴隨著這個體溫系統的改變，因此，它是以一個非常直接的方式影響並牽連著這個「我」。

我們感謝魯道夫‧施泰納對人類組成的研究，以及對其間的關聯性了解，而使得教育及醫學結出豐碩的果實。當我們視疾病與孩子的自我活動及意志力

相關——亦即是，與他的自我相關，我們面對疾病的態度會改變。這正說明了孩子的個別差異：有些孩子從來不發燒；有些孩子的發燒保持輕微而緩慢的上升；有些孩子會受到高燒的短暫侵襲。我們接觸全家族孩子，有些孩子總是第一個躺平的，而鄰近的孩子卻仍在水坑裡濺著水花行走，接著，他們對換角色，而最晚感冒的那個孩子可能與該傳染病交戰最久。

　　大人身上的特質更是明顯，有人喜愛自己的工作，工作時間長而辛苦，但規律而有節奏，他們和經常需要許多時間「放鬆」的人比起來，可能得感冒或流行性感冒的機率明顯要低很多。當我們的自我積極參與工作並樂在其中時，會刺激體溫組織，並且強化我們的免疫力。心理神經免疫學的研究也已經證實：一些正面的情緒，如：勇氣、熱心、信賴及愛等能夠刺激免疫系統；反之，壓力、憤怒、害怕、冷漠及憂鬱則會削弱免疫系統（註2）。因此，當我們面對童年時期傳染性疾病的高燒時，我們必定要問每一個發燒的目的。這是為了干預、強化體內心—靈元素的能力而致的短暫性發燒嗎？或者是因為缺乏心靈活動而衍生的替代品呢？這個問題當然可以從許多有趣的觀察中得到答案。

　　以下是一個很有說服力的例子：一個新生兒誕生了，親戚們一開始說「這孩子長得像祖父」，也許之後改變心意，說「他看起來更像他媽媽」。但是，在孩子經歷過一場發燒的疾病之後，父母親發現，在孩子身上有一個其他親人所沒有的新特徵。他們很高興，孩子自己的特徵正在浮現。發燒幫助一個孩子的「我」改造遺傳的身體合於自己的目的，使之成為更適合自我表達的工具。眾所皆知，嬰兒期易罹患的疾病，如濕疹或氣喘等，在嚴重的發燒後，情況會大有改善。此現象可能的生理解釋是，從過去 20 年免疫學及基因研究的成果中，我們得知基因遺傳並不是像以前所認為的只是靜態的實體，而是一種動態的、在不同的情境下會有不同表現的實體。長久以來，廣為人知的是，基因及其功能不僅受到免疫系統的影響，同時也受到人一生中的心—靈及心理—社會過程的影響（註3）。

　　單純從外在的角度來看，孩子在發燒時體重減輕，這顯示身體正在進行結構的重塑。孩子會解構遺傳自父母身體的某些部分，並透過體溫組織的自我能量重新建造新的身體。在小兒科的職業生涯中，我們一再經驗到，伴隨著高燒的感冒、被小心處理好的肺炎，甚或是麻疹，可能導引孩子進入一個新的、更

穩定的發展階段。較罕見、較長時間反覆發作的疾病顯示出一個有待完成的任務。

　　發燒對身體的影響，可比喻為優良的教育方法──在這兩種情境裡，孩子都得透過自己的努力學習東西。一般而言，不斷地告訴孩子：「做這個，不要做那個；不許你做那個」等，被認為是不良的教育實踐。很不幸地，這卻正是許多發燒引起的感染所遭遇的狀況。一旦孩子的體溫超過 38.5°C（101.5°F），他馬上就會被給予退燒劑；而且，如果確定感染，也會立刻被開出抗生素處方，這使得孩子的身體幾乎沒有獨立地介入疾病的機會。此外，比較「克服兒童期的發燒性感染」，與「面臨未來更嚴肅、更重要的任務」二者，一個被這樣處置的身體，就失去了必要的練習「彈性能力」的機會（註 4）。

　　當然，我們知道，像熱痙攣等病症可能產生戲劇性或極端性反應，也可能造成永久性的傷害。及時對抗這些反應的方法，是醫學專業的當然職責。因為兒童期的發燒性疾病確實需要醫師們的關注，而併發症即便罕見，也必須要及時控制。

附註

註 1　Compare articles by F. Jauck, *Zeitschrift für Allgemeinmedizin*, 1985, Vol.3; and H. Hensel, Die Funktion des Fiebers, *Tempo Medical*, 1982, No.5. Also Babara Styrt, and B. Sugerman, Antipyresis and Fever, *Archive Intern. Med.* 1990; 150, pp.1589-97.

註 2　R. Ader, D. Felten, N. Cohen, eds. *Psychoneuroimmunology,* Academic Press, New York 1991.

註 3　Compare P. Heusser., Das zentrale Dogma nach Watson und Crick und seine Widerlegung durch die moderne Genetik. *Verhandlungen der Naturforschende Gesellschaft Basel*, 1989, 99:1-14; J. Wirz / E. Lammerts, eds. *The Future of DNA*. Kluwer, Dordrecht 1997

註 4　Compare H. Hensel, Die Funktion des Fiebers, *Tempo Medical* 1982, No.5.

CHAPTER ❸
呼吸疾病

　　呼吸道問題的發生部位，是我們辨別疾病並予以治療的決定因素，本章我們將討論兩種類型的呼吸疾病。第一類包括上呼吸道（介於鼻子到咽喉之間）的疾病及上呼吸道黏膜發炎；第二類則涵蓋下呼吸道疾病，從咽喉的會厭、氣管、支氣管直到肺泡（肺部中與血液交換氣體的地方）。下呼吸道疾病的典型症狀將陳述於後（請見「下呼吸道疾病」）。

鼻塞

　　新生兒的鼻塞並非無害，因此必須由醫師檢查和治療。出生三到四週的嬰兒，尚未學習使用嘴巴呼吸，一旦鼻子堵塞只能在哭聲中得到空氣。鼻塞可能導致嚴重缺氧，甚至造成皮膚變為藍色（醫學上稱為發紺）。這種情況在嬰兒喝奶時特別明顯，嬰兒飢腸轆轆地吸了好幾口奶卻被鼻涕嗆到，或是試著要呼吸而失敗，因此嬰兒就放開奶嘴大聲哭叫，直到臉色轉為粉紅後，又再度緊吸奶嘴，此過程被一再地重複直到他精疲力竭為止。由此可見保持鼻道暢通是很重要的。

治療

　　新鮮濕潤的空氣，能有效防止鼻子黏膜過於乾燥，並軟化鼻內分泌物，使其較易透過打噴嚏及吞嚥的動作，從狹窄的鼻腔中排出。若家中使用中央空調或地板式暖氣系統，最好在房間內掛上經常保濕的毛巾，或使用蒸水器。我們建議使用那種最簡單的、只有兩片加熱鐵片而沒有馬達或風扇噪音的蒸水器。

　　打開窗戶讓新鮮空氣流通，會讓堵塞的鼻子感覺非常舒服。天候較冷時，請做好嬰兒保暖工作，如添加羊毛衣物或蓋被子保暖等等（將溫水袋放在足部也是好的）。

　　鼻腔內黏膜的問題只能使用水溶性藥物治療，通常只需以濃度 1% 的氯化鈉（生理食鹽水），一次一滴小心注入鼻腔。您可以在藥局買現成的，也可以自己在家製作。將一茶匙的食鹽（約 4.5 克），加入 1/2 公升（約兩杯）的水中，煮沸後放入乾淨的玻璃瓶中。這大概可以保存兩天，但是滴管必須每天水煮消毒。去鼻塞的藥水有時可以避免，但如果非用不可的話，務必選擇嬰兒專用的，千萬不要選含有麻黃素成份（Ephedrine）的鼻藥水，也絕對不要使用太多天。如果是油性的鼻藥水及軟膏的話，只能用在鼻子入口處，不要深入鼻內。

　　我們比較沒有理由建議較大的孩子使用減輕鼻塞的藥水或噴劑。鼻腔流出液體有其目的；感冒的情況很少一發不可收拾，應該允許它在沒受到阻礙的狀況下走完全程。去鼻塞的藥物會使鼻黏膜的血管收縮，當藥效過了之後，血管又會擴張，這樣反覆的收縮和擴張會阻斷自然的療癒過程。常常使用這類藥水將導致鼻黏膜變乾受損，並可能會轉變為萎縮性鼻炎（ozaena）。這是一種慢性的鼻病，其特徵是會流出惡臭的鼻液，並造成鼻子萎縮的結構性改變。我們建議在急性鼻塞時，可以吸入洋甘菊茶（請參閱附錄一的「蒸氣吸入」）的蒸氣替代去鼻塞的藥物。較大的孩子也可以採用自鼻子吸入濃度約為 2% 的微溫食鹽水（在煮沸過的 100 毫升水中加入兩克食鹽，或在一杯水中加入一茶匙食鹽），然後從嘴巴吐出來。因為食鹽水裡鹽的濃度比鼻子黏液高，這是減輕鼻黏膜腫脹的天然方式，而且能疏通進入副鼻竇（paranasal sinuses）的開口。雖然這種方式令人不太舒服，但卻非常有效。如果孩子鼻子入口處的黏膜有乾燥或紅腫的現象，可以在藥局購買特定處方的鼻用軟膏。

　　嬰兒第一次感冒後，**鼻塞聲**及打鼾的症狀有時候持續數月之久，但遲早會慢慢消失。只要嬰兒能自由呼吸，就不需要治療。您可以幫孩子戴上蓋過頭及耳朵的帽子，以避免重複性的感冒（請參閱第 11 章之「冷與熱」及附錄二「嬰兒的兜帽」）。

　　打噴嚏可以排出鼻道的一些碎屑。一般而言，嬰兒打噴嚏並不表示感冒的開始。嬰兒鼻中乾燥的碎屑很少導因於黏膜發炎，而是乾燥的暖氣所致。

病毒感染：感冒及流行性感冒

　　流鼻水及其他感冒症狀通常出現在呼吸道感染開始之時（或期間），可能伴隨著發炎，以及頭顱中包括篩竇、上頜竇、額竇（學齡期才形成額竇）等氣腔中，以及鼓膜，或中耳的分泌。有時候發炎也波及環繞內耳的顳骨、喉嚨及其淋巴器官（如扁桃腺、上咽喉及側邊的淋巴組織等），這些淋巴器官是身體和周遭環境互動時最重要的部位。氣管及支氣管的黏膜也常常發炎，當喉頭（進入氣管的門戶）也受到波及，聲音就變得沙啞，若更裡面的氣管通道受到感染就形成咳嗽，持續三天的中度發燒到高燒是這類型感染的典型症狀。

　　通常「感冒」和「流行性感冒」之間並沒有很明顯的區別，但剛染病時若頭部及身體疼痛，就是「流行性感冒」。這類型疾病有時候會呈現典型病毒感染的雙峰型發燒症狀。最初兩天體溫短暫上升，但常不會被察覺到；中斷之後，接著有另一次大約三天更高溫的發燒。如果發燒溫度高過 38.5°C 並且持續超過三天，就表示最初的感染源已經為更嚴重的疾病鋪好路了，這種情況就絕對需要醫師的協助。

　　在許多兒童期的病毒感染中，雖然有時候因為症狀較嚴重而被辨識出來，但真正的流感案例（請勿與 B 型流行性感冒嗜血桿菌，或稱 Hib 感染混淆）卻很難能辨識。父母親應該了解，大部分流感類型的感染只要好好照顧，孩子幾天內便會自動痊癒，也不會產生併發症。壓制症狀的治療藥物，如退燒藥、止咳藥水、舒緩鼻塞和流鼻水用藥，及防止細菌感染的抗生素等，只會對身體造成不必要的負擔。一個健康的孩子本身就有足夠的能力克服這類感染，而且至少可因此得到短暫的免疫。

　　孩子剛上幼稚園的父母常會抱怨，自己的孩子才病癒回校上課沒幾天，馬上又生病回家了。值得安慰的是，您可以預期這樣的模式至多會持續一、兩個冬天，之後孩子的抵抗力會增強，更能因應並避免這些頻繁的感染。換句話說，孩子經歷了一個使自己的健康狀況更為穩定的學習過程。

　　在此類小型感染的「叢林」中，有些較為人所熟知的兒童疾病，就像一些比較高聳的樹木般。在某些案例中，它們似乎能終止過去一長串的感染。如果家中有較年幼的弟妹，他們也可能因此被感染，這當然會讓父母憂心，因為嬰

兒的免疫系統尚未發展完成。但事實上，任何有三個以上孩子的父母都知道，最小的孩子若在年幼時就艱辛地克服過這些典型的兒童疾病，他們通常之後都是最健康的。

但我們不能就此認定，尚未成熟的免疫系統及接觸到感染源就是造成感染的唯一因素。孩子常常在從樓梯摔下來之後、生日派對後、坐車長途旅行或看電影回來之後就生病。在第一種狀況中，父母關注在摔倒和生病之間的相關性是可以理解的，當然醫師必須先排除是頭部傷害所引發的意外後果。然而，在許多案例中，生病僅是孩子過度勞累後的身體反應，而「感染」疾病正可以使之恢復平衡。

有了上述這個概念，我們可以發展出一個圖象幫助我們更理解孩提時期的諸多現象。在正常的狀況下，孩子是很緊密地與其周遭環境結合，並對其產生強烈的認同。因此上述的任何事件，或父母突然大發脾氣、不當的體罰等等，都容易把孩子向內導回他自己，並可能讓孩子真實感受到痛苦。經歷這類的事件時，心靈在孩子身體中的經驗，是被消耗和壓抑的，進而產生孩子無法處理的情感冷感。在這種情況下，身體及情感的溫暖是最好的良藥。任何能幫助孩子的身體感覺舒適的方法，都能協助孩子與周遭環境產生共鳴。愛和關注會溫暖孩子的身體並使之更強健。從這個角度切入，我們便能以不同的方式看待感染症狀：藉由疾病平穩孩子的狀態，而不是用藥物去壓制症狀。我們把疾病及促發事件看成是一個能強化與協調孩子體質的機會。

對上呼吸道感染有益的外部治療

- 保持室內空氣新鮮，但不要太過乾燥。必要時可安裝一台蒸水機。
- 噴些尤加利精油或 Olbas 藥草精油在毛巾上掛著，或裝在小碟子裡放在暖氣上（不要用在孩子的床上，另外，氣喘兒也不適合。請參閱本章之「氣喘的治療」）。
- 鼻塞可使用蒸氣吸入治療法（請參閱附錄一）。
- 用含植物精油的胸部敷布（請參閱附錄一）。

- 可用濃度 10% 的薰衣草或錦葵草精油按摩孩子的胸部。有咳嗽時，也可以按摩胸部，有無使用熱濕的敷布皆可（請參閱附錄一）。
- 孩子若有顫抖現象，做好保暖的工作。需要時，可以喝杯熱茶，並用多條被子包住使其出汗。然後帶孩子到您舒適涼爽的床上睡上一覺。

生病的孩子應該多睡，盡量避免讓他太過興奮，或玩機械式的玩具（請參閱第 12 章之「適齡遊戲與玩具」）。從棉被底下探出頭來或爬枕頭山的小娃娃或小精靈，就足以提供數小時的娛樂（關於發燒的照護，請參閱第 2 章之「測量體溫、判斷及處置發燒」及「發燒的徵兆及處置」）。

許多家庭針對病毒感染都有自己最喜歡的療法，通常是藥草或順勢療法原料調配而成的製劑。我們建議先跟家庭醫師討論過後，再選擇合適的用藥。

腺樣增殖體肥大及扁桃腺炎

在兒童時期，鼻後方的慢性呼吸道阻塞，通常都是由於咽喉後方淋巴組織增生的結果，其臨床的症候是不易錯認的。病情明顯的孩子，會有典型的睏倦表情和鼻塞症狀；他的嘴巴總是張開著的，而且聽力經常也會受損。這些徵兆都明確顯示——是因為腺樣增殖體肥大。

雖然淋巴腺增大及顎扁桃腺腫大傾向於自行縮小，但卻常會阻礙孩子達成穩定的健康狀態，以及大多數五歲前幼兒能發展的對感染的抵抗力。嘴巴經常張開、患部的空氣循環不良，常會招致感染；因此，有腺樣增殖體肥大的孩子，得忍受反覆發作的中耳炎、鼻竇炎及支氣管炎。有些孩子聽力會受損，這是因為歐氏管（介於中耳跟咽喉之間的連結通道）的耳道被堵住，使鼓室內的空氣無法流通所致。這類的聽力受損可能也會延緩孩子的語言發展。

對此，我們會建議採取保守的療方。在家每週洗二到三次的鹽水浴，每天做兩次的蒸氣吸入，並飲用三杯木賊草藥茶。也可將芥末敷布（一天一塊；請參閱附錄一）貼在腳掌上，直到孩子有灼熱感為止，然後取下，並為孩子穿上溫暖的羊毛襪。在此過程中建議多陪孩子一起哼哼唱唱，以舒緩孩子的情緒。孩子如有敏感性肌膚，則需小心使用。

如果這樣做四到六週後，情況還是沒有改善，就應該向醫師求助。嚴重的案例，可能得開刀割除腺樣增殖體，尤其是當孩子的身心受到影響，或有重聽及語言發展遲緩的情形時，更是需要盡速手術治療，通常手術在醫院門診即可進行。不幸的是，腺樣增殖體肥大通常會再發生。另外，顎扁桃體是人體防禦感染的重要器官，只有很緊急的案例才能施以手術摘除，不建議因為發生過幾次的扁桃腺炎就將之摘除。

花粉熱

花粉熱通常是對於花草樹木的花粉過敏。其他會刺激眼睛及鼻子黏膜的常見過敏原還包括動物的毛屑及家中塵蟎的排泄物。某些細菌及真菌類也可能引發同樣的症狀。花粉熱，經常是一個極大的負擔，尤其如果又伴隨著氣喘症狀；而受過敏之苦的人總是在尋找療效持久的療法。眾所皆知的是，海風因過敏原較少而具有不錯的療效。所以常去海邊度假或逗留能累積並強化治療效果。

三種治療方式

減敏感療法是在測試出病人的過敏原後，將特製的過敏原萃取物注射入皮膚表面，並逐步增加劑量的治療法。如果只對單一或特定植物過敏，這種方式的效果非常好，但若有多重過敏或是對家中的灰塵過敏，效果就沒有這麼好了。這種治療方式的缺點是療程至少要持續三年，並需經常注射，而且無法排除有某次注射會引起嚴重過敏反應的可能性。許多人也發現，在治療期間或成功地去除原先的過敏原之後，他們又轉成對其他的東西過敏，也就是說症狀又回來了，因為發生過敏原轉換的現象。

另外一種方式就是每天**服用**一匙本土的**蜂蜜**（最好是來自天然蜂蠟蜂巢中，自然狀態的）。這種療法也必須持續服用一整年。

第三種可能性是在十歲以後，定期**注射**或**吸入**從檸檬或溫桲提煉出來的萃取物（市面上販售的是 Gencydo 0.1% 或 Citrus e. fruct./Cydonia e. fruct. 2X/2X）。

六歲以後，則可將 Gencydo 0.1% 滴入眼睛或鼻子也會非常有效。大部分的患者還同時採用適合他們個別體質的藥物治療。許多病人對於此種療法感到很滿意，而且隔年都還會回診，希望能使已經改善的情況更加持久。但就如同其他兩種治療模式，這種療法也必須持之以恆才能奏效。對於秋天的過敏症，為達事前預防效果，建議在春天就開始 Gencydo 的治療。

在上述的三種治療法中，我們比較建議採用第二及第三種療法，在嚴重的案例中，醫師可以加入 Anti-Cistaminica。

下呼吸道疾病

在本節中，我們先描述異常的呼吸聲及其導因，以幫助我們了解並辨識下呼吸道疾病。

咳嗽

咳嗽是身體針對鼻涕的累積及氣管或支氣管發炎的不適所產生的防禦性反應，不小心吸入異物時也會有咳嗽的反應（請參閱第 1 章之「急救及意外預防」）。

狗吠式咳嗽

咳嗽的聲音像狗吠，伴隨著呼吸困難及吸氣時粗糙刺耳的喘鳴聲，這是由於聲帶腫脹，應是得了格魯布喉炎（請參閱隨後的「不同的咳嗽種類」）。

聲音沙啞或失聲

聲音過度耗損常會造成聲帶不適和發炎。慢性喉嚨沙啞可能導因於聲帶長繭，最好由耳鼻喉科醫師做詳細的診斷。

吸氣時喘鳴，呼吸困難，肋間肌收縮（肋骨間的肌肉向內運動），且胸骨（胸骨上切跡）上的頸部收縮。

在嗆到後，以上的這些症狀意謂著食物的碎屑造成聲帶反射性的閉鎖。先安撫小孩，讓他面部朝上地倚靠在您的膝蓋上，頭和軀幹必須往下傾斜，用一隻手撐住他的頭部，另一隻手用力推胸骨或上腹部。

格魯布喉炎（請參閱隨後解釋）。

缺乏鈣質偶爾也會使三個月到一歲半的孩子有上述症狀，必須立刻求醫。

呼吸時空氣入口有被蒙住的和被堵塞的聲音

如果孩子感到很難過，呼吸及說話越來越困難，通常也伴隨著高燒、唾液分泌增加，以及嘴唇與指甲呈藍色，這些即是**會厭炎**的徵候。孩子因為疼痛而不想吃東西，有時就是此疾病早期的徵候。由於有窒息的危險，必須立刻前往最近的醫院診治。在前往醫院途中，如果孩子挺直坐著會比較容易吸到空氣的話，可以讓他維持此坐姿。

吸氣時發出打鼾的雜音

這種聲音是孩子將鬆弛的舌頭放在下咽喉上所導致，此時採用側躺姿勢便可消除症狀。

吸氣時有刺耳的嘎嘎聲

如果沒有同時出現發燒或鼻孔擴張的症狀，就沒什麼大礙，這些聲音是因為痰聚集在咽喉某處所致。

呼氣時有輕吟或「吹哨」的聲音

如果呼氣比吸氣長時，這類聲音是阻塞性或氣喘性支氣管炎的徵兆（請參閱隨後的「我的孩子有氣喘或阻塞性支氣管炎嗎？」）。

鼻孔擴張（隨著孩子的呼吸，鼻孔較低部分的兩側會內縮或外擴）

這意謂著孩子沒有吸入足夠的空氣，可能是因為某部分的氣道阻塞，或是因為肺病而造成肺的某些部位功能失調。若伴隨著用力呼吸、高燒、咳嗽及嘴唇顏色變深的情況，但沒有其他特別的呼吸聲時，鼻孔擴張常常是肺炎的前兆

（請參閱隨後的「肺炎」）。

呼吸時胸部單邊活動明顯減弱

疾病發生在胸部呼吸活動較為薄弱的那邊，若伴隨著高燒及鼻孔擴張的現象，可能是肺炎（或肋膜炎，特別是呼氣會抽搐時）。吸入異物時也會導致單邊呼吸活動減弱。一旦有此症狀，無論導因為何，都要立刻送醫治療。

不同的咳嗽種類

關於如何治療病毒感染所引起的無併發症支氣管炎（請參閱先前的「病毒感染：感冒及流行性感冒」）。在大部分的案例中，嚴重病發後，持續咳嗽一或兩週是很正常的，只要繼續之前的治療即可。我們不建議採用藥物鎮咳，但可喝舒緩咳嗽的茶。

若咳嗽持續兩週以上就需要小心觀察，每天早晚量孩子的體溫持續一週，如果咳嗽仍不止，需諮詢醫師的意見。

持續大約半分鐘的**陣咳次數增加**，而且過半個小時間隔就一次，這就表明是百日咳了〔請參閱第7章之「百日咳（天哮嗆）」〕。

在**接觸麻疹病毒**十天到兩週之後，出現了咳嗽、流鼻涕及稍微發燒的症狀，這表示孩子可能已經染上麻疹了。除非其他家長明顯表示同意，否則不要讓自己已染病的孩子接觸其他可能感染麻疹的孩子（請參閱第7章之「麻疹」），帶感染麻疹的孩子就醫前，請事先打電話知會醫師。

連續咳上幾個小時（常常只發生在晚上），而且沒有其他不舒服症狀時，可能只是呼吸道輕微發炎。針對於此的處理，我們建議增加小孩房間的空氣濕度（請參閱本章之「鼻塞」），而對於病毒的感染（請參閱本章之「病毒感染：感冒及流行性感冒」），小孩其實不太會被自己的咳嗽嚴重打擾到睡眠，反而是父母的睡眠比較容易因此而受影響。

沒有任何徵兆就**突然一陣咳嗽**，特別是在白天，並伴隨著做嘔、呼吸困難、吸氣及呼氣時有雜音，尤其是在呼氣時，有痙攣式的「吹哨聲」，這可能是吸入異物所致，常是花生、項鍊珠子或塑膠玩具小零件等物。如果吸入的是

小彈珠，會特別危險，因為小彈珠可能會把整個氣管堵塞住（請參閱第 1 章之「急救及意外預防」）。但是，若孩子吸入的是細長尖銳如別針之類的東西，那麼這些急救措施不只沒用，反而會造成危險；不過如果是核果類的東西，還是值得一試。若懷疑孩子肺部吸入異物時，一定要聯絡最近的兒童醫院，請求協助。

格魯布喉炎（急性喉頭發炎）

咳嗽猛烈及吸氣時有喘鳴現象，這些都是聲帶附近黏膜發炎紅腫的徵候。

格魯布喉炎常在孩子睡眠時（11：00 pm 和 1：00 am 之間）發作，白天發病較不常見。在吹拂著東風的散步之後、太過興奮或一個天氣變化之後，可能就患了格魯布喉炎。晚秋 11 月時，格魯布喉炎的案例會明顯增多，特別是正在學說話的孩子，他們的發聲器官因為經常使用而容易受到感染。

罹患格魯布喉炎的孩子常會害怕窒息，因此首要之事就是把孩子抱在懷中並安撫他們。

如果這不是您第一次遇到孩子發生格魯布喉炎的情況，那麼您需要馬上掌握孩子的呼吸狀況，而且十分鐘後再檢查一次。如果家中有兩位大人的話，一位可以安撫孩子，另一位可以在附近安全的地板上放置一壺熱水或蒸水機，或是在孩子的床邊掛一些濕毛巾。另外，轉開浴室的熱水，也能很快製造出又熱又潮濕的空氣，讓孩子得以吸入。接著，量體溫並給孩子服用醫師所開的藥劑，若狀況特殊也可以使用醫師開具的腎上腺素（Epinephrine）吸劑或噴劑（Nebulizer）。然後泡杯熱茶或稀釋的果汁給孩子喝，並讓孩子躺在床上休息，晚上大人最好陪孩子睡，或睡在隔壁房間，並把門打開以便隨時掌握狀況。

如果您是第一次處理孩子的格魯布喉炎，**務必立即帶他到鄰近醫院看診**。為了因應此病再度發作，醫師會教您如何分辨發病後不同程度的嚴重性。

下述代表各階段格魯布喉炎不同的嚴重程度。

階段一：狗吠式咳嗽。

階段二：當孩子安靜時，喘鳴（如上述）輕微，當活動或興奮時，較為嚴重。

階段三：安靜時，喘鳴更為嚴重，鼻孔擴張；胸骨上切跡（位於喉結和胸骨間的淺凹部位）及肋骨間收縮；頸部和肩部輔助呼吸的肌肉緊張。

階段四：上述各階段的症狀均加重，孩子躁動不安，嘴唇及指甲顏色變藍，脈搏跳動次數每分鐘達 150 次或更高，更嚴重甚至失去意識。

在階段一及二的症狀出現時，有經驗的父母可以在家自行處理（不過若孩子發高燒，還是需要看醫師）。如果階段三的症狀超過十分鐘，或轉變為階段四的症狀時，必須立刻帶孩子到最近的醫院診治，醫院所提供的密集治療常能使症狀獲得改善。如果孩子的狀況持續惡化，醫院也可實施插管治療，也就是麻醉後將塑膠小管從鼻或口插入氣管中，以防止其變得更窄。如果會厭發炎（請參閱本章前述之「呼吸時空氣入口有被蒙住的和被堵塞的聲音」），窒息的風險較高，醫院總是會立即採取這樣的流程。

格魯布喉炎的治療

用藥的選擇必須由家庭醫師依照其經驗及對孩子的了解決定。在緊急治療時，會採用上述的腎上腺素吸劑，因為此種方式在短短幾分鐘內就會出現效果。根據我們的經驗，這樣做可以減少或避免使用類皮質激素。

治療格魯布喉炎，千萬不可使用化學鎮定劑，因為會使各階段症狀的特徵模糊不清，例如階段四會出現躁動不安，用藥後就無法辨識出其嚴重性。

要使罹患格魯布喉炎的孩子安靜下來，盡量維持周遭環境的寧靜及正常運作是很重要的。

由於此種疾病具有相當的迫切性，我們不建議僅透過電話向醫師諮詢。但另一方面，有經驗的醫師可在電話那頭藉由聽孩子的呼吸及咳嗽聲以了解情況是否危急。如果您對此疾患其他面向的描述能幫助醫師了解全貌，或許您可以省下在深夜裡大老遠開車到醫院的時間，那麼用電話諮詢便值得一試了。不過，通常只有經驗老道的醫師，才會為熟悉的病患提供諸如此類的電話諮詢。同時，防止佝僂症手足搐搦的發生可能性也很重要。

我的孩子有氣喘或阻塞性支氣管炎嗎？

當孩子咳嗽不止或得支氣管炎的次數很頻繁時，父母就常會在醫師的門診中提出這個問題。阻塞性支氣管炎通常發生在嬰兒期，幼兒較少發生。罹患阻塞性支氣管炎的孩子，呼氣會變得吃力且較慢，孩子會精疲力竭，胸廓及鼻孔擴張（請參閱本章前述之「鼻孔擴張」）。如果靠近他的鼻子，在他呼氣時會聽到他融合安靜的「吹哨」及輕微的冒泡聲（聽起來有點像水滾了或年紀較大者氣喘發作的聲音）。一些患有此症的孩子，儘管呼吸很吃力，還是顯得很開心；有些則看起來病懨懨的。發燒是經常會有的現象；另外，病毒感染通常會造成支氣管上的黏膜發炎腫脹，而使呼吸受阻。在這個年紀，無害的咳嗽、長牙或天氣變化時，也會產生類似的症狀，但不會有任何後遺症產生。

當您的孩子首次有上述症狀時，可諮詢醫師，他會協助您評估孩子的病況。嚴重的阻塞性支氣管炎需要盡速治療，甚至住院。一般來說，阻塞性支氣管炎並不會轉變成氣喘，不過也不能完全排除這個可能性。而支氣管炎通常會在一或兩歲後消失。

治療阻塞性支氣管炎**最重要的**家庭必備良方是──薑末及芥末的胸部敷布。一旦體驗過其舒緩的效果，您就不會嫌其製作的麻煩。這是一種強效的療方，所以只有您已經熟悉了製作技術，且在孩子醫師的同意下方能使用。若孩子小於四個月，或是皮膚非常敏感、易過敏，切勿使用這類敷布。薑末及芥末敷布的原理及效用，在於能夠增加胸廓上皮膚的血流以刺激呼吸，並將分泌物液化（使其較容易被咳出），也能協助較大的孩子有效地舒緩支氣管肌肉的痙攣。薑的藥性比芥末溫和些（有關敷布的製作，請參閱附錄一「芥末粉胸膛濕敷藥布」）。新鮮的空氣是治療不可或缺的要素，如果您能為孩子做好保暖工作、並謹慎照護他，您甚至可以在戶外為孩子貼上敷布。

雖然**氣喘**的症狀與阻塞性支氣管炎非常相似，但是氣喘較容易被誘發。幼兒可能呼吸困難，但卻沒有明顯的原因；學齡兒童每晚睡覺時會咳個不停，早上醒來覺得精疲力竭。他們比一般的孩子更容易生病，也不太喜歡上體育課。他們在冬天累得特別快。這些孩子可能患有氣喘，就是支氣管的黏膜上有發炎過敏腫脹的情形，即使在「健康」時，此症狀仍會持續下去。孩子在六歲以

後，藉由肺活量測定（spirometry）可確定此腫脹的情形。隨著孩子年紀漸長，就越能找出確切的過敏原，如：花粉、家中塵蟎及動物毛髮等，或是因為在冷風中過度運動，或導因於壓力及情緒因素。較嚴重的氣喘發作並不常見。通常有氣喘的孩子會因為容易疲倦想休息，而使得有些父母誤認是孩子懶散。有些報告顯示凌晨時症狀會增多。有些病患在發作初始，會覺得胸部有壓迫感，之後緊接著就開始有呼吸問題。偶爾氣喘會在青春期時自然地消失（請參閱本章隨後的「呼吸是一種心理活動的表達」及第 6 章之「免疫反應一如學習的過程」）。

氣喘的治療

短期或長期的藥物治療均需由醫師開立處方，醫師會決定是否採用兒童氣喘常用的對抗療法藥物（支氣管擴張藥物、可體松及其他藥物），或是採用順勢療法及人智學療法的藥物。在氣喘的案例中，過度用藥十分常見，這可能會產生荷爾蒙失調的副作用，或慢性循環的問題。但在有些案例中，父母或小孩因為擔心藥物可能的副作用，而輕忽症狀的嚴重性。

近幾年來，氣喘訓練課程在治療上扮演了主要的角色。在課程中，家長及孩子一起學習評估症狀的嚴重性及合適的療法，其目標是要極小化疾病的影響，讓孩子能享受有正常活動的生活。不管是與醫師的一對一談話或是團體課程，氣喘訓練課程中最重要的是學習如何面對焦慮，特別是在運用到孩子周遭環境時。情緒激動或感冒都有可能引發氣喘，而安撫較小的孩子，或讓較大的孩子學會自己做呼吸及放鬆練習，都能有效減輕氣喘的嚴重程度。如果孩子懂得接受與面對他的狀況，這種內在的「勝利」將大大地減輕氣喘的症狀。

在我們的經驗中，下列的**附加治療**，不僅可減少用藥，同時也非常有效：

- 芥末粉或薑末敷布，對感染所引發的氣喘特別有效。其他原因所造成的氣喘，可嘗試薰衣草精油的濕熱敷布或木賊草熱敷布（請參閱附錄一）。
- 病發期間，要補充大量流質飲料（如花草茶或礦泉水）。
- 發病時若能正確地按摩身體，會非常有幫助。
- 每天晚上將銅油藥膏貼在孩子的腎臟部位，也助益頗多（濃度 0.1% 的 Cuprum Metallicum praep. 藥膏或紅銅藥膏，請參閱附錄一「銅油膏腎臟敷

布」）。

● 長期而言，早上可以讓孩子喝些有澀味的橡樹皮茶或鼠尾草茶，晚上再來
杯略苦的婆婆納茶（veronica tea），將有助於醒來及入睡。如果母親喝這些
茶時，能在吞下一口後，開玩笑地聳動肩膀作難喝狀，孩子也會模仿媽媽
跟著喝。剛開始先喝淡茶，許多孩子最後都會逐漸愛上這種茶。

肺炎

如果孩子上呼吸道感染或支氣管炎三天後還是高燒不退、健康狀況明顯變
糟、呼吸短促、鼻孔擴張及嘴唇暗紅，很可能就是肺炎了。雖然這種疾病在幼
童身上並非特別危險，但許多父母親一聽到診斷為肺炎時還是非常恐懼。如果
嬰兒或較大的孩子因其他急性或慢性疾病而變虛弱時，必須特別提高警覺。

肺炎的診斷及治療必須由家庭醫師或小兒科醫師執行，當孩子有生
命危險或家中無法提供品質照護時，醫師會建議住院治療。對補充醫學
（complementary medicine）有經驗的醫師，即使不用抗生素也應付得了肺炎。
在我們許多年的治療經驗中，只有病患處於高危險狀況或病情不尋常地嚴重
時，或在家長的要求下，我們才會使用抗生素治療。根據我們的經驗，不採用
抗生素治療的優點之一是肺炎幾乎很少再復發。如此治療的目的，是要幫助有
機體學會更有彈性地去面對周遭環境的影響，並藉由克服這樣的疾病而獲得一
個新階段的穩定。反之，藉助立即的抗生素治療雖能阻擋疾病的正常進程，但
也同時剝奪了有機體以自己的力量對抗疾病的機會，有機體因而無法變得更為
強健以對抗日後的感染。有時我們的身體會在日後再度嘗試面對相同的疾病。
如果我們只想趕快去除疾病，當然就會採用抗生素治療；但如果我們承認疾病
為身體學習的機會，也就是一個身體尋求應用自我力量及施展其防衛能力的過
程，那我們就會選擇支持病患並舒緩病人的不舒服症狀，而不會立即採取壓制
性的療法。這種療方考量到孩子日後健康的品質，並配合個體的力量及強項進
行治療。

肺炎的居家處理和前述之「病毒感染：感冒及流行性感冒」雷同，可視孩
子的狀況予以採用。如果咳嗽是主要症狀時，特別是針對很瘦的孩子，可將多

次提到的 10% 薰衣草精油、或含乙太精油的樟腦或尤加利藥膏塗抹在胸部。如果有很多液體累積在支氣管或肺部，可使用木賊茶或發酵低脂牛奶溫濕敷布（請參閱附錄一）。假使有前一節所述的呼吸痙攣，則可使用芥末粉或薑末的胸部敷布。

至於一般的處置方法可以參閱第 2 章有關發燒處理的「測量體溫、判斷及處置發燒」。

呼吸是一種心理活動的表達

從睡眠時廣泛而放鬆的呼出，至清醒狀態時深度的吸入，這種睡與醒的呼吸轉換特質，即便在嬰幼兒期也是明確的。我們可以觀察到孩子每日生活的各種情態——痛苦的收縮、歡樂的伸展、充滿希望地喘了一口氣、裹足不前的退縮、生氣蓬勃及突然停止活動，這些狀態都伴隨著各自的呼吸節奏，以配合來自孩子心靈最細微的波動。再也沒有比觀察呼吸更能了解他人當下情緒的方法了。在清醒的狀態下，人的心靈與身體融合為一，能夠去感受、移動、經歷、行動、去愛與恨。在睡眠狀態中，心靈離開安靜休息的身體，沈重疲憊的軀體躺在床上，柔和的呼吸活動完全屬於生命的過程，這時候，心靈不再支持意識活動，也不傳達情緒。

如果我們觀察前面章節所提到的呼吸異常所造成的改變時，會注意到呼吸困難會阻礙心靈與環境的自由互動，此現象最明顯的即是氣喘（請參閱前述之「我的孩子有氣喘或阻塞性支氣管炎嗎？」）。

但是，其他的困擾也會影響呼吸，例如：血液輕微的酸中毒或鹼中毒，通常和心臟、肺臟及腎臟的疾病有關。神經系統受到傷害也會造成呼吸型態的改變，或是某些藥物如巴必妥酸鹽（Barbiturate），亦會導致呼吸功能下降。

正如我們之前所提到的——身體的溫暖與自我的活動有關，我們也可以觀察到，氣（透過呼吸調節）和人類心靈的生命有直接的關係。它一方面透過氣體交換及多種血液中的緩衝系統與整個新陳代謝系統相連；另一方面則使人的心靈活動藉由身體表達出來。畢竟，情緒經驗的本質正是往來於獨立自足與回應環境需求的交替節奏中，心靈活動的法則——融合感與離斥感、歡樂與痛

苦、歡笑與哭泣等這些兩極化的反應——呼應了呼吸的活動及其內在法則——向外壓力與向內吸力、集中與稀釋，能朝各方擴展，卻又能在適當的壓力條件下收縮。因此健康的呼吸活動才能支持心靈自由表達的能力。相反地，安靜的對話、正面的情感投入或祥和的經歷都有助於調整紊亂的呼吸。

　　清醒及睡眠的交替以縮影的方式在我們每一次的呼吸間重現——向外噴湧的呼氣對應睡眠，而吸氣對應清醒（可謂從環境中隔離出一定量的空氣）。生死的重大轉化也和呼吸相關聯。隨著嬰兒的第一個呼吸，維持意識的心靈活動充滿了孩子的身體，沒多久之前，那身體還只是個大而結實、全然不知的新生身體。然而在此同時，嬰兒的皮膚轉為紅潤，眼睛張開，哇哇的哭聲第一次響起；而我們也能體認，在垂死者無法呼出最後一口長而徐緩的氣息時，他們就從那個不堪使用的身體中終極離去了。

CHAPTER ④

嘔吐、腹瀉及便秘

在第 1 章中，我們已討論過大多數的腹痛疾患，另外一些和體質有關的消化問題則陳述於談論營養的章節中，這些問題通常都需要醫師的檢查。消化系統紊亂，就居家評估而言，最重要考量的症狀是嘔吐、腹瀉及便秘等。在這三種主要的症狀中，嘔吐及腹瀉可說是身體對抗有害物質最重要的自我療癒措施，不過兩者都會流失大量液體及鹽分，因此必須盡快找出原因並予以治療。反之，便秘，不管是病理性、器質性或功能性的，都會加重而非減輕身體的負擔，而慢性的便秘可能也會影響孩子的心情及情緒。

為了能使討論更清楚，我們先定義幾個基本概念：

嘔吐：指上一餐吃下去的食物，至少有 1/4 被吐出來。

嬰兒嘔吐：嚥下的食物有一兩口又回溢到嘴中。

腹瀉：重要的判別關鍵不僅在於次數（例如一天六至十次），也要注意量（少量的噴出或是一大杯的量）、顏色（黃色、灰色、綠色、棕色、黑色、血色等）及濃稠度（水狀、鬆軟、散狀、糊狀）。舉例來說，一天兩次軟便尚不稱為腹瀉。

發燒：指口溫或肛溫超過 38℃（100.5℉）。

嘔吐及腹瀉

嬰兒偶發性嘔吐

發生偶發性嘔吐的原因很多，可能是因為吃太多、胃中太多空氣、吃了些微腐壞的食物、感冒、喉嚨或軟顎受到刺激、長牙等等。請試著找出原因，如果母親沒有餵母乳，請只給寶寶加了 5% 葡萄糖的草本茶水喝。

其他較令人憂慮的嘔吐因素包括：

三個月大嬰兒的胃部幽門痙攣（pyloric stenosis）

幽門狹窄症（幽門括約肌肥厚與痙攣）一般會在孩子三週大後出現，其特徵是無腹瀉或發燒現象的拋射狀嘔吐。數天後傾向症狀加劇，嚴重的個案可能會體重減輕。做為母親的該怎麼辦？首先，請每週檢查寶寶體重二到三次，飲食少量多餐，並且花點時間讓寶寶打嗝。

如果體重停滯或減少時，應該找醫師檢查。有些小孩，以熱水袋或洋甘菊茶、檸檬香脂薄荷茶（lemon balm tea），或酢漿草精油（oxalis essence）製成的敷布做腹部溫敷，可能就足以舒緩症狀；有些孩子則需藥物，甚或外科手術治療（所幸這種手術的侵入性並不高）。

出生三個月嬰兒的胃食道逆流現象（gastro-oesophageal reflux）

當胃部入口處之瓣膜閉鎖不全，寶寶吃下去的食物會隨著胃部的蠕動而回溢到食道，這就是**胃食道逆流**。在嬰兒身上，症狀包含經常性的口水嘔吐或大量嘔吐，特別是在哺乳時。有這種情況該怎麼辦呢？首先，要花大量的時間讓寶寶打嗝，並小心保暖他的腹部。醫師可能建議您將搖籃或床的一端抬高，讓他能頭高腳低斜躺著，但要小心不讓寶寶滑進毛毯中。同時，加些米湯、葛粉等，將寶寶的食物調濃稠些。若嘔吐物中有褐色的血絲，應該就是食道遭受胃酸攻擊所造成的，必須立即將情況告知醫師。只有在很罕見的案例中，才需要以藥物減少胃酸或以手術改善。

單純的腸胃感染

腸胃感染常常會先嘔吐，有時候在發作幾個小時前，父母親就感覺到孩子有點不太舒服，臉色蒼白。有時候，一到兩天後才會出現腹瀉的狀況。有些孩子只有嘔吐，而沒有拉肚子的情況，也可能會出現從輕微到嚴重的發燒及腹痛的現象。

　　腹瀉的常見原因很多，如：牛奶放太久了、食用剛過期沒多久的食物、局部或全面性的著涼、病毒及細菌感染（特別是大腸桿菌或沙門氏桿菌）。人體透過嘔吐及腹瀉方式，將這些「外來刺激物」排出體外。

　　整體印象很重要，您的孩子似乎只是受到這些症狀的刺激，還是他和平常完全不一樣了？若有以下的警示症狀，請立即送醫治療：

- 寶寶明顯的安靜和虛弱，呈現出無精打采的樣子。
- 眼睛四周有黑眼圈、舌頭乾燥、腹部摸起來堅硬及上廁所次數減少。
- 40℃（104℉）左右的高燒。
- 糞便中帶血。
- 腹瀉後，尿中帶血。

　　依據孩子的狀況，醫師會判斷之後是否可在家治療，或是需不需要打點滴。

腹瀉

急性腹瀉期間的流質及飲食補充

　　最合適的流質補充品是茴香茶，六個月大後的嬰孩也可以喝很淡的洋甘菊茶、野薔薇果茶、黑莓果葉茶或乾蘋果製成的茶。

　　請在 250 毫升或一杯茶水中，加入約一茶匙的葡萄糖與一小撮鹽巴。

　　請如常地繼續以**母乳哺乳嬰兒**，也許可給寶寶少量的茴香茶。

　　對於**喝配方奶的嬰兒**，請將平常所喝的濃度減半，也可以給孩子喝茴香茶。如果腹瀉的情況較嚴重，有一兩餐只給孩子喝茴香茶（加入上述的葡萄糖及鹽），之後再恢復喝配方奶，不過濃度仍要稀釋成原先的一半。

　　有些父母親已成功地餵孩子稀的米乳（約 100 毫升的水中加入三至四克的米麩，或半杯水中加入一茶匙米麩，再加一茶匙葡萄糖及一小撮鹽巴），效果也不錯。

　　超過三個月大的嬰兒，腹瀉第二天後可在奶瓶內加些碾碎的紅蘿蔔，同樣添加 5% 的葡萄糖。一般來說，第二天應該會停止嘔吐，而腹瀉次數也較不頻繁。紅蘿蔔雖然會使得糞便稍微結實些，但典型地，「出來的和進去的，看起來一樣」。在沒有吃紅蘿蔔的情況下，通常糞便是鬆軟、黏稠、量不多——這就是

典型的「飢餓型糞便」。

學步兒及學齡兒童

1. 如果嘔吐頻率高，那麼在嘔吐後的二至四小時最好完全禁食。

2. 上述的加上葡萄糖及鹽巴的草本茶是最容易消化的。重要的是給的份量要少，先以一茶匙開始，再進步至小口啜飲；量太大，腸胃會無法吸收。有些孩子較喜歡冷茶或蒸餾水。有時加入少量的果汁或牛奶，可以給予一種「選擇性的誘因」。而在藥房購得的水分補充包，可以補充流失的鹽分和礦物質，不過喝起來又鹹又甜，許多孩子都不喜歡。

3. 如果上述措施都進行得不錯的話，就可以讓孩子吃嬰兒專用的脆餅、鹹的餅乾棒、加些許鹽巴的稀飯或燕麥粥。

4. 二到三天後，嘔吐應該已經停止，可以供應下列飲食：紅蘿蔔糊、磨碎的蘋果、香蕉泥、白麵包、吐司或餅乾，也可吃馬鈴薯泥。

5. 第四到第五天後，腹瀉的情況應該好多了，可以再添加低脂的食品：酸奶酪、稀釋的牛奶及較不濃稠的奶油。

為幫助復元，醫師可能建議藥物的治療，像 Geum urbanum RH3-5X（每天三至五次，一次五至十滴）或 Veratrum album radice 6X（每天三至五次，一次五滴加水稀釋）。

高酮（酮類）血性嘔吐症

孩子的腹壁柔軟，按下去沒有疼痛感，不過有時候在嘔吐前數小時會出現強烈的腹部絞痛。不明原因使得兩歲到十歲間的孩子對油脂的分解過敏，油脂分解會產生酮及類似的化合物；嗅覺靈敏的人，一進入孩子的房間就可以聞到類似蘋果的氣味。

治療：如果這是孩子第一次酮性嘔吐發作，請一定要洽詢醫師。之後，父母將能自行判斷情況。一旦孩子出現這種酮體引起的嘔吐時，需立即提供糖分及流質液體，好讓新陳代謝恢復平衡。請每十分鐘給孩子啜飲一小口攙有 5% 葡萄糖的草本茶（大約每 100 毫升或半杯水，加一茶匙）。茶水中加糖，是高酮

嘔吐的療方，茴香茶或洋甘菊茶也適用，但酸性的茶，如錦葵或薄荷就沒那麼好。在孩子的腹部貼上洋甘菊或酢漿草溫敷布（請參閱附錄一「家庭護理的外用療法」介紹）。

如果孩子喝茶之後還嘔吐了幾次，不需要太過擔心，只要安慰孩子，告訴他情況很快就會好轉，並鼓勵孩子慢慢再喝一口茶。一兩個小時之後，可以慢慢增加喝的量，直到可以一次喝下一杯為止。也可以用無氣泡的礦泉水加葡萄糖或藥局購買的水分補充包，來補足孩子所流失的鹽分及礦物質。在此，不要給孩子喝可口可樂及上面灑有鹽巴的餅乾，因為可口可樂含有磷酸鹽及咖啡因，是一種刺激性的飲料，並不適合孩子，尤其是對有丙酮味嘔吐（丙酮所引起之嘔吐）的孩子更是不合適。

要不時地觸壓孩子的腹部，以確定腹部仍是軟的。一旦嘔吐停了，除了茶之外，可以給孩子吃些嬰兒餅乾，當天就不要再給他吃其他東西了。隔天的飲食應清淡無油，第三天及第四天再吃低脂的食品。

如果採取上述措施後，嘔吐還是持續數小時之久，建議帶孩子去看醫生；如果孩子出現舌頭乾燥、眼睛周圍出現黑眼圈的狀況時，就一定要就診，因為可能需要立即注射點滴。

其他導致嘔吐的原因

如果孩子在跌倒或頭部受傷後嘔吐，請立即帶至急診處診治。

在突然驚嚇或沮喪後出現嘔吐症狀，請先安撫孩子的情緒並做好保暖工作，若情況疑似嚴重，請接受醫師檢查。

如果**偶發性嘔吐**發生次數越來越頻繁，並且伴隨著頭痛的症狀，應請求醫師做神經方面的檢查。

慢性便秘

一般喝母乳的嬰兒，幾乎從來不會有便秘嚴重到需要處理的程度（請參閱第 11 章「觀察新生兒的排泄及其他身體功能」）。對於不再喝母乳的嬰兒來說，從第 13 章「瓶餵嬰兒的營養」所描述的飲食方法應可對抗任何腹瀉的傾向。如

果飲食方法效果不彰，就必須看醫生查明原因。即便是學步兒，慢性便秘常導因於孩子肛裂的疼痛。體質上的（或比較少見的器官上的），以及情緒上的因素都必須探究，因此，假如孩子一再有過長時間未排便，不管褲子上是否有排泄物的痕跡，都必須請教醫師。

下列的**處置方針**主要是針對因排便習慣改變（如去旅行），或不習慣的飲食所造成的便秘：

第一步先調整飲食：有時用蜂蜜麵包及薄荷茶取代牛奶會有不錯的效果，如果您的孩子因吃燕麥片及全麥麵包而便秘，試著降低他飲食中的纖維量，尤其是孩子常有脹氣或胃痛的問題時。另一方面也必須鼓勵愛吃麵食、白麵包及巧克力的孩子多吃高纖食品。**引起便秘的食物**包含可可、香蕉、蘋果、紅茶、藍莓及牛奶；**通便的食物**包含大黃、棗子乾、無花果、脫脂奶、優酪乳、酸奶、礦泉水及亞麻籽等。尤其是亞麻籽粉，對治療孩子的便秘特別有效，因為它幾乎可以與任何食物結合。試著讓孩子在每天兩次的飯前將一匙磨碎的亞麻籽加入酸奶酪或湯中，或是和少許的蜂蜜及三滴檸檬汁一起攪拌食用，多喝水也是很重要的。

接下來很重要，大家必須知道的：持續性便秘造成整個大腸腸道被硬便塞滿，我們必須將之清空。可以用通腸栓劑，不過常常沒辦法達到預期的軟便效果，重要的是整個大腸內都要淨空，而不是只有直腸，我們建議諮詢醫師以找出最好的通便方法。您的醫師可能會覺得最有效且最不難受的方式是用溫水灌腸。反覆地使用灌腸劑和通便栓劑會養成依賴性，所以最好跟醫師討論一下通便劑的使用次數。

治療便秘時，別忘了家庭情況可能是一個重要因素，如果便秘是家中長輩們熟悉的老問題，孩子的第一次便秘，與家庭父母對此議題還不敏感的，將會有非常不同的衝擊。不管家族史如何，毫無爭議的事實是：再也沒有比擔憂便秘更容易造成便秘了！相反地，對周遭環境充滿興趣，人生當然就更為「順暢」了。如果整天患得患失、情緒起伏不定，憂心期待的目標無法達成時，就有可能出現便秘症狀。如果您的小孩有便秘的傾向，可以在每日生活中製造些令人期待的刺激，即使只是孩子為別人準備的小驚喜也行。對於嬰幼兒也是如此，只是在他們的情況裡，期待或驚喜的元素必須視您跟他們的關係而定。

學習消化

> 大地賜給我們食物
> 太陽讓食物成熟美好
> 親愛的太陽，親愛的大地，
> 因為您我們活著，
> 我們對您獻上愛的感謝。

Christian Morgenstern

嬰兒的腸胃特別容易出問題，這顯示消化的能力是逐漸獲得的。什麼是消化器官必須學會的能力？而消化又有什麼作用呢？消化的目的就是要把所有能被辨別出的食物特性銷毀掉，也就是說消化越好，所吃進去的東西，像魚或小蘿蔔之類的食物，就會和原狀越不同。食物只有被完全分解破壞後，才能被用來建構人類所需的物質。做為外在環境的產物（食物），它們必須「死亡」，才能促成人類能量的發展。如果有任何不同物種未經消化的蛋白質進入人體血液中，就會產生急性發燒及過敏症狀的反應。假使出現難以消化某些食物的情況（如穀蛋白、乳蛋白質或特殊醣類），這意謂著身體已經無法將特定的外在世界物質轉換成適合人體的物質。

任何飲食計畫都應從最容易消化的食物循序漸進到較難以消化的食物。在罹患某些疾患時，可能有必要暫時先不食用某些食物，然而理想的狀況是，要再學習去消化以往避免的食物。我們的新陳代謝越能將所有吃下去的食物轉化成人類的物質，我們的身體就會越健壯，意志也會越堅強。

令人感到驚訝的是，在消化作用的工作上，人類的「心性和靈性」與身體，是如何反向兩極地在處理外在世界。健康的身體消化作用將礦物質、植物質及動物質轉化成人體的一部分；而健康心性─靈性的完成消化作用，卻正好全然相反。只有當我們能將自己交託給所想了解的事物，將自我轉化進入成為事物，正可謂從內觀看，我們才能成功地認知並理解我們所企望認知和理解的事物。在認知與理解與我們不同的外在事物時，我們會開始變得與外在環境合一；如果這些外在的事物「不合意」，亦即與我們所想理解的實際狀況不符時，

我們必須得克服個人的感覺、意見及偏好。在消化作用時，世界與人類在物質的層面上做溝通；也就是說，世界犧牲自己，讓自己轉化成為人類的物質及力量，以成就人類的存在。然而，在人類的心智作用中，我們與周圍世界在心性—靈性的層面上溝通，人類需要學習以周圍世界本身的實際條件去了解周圍世界，人需要藉由克服自我，並「犧牲」個人的觀點或錯誤的意見。這兩種處理外在世界的方式相互支持，不過，唯有當人與環境都被領會理解，這兩種方式才能彰顯人類營養的完全樣貌。靈性及物質的滋養均牽涉到必須啟動使發展發生的「轉化」。因此，可以理解的，聚焦於演變與發展的基督教，在真實而神聖的意義中，在基督徒的聖餐儀式中彰顯滋養的過程。

魯道夫·施泰納在其祈禱文中闡述此事實，孩子們也都很喜歡唸：

植物的種子　在大地的黑暗中甦醒

綠色的草　在風的力氣中萌芽

所有的果實　在太陽的大能中成熟

因而，在心的聖壇中　心靈活躍

因而，在宇宙的光明中　靈性的力量興旺

因而，在神的榮光中　人的實力成熟（註1）

附註

註1 George and Mary Adams 翻譯自 Rudolf Steiner 的 *Verses and Meditations*, Rudolf Steiner Press, London 1972.

CHAPTER ⑤

皮膚疾患與疹子

　　皮膚表面會反映整個身體的健康狀態。皮膚症狀的差異頗大，而且有許多不同的致病因素，如：營養、水合作用、循環、肝、腎、腎上腺、甲狀腺及神經系統等都可能牽涉其中。皮膚的症狀多多少少會直接顯現生命體或心性、靈性上的活動情形，舉例來說，眾所皆知的，在腎臟、肝臟代謝失調時，尿酸和膽紅素會沉積於皮膚而引起發癢的症狀。甚至大家更熟悉的現象，在驚嚇或焦慮時臉色轉白，羞愧時臉紅；或令人舒暢的興奮時，會有隱約的紅暈。

　　本章所討論的皮膚症狀與疾患，將有助於父母判斷是否需要看醫師。我們也提供皮膚照護及皮膚疾患居家護理的一般性原則。

嬰兒胎記

　　鸛咬斑（或鮭魚斑）是皮膚表面呈紅色的平面區塊，在出生時即有。這是由皮膚內微血管無害的擴張而引起的。如果是位於中心線（額頭或頸部中間）或是對稱的（例如在兩邊的眼皮或眉毛上），通常在嬰兒出生後一年內就會消失；然而單側的胎記則傾向於繼續存在。

　　草莓記號（痣或血管瘤）是皮膚上柔軟、紅色、圓的、凸起的區塊。一般來說在生命的第一年內會出現（並會變大），然後漸漸消失。如果是長在臉部的話，就需要和醫師討論治療方式，因為雷射或冷凍治療可能可以不留下疤痕。

　　咖啡牛奶斑通常不明顯、直徑數公分、形狀不規則，而且會永久性存在。假如您的寶貝有多於五個這樣的斑，或者大面積出現的話，請諮詢您的醫師。

　　深色斑（葡萄酒色斑）可能帶有毛髮或無毛髮，而且不會消失。在規模大小與形狀上的差異很大，所以不可能概述。色素斑有變大或變化時，應該請醫師或皮膚專科醫師檢查。

皮膚呈現黃色／黃疸

在嬰兒時期，皮膚呈黃色，但不影響到眼白，通常是因為吃了太多的紅蘿蔔，而這是完全無害的。

黃疸的話，眼白處也會呈黃色。幾乎所有的新生兒，只要肝臟仍在分解胎兒血色素的話，或多或少都會出現黃疸；此類症狀在母乳哺育的嬰兒身上會持續幾星期，這是完全無害的。嬰兒的床靠近窗戶，黃疸就比較不明顯。若黃疸明顯，就使用光線療法。嚴重的病例則需要住院，整個夜晚使用特殊的燈光治療。除非母親與嬰孩有 Rh- 抗原不相容的現象而導致新生兒膽紅素水平非常高的病例，否則幾乎不需要換血療法。

在解出黑色的胎便之後，嬰兒的糞便應轉成黃色。假如變成灰白色，而且本來應該幾乎無色的尿液轉為深黃色時，那是膽汁鬱積（膽汁流量降低或停滯）所造成的。而新生兒階段後所發生的黃疸通常是肝臟疾患，這兩種情況都應該盡速找醫師診斷。

呈大理石紋的皮膚

不管是嘴唇、指甲、足部呈藍色，或者皮膚呈現大理石紋（整個身體混和著紅和藍的膚色），都可能意謂著孩子現在或一直感覺太冷。這些紋路有時候也在孩童發高燒時觀察得到；孩童剛吃了大餐後，也較容易有此症狀。請視情況而定，讓您的小孩穿上羊毛材質的內衣褲，或穿得更溫暖些。

如果皮膚呈藍色花紋，且合併呼吸快速、脈搏微弱或快速、全身無力的話，可能是心肺疾患的表徵。有此情況，需要向醫師諮詢。

幼兒於冷天氣時外出，且長時間不活動，會造成凍瘡。這些紅色、柔軟的腫斑非常痛，而且特別會在手指及腳趾關節周圍出現。剛從戶外進來，如果提供過多的熱度，就好似以冰雪摩擦患部般的過時方法，是非常不適當的。最好是給孩子一些熱的蜂蜜花草茶，並以羊毛毯或羽絨被單溫暖地包裹他。

紅臉頰

有許多因素可以導致臉頰發紅，如：發燒、長牙、猩紅熱、新鮮空氣、興奮等。偶爾，也有因為在風中行走，暴露於冷冽的空氣中太久的緣故。輕微的凍傷斑塊可能持續好幾星期，特別是有著圓圓臉頰的六個月大嬰兒。在臉頰上比較深紅的斑塊，其下所覆蓋的組織摸起來感覺會硬硬的。這些斑塊會有一段時間對冷非常敏感，需要以油脂為主的團塊形式藥膏額外保護，必要時，請以紗布覆蓋。

如果是單側會疼痛的腫塊，而且越來越大時，就需要立即的藥物治療。

臉色蒼白

只要小朋友的嘴唇、耳垂、指甲及眼瞼黏膜處還是正常的玫瑰色時，臉色蒼白就不是貧血的表徵。然而如果身體的這些部位也呈現蒼白，或者臉色蒼白又缺乏活力，也無精打采，就要向您的醫師諮詢了。補充鐵劑的療法只用於已確診為缺鐵性貧血的患者。

新生兒的痤瘡（面疱）

幾乎所有的嬰兒都會從背部和臉部開始長一些不發癢的疹子，這樣的情形會持續到三個月，而且會經常變化。痤瘡是完全無害的，而且是一種出生後的荷爾蒙調節，和過敏或神經性皮膚炎無關，請避免塗抹乳霜及乳液。

新生兒的疹子

新生兒時常出現一種疹子，呈黃色且分佈不規則，有如針頭大小的結節，其旁圍繞著相當大且邊界不規則的紅色區塊。個別的疹斑消失後，新的在幾小時內又會出現，整個皮膚疹在幾天內會自己消失，其肇因仍不清楚。

粟丘疹（白頭粉刺）

　　粟丘疹（白頭粉刺）是新生兒皮膚上如針頭大小、堅實的白色痘子，通常沿著雙眼長。這是因為皮脂腺的角蛋白滯留的緣故，通常會自己消失，就像父母有時在小嬰兒的下巴或軟硬顎交接處發現的，呈黃色、稍微大些的斑疹一樣。而這些稍大的斑疹有時會和鵝口瘡混淆（請參閱本章隨後之「黴菌感染」）。

脂漏性皮膚炎（乳痂）

　　乳痂，這個名稱指的是，出現在出生後幾個月大嬰兒頭蓋骨及眉毛上的油脂性硬皮層。可以先以油軟化乳痂，然後再以細齒的梳子小心地梳鬆、剝落（別擔心您會在過程中傷害嬰兒的囟門！）。通常在嬰兒產後最初幾週顯現，像乳痂，**兩頰上粗糙的小東西**，即是所謂的脂漏性皮膚炎。就像青春期的面皰一樣，這些皮膚的症狀反映著荷爾蒙的變化。然而嬰兒期的丘疹多是充滿皮脂而非化膿的。這些疹子不具傳染性，通常只需要從藥局買一些溫和的護膚霜塗抹就夠了（兒童後期的丘疹，請參閱隨後的濕疹章節「慢性內因性濕疹、異位性皮膚炎或神經性皮膚炎」）。

　　脂漏性皮膚炎在英語中沒有通用的名稱，它是一種因皮脂不正常分泌而引起的發炎性皮膚疾患。在這樣的情形下，皮膚生長活動太強，而導致脂肪製造增加和發生油性皮屑。上述脂漏性皮膚炎的堅實丘疹會變得易受刺激，發炎的疹子首先會出現在包尿布區域、皮膚皺摺及肚臍處；它會緩慢地擴散，但是最後可能遍佈全身。對於全身性的脂漏性皮膚炎患者，非常完整的皮膚照護是很重要的，這會讓紅腫疼痛的疹子比較不會發炎。脂漏性皮膚炎不會發癢，患病的小嬰兒一般來說是快樂的，不會因此而躁動不安。對醫師來說要分辨脂漏性皮膚炎和黴菌感染並不那麼容易，特別是因為這兩種情況有可能同時發生。

　　脂漏性皮膚炎通常在嬰兒四個月大前就會消失，油脂沐浴法是一種適當的治療方式（例如：將一茶匙的杏仁油加入一杯的牛奶中）。

慢性內因性濕疹、異位性皮膚炎或神經性皮膚炎

　　這三種病名指的是同一種疾病，那就是體質性濕疹。有濕疹家族史的兒童佔所有這類疾病兒童的半數。有些人有食物或牛奶過敏，或其他過敏的症狀；也有些在基因上與花粉熱和氣喘有關聯。請留心一些非特定因素，如：壓力、熱，或天氣變化。這種症狀在近幾十年來越來越常見，致病因素不僅包含遺傳性傾向及個別環境的污染物及食物過敏原，也包含了生活方式與人類習慣的普遍改變（請參閱第 6 章之「免疫反應一如學習的過程」）。

　　這類濕疹最明顯的症狀是發癢，小朋友經常癢到搔抓破皮、流血。在嬰兒期，濕疹通常影響頭和肩部的皮膚；大一點的孩童，多發現在軀幹及四肢，最後擴散到大關節的皺摺及手背處。濕疹病人的皮膚通常都非常乾燥，典型的疹子由堅實、發癢的結節組成，也可能群聚發生而形成鼓起來的斑塊；這些疹子可能會滲出液體或看起來有破皮的情形，抓過後還可能會有痂皮覆蓋其上。

　　除了強烈的發癢特徵，皮膚的外觀變化很快。舉例來說，可能早上的皮膚破皮裂開，但是下午看起來就好多了，甚至第二天就幾乎癒合了，可是過了一個晚上後，又會再度破皮。很難找到這類濕疹的致病因子，但若能數星期間，維持每天記錄天氣、壓力因素及食物等，可能會有幫助。

　　嬰兒罹患濕疹，常是因為喝牛奶的關係，這些症狀幾天內就會消失。假如您的小嬰兒有持續但輕微的症狀，就看您是否可以忍受這些症狀，然後繼續給孩子喝牛奶（或淡的酸奶酪），或換成豆奶或較貴的馬奶或羊奶／酸奶酪。如果您找到馬奶或羊奶的來源，我們建議您詢問製造商，看這些動物是如何飼養的。

　　假使一位有濕疹家族史的嬰兒，在出生後最初幾天，臨時地被餵食牛奶，那麼日後要再喝牛奶時，就需要特別謹慎。最理想的方式是對嬰兒施行牛奶抗體的血液測試，或在醫師督導下，一次只給一滴牛奶。過去曾以這種方式接觸牛奶的小孩，有可能發生過敏性休克反應。

　　對嬰兒的主食，我們建議不要持續地做實驗性的改變。在大多數情況下應該避免一些不當的，而且可能導致事態不斷增長的懷疑，這種情形會造成不必要的壓力，並使病況惡化。如果在最初幾個月內合理地懷疑某些食材可能會造成過敏時，就先停止食用此種食材兩個星期，之後再繼續吃。哺育母乳的母親

如果懷疑自己吃了什麼食物而導致嬰兒過敏時，也應採用這樣的步驟。如果這樣的實驗確認了您的懷疑，請諮詢醫師做血液測試或激發測試確認。假使證明是過敏，就要避開該種食物一年，然後重新再試。食物過敏不像由花粉、動物皮屑或塵蟎所引起的過敏，通常幾個月後就會消失。

要區別過敏（請參閱第 6 章）與毒性反應，過敏是受到刺激的表現，每個人或多或少都有，但是本身患有慢性濕疹的患者，其敏感性皮膚會出現更強的反應，所以最好的方法就是避開這些物質，如乙太精油（柑橘精油、尤加利精油）、辛辣物、食物添加物（磷酸鹽和強化劑）。

您可以預期孩子到了兩歲時，與食物有關的濕疹會自動明顯地改善，然而許多濕疹的患者仍對柑橘類水果及其他酸性食物，還有堅果類，有時也對魚、蛋過敏。相對於鮮奶會引發濕疹，發酵過的乳製品比較容易被接受。蜂蜜與甜食可能會使濕疹惡化，但是真正過敏的反應和此類過敏無關，所以適量的甜食應該沒有害處。

濕疹治療應該視孩童個別狀況和情形而定，我們不建議使用可體松軟膏，只有在父母或孩童沒有多餘的時間做其他替代性治療時才會使用。在尚未決定個人化療法時，以下的建議可做為過渡時期的輔助。

對於**乾燥的皮膚**，一種含有以下成份的軟膏被證明是有效的：

- 木賊油脂 10%（「Weleda」產品）50.0。
- 蒸餾水 75.0。
- 優色林／Aquaphor（Eucerinum anhydricum）ad 200.0。

對於**嚴重的發癢**，有效益的軟膏為：

- 木賊水合煎劑 10%（Decoctum aquos. Equiseti）100.0。
- 優色林／Aquaphor（Eucerinum anhydricum）ad 200.0。

對於**急性發作的癢**，我們建議做木賊茶的溫水浴（將一把木賊在一公升的水中煮十分鐘，然後過濾放入浴盆中），沐浴完再塗抹軟膏。

另外，還可以選擇以冷卻的紅茶水輕拍皮膚（煮好紅茶，讓它冷卻後，以茶包袋或棉布輕擦皮膚）。

對於**嚴重的**滲出性濕疹可以冷卻的木賊茶或紅茶水進行濕敷（請參閱附錄一）。

滲出性孔洞容易引起皮膚感染，對那些慢性濕疹的患者來說，會特別不舒服。而擦些殺菌消毒液（如 0.1% Pyoktanin）可快速得到改善。

在皮膚發癢的地方覆蓋純棉的內衣，或者是找一件連手都可以包覆的連身衣，您可以參考附錄二中的「濕疹病童的連身衣」的樣式自己做一件，您的孩子一定會非常喜歡，因為這是「媽咪做的喔！」可以繡些太陽、月亮及星星的圖案（請使用軟棉線以避免皮膚發癢），或在手的部分畫些親切的小臉蛋，這樣您的孩子會和「小玩偶」玩個幾小時，也無法去抓皮膚。

對父母而言，盡可能保持冷靜與客觀是相當重要的。孩子嚴重的發癢常常考驗著整個家庭的力量：媽媽往往處在絕望的邊緣與能力的盡頭，因為他從未有一夜好眠；患濕疹的孩童，很快就學會以搔抓得到他想要的東西，像是拒絕睡在自己床上以及總是唱反調，一旦家人寵他，就馬上變成暴君。唯一可以避免如此的方法是：盡可能「如平常般」對待他們。盡可能實事求是地執行上述治療，然後回歸生活常軌，不要給予孩子過多關注。

要特別留心水痘及慢性濕疹。水痘通常較嚴重，但在水痘發作後，濕疹可能明顯好轉；不過不幸的是，也有同樣多的病例明顯惡化。家長可能會考量並與醫師討論施打水痘疫苗。

對於慢性濕疹的患者而言，平常無害的疱疹病毒感染也會變得更嚴重。

心理層面的考量：一方面，濕疹患者的乾性皮膚相對於正常的皮膚，似乎較少有活力，且更多了一道屏障；但另一方面，它的敏感度更高，而滲出性濕疹則太有活力、太開放。從身體到周遭環境，您可以幫助您的孩子轉移情緒的注意力，不僅從提供局部用藥（軟膏或濕敷布）及合適的衣著，也培養他對周遭發生的事物感興趣。如果您也允許他經驗清楚的界線（也就是，身為父母的您能確定當下想要和需要做的），孩子的個性即會更為堅強，而他也將會重新定義自己與世界的關係。這種態度對疾患本身會有正面的影響，而且對於減緩皮膚症狀也會大有作用。

肚臍發炎

在出生後第三週，新生兒的肚臍可能仍會潮濕，甚或有輕微的出血。假

如您只有在肚臍附近看到少許疹子，不需要太擔心；但是如果皮膚有紅腫的情形，就應該請醫師馬上檢查。這樣的發炎，通常是所謂的肚臍肉芽腫，其實就是在癒合較慢的傷口上常見的疤痕罷了（這種狀況在臍帶連接處會有一處二至三公釐的傷口）。醫師會以硝酸銀「筆」輕擦傷處，您可以依照醫師的指示在家護理，或者依據下列步驟進行：以 75% 酒精或其他消毒液清潔傷口，一天一至二次；輕拍至乾，或使其風乾後上藥粉（如 Wecesin 消炎粉）。肚臍通常不必以繃帶包紮，因為乾淨的尿布一樣衛生，而且能更常更換。在這樣治療下，嬰兒肚臍周圍的小疹子就會消失。要注意的是，使用消毒液或酒精三、四天後，可能會開始出現刺激的反應，所以不要使用超過四天；假如肚臍那時候仍有丘疹，您的醫師可能就要再次以硝酸銀治療了。您也可以使用嬰兒油做後續的護理。

通常，對於在嬰兒的肚臍周圍戳弄，母親們都很戒慎恐懼，但是實際上您不必害怕會因此而戳進腹部裡面。肚臍裡的分泌物、痂皮及殘餘的粉末都可能造成刺激，有時甚至會流一點血。約三星期後，就可以以棉棒沾些嬰兒油積極地清潔肚臍了。

小嬰兒的膿疱與水疱

一般說來，位於兩頰的脂漏性皮膚疹，都是尖頭、結實、淡黃色的結節；相反地，膿疱或水疱多為平的、直徑約幾公釐大小、顏色呈黃綠色、有膿汁及金黃色葡萄球菌的菌落。這些膿疱可能單獨或群聚發生；雖然它們也可能出現在身體其他部位，但通常在頭部、腋窩或尿布區域的皮膚上出現。在一些不常見的病例中可以發現，充滿膿液的水疱在幾小時內會大到直徑一公分甚至更大（半英吋）。如果發生這種狀況，需直接帶您的嬰兒去看醫師。較小的膿疱也需要醫療照顧，但是只要小嬰兒看起來還好，沒有發燒，狀況就不是那麼緊急。在就醫前，您可以做一些措施以減少病菌的散佈：每天全面換洗嬰兒與家中每一個人的衣物和床單；所有的浴巾和手帕也要清洗；徹底清理放置嬰兒物品的包包，您可能需要丟棄一些物品，買一些新的；將軟膏直接擠到拋棄式塗藥器裡，不要使用手指；在幫小嬰兒洗澡前，要徹底地用肥皂洗手，並以指甲刷使

力刷洗。

金黃色葡萄球菌的感染，並不是衛生習慣不好才引起的。它們也會出現在過度使用消毒液的家庭中，因為那樣會破壞皮膚正常的菌落而增加病菌孳生的機會。重要的是要了解，這些感染很容易傳染給其他免疫系統仍未成熟的嬰幼兒。哺乳的母親為了避免乳腺感染，要將手指甲剪短以便徹底清潔；也要避免頭髮碰觸到嬰兒，因為頭髮可能藏有細菌。在醫療監控下，採以局部消毒劑及保持皮膚乾燥的措施，通常可以有效地治療金黃色葡萄球菌的感染。

尿布疹

在一般說法中，尿布疹泛指所有包尿布區域的皮膚發炎症狀（照片 8）。單純尿布疹（肛門四周突發性的皮膚紅腫，一般不會超過臀部皺摺處）的導因經常是：糞便滯留在尿布中太久，這些通常是具刺激性的糞便（如給嬰兒柳橙汁或蘋果後）、輕微的腸胃不適（較常發生在長牙時），或在腹瀉剛開始時造成的。

治療

首先以水清洗疹子，然後以油清洗。將此區域徹底擦乾，並抹上含油脂且黏附性頗佳的軟膏（如含魚肝油的氧化鋅軟膏）。要時常換洗尿布。

小紅疹的邊緣有細薄的白色鱗片小圈環，可能就是鵝口瘡，那是一種黴菌感染。剛開始，它們通常會在肛門或生殖器附近出現，但最後可能結合、擴散涵蓋到整個尿布範圍，直到肚臍（照片 9）。最後，疹子會變成一整片有著均勻的紅色，且傾向有滲出液的結實表面（鵝口瘡，請參閱隨後的「口腔的鵝口瘡與包尿布的區域」）。

在這裡，不需要討論氨水皮膚炎，因為我們確定讀者一定經常更換嬰兒的尿布。這類型的尿布疹通常是因尿液分解為氨後，刺激皮膚而發生的。

在本章討論過的脂漏性皮膚炎，也會出現在包尿布的區域。可以擦上先前建議的脂漏性皮膚炎油脂性軟膏，再抹上一層氧化鋅軟膏。如果可能的話，也要以防護油清洗患部。

在出生最初幾週，鼠蹊皺摺處的皮膚若有刺激反應，是因為這些敏感部位清潔得不夠或太過粗略所致。護理時要以大量的油清潔塗抹患部，並使用含油脂且不含添加劑的膏藥。不要使用粉末，因為那會產生碎屑而引起進一步的皮膚刺激。一段時間後，沿著鼠蹊皺摺處，可能出現灰色、稍硬的粗厚皮膚，在這樣的情形下，皮膚的最外層會和護膚產品結合，形成痂皮。沐浴和塗油應該可以在一週內去除這些沉澱物。

皮膚受刺激後所形成的紋路，可能會發生在肚臍或大腿四周，因為拋棄式尿布在這些地方覆有塑膠而產生摩擦的關係。要治療這種刺激，可抹些油使其乾燥，並改變您換尿布的手法。

在嬰兒出生後的最初幾週，有可能出現相當密集、細碎的小疹子或水泡，一直延伸，超越過包尿布區域，直到上半身。這樣的疹子不必然是由細菌或黴菌引起的。經驗顯示，如果您只單純地不使用衣物柔軟精，而在每一次洗滌時多用清水沖洗一次，也許加點醋，這些疹子很快就會消失了。為了預防，我們總是建議以不含柔軟精的一般洗劑清洗尿布。假如您的嬰孩已有皮膚刺激的情形發生，就應該改變洗劑（我們都很熟悉洗滌劑大規模的雙盲試驗研究結果，但我們明眼的經驗持續顯示這項建議有效。您可以自己試試看！例如洗滌毛巾時，使用織物軟化劑與否，在毛巾的吸光度上會有明顯差異）。除此之外，在洗尿布時多沖洗一次有時候是必要的，甚至假如洗衣機的水太少的話，還要以手沖洗。

黴菌感染 ◀

因為合成物取代自然纖維成為製衣的主要材料，一些黴菌感染的疾患因而明顯地增加了，其他黴菌感染傳佈的原因，則是導因於抗生素對細菌感染的抑制。這類疾患以往只侷限於會暴露在極潮濕環境的特定職業、衛生狀況不好的人群身上，或是每個家庭中身體極端虛弱的病人（雖然這不是個很熱門的談話主題）。目前全世界抗黴菌藥物用量的增加，顯示出控制黴菌疾患的大規模努力；不管我們現在的習慣是促進或抑制黴菌，它們確實是持續在增加的。

口腔的鵝口瘡與包尿布的區域

口腔的鵝口瘡是白色的網狀物，或是質地細緻或粗糙且易碎的一層物質。斑點最可能出現在兩頰裡面及舌頭處，但是有時候這層黴菌會擴散到嘴唇。如果舌上的白色覆蓋物沒有侵犯到兩頰的黏膜的話，那就不一定是鵝口瘡。

起初，肛門周圍的鵝口瘡呈現如點狀，通常是滲血結節，但這些結節很快地擴散，且至少有部分會合併，並在其邊緣形成鱗片的小環狀。這種感染通常從口腔開始，然後經消化道移至肛門（照片 9）。在此階段，可以從糞便檢測出來。對嚴重虛弱的孩童或同時接受廣效抗生素治療的患者而言，腸道鵝口瘡非常不易治癒。在這樣的病例中，患者的糞便聞起來有酵母的味道。

治療

一般說來，假如願意耐心等待的話，您可以相信口腔與臀部局部治療的療效；就算是先前以抗黴菌藥物（Nystation 或 Miconazole）治療而只有短暫效果的人亦然。原則很簡單：在口腔，可以以棉棒沾些稀釋的天然漱口水或護唇膏刷洗黏膜；或者像在南非一樣，使用濃度 1% 的龍膽紫（Gentian violet）也可以去除一些黴菌。雖然黴菌不會像使用口服抗黴菌治療時那樣快速消失，但這並不一定是缺點，因為採用這樣的方式，反而較少復發。

對尿布區的黴菌感染而言，最重要的是要了解黴菌多生長於潮濕陰暗處的特性（有一些需熱些才長得好，有些則需要涼爽些）。它們也無法在油脂中生長，特別是含乙太精油時，所以您可以自己斟酌該怎麼做比較好。以水清洗皮膚後，還要以純葵花子油再次清潔才算完成（以需要的量來看，使用葵花油會比市售的嬰兒油便宜很多）。然後塗抹含有適量乙太精油的軟膏，如濃度 10% 的薰衣草油、金盞花油或兩者的混合（百里香油與尤加利油太過刺激），之後再塗一層護膚乳霜。

如果您的嬰兒有鵝口瘡，要盡量常換尿布，連半夜都要換一至二次，因為潮濕及尿液的分解物都將使您治療的努力功虧一簣。我們建議使用紗布尿布，外面再包上一層厚實但加工最少的羊毛製吸水尿褲（編織法請參閱附錄二「編織指南」）。在這段期間，請以海綿為寶寶擦浴；當必須為他洗澡時，時間上請

盡量簡短，以免他的皮膚軟化而致黴菌滲透更深。

不管是什麼原因使皮膚潮濕了，隨時都要保持完全乾燥；如果必要，您甚至可以使用低速吹風機吹乾，之後，要塗抹大量前面所提到的防護油。這樣即使可能會出現一些新的斑點，但可以預期的是，您在三至四天後將看到改善；然而，完全痊癒需要二至三週。在持續性病況的案例中，可以殺菌消毒液（如0.1% Pyoktanin）塗抹包尿布的範圍，再以吹風機徹底吹乾，然後塗上一層氧化鋅軟膏。

如果沒有改善的話，請您的醫師再次確認診斷無誤。所有病例都可以採用一種更全面且有效的方式：讓嬰兒不穿衣服。但是要在搖籃中間繫上細壓條或木棒，然後掛上一條毛毯，以盡量保持下方空間的溫暖（要確定小嬰兒不會使毛毯移位）。只將嬰兒腰部以上穿上衣服，把臀部放在好幾層的尿布上，再將他置放於毛毯下方的空間。您需要將房間保持得非常溫暖，或者在床墊下放一個熱水瓶以避免太冷。

足癬

足癬（tinea pedis）的特徵為趾間或腳底粗糙部分的皮膚會有脫皮、脫屑的現象。

治療原則：盡量多通風，盡量少使用水與肥皂（但也要足夠，以免因為異味而致社會孤立）。在鼠尾草或橡樹皮茶水裡做比平時更快速的淋浴，或短暫足浴之後，將患部及其周圍皮膚徹底擦乾（或吹乾），然後以一些上述的油或只含天然乙太精油（不含刺激的添加劑）的按摩油擦拭。要盡量讓您的孩子赤腳、穿短襪或穿拖鞋在房子裡走。不要穿合成纖維製的襪子，要選擇毛料或棉質的，並每天更換。請務必讓孩子減少穿上橡膠靴或合成鞋的時間。在一些不易治癒的病例中，可以使用一般的軟膏或噴劑，因為黴菌會侵犯指（趾）甲。

黴菌性趾甲感染

黴菌性趾甲感染很少發生在嬰兒與幼童身上，但常見於學齡兒童。趾甲

（指甲很罕見）會從邊緣開始增厚且變成黃棕色。導因是趾甲受到傷害，例如穿不合腳的鞋、有傷口及趾間的黴菌感染。這需要看醫師，並接受長時間的治療（數月至數年）。

汗疱性濕疹

這類型的濕疹剛開始會在手掌與腳底邊緣出現會發癢的小水疱；在惡化的病例中，患部會有開放性傷口。汗疱疹大多發生在冬夏兩季。汗疱疹並不是黴菌或細菌引起的，只是一種不特定的濕疹；經常發生在仍有輕微或先前有神經性皮膚炎的孩童身上，導因可能是：流汗、一些皮革鞣酸化物質、非真皮鞋子、海水。急性的病例可以塗擦一點乳霜（如：妮維雅）並包紮起來，軟膏不能含任何羊毛脂。以老橡樹葉熬煮的汁液做手足浴是有益的。早春時，從樹上收集僅剩的棕色葉子，將滾燙的水倒在葉子上，浸泡五至十分鐘後拿掉葉子使水冷卻，然後泡足或手約十分鐘。

頭皮屑

頭皮屑很常見，其中有一種特別的形式被稱為乳痂。後來發現它們通常是皮膚過敏的結果，是無害的；但也可能是因曬傷、草地或樹蟎而起。假如其他部位的皮膚沒有症狀的話，後者是很難被認出來的。所有的病例都可以使用迷迭香洗髮精及潤絲精治療，然而耐心是需要的。如果病情沒有改善，就可能是乾癬了。

乾癬

乾癬具有清楚的特徵——皮膚上有稍突起的紅色斑塊，上面覆蓋著大的銀色皮屑。通常發生於關節，如手肘、膝蓋或頭皮上，只有在發炎及有滲出液時才會發癢。它很少發生在幼兒身上，但比神經性皮膚炎更常發生在學齡兒童身上。

這可能是好的營養對乾癬來說比對神經性皮膚炎來得重要的關係。要避免吃動物性脂肪、豬肉、辛辣物及過多甜食；陽光是有益的；海水也會有幫助；偶爾晚上可使用海鹽加蘆薈或錦葵的身體乳。

皮膚的感染

丹毒

如果您的孩子發燒、精疲力竭、有凸起但邊緣不規則的鮮紅色斑塊，且快速擴散到大面積的皮膚時，就要立即請醫師檢查了，這是必須服用抗生素的。

膿痂疹

剛開始是局部、會發癢的膿疱，之後擴散得很快，而且上面通常覆蓋著厚厚的黃色痂皮，搔抓會促使感染散佈。已受刺激的皮膚（如感冒時鼻子下面的地方）通常會先受到影響。膿痂疹主要發生在幼童身上，常見於夏季；它的傳染性高，如果沒有消毒治療的話，很難控制下來，必須尋求專業的協助。如果一天塗抹氧化氫乳霜（Crystacide）數次，可以迅速地得到改善；此外，可以再擦些殺菌消毒液（0.1% Pyoktanin）。可能的話，要避免使用抗生素護膚霜，因為會增加對藥物的抗藥性，並且有過敏的危險。患膿痂疹的孩童不應該上學，需等開始治療幾天後。如果時常發生膿痂疹時，要想到沙坑可能是感染源。那些舊沙子在那裡多久了呢？

毛囊炎（毛囊的感染）

毛囊炎的特徵是小膿疱，有時中心有毛髮出現。致病因素包括油性皮膚、流汗增加、食用過多的脂肪（特別是豬肉和香腸）、合併便秘的消化異常、不足或不當的皮膚清潔及青春期。最好的方式是等待青春期過去，但是還是要採取措施降低其他致病因素。

瘡、癤、癰

瘡或癤為有膿疱形成的發炎現象，會比青春痘大一些，而且位置深一些；很大的稱為癰。如果是發生在腋窩的膿瘍，則往往是發炎的汗腺。

治療所有有膿疱感染的方法和治療喉嚨與鼠蹊的淋巴膿瘍相同，這將在喉部感染的章節中討論（請參閱第 1 章之「其他種類的喉嚨痛及頸部疼痛」），而相對於抗生素治療，切開引流（一旦開始形成膿疱，就需由醫生執刀）的優點也將描述於此。

如果孩子同時有好幾個瘡或反覆發作的話（和嬰兒比起來，較可能發生在幼童及學齡兒童身上），就需要體質上的治療，這時可能需要做糖尿病檢驗。在這類型的發炎中，身體本身會建立起保護牆包圍膿疱；而在少數病例中，屏障不會形成，而使得發炎散佈到周圍組織，這樣的感染稱為蜂窩組織膿炎，需要立即治療並住院。

手部感染

手指或手掌的龜裂或傷口容易讓較深層的組織受到影響，而導致有膿疱的感染。假如您的小孩手指感染進展得很快，又會抽痛的話，就要盡快看醫師了；因為即使只延遲一天，都有可能造成永久的傷害，甚至失去手指。如果指甲旁的倒刺皮惡化的話，也要同樣小心。

不論是自發性的或是太快被剪指甲，小嬰兒很容易出現輕微的指／趾甲床感染（化膿性指頭炎）。這種類型的感染，只要擦些藥膏並包上紗布，通常能順利地痊癒；但如果發炎擴散到手指的整個第一關節，就要請醫師看一看。包紮方式如下：在患部擦抹少量的藥膏，再以一片紗布覆蓋所有的手指，並在手腕處紮牢，再以一個像連指手套的袋子包住紗布，在手腕處打個鬆結；整個包紮需每天更換一至二次。包紮嬰兒手部時，不要使用有黏性的繃帶或膠帶，因為可能會阻斷手指的循環，或假使脫落時，可能會使嬰兒窒息；即使是較大的孩子，以有黏性的繃帶包紮傷口通常不是最有效的方法。

敗血症

更正確的說法是淋巴管的化膿性發炎（淋巴管腺炎），但「敗血症」較為人所熟知，也有理由令人害怕，因為假如沒有立即治療的話，往往會有危險。它通常發生在會讓人忽視的小傷口，或是這類的傷口再度被抓破後，會突然出現紅色條紋，在手臂或腳的內側，往上或下擴散。而腋窩或鼠蹊的淋巴結會很快腫起來，令人感覺疼痛，這需要立即的醫療。在大多數的病例中，患肢要以夾板固定，並以消毒液濕敷包起來。經常會建議追加一劑破傷風。如果患此病的小孩也發燒的話，就需要特別小心了。

熱瘡（唇疱疹、單純性疱疹）

此類疾患大部分出現在唇部，不會有膿，這是由第一型單純性疱疹病毒（HSV-1）所感染的（請參閱第 7 章「口腔潰瘍（單純性疱疹口炎）」）。千萬不要期望醫師可以神奇地將它擺脫掉；您可以使用會使之乾燥的乳霜（如：氧化鋅軟膏），或以抗發炎乳霜（1.0 克的乙炔水楊酸基 Acetylsalicyl 加 14.0 克的凡士林）治療。如果手邊什麼也沒有的話，使用牙膏也可以。假使懷疑小嬰兒有感染的話，要趕快去看醫師。

曬傷

治療曬傷的稀釋藥水與燙傷相同（請參閱第 1 章「急救及意外預防」之「燒傷及燙傷」），包括 Weleda 的 Combudoron（蕁麻與山金車）凝膠或維他命 E 乳霜；要注意的是，有些孩童可能會對山金車過敏。嚴重的患者可使用濕敷，並常常更換。另一種方式是，經常在患部以此藥方輕拍。若手邊有夸克（發酵的脫脂乳）或活性酸奶酪敷劑，也可以緩解疾患並有助於快速復原。但患有濕疹又對牛奶過敏的孩童就不可以使用這些藥物了。

盡可能在曬傷之前（及過度暴露於陽光下）防曬。在戶外遊戲的孩童，要穿戴遮陽帽與汗衫，甚至游泳時亦然。請務必擦上優質的防曬乳，因為同溫層

的臭氧層變薄了，所以當今的曬傷臨界點會比以前更快到達，特別是在山上及高緯度的地方（南澳、紐西蘭、北歐）。曝曬過多的日光會造成傷害（就像其他一般性療癒的作用）。對於日光，孩童的皮膚比大人的更敏感，因此甚至在明顯曬傷前，他們的皮膚可能已接收過量的紫外線了，這樣也可能會產生中暑的症狀。如果在當天晚上或第二天，小朋友有畏寒、發燒至 40°C（104°F）、頭痛及嘔吐的情形，務必要向醫師諮詢。在等待醫療時，幫孩子保持涼爽或帶至陰涼處，然後在前額冷敷以移除過多的熱。要注意有些藥物及療法會大大地增加皮膚對日光的敏感度，所以請詳讀藥物的資訊。大部分的皮膚科醫師會提出警告，建議在孩童及青春期時，要避免過多的日曬，因為這會增加日後皮膚癌的危險性。

建議：當陽光炎烈時，請務必幫孩子穿上汗衫，並戴上有邊的帽子以保護腦部與脊髓；當孩子累了的時候，絕對不要讓他在陽光下睡著，要帶到陰涼處。在數週內，只能讓孩子短時間曝曬在陽光下，這樣會比較健康。請務必記住，過多的陽光會鈍化心智活動。在防曬乳液的使用上，近來不會引起過敏的微細礦彩（二氧化鈦、氧化鋅）比過去的化學性防曬劑更受到推崇。

在海邊或雪地裡，請特別留心防曬措施。

昆蟲咬傷與皮膚的寄生蟲

蜜蜂及黃蜂螫傷：當孩子被蜜蜂螫傷時，要趕緊以針或刀尖把刺去除，千萬不要用擠的；假如可以的話，將一塊剛切開的洋蔥壓在傷口上，或者以稀釋的蕁麻／山金車萃取物濕敷患部。如果出現全身反應時（因蜂刺刺中血管或因孩子有過敏性體質），要馬上帶去看醫師。如果是被黃蜂螫到的話，可考慮注射一劑破傷風。

蚊蟲叮咬通常只發生在身體未覆蓋的部位，有些人發現以唾液或水（有無肥皂皆可）抹在患部會幫助止癢。在這裡，Combudoron 蕁麻／山金車萃取物凝膠也有幫助；如果很癢的話，可以使用稀釋的 Conbudoron 乳液。您也可以在藥局或天然保健商店買到乙太精油的水狀乳液（Zedan 驅蟲劑等），它能驅走昆蟲好幾個小時。晚上蚊子多的地方，最理想的方式是在床上掛蚊帳。

疥瘡是由小蝨子引起的，其特徵是在皮膚發炎處，可以看得到數公釐長的小通道；而寄生蟲本身是幾乎看不見的。如果一個孩童有疥瘡，家庭中的其他成員也通常會受影響。而小蝨子排泄物的遺跡所造成的濕疹，可能會持續好幾週，因此有可能將疥瘡誤診為慢性內因性濕疹。患者的衣物必須煮沸、乾洗或掛在戶外四天；而醫師將會開處方治療。

跳蚤咬傷現在不多見，因為在某些國家，專咬人類的跳蚤物種據說已經絕跡了；然而有時候，跳蚤可能還是會從馴養或野生的動物處移居到人類身上。若咬傷處呈行狀排列（如沿著腰頭），就可以懷疑是跳蚤咬傷。假使室內有跳蚤，可以噴些天然的除蟲菊精，因為那對人們較沒害處；已經使用過或穿過的床單及衣物，於噴藥前需先在滿水的浴缸上抖一抖。

頭蝨

這已經變得很常見；校護對學齡兒童做例行性檢查時，通常會發現問題所在。頭皮發癢時，會讓人察覺到頭蝨。由一些經驗得知，要發現蟲卵是容易的，甚至常常連大小不一、敏捷的成蟲都可以找得到。如果一個孩童患有頭蝨，整個家庭都接受治療比較好。

治療

不幸的是，天然的除蟲菊精已經不再那麼有效，而在許多國家，也出現了對 Permethrin（一種合成的除蟲菊衍生物）產生抗藥性的報告。而現今引人注目的替代品是印度楝樹油的產品（透過網路即可買到）。

治療頭蝨可以使用含印度楝樹的洗髮精，洗頭後在頭髮與頭皮擦上含印度楝樹的乳霜。要在所有患部和身體毛髮處擦上產品，然後留置過夜，第二天早上再清洗掉。在清洗前，可以使用跳蚤梳除去死去的蝨子與不能孵育的蟲卵；至於剩下的蟲卵，就要使用鑷子或細梳去除了。七至十天內需重複此療法。

如果使用除蟲菊萃取物的話，治療方式如下：在一週內，每天洗髮並檢查蟲卵。但如果以加了醋的洗髮水每天洗髮，並仔細檢查和剪掉附有蟲卵的毛髮，也是有效的。在澳洲、紐西蘭與南非，可以買得到一種美國製造名叫「頭

蟲走開」（Lice-B-Gone）的產品。另一種方法可在兩星期內見效，就是使用迷迭香洗髮精和潤絲精，然後在沖洗潤絲精之前，頭髮還濕濕的時候，使用細梳子梳頭髮。請在兩次梳頭間，清潔梳子上的蟲子。孩子可以站在澡盆裡或浴巾上。如果還發現有蟲子，就需要每三至四天重複做一次。

全部衣物都應該放進冷藏室或加熱的密閉空間兩天，以殺死蟲卵。如上所述進行治療並完全吹乾頭髮後，所有的家人都要再次檢查有無蟲卵的存在。大量新的寄生會在頭皮上方約一公分左右被發現，如果是超過三公分，您就可以確定這些是舊的、也就是空的蟲卵（如果懷疑，活的蟲卵可在顯微鏡下驗明）。如果您使用蟲卵專用梳（可從藥局購得），很重要的，因為新蟲卵的位置，您必須從非常靠近頭皮的地方開始梳。另一種比較不會不舒服的方法，是從根部直接剪掉已有蟲卵寄生的頭髮。

當您發現有頭蟲寄生時，要盡速告知老師與其他家長，千萬不要不好意思，因為頭蟲是群居的生物，而且很喜歡特定的人，但這並不代表有頭蟲就是衛生習慣不佳喔！完全的公開是避免頭蟲散佈並再寄生的唯一途徑。依據所接受的治療方式，您的孩子（雖然本身已不具傳染性）可能很容易就在第二天將蟲子從學校或幼兒園帶回家；假如沒有完全更換他們的床單或衣物，並放在冷藏室或加熱的房間兩天的話（在寒冷或熱氣中，且沒有宿主時，任何快速探出頭的幼蟲，都會精疲力盡而死去），再寄生就可能因此再度發生。

孩童應該在頭上完全找不到蟲卵時才回學校上課（他們即便已完全擺脫蟲子，但在頭髮上仍然可能有一些空的或死的蟲卵。然而，如果不是以顯微鏡檢查，您無法確認這些蟲卵是以前的或是新的）。請查明當地對於患者就學或出入公共場所等的隔離規定。

疣

疣可能是凸起（在指甲上）或平的（足底疣），由具傳染性的病毒引起，常經由公共游泳池散佈開來。可以乾冰或外科方式去除，軟化雞眼的繃帶並沒有幫助，但有些強烈的溶液（需要處方）是有效的。我們偏好含有鉍與銻的軟膏，雖然需要些耐心（可能需時一至三個月），但大多數的疣對這軟膏有反應。

有些人嘗試以魔法或咒語治療，但我們並沒有這樣的個人經驗。

傳染性軟疣的特徵是有多發的、稍硬的、針頭大的角質化結節，中心會有開口；一般多發生在皮膚較細的地方，經由接觸或在游泳池裡傳布。

治療的選擇包括擠出內容物、磨掉，或使用上述提及的藥膏或茶樹精油，最後它們會自動消失。擦些大白屈菜（chelidonium majus）的新鮮汁液，也可以很快地得到改善。

過敏及毒性皮膚反應

清潔劑、衣物柔軟精、護手霜、化妝品、加工紡織品裡許多不同的化學物質，已導致許多過敏性的皮膚反應。過敏通常只是局部的反應，然而它也可以在全身各處發作，在皮膚或黏膜上、支氣管中，或出現像免疫系統過度反應一樣的循環性反應。不管引發過敏的化學物質量有多少，會出現過敏反應的，只侷限在那些本身有過敏的人身上。過敏的表現形式差異很大，我們幾乎可以說，過敏症狀能模仿任何一種皮膚病（請參閱第 6 章）。如果懷疑是過敏反應，請先避開該特定物質以實驗並檢視症狀是否緩解。食物（如草莓）和藥草（如山金車）偶爾也會引起皮膚過敏的反應；而一些特定的西藥（特別是磺胺藥與抗生素）在某些人身上會引發皮膚過敏，其症狀甚至常常嚴重到讓人避免去使用這類藥物。病菌也有可能導致過敏，這樣的病例在流感或其他感染期間，會出現疹子；這種病的表現也是非常多樣的（可以是微小、中型，或有時像風疹塊那麼大並凸起的斑點），身體上任何皮膚都可能被侵犯。

治療

木賊茶浴（請參閱附錄一），已被證實對所有的過敏性皮膚疹有效。此外每小時服用蕁麻複合劑（Urtica comp.）五滴，可能的話再加上每日三次的石英 D12 粉末（Quarz D12 trit.）。

沐浴後，如果皮膚乾燥，請擦上滋潤軟膏。以下處方可為參考：

- 10% 異株蕁麻浸泡液（Urtica dioica）80.0
- Eucerinum anhydricum（羊毛脂醇軟膏）ad 200.0

如果皮膚是正常或油性的話，可以使用舒緩粉末以取代軟膏。

視整體過敏的情形而定，可利用體質調理療法刺激肝、腎活動或其他新陳代謝的功能。

過敏性接觸性皮膚炎

夏天，在開放的空間裡走路或工作時，有時會不經意碰觸到各種會引起皮膚反應或皮膚疹的植物。在某些地區，假如接觸到野葛（poison ivy）會導致嚴重發癢及皮膚紅腫；其他可能引起接觸性皮膚炎的植物有：菁草、報春花、漆樹與毒橡樹。在北美有一種歐洲防風草（ieracleum species）會造成日光性皮膚炎，它會使得皮膚紅腫、起水泡，就像燙傷一樣；治療方法與曬傷相同。我們應該要教導孩子認識當地的這些植物，如果可能的話，要盡量避免接觸。

蕁麻疹

大多數人都忍受過被蕁麻或馬蠅咬傷所引起的疹子，因此對「蕁麻疹」的皮膚症狀都很熟悉。蕁麻疹的皮膚會腫起來，呈白色（相對於紅色背景時）或是紅色（對照正常皮膚的背景時），分佈不規則且形狀也不定。雖然非常癢，但患者傾向以摩擦而不是以搔抓患部止癢。症狀持續的時間也不一樣，可能第二天就好了，或持續好幾個星期。在大部分的案例中，病因仍不明；硬乳酪及可可亞因為含有組織胺，會使蕁麻疹惡化。這不算一種過敏，僅是皮膚對昆蟲咬傷、溫暖、寒冷或壓力所產生的過度反應而已。嚴格說來，蕁麻疹並不是因過敏而引起的。較輕微的病例，可以在家以舒緩的粉末治療即可；如有全身性症狀，就要看醫師了。

丘疹性蕁麻疹

和蕁麻疹比起來，這類的疹子更常發生在幼童身上。它摸起來的感覺和蕁麻疹一樣，但是那些隆起的白色或紅色疹子，直徑卻只有幾公釐大。就像蕁麻疹，它的致病機制仍不確定。

CHAPTER ❻

過敏性的敏感反應

免疫反應一如學習的過程

目前，在西方國家中，有 1/3 的人不是容易因季節性過敏就是因異位性過敏而受苦。健康的身體會賦予所有器官不同的表面，而且所有與外界接觸的表面（皮膚、肺、腸子）也都保有各種保護的功能，可以保護並防禦自身。我們稱所有這些具常態保護功能的整體為免疫系統；而當這些功能失衡，以致對特定物質「過度反應」就會造成過敏的症狀。

過敏在近幾十年來快速增加的原因包括：

- 在環境、食物及衣物中，廣泛地使用許多新的物質。
- 過度的衛生，及城市孩童過度的缺乏暴露於植物和動物的過敏原之中。
- 太早引介牛奶。

如今仍在調查的其他可能因素有：

- 在早期複合式疫苗中的活性成份及添加物（請參閱第 10 章）。
- 傳統的農法作業及工業上的食品加工處理。
- 發燒的不當治療。
- 一胎化家庭數量的增加。
- 抗生素的使用。
- 匆忙與壓力。
- 失去自我認同及被接納的感覺。

最近在瑞士、荷蘭、奧地利、瑞典及德國進行的 PARSIFAL 研究（Prevention of Allergy Risk Factors for Sensitization in Children Related to Farming and Anthroposophical Lifestyle；人智學農法與生活對兒童過敏因素防範之相關性研究），統計分析的結果仍在進行中，初步的發現指出，過敏性的敏感反應也受生活型態的影響。

「過敏」這個詞是在 20 世紀初，由小兒科醫師 Clemens von Pirquet 發明的，其簡要定義是「添加的反應」。當過敏原（觸發過敏的外來物質）被吸收（藉由食物或藥物）、吸入或接觸（特定的植物或動物毛髮）時，身體內在的防禦機制會被強烈地啟動。身體不是學著如何去處理該特定物質，反而是誇張地抵制。這樣的抵制造成了皮膚出疹、發癢、黏膜腫脹、腹瀉或其他症狀。對抗這些過敏原的特定（經常是非特定的）抗體，在血液中或細胞表面上形成。因為血流會帶著這些抗體經過全身，所以僅只是一隻手接觸到致敏的物質就足以使嘴唇腫脹、臉部發紅。

形成抗體是免疫力的準則；在感染疾病時，這是很需要的。抗體經常是在被忽視的「無聲無息」中，或是無臨床症狀的感染中發生的。然而在過敏症裡，這就變成了問題，過度的抗體分泌會與其他反應過程相互作用而產生過敏症狀。

然而，在一些案例中，有過敏傾向的身體，經過數年，確實學會了處理過敏原。氣候的變化可能會促進這個過程，因為它會迫使身體改變、適應，而且一般而言，會變得更有彈性。類似的結果，有時候也會在伴隨著高燒的兒童疾患之後被注意到，因為這等於對整個免疫系統提出很高的要求，而最終可能使得免疫系統變得更強壯、更有功能。在許多案例中，減敏現象也可以透過長期的「體質治療」（健康飲食以及個別處理的順勢療法與人智醫藥劑）來完成。這也是順勢療法做一整年體質藥物治療的目標（不是總能成功）。除了食物過敏，兒童期最常見的過敏性疾病是慢性濕疹（請參閱第 5 章之「慢性內因性濕疹、異位性皮膚炎或神經性皮膚炎」）、氣喘（請參閱第 3 章之「我的孩子有氣喘或阻塞性支氣管炎嗎？」）、花粉熱（請參閱第 3 章），及蕁麻疹（請參閱第 5 章）等。蜜蜂或黃蜂螫傷（請參閱第 5 章之「昆蟲咬傷與皮膚的寄生蟲」），偶爾也可能引起過敏性（過敏反應）休克。

這不僅只是一個比喻而已，對於能在「自體」與「非自體」之間辨識有害物質，在不同階段中對應於學習「覺察」或「認出」有害物質的術語，醫學上傾向以免疫「記憶」之類的詞彙來形容免疫過程。

長久以來大家都知道，個體基因的潛能是一個開放的系統，它不僅能終生學習，也能一方面受到外在世界，另一方面受到思維與情感「內心世界」的雙

重面向激勵而學習。

以學習能力做為預防策略

身體的自癒能力（因此也是免疫調節）與思維活動相關，這是魯道夫‧施泰納於此最相關的發現之一。施泰納敘述「以太身」不只是自我調節與痊癒的載體，也是個人思維過程的載體（請參閱第 14 章之「最初期的純思維活動跡象」）。因此免疫功能不僅決定於遺傳，也決定於兒童自己的學習與熱情能力，以及（廣義而言）在家庭與學校所教養出來的生活型態。

截至目前為止，優質傳統的慢性過敏治療，不單單只以使用藥物為基礎。患者的衛教與個別的建議，上至包含教育議題（例如，一位對稻草過敏的小孩，如何能參加實作的農耕課程等），已經變得越來越重要。

此外，如果兒童從一開始便樂於學習，他的免疫能力發展即能增強。對於在幼兒園與學校中就實踐樂於學習，且願意不斷從舊有、熟悉的事物中看見新面向，並能以正面方式處理負面經驗等的態度，這類兒童會更輕而易舉地增強免疫力。

為什麼這會如此重要呢？因為它能促進健康的自我覺察與認同感的發展，而且能幫助兒童處理他們的衝突。同時，Aaron Antonovsky 的「連貫統整」感，在達成並維持穩定的健康狀態上，也是一個決定性因素：當兒童所經驗的世界是「連貫統整」的──可理解的、有意義的，並且是易於處理的──他們在心理上就能「免疫」，也就是說，有適應力、較不容易受到傷害。

在未來幾年，以「健康起源」（salutogenesis）模式為基礎的生活型態研究，將會增加我們對諸如異位性過敏等「文明病」的理解。然而細心的自我觀察已經可以告訴我們哪些環境會讓我們感覺好一些；哪些會加劇我們健康的敏感反應，直到過度反應以及無法防衛的自我破壞。當今活著的人們，是遭受價值觀衰退、對生活恐懼、對人類存在意義懷疑，以及面臨大規模苦難挑戰和驚悚恐怖行動等為難的第三個世代。起初，所有這一切掛慮與問題，會壓抑並減弱健康的免疫反應；然而，從長遠來看，以「積極性、自我接納，及創意性文化參與」等的因應方法，就像「積極性和目的感失落」的提升，一樣能有效地

抵銷敏感性過敏。

實用的策略及影響

- 和孩子產生愛的認同。

- 提升孩子的創造力——例如，透過數量有限，但卻有可能產生許多不同經驗的玩具。

- 藉由逐漸形成感官印象激勵兒童的專注力（請參閱第 12 章）。

- 透過規律而節奏的日常生活作息，以及逐漸形成的宗教價值觀，來創造安全與信任感。

- 設定明確的界限。一位過敏的孩童，在身體層次上，無法如正常兒童一般地分辨自體與非自體。若能學著在心靈層次上做出區分，往後將能在身體功能上繼續工作。無論是過度的放縱，或過度的紀律，都忽視了兒童在心靈層次對健康界限的需求。

- 由成人做出決定，再以愛的意志陪伴適應，並從生活的具體情況中尋找方向，在幫助過敏兒童時特別有效益。

- 健康而簡單的食物。

- 建設性的態度，我們可以向生命中隱密的危險學習；而且我們有外在與內在的資源足以對付它們。

- 接納您的小孩，並提供他「他就像他自己的樣子那麼好」的感覺，而且每一個人都是在某些方面「正常」，而也有某些特定問題需要處理。

CHAPTER **7**

「兒童期疾患」及其他疾患

　　幾乎所有的父母在面對第一個孩子首次生病時，都不知所措而又焦慮。突然間，這孩子就不一樣了——變得敏感、躁動不安、任性或是不尋常的靜默和嚴肅——並且燒得發燙。

　　我們對孩子自癒能力的信心強度，取決於處理孩子最初幾次感染的經驗。我們都知道，我們不能期望孩子不受傳染病、突然高燒及兒童期疾患的試煉。因此，我們不僅要視兒童期疾患為問題，也要視之為促使日後健康狀態更穩定生長的因素。

　　相對於上一章所描述的過敏疾患，每一個感染疾患的康復，會在「攻擊」與「防禦」的進程間，經歷過一連串令人驚訝的規律的、可預期的相互作用。因為這個可預期性，這些傳染病也被稱為「自限性」疾病。它們主要可見的症狀——發燒、紅疹、淋巴結腫大，或是嘔吐——通常是身體克服感染源的奮戰徵象。這些症狀是身體面對疾患不可或缺的反應，是為了克服疾患做準備——也就是說，為了要達到更高階免疫力的新平衡狀態。感染性的與過敏性的疾患差異，或許可以解釋為什麼過敏性有時候會在小病人歷經了典型的兒童疾患後獲得改善，而為什麼世界上一些孩童面臨許多傳染病的地區，氣喘較不普遍。

　　當今日的許多成人，仍然應當將他們堅強而富彈性的免疫系統歸功於兒童時期被允許學習與病菌共處的事實；也就是說，他們是在沒有退燒劑、抗生素或疫苗的情況下，從急性病症中存活下來的。未來世代的成人，因為童年並未受到相同程度的病魔經驗養成；所以他們將會如何發展仍有待觀察。在免疫系統弱化與功能失調中，如同之前所敘述的有許多因表層器官（皮膚、肺臟、小腸）的超敏反應引起不同的過敏症；在「抑制感染源」與「全球傳染性疾病增加」這兩者之間是否有某些關聯？今日，我們再也不能很有說服力地論說「兒

童期疾患」這個名詞，因為疫苗注射的可能性以及工業社會中人們的越來越疏
離，使得曾經被認為是兒童期典型的傳染疾病改變了發病的時間。舉例來說，
麻疹及水痘現在大多發生在青少年及成人身上。

　　以下的章節旨在提供主要傳染病的症狀、風險及併發症的具體概述，以減
輕未知的焦慮。哪一種病症孩子必須認真面對，以及如何面對，並非巧合的事
件，而是孩子個人命運的一部分。由此，我們將試著以一種讓父母盡可能更有
信心地協助病童的方式描述這些兒童期疾患的急性症狀*。為了同樣的原因，我
們增加了關於這些症狀的目的及意義的一章（請參閱第 8 章）。

麻疹

　　症狀：接觸到麻疹後，在 10 ～ 13 天之間開始出現流鼻水、咳嗽、眼睛發
紅及中度發燒。從第 12 天到第 14 天，沿著臉頰的黏膜內層出現白色小圓點及
「蜘蛛網」（所謂的柯氏斑點 Koplik's spots）。第二階段的發燒從第 14 天開始，
伴隨迸發小丘疹，首先從耳後很快地擴散到頭部、軀幹還有四肢，融合為大面
積的紅疹（照片 10、11）。病患覺得非常不舒服。腹瀉並非少見。除了咳嗽會持
續得較久，其他症狀會在紅疹出現後五天內消褪。

　　潛伏期（接觸到疾病和初始的疾病徵候出現的期間）：10 ～ 12 天。

　　傳染性：從接觸後第九天到紅疹出現後第四天，非常強。病毒藉由空氣中
的飛沫傳播，咳嗽和打噴嚏時可噴出數公尺遠。

　　免疫力：得過麻疹後即終身免疫。母親得過麻疹的嬰兒可以完全受到母親
抗體的保護達四個月之久，且接下來幾個月還有部分的保護力。如果媽媽只是
接種過疫苗，被動的免疫力是不可靠的。

　　伴隨的疾病與併發症：中耳炎、鼻竇炎、肺炎並非少見。有危險併發症的
腦炎，是罕見的後遺症（詳見以下說明）。

　　治療：務必與醫師聯繫。

　　臥床休息；安靜、沒有燈光的房間；發燒時主要給予液體食物。

---

* 有些國家有不同的實踐，一個實用的紐西蘭網站是 http://www.imac.auckland.ac.nz

麻疹的綜合症狀具有相當大的影響力。得麻疹的孩子會覺得虛脫無力，在被單下有著腫脹、佈滿紅斑的臉，小孩避開光線向外凝視，眼睛發紅且被擠到只剩一條僅可看東西的細縫。想開口說話就可能引發喉嚨深層有痰的咳嗽。四天前，疾病從有點發燒、貌似無傷小感冒開始。一天前，在醫師的診療室裡，他似乎已經好些了，但醫師檢查孩子的口腔後發現頰部有小白斑及線條——此乃麻疹的初期徵候。那天下午，小男孩的四肢開始發冷，傍晚就發高燒了，一點一點最大到直徑一公分的疹子開始出現，先從耳朵後面和頭部，很快地往下蔓延，一直到手腳也都佈滿紅疹。

孩子很不舒服，在此階段，每天與醫師保持聯繫是很重要的。一天要數次注意他的脈搏及呼吸速率，檢查鼻翼的擴張並記錄他的體溫。發出疹子後的第三天左右，症狀就應該有明顯的改善。咳嗽會持續一週或更久些。

耳朵痛（照片4）表示中耳感染開始了；鼻翼外張是肺炎的徵候。一次又一次的全身性抽搐或是伴隨著痙攣的另一波高燒表示發生腦炎。然而在疾患初期，個別發生的熱性痙攣通常是無害的。

在有急性症狀期間，如果可能的話，請醫師到家裡給孩子看診。如果您不能避免移動他——例如：您要帶他去醫院，則要確定讓他一直保持躺著的姿勢。

麻疹的診斷一定要由醫師確定。我們不建議用退燒藥，但請參閱第2章所建議的發燒處理方法。

在整個病程裡，確定您的孩子得到他極需的休息是很重要的。小病人不應該注視著亮光，或是待在有鮮豔壁紙的房間裡。最重要的是，他們不應該不斷地暴露在收音機或電視的環境裡。

很重要的是，我們必須知曉，依病症的嚴重性，孩子的免疫力可能會在感染麻疹後幾星期內呈耗竭狀態。為了讓身體有足夠的康復時間，最好向您的醫師諮詢。

所有在傳染期間與病患接觸過的孩子及成人，都應被視為已感染。如果他們已經接種過兩劑疫苗或得過麻疹，這次的接觸將可以強化他們的免疫力，其效果就如同追加了一劑強化疫苗。只接種過一劑疫苗或沒得過麻疹的人，還是可能會發病，除非他們在三到五天內再次施打疫苗（譯註：讓身體在感染初期體內病原量較少時，就藉由較高病原量的疫苗刺激而產生抗體）。

　　然而，為了避免無意間傳染給其他孩子，在帶著可能已被傳染麻疹的孩子就醫前，請先打電話給醫師。就另一方面來說，有些未接種疫苗的學步兒，其父母可能會因孩子得了麻疹而高興，因為在這個年紀發病的嚴重程度，會比等到學齡期才發病來得輕微，而已成功接種過疫苗的孩子有機會加強劑量，不需要再次施打疫苗。

　　在已開發國家裡（註 1），如果兒童得了麻疹，他就會獲得額外的休息及謹慎的治療，很少會有併發症的問題，雖然會被建議要小心，但處理疾病的經驗是很有幫助的。不過，得麻疹時併發嚴重的肺炎雖然很少見，但即使在已開發國家也可能導致死亡。在熱帶地區及衛生、生活水準及健康照顧較落後的國家中，麻疹的危險非常高。在這些國家決定預防及治療策略時，一定要把當地的經驗列入考量。然而，有一篇非洲的實證報告似乎值得注意：有一次麻疹流行時，只因為沒有給予退燒藥，死亡率就大幅下降（註 2）。

　　建議接種疫苗的人士，把因麻疹引起腦炎的比例設定在 1：1,000 到 1：2,000——這很明顯是過高了。執業醫師的看診經驗建議大約是每一萬個麻疹病患裡有一個，有位專家計算過 15,000 個得麻疹的學步兒才有一位感染腦炎。腦炎發生的可能性不可以被排除，然而，習慣使用退燒劑會導致腦炎增加的頻率，因為病毒感染產生了併發症（請參閱第 2 章之「典型發燒過程」以及第 8 章的附註 1）。根據目前所知，麻疹引發腦炎的小兒科案例中，約有 1/6 會死亡，1/4 會留下永久性、有時很嚴重的神經損傷。在 1960 年代，預後仍普遍被認為是好的（註 3）。之前未使用抑制症狀的藥物而康復的孩子，在面對病症上得到了經驗，他們從麻疹復原的狀況也比從來無此經驗的孩子要順遂。如果腦炎仍然發生了，父母在醫院裡持續支持、腦水腫的藥物治療，以及補充性的醫療合起來，都可以正面影響病症的進程（註 4）。

德國麻疹（rubella）

症狀：小紅點的疹子、在頸部的雙側可摸得到擴大的淋巴結、發燒。
潛伏期：接觸之後二到三週發疹子。

傳染性：傳染力比麻疹低，例如，病毒藉空氣飛沫傳播。免疫力是面臨「無聲無息的」傳染病的一個結果，它經常在沒有明顯疾病跡象之時即開始發展。這個疾病據說在疹子出現前一週到疹子出現後十天會因接觸而傳染，但這個接觸傳染期受到質疑。

免疫力：在疾病康復後可終身免疫。

併發症：在兒童時期，沒有。青少年及成人在得德國麻疹之後，可能會發展成風濕性疾病。懷孕最初四個月罹患德國麻疹的婦女，會造成生產缺陷或死產（雖然全部胚胎都被感染，然大約 25 ～ 35%、最多 50% 的胚胎會受到此疾病的傷害）。

治療：發燒期間需全程臥床休息。

這個疾病本身對孩童無害，會在感染後二到三週發疹子。第一次看時，這紅疹類似麻疹，不過斑點的分佈更平均，集中在軀幹；它們很少融合成一大片。伴隨紅疹的發燒可能偏高，但不會造成問題。喉嚨、頸部或是頭部後側的淋巴結腫大是典型的表徵。

猩紅熱

症狀：快速竄升的發燒，可能同時（不會一再出現）打寒顫、頭痛、嘔吐。密集而有著細小斑點的紅疹看來像紅的雞皮疙瘩，主要出現在鼠蹊部及腋下（照片 12），可能只有短暫時間內可看到。雙頰發紅，但是嘴巴周圍的三角區域仍然蒼白。吞嚥時疼痛，在上顎、懸雍垂與扁桃腺背面，會有不同程度的發紅和腫脹。舌頭上有一層白色的覆蓋物，但第三天就消失了，變成亮紅、覆盆子樣的表面。喉嚨的淋巴結腫大（照片 13）。

用抗生素治療，發燒會立即退去，但只在第四到第七天消失。偶爾，在第二週末尾會發展出第二階段的病症——另一波發燒及腫得更明顯的淋巴結。紅疹從第二週開始如雪片般脫落，第三週期間也可能有手掌及腳掌的大面積脫皮。

潛伏期：二到五天（最多七天）。

傳染性：變異很大。大約只有 10% 的人，終其一生感染過一次或數次的猩紅熱。嬰兒不易受影響；最容易受感染的是三到八歲的孩童。

傳播：經由分泌物、直接接觸或是接觸被污染的物體或空氣，但通常只透過密集的接觸（同住一室或住宅）傳染。病原是各種不同的溶血性化膿鏈球菌〔A 群 β 型溶血性鏈球菌（β-hemolytic group A）〕。儘管病患有的只是最輕微的症狀，仍會傳染給他人。

免疫力：幾個月之內有可能復發，經常一年之後會復發，最有可能發生在抗生素治療之後（譯註：在身體還沒產生抗體前，過早地給予抗生素雖然治好了病，但身體還是沒有抗體，再次接觸鏈球菌也還會再感染；最好先給予支持性治療兩三天，一邊讓身體產生抗體，一邊等喉頭檢體確定感染原再給抗生素）。

伴隨的疾病與併發症：中耳炎（特別在第二階段）、小膿疱疹、嘴角的裂隙、鼻黏膜或鼻腔入口發炎。腎絲球性腎炎是不常出現的併發症，可能發生在猩紅熱發燒或鏈球菌喉嚨感染後一到三週（請參閱第 1 章之「喉嚨痛及頸部痛」）。其症狀包含少量的血尿、臉色蒼白、水腫，有些病患血壓會升高。這些不能用抗生素預防的併發症，在當今的已開發國家中非常少見，通常可以完全康復。急性風濕熱也成為一種非常罕見的併發症，不過它非常令人畏懼，因為經常造成心臟發炎和隨之而來的心臟缺損。在較不富裕的環境中，它發生的頻率高很多，特別是在第三世界國家。然而，今日大多數的風濕熱是由未被診斷出的鏈球菌喉嚨感染所觸發，而不是導因於猩紅熱。

治療與隔離檢疫（註 5）：因為可能產生併發症，猩紅熱應該由醫師治療。

疾病開始第三或第四天起使用**抗生素治療**，可以在不增加併發症的情況下，有效地減少復發的可能性。患者不應該參與公共活動，直到他們接受了至少 48 小時的治療且沒有症狀為止。一般來說，家庭成員在病患被隔離或治療開始一天後，就可以參與公共活動。

只有在父母及醫師均同意的情況下，才可以**使用無抗生素的治療**。依據疾病的病程，猩紅熱的治療絕對需要臥床休息及補充性醫療。沒有用抗生素治療的孩童，不應該回學校或參與其他公開活動，除非他們完全無症狀且從發病後已過了至少三週。把接觸過病童的兄弟姊妹和病童隔離是有道理的，等幾天看看他們是否出現症狀。

在過去 40 年，猩紅熱顯現的症狀已趨於緩和，常常幾乎無法辨識。

發病四天後仍持續高燒，有時是由所謂的川崎氏症引起，這是一種和猩紅熱無關且必須以不同方式治療的疾病。

雖然醫師詳盡的檢查顯示無特別的病因，即使是罹患輕微猩紅熱的孩子，可能痊癒後好幾週仍看起來蒼白而虛弱，因為此疾病伴隨著可能影響甚而損害器官的強大崩解過程。因此，我們建議已經得到猩紅熱（即使有使用抗生素治療）的孩子，都能有一段長時間的調養期（至少三週後才重新恢復日常活動）。如果舊的症狀持續存在或發生新的症狀（如：耳朵痛），就應該再給醫師檢查一次。在三週後的結束健康檢查應該包括尿液分析，並檢查心臟是否受損。

在我們小兒科的執業過程中，我們遇到許多父母想要避免抗生素治療，特別是當他們的孩子因感染猩紅熱已接受過許多次盤尼西林的治療時。在我們的經驗裡，如果父母與醫師間能維持良好的合作，這通常是可行的。雖然我們把選擇權留給父母，但只要家庭的狀況允許父母能充分因應孩子的病症，避免抗生素的治療仍是我們優先的選擇。在許多人同住（群居家庭或是難民營）的狀況下，或是在未開發國家中，避免抗生素的使用就不是一個安全的選擇。

照常理推算，家庭成員在一週內就會被感染，但他們是否會發展成猩紅熱就另當別論。如果有家庭成員需要避免接觸傳染，這段期間他最好去和親友住。隔離患者以及做一些像洗手、進病童房間穿隔離衣等預防措施，可能無法有效避免把疾病散播給其他的家庭成員，但還是值得一試。建議暴露於猩紅熱病毒中的人，使用 Bolus Eucalypti comp. 或 Olbas 油漱口，特別是可能經由工作傳染給其他孩童的成人。有此情況的成人，如果出現喉嚨痛就應由醫師診治。給全家人用預防性的盤尼西林治療，常無法避免猩紅熱快速重現。

我們認識許多父母，他們報告了孩子由猩紅熱成功康復後的正向轉變：特有的相貌變得更加顯眼，或發展出新能力、新興趣，或健康上更穩定的狀態。例如，一個五歲女孩在畫他的家時，突然獲得詳細描繪的能力，他覺得自己「全部都長大了」，也不再尿床。一個九歲的女孩在他第二波的猩紅熱感染後，驚奇地發現「整個世界看起來像是剛被清洗過一樣」。突然間，他對不同顏色的覺察力比起以前增強許多。當然這類觀察很容易被忽略，但是對孩子的病症持有正向態度並留心觀察的父母，將由這些小小的發現中得到喜悅。

玫瑰疹（三日熱、猝發疹）

症狀：快速竄升的發燒，熱性痙攣並非不常見。連續三天體溫高低變動不大的高燒〔燒到 40°C（104°F）〕，之後迅速退燒時，會長出有細小斑點的紅疹。

潛伏期：一到兩週。

易感染性：輕微，但七個月大到快三歲時最易感染。

傳播：經由帶有第六型疱疹病毒（HHV-6）的空氣飛沫傳染。接觸傳染的途徑幾乎仍是未知的。

併發症：一般來說沒有。

不像以上所描述的兒童期疾患，「三日熱」的特徵是只在病程的尾聲才發疹子。因為發燒來得又高又突然，可能容易引起熱性痙攣，但這對大多數的案例都是無害的。化學性退燒藥每次只有幾個小時的效果，我們並不建議使用，因為它會迫使孩子重複花費精力重新達到發燒最高的目標溫度。

其他紅色皮疹的感染

有細小斑點的疹子也可能發生在其他類似流感之病症的尾聲。這一通打給醫師的電話內容是很典型的：「兩天前，他發燒又流鼻水。昨天他好一點，但是今天他發疹子了，不過沒有發燒。」如果沒有其他症狀，情況通常是如此，這位母親就不需要帶孩子去檢查。也就是說，疹子代表病症要結束了。大多數這類感染的病原裡，都包含了疱疹病毒群的病菌。

白喉

症狀：患者會發燒，燒的溫度相對來說不高，但從中等程度的不適到病得不輕的感覺皆有。咽頭炎、扁桃腺炎以及／或鼻炎和喉炎（參閱第 3 章之「格魯布喉炎」）。隨著疾病的進展，出現在扁桃腺上的一層髒白色、聞起來有甜味的覆蓋物會延伸到上顎，但今日的患者常無此症狀。喉嚨淋巴結腫大。

潛伏期：2 ～ 5 天。

易感染性：在採用疫苗之前的流行期，5～10% 的人口會感染。

傳播：細菌經由飛沫、分泌物或是污染表面而散佈。健康的人，包括接種過疫苗的人也會散佈疾病。

免疫力：有可能復發。

併發症：因為細菌毒血症而造成心臟、腎臟衰竭。軟顎的暫時性麻痺。白喉格魯布喉炎（diphtherial croup）。

治療：需要住院。盤尼西林可以有效對付細菌，但不能對抗可能已經產出的危險毒素。另外，我們建議 Cinnabar comp. 和 Argentum met. prep. 30X。

在 19 世紀最初的 30 年間，白喉被認為是最危險的兒童疾病之一，致死率很高。然而，近 50 年來，這個疾病在先進國家已經很少見，幾乎已經沒有醫師有治療白喉的經驗。在東歐（特別是前蘇聯），在 1987～1990 年間有一次白喉的大流行，受感染的主要是疫苗接種尚未完全的成人，很少有例外。

這段期間，德國的感染率並未上升。從 1995 年起，這個疾病就因為嚴密的疫苗計畫而獲得有效的控制。在英國，白喉與百日咳及破傷風合併為三合一疫苗（DPT）注射。

白喉格魯布喉炎比起一般的病毒格魯布喉炎更要命。在嚴重的傳染病中，白喉需要多加注意，因為全然發病後，它大大地壓抑了病患的內生力量。即使病患沒有發高燒，他仍看起來蒼白、脈搏快速而微弱，血壓也有偏低的傾向。此疾病的特徵是內毒血症，對循環與神經系統尤其有影響。

淋巴腺熱（感染性單核血球症、E-B 病毒）

症狀：發燒及扁桃腺炎，通常有廣泛的白色覆蓋物，但不會延伸到上顎。淋巴結腫大。偶爾有輕微的紅疹。

潛伏期：10～14（最多 50）天。

易感染性／傳播：只透過親密的身體接觸傳染──故俗稱「親吻疾病」，因此即使是室友也可能不會被感染。學步兒罹患此疾病通常症狀輕微，可能不會被注意到。

傳染性：初期症狀出現後的幾個月，都還可能透過親密接觸而傳染。

免疫力：通常會持續下去，除非個體的免疫力變弱了。

腫脹不只發生在淋巴結，脾臟和肝臟也會。兒童通常不會有**併發症**。急性症狀發生前後，可能會有長時間的疲憊感。感染淋巴腺熱的個體，在接下來四個月內應避免預防接種，要等到免疫系統再度完全恢復功能。

治療

不需要特別的治療。可以使用歐白芷（Archangelica）軟膏外敷緩和淋巴結的腫脹。

水痘

症狀：會癢、接連出現零星散佈的水泡，之後會結痂。發燒通常是輕微而短暫的。疾病持續五到十天。

在幾天內，不規則分佈的斑點會接連出現，快速地發展為充滿液體的水泡，在痊癒前會先結痂。因為處在不同發展時期的疹子會同時存在，就令人聯想到天文圖上不同形狀的「星星」（照片 14、15）。水泡也會出現在頭皮、手掌、生殖器官上和口腔裡。在一些案例中，肚子痛顯示小腸的黏膜也被感染了。這疼痛可能是急性突發的，因而易與盲腸炎混淆。

只有發燒的孩子需要臥床休息。治療通常只侷限於在發癢的皮膚區域撒上緩和的粉末。晚上泡個加入洋甘菊茶或雲杉針萃取液的溫水澡可以幫助止癢。如果水泡被感染了，就不要用這些產品。

感染的水泡在癒合時可能留下小痂痕，但通常會隨著時間消失。

潛伏期：11 ～ 21 天。

易感染性：非常高。因打開的門或窗戶而不經意地暴露在病毒中就足以傳染。「沉默」（無症狀）的感染就產生免疫力的狀況是不尋常的。

傳播：病毒經由飛沫傳染。接觸傳染期間從症狀出現前一兩天到最後一個水泡乾掉為止。

免疫力：病毒可能在日後以帶狀疱疹的形式再次出現。如果媽媽得過水痘，初生嬰兒在出生後前幾個月都是免疫的。

併發症：不常見。在體質不好、傾向會得神經性皮膚炎的個體，其症狀會較嚴重。對免疫系統較弱的人，還有媽媽在快生產時感染水痘的新生兒來說，這個疾病是危險的（請見以下說明）。

平時這疾病是無害的，但在醫院裡就很可怕，因為它會藉著空調系統傳播，使免疫力較弱的人陷入危險。

近來有報導指出，感染水痘的案例，發生非常罕見、但卻很嚴重的併發症，屬於會影響結締組織、肌肉和骨骼的鏈球菌感染。因此，發高燒或有嚴重症狀的水痘患者，需要迅速住院治療。

有些得過水痘的人，在日後面臨壓力或免疫力下降時就容易感染帶狀疱疹。這個情況的特徵就是滲入皮膚的堅實水泡，只會出現在和一條主要神經相對應的特定區域。神經痛可能很嚴重，患者可能持續發高燒。舉例來說，從罹患帶狀疱疹祖母那兒感染到病毒的孩童，會發展為水痘而不是帶狀疱疹。

口腔潰瘍（單純性疱疹口炎）

症狀：明顯難聞的口臭，口腔內非常刺痛的水泡及潰瘍（口瘡），常伴隨著高燒和淋巴結腫大。持續期：七到九天。十個月大到三歲的孩子最容易被感染。

潛伏期：2～6（最多 12）天。

易感染性：急性的型態較少有。無症狀的感染常會產生免疫力，症狀輕微的案例可能只出現少量的口瘡。藉由身體接觸或是飛沫傳播。

免疫力：只有部分的免疫力。可能終生都會有唇疱疹（面疱疹）復發的情形，但有些人只在經歷嚴重的疾病（如：肺炎）時，才會有此復發的狀況。

併發症：在有神經性皮膚炎的患者身上，此疾病可能會很嚴重，且會影響大面積的皮膚。

口瘡是發生在口腔黏膜組織內，呈扁平狀、灰色、會痛的破口（最大像扁豆大小）（照片 16）。疱疹性口炎患者會出現大量的口瘡，並可能出現在口腔周圍的皮膚上。感染疱疹性口炎的孩子常常拒絕進食，也很難說服他們喝下足夠的液體以避免脫水。有脫水現象的嚴重患者需要住院。

在家裡的處置：對於大到可以忍受潤濕自己口腔的孩子，稀釋 Weleda 漱口用品、Cinnabar comp.（滿滿一匙鹽，一天五次）或 Wala 的口腔香膏（Mundbalsam gel）可以緩解症狀。在南非可以取得 Wala 的 Echinacea comp. 口腔噴霧劑。所有經口的用藥都要用水稀釋，以降低酒精含量到 1% 以下。給予 Apis/Belladonna cum Mercurio（一天五次，一次五滴），可以幫助治療。在罹患疱疹性口炎期間內下降的體重，很快就會再回復。

持續數天到數週的單一口瘡（潰瘍）與疱疹性口炎，除了疼痛以外沒有共同之處。它們比較可能是因為對較少接觸的食物（如：聖誕節蛋糕或布丁），產生特定的過敏反應而引起的。

流行性腮腺炎

症狀：發燒（通常是高燒）以及腮腺（位於耳朵兩側下方的唾液腺）疼痛腫脹，使得耳垂突出（照片 17）。持續期間：至多一週。

潛伏期：二到三週。

易感染性：無症狀的感染常常就產生了免疫力。嬰兒通常不會感染。

傳播：經由飛沫傳染。接觸傳染期間可能始於症狀出現前 24 小時，一直到出現後三天。然而有些案例，可能早在症狀開始前一週到開始後九天，就有病毒從唾液中脫離出來。

免疫力：獲得免疫力最有效的方式是透過罹患此種疾病；復發很少見。

併發症：得到腮腺炎的青少年或成年男性可能會引發睪丸發炎。聽力受損雖然較不常見，而且通常是單側的，一般來說卻是永久的受損。流行性腮腺炎所引起的腦膜炎（或腦膜腦脊髓炎），是很少發生的併發症（請參閱第 1 章之「頭痛」），它通常不會有後遺症，不要將它和腦脊髓炎搞混。

所產生的症狀和嚴重性變異很大，但是很典型的症狀是臉頰和耳朵周圍會腫得像腮鼠一樣（照片 17）。大多數患者會發高燒並感覺病得很重。有些孩子的胰腺也受到影響，可能發生嘔吐及腹部類似腸絞的疼痛。有些孩子單面或雙邊的臉頰可能會短暫腫大，幾天之後又會再腫大，或許會伴隨著發燒。還有其他的孩子會發展出嚴重而持續的頭痛，不想從床上坐起來。這些案例多數會影響

到腦膜，此類症狀乃導因於上述的流行性腮腺炎所引起的腦膜炎。這種情況可能沒被辨認出來；幸運的是，這對孩童來說幾乎是無害的，通常不必住院。流行性腮腺炎引起的腦膜炎，幾乎從不需要做腰椎穿刺。因為流行性腮腺炎是經由病毒感染，以抗生素治療是沒用的。要學習辨識這項併發症，可參閱第 1 章的「頭痛」討論。

通常單側又很疼痛的睪丸發炎，常發生在得到流行性腮腺炎的青春期之後或成年的男性身上，精液的存活力可能會因而降低，不過因為得流行性腮腺炎而導致不孕的情形極為罕見，即使睪丸雙側都發炎也不會。女性也可能發生類似的卵巢發炎，但通常也是無害的。

流行性腮腺炎引起聽力受損的情形不多（發生率據報為一萬到一萬五千個患者中會有一位）。

真正腦炎的發生率甚至更低。關於這類併發症好發率的資料需要被嚴謹地評估，因為它們受到地理、文化及個別體質因素的影響，也可能反映出流行病或不適當的治療。併發症可能發生在病症開始兩週後。

家中的處置：在臉頰上（不是頭蓋骨）塗抹歐白芷藥膏，或敷上葵花油或橄欖油做的溫濕敷布。腹部疼痛則敷上洋甘菊或耆草茶做的溫濕敷布。患者的飲食應該是無油的。即使溫度高也不要試圖退燒，除非是醫師的建議。正如前面提到的，發燒可以降低病毒活動力因而減少併發症。

父母們一再地提到，他們的孩子得過流行性腮腺炎後，變得更獨立了。

百日咳（天哮嗆）

症狀：流鼻水、咳嗽、體溫上升維持一到兩週，接著是更頻繁的咳嗽，尤其是在晚上。可能一小時左右就咳一次，持續大約半分鐘，最後常咳到吐。整個病程約持續六到十週。

潛伏期：大約 7 ～ 14 天。

易感染性：越小的小孩越容易受到感染；嬰兒並不受到媽媽的抗體保護！症狀在大人身上不明顯，而且可能不會被診斷出來。

傳播：大約兩公尺距離內都會飛沫傳染。即使患者沒有咳嗽，他呼出的空氣裡都有細菌。接觸傳染期從感染後七到十天開始，一直持續到陣發期開始後四週。

免疫力：得過此病的人通常會有不錯的免疫力，但是因為其他病菌會造成類似百日咳的症狀，表面上看起來像是復發的現象是有可能的。

併發症：肺炎。出生後三個月內的嬰兒，可能發生呼吸衰竭、痙攣和某種特殊型態的腦炎。今日，有些嬰兒猝死症（SIDS）的案例可能與未診斷出的百日咳感染有關（請參閱第9章之「嬰兒猝死症」）。

如果醫師的接待人員聽到在等候室裡有像狗吠般、痙攣的咳嗽，他們會火速護送孩子及其母親進入隔離室，媽媽對此迅速的反應會感到十分震驚。

典型百日咳的發作最常發生在晚上，為了要排出逐漸累積的透明黏痰，需要強力大聲、刺耳且如斷音般的咳嗽。孩子在一次次的咳嗽之間沒空檔呼吸，而且反覆的咳嗽把空氣全都趕出肺部。他的舌頭在氣流周圍捲成管狀；臉部腫起來，變得有些發青。過了幾秒（對關心的旁觀者來說似乎太長了），在狹窄的聲帶間發生了一次慢而像雞啼聲的吸氣。整個咳嗽的過程會重複一到二次，之後孩子吐出痰（可能還有上一餐所吃的東西）。這孩子耗盡了精力並很快地入睡，但在他睡著前您可以給他某種流質的食物。到下一陣咳嗽前至少會有半小時的時間，在這段時間內液體會被小腸吸收。

孩子咳嗽發作時，不要拍他的背、把他拉離床鋪，或顯現出其他激動的徵兆。這不會縮短發作的時間，只會讓已經很沮喪的孩子狀況更糟。為了幫助他吸氣，輕輕地撐著他的前額，在他咳嗽時說些緩和的話語，例如「來，全部咳出來。很好，現在吸口氣，再咳一次。」讓他知道情況都在掌握中，不需要慌張。往往，您的冷靜同在是孩子唯一需要的幫助。俯臥的小孩可能會用手臂撐起身子，直到咳完再躺下。理想的狀況是，父母有一人要睡在孩子房間裡的另一張床上，以便在需要時清理嘔吐物，並為孩子換床單及棉被。

發燒在百日咳的陣發期不是典型的症狀，所以如果孩子發燒了，就要詢問醫師的意見。

預防：對不到三個月大的嬰兒來說，百日咳是危險的，因為他們不能有效地咳嗽。腦部的併發症也並非罕見。

所有準父母都必須知道如何預防他們的新生兒或小嬰兒被感染：正在咳嗽或對抗感染的成人或孩童，應該避免到嬰兒房間；如果父母自己被感染了，他們應該戴口罩。若小嬰兒的哥哥姊姊從未得過百日咳，而幼兒園或住家鄰居裡有一個孩子得了此項疾病時，媽媽應該要特別警覺。如果您懷疑寶寶已經感染了，您的醫師可以採取必要的措施。使用影響幅度小的抗生素可使剛染病的新生兒避免其他感染。

如果您的寶寶感染了：新生兒感染百日咳的機率幾乎是 100%，甚至餵母乳的嬰兒亦然。如果您懷疑自己的寶寶已接觸到病原，請密切地監控他的情況並照會醫師。症狀一出現，寶寶就要馬上住院，如果父母或其中之一能在醫院陪伴，孩子的預後情況會比較好。

三到六個月大的寶寶感染百日咳時，也會病得很重，但是大部分的案例已能有效地咳嗽。根據醫師及父母所處的環境及經驗，可能還是會建議使用預防性抗生素。除非是因為疏忽，一歲以上的孩子很少發生併發症，也不再需要預防性抗生素。針對三個月大以上的健康孩子，我們常常也有能力不再使用了。

百日咳對患有軟骨症或是飲食缺鈣的孩子來說，顯然較具危險性。所以當小於一歲的孩子，其百日咳突發期變得很明顯時，我們總是建議要找醫師檢查。

陣發性的咳嗽可能經過幾個月、孩子受到新感染的任何時候再發，雖然屆時他不再會傳染給別人。長久以來眾所皆知的是，百日咳極少引起氣喘或過敏，也與近來此類疾病的增加沒有關係。

父母經常注意到，以前挑食又吃得少的孩子在得過百日咳後，變得食慾大增。

醫療處置：不論對嬰兒或大一點的孩子，給予化學鎮定劑或止咳藥會使百日咳更危險，因為這些藥物減低了咳嗽的頻率與強度，結果使痰更可能留在肺裡，而導致肺炎及腦部缺氧。有鑑於此，順勢療法或是人智醫學的治療法似乎比較合理且危險性較低。

晚上給孩子好好泡個溫水澡，接著在喉嚨或胸部做短暫的濕涼敷（不要敷到脊椎），有時可以降低夜咳的嚴重度。

只有在預防嬰兒感染或已經得肺炎的羸弱小孩身上，才會使用抗生素。在病狀初發之時使用抗生素可以縮短症狀持續的時間，並降低其嚴重度，但這可

能抑制免疫力的有效發展。

傳染性 A 型肝炎

在不同型態的肝臟感染裡，A 型肝炎對孩子來說是最常見，也是最不危險的。專家強調它從未引起永久性的損傷（肝硬化）。患者在得病初期會感到疲倦、沒有食慾；噁心或嘔吐、腹痛、腹瀉和發燒也可能發生。當黃疸症狀出現（只影響約 1/3 的患者），症狀通常就改善了，但是患者的尿液變得異常地暗，而大便則顏色變淺。通常經由糞便傳染，不過可以藉著良好的廁後衛生習慣降低傳播。感染後 15 ～ 50 天症狀才會出現，但病毒早在一兩週前就被排到糞便裡（也就是說，病人是會傳染疾病的）。無論任何情況的黃疸，醫師都應該查明原因。有任何病毒性肝炎的案例，都應該向當地健康衛生機關報備。

治療包含臥床休息、將溫熱的耆草茶濕布敷在肝臟處（請參閱附錄一「耆草肝臟敷布」）及容易消化的飲食。另外，我們使用建議 Fragaria/vitis comp.（Hepatadoron）錠劑（由草莓和葡萄葉製成）以強化肝臟（因現代生活方式而過度勞累的器官），還有 Taraxacum planta tota Rh 3X 滴劑或藥丸，Taraxacum Stanno cultum Rh 3X。

傳染性 B 型肝炎

B 型肝炎跟 A 型肝炎的急性症狀差不多，但是 B 型肝炎的潛伏期比較長——一個半月到六個月。估計只有 1/4 到 1/3 的受感染者會發展出可見的症狀。患者年紀越小疾病越不明顯，但發展為慢性肝炎的機會就越大。此種病毒與人類的關係是罕見的，有些被感染的人從未戰勝該病毒；它頑強地存活於這些人的血液中，且可以在一段很長的時間內持續感染其他人。輸血感染已不再是重要的傳染途徑，這使此類的肝臟感染與其他種類有所區別。目前性接觸是最頻繁的感染來源，此疾病的發生率在雜交與藥癮普遍存在的大城市裡最高。這種疾病非常少在家庭成員間傳播——例如：當孩子從流行 B 型肝炎的外國地區被領養時。在幼兒園裡受感染的風險非常低。帶原者可能毫無病徵地掩蔽病

毒好幾年，之後他們可能不是康復了，就是發展為會導致肝硬化的慢性肝炎。

在其他種類的肝臟感染裡，C 型肝炎是最普遍的，佔已呈報案例的 10 ～ 15%。60 ～ 80% 的 C 型肝炎案例是慢性的。

萊姆症

這種經扁蝨／硬蜱啃咬而傳播的病，通常沒有症狀（在傳染地區，有高達 30% 的林業工作者，血液中有疏螺旋體菌的抗體），但此類感染也會產生不同嚴重程度的長期症狀。最常見的是被咬處周圍會起紅疹，之後一到三週會往外擴散，同時因中心處轉為蒼白，而成為一個紅色圓圈。疹子本身是無害的，幾週後就會消失。但現在我們知道，孩童臉部麻痺（通常是暫時的）以及漿液性（非化膿）腦膜炎的許多案例，都是扁蝨／硬蜱媒介的疏螺旋體菌感染。其他嚴重的神經失調及肌肉骨骼系統的發炎，是成人患者較典型的症狀。

被扁蝨／硬蜱叮咬後最初幾個小時內被感染的機會不大，但是經過 12 小時以後就明顯增加（有些來源說是 24 小時）。因此很重要的一件事，就是在扁蝨／硬蜱感染區域內的草地或森林裡散完步，就要立刻從頭到腳地檢查自己跟孩子身上是否有扁蝨／硬蜱，至少不要超過當天晚上後才檢查。如果發現一隻扁蝨／硬蜱，用特別的鑷子移除牠，對皮膚稍施壓力（這樣鑷子可夾住扁蝨／硬蜱的頭），然後逆時針旋轉鑷子。如果部分扁蝨／硬蜱殘留在皮膚內，請諮詢離家最近的醫師。如果在被叮咬部位周圍有持續或擴散的發紅，意謂著您要找小兒科或您的家庭醫師看診，他們通常會使用抗生素治療。

近來已經發展出各種不同的疫苗，而且在一些國家裡可以取得，而病菌也對抗生素治療有反應。不過因為無法預測後期症狀的嚴重程度，已感染疹子的個案，通常會施以抗生素治療做為預防措施。對於沒有發疹子的 25% 個案，只有當血液裡出現包柔氏螺旋體（borrelia）的抗體時，之後的症狀才可以診斷為萊姆症的併發症。對於常被扁蝨／硬蜱叮咬的人，每一次被咬就服用抗生素，這不是一個契合實際的解決之道。

附註

註1 台灣預防接種 http://www.boca.gov.tw/public/Attachment/592215435971.pdf）

註2 Witzenberg, B.C. Masernsterblichkeit und Therpie [Measles mortality and therapy]. *Beiträge zu einer Erweiterung der Heilkunst* 1975, 28.3:116. Also R. Goldberg. Childhood Infectious Illnesses. *SA Journal of Natural Medicine,* 2001, No.5.

註3 Fanconi. *Lehrbuch der Pädiatrie,* Stuttgart 1960.

註4 Compare Goebel, W. Schutzimpfung selbst verantwortet [Taking individual responsibility for immunization]. Urachhaus, Stuttgart 2002.

註5 台灣疾病管制局相關資料 http://www.cdc.gov.tw/sp.asp?xdurl=disease/disease. asp&mp=1&ctNode=1498）

CHAPTER **8**

疾病的意義

兒童期疾患的目的是什麼？

父母帶著孩子來看醫生時，有時他們所提出的問題，是屬於一個更大的架構下，需要長篇回答的問題。在這些問題當中，有些是關於某些特定疾病的意義或目的。本章我們將透過典型的兒童疾患來探討這個議題。

意義和發展

疼痛和受苦的經驗能夠豐富人類的生命或是指向新的發展可能性，這在動物身上是不會發生的。因為成熟動物的行為，幾乎完全順應牠所處的環境，所以生病或是經歷痛苦並不能讓一頭獅子成為更完美的獅子，或是讓一隻狗變得更像狗。相較之下，生命旅程中所遭遇到的疼痛和苦楚卻能為人們指出新的發展可能性，讓我們在有生之年能夠持續地變得「更有人性」。因此，雖然自古以來我們的做法是在無法快速幫助正在受苦的動物時，就協助牠們脫離苦海，但基於人道立場而日益被人們所接受的輔助自殺（assisted suicide）卻是有待商榷的。安樂死的概念或「無痛致死」說明了人類生命史上，對於人類靈性本質及疼痛和苦楚角色的極深誤解（請參閱第 9 章之「處理身心障礙或慢性病童」）。雖然醫師的工作就是要極盡所能地紓解痛苦，並帶來痊癒，但是忍受痛苦的經驗，就像死亡一樣，是人類存在不可或缺的一部分。

因為不同的疾患影響人體的部位和過程不同，而且對在此物質身體內的靈性生命所帶來的經驗也不相同，所以反思不同種類疾患的特定意義和目的是有道理的。

疾患和人智學架構下的人體組成

　　人類的自我活躍在溫暖的環境中，我們的情感則是以氣體的型態在身體內運作。同樣地，植物的生命過程發生在液體的狀態中，而具備個別體態的物質身體則是以固體的元素呈現。支配物質三態（亦即固體、液體、氣體）和溫度（遍佈於物質三態中）的法則使人類展現出不同的可能性。魯道夫・施泰納稱這四種在每個人身上以獨特方式互動的法則組合為四個人體的組成結構。茲將施泰納的說法概述如下：

- 支配固體結構——「物質身」——的法則複合體，居中協調出在空間中的形體和結構。
- 支配活躍於液體功能——「生命身」或「以太身」——的法則複合體，居中協調出生命歷程的樣貌和時間的連結與順序。
- 支配活躍於氣體功能——「心之身」或「星辰身」（astral body）——的法則複合體，居中協調出情感、動態及意識的表達。
- 支配活躍於溫暖功能——「吾組織」——的法則複合體，做為個人靈性的載體，居中協調意向的發展。

　　這些組成結構對於人類心和靈的意義在本書的其他部分也有提及，在本章中，我們將著重人類的心和靈對身體的影響，因為兒童期是一個心—靈存在正專注於「轉化進入此身」中並學著在身體裡面感覺自在的時期。這個身體越合身（或是隨著兒童的發展而變得越合適），這個過程就越容易。當今有多少人覺得自己像個陌生人，因為他們在自己的身體裡並不全然舒適，或無法透過身體表達自己？醫學和教育的角色就在於創造出一個環境，以容許有最健康可能的「化身成人」的過程。所謂的兒童期疾患，在個別化與活化身體的特定部位上扮演了重要的角色。

　　疾病伴隨著高燒，主要在於顯示這個「吾」及其溫暖活動正在比平時更強烈地干涉生長性功能、影響新陳代謝過程，並引發導致發燒的免疫過程。另一方面，一個患了百日咳的小孩，這個「吾」採取一種新方式掌控自己身體的呼吸器官和功能，讓心靈，或稱「星辰身」，能強而有力地工作；導致淋巴結或是腺體會明顯腫脹的疾病，則讓孩子能重新掌握他們的生長力過程——讓「生命

身」或「以太身」變得更活躍。水痘中充滿液體的水泡，含有必須從生命領域中去除的「內因性物質」。這些水泡和接下來的一些小疤痕的發展會稍微改變這個孩子的外觀。兒童期疾患的症狀所產生的推力可能被往外（像皮膚的症狀）或是往內（像是和血液或是個別器官有關的疾病）引導。兩者最明顯的差別顯現在天花（現已絕跡）和白喉的對比。

身體對每種疾患的反應，是這個小孩的「吾」所召喚來的一個片面或是不平衡的活動，目的是要改變其四個組成結構之間的互動。如果我們將症狀全歸因於病菌，而康復全歸因於病原消失，那麼最重要的問題仍然沒有被回答。那就是某個特定疾患和這個病人的存在關係是什麼；為什麼同樣一個疾患對別人有不同的影響或是一點影響也沒有？此病原和此疾患的重要本質之間又有何關係？每個人的醫療病史都是獨一無二的。某人得過嚴重的麻疹，但只得過輕微的猩紅熱，而另一個人的狀況則可能完全相反。有人從來沒有得過百日咳，有人則從沒得過腮腺炎。這種個別差異透露出各人存有的狀態，這是我們常會忽略的資訊。但是，為什麼我們容易受某種特定疾病的感染呢？針對該問題，因著魯道夫・施泰納在靈性科學研究中涵蓋死後生命以及轉世法則的一些洞見，我們也將從疾患與這方面的關係做簡短的討論。

死亡之後的生命

依施泰納對此過程的描述，物質身在死亡時被放置一旁，在接下來的三天三夜間（在世界一些地方仍舉行守靈），生命身也會逐漸地從逝者的其他組成結構中解離出來。因為生命身具有似思想的特性（請參閱第 14 章之「最初期的純思維活動跡象」），並包含了此人從受孕到最後一口氣的整個發展範圍；因此經歷解離，就像是觀看一場宏偉壯麗的記憶畫面，它涵蓋了整個剛剛才結束的塵世生命；一個人一生的全部細節都被再次重現。三天三夜之後，以太身被吸入宇宙的整體思維物質中，就像屍體的物質被物質世界的整體所吸收一般。在整個概觀回顧中，所有表相的或是無足輕重的面向都會全部消失；留下來的精華則是此人在一生中所做的每件真能與他的存在相結合的事物。

下一步即是心之身的釋出。這個過程會花比較久的時間，大約佔此人過去生命 1/3 的時間（也就是等於此人一生花在睡眠的全部時間）。在文學作品和許多宗教文獻中，這段死亡後的生命被形容為「滌罪」或是淨化的階段。在此我們重溫所有過去這一生世的心靈經驗，但不是如同我們活著時的經歷，而是體驗別人因為我們而經歷到的一切（我們每晚睡覺時都會無意識地有類似的經驗）。舉例來說，一個人不會重新經歷當初公開指責別人錯誤時所得到的滿足感和自認為「正當」的憤慨，而是會經驗到對方在此事件中所感受到的全部細節。我們在淨化時期所得到的經驗不但會使我們過去的心靈經驗變得客觀，也會成為我們形塑下一世天命的起始點。如果我們因不知事情的全貌，而在前世冤枉某人，我們會決意平衡這個行為。在下一世命運的發展過程中，當我們再度和此人重逢時，我們的命運會納入做好事的可能性。

天命如何發展的這個面向，也關係到未來我們較容易感染哪些特定的疾患。例如，一個在上輩子沒有發展出愛的關係的人，會在死後覺得這是個缺憾。經歷到他的行為曾如何影響別人，並造成別人的痛苦，會深深地銘印在他的存有中。雖然他在上個塵世的生命中有理由保持沉默，但現在他能以不同且客觀的觀點來看待此事，並了解自己過去以自我為中心的觀點是有限和不足的（宗教傳統稱這個過程為「審判」，或是從正確的角度看待過去的事件）。在他從去世到再生的旅程中，這個銘印在他存有上的新領悟，可能會使他傾向來世感染某種特定的疾病。

健康與愛的能力

我們曾經說過，健康表示能帶著興趣、能自在地面對世界的種種現象。然而有兩種情形可能會造成脫離常軌：一種是，為了沈思而自外在世界引退，並相信真正能改變世界的真理只能從我們的內在中找到。另外一種則是，完全屈服於日常生活的誘惑，並逐漸地放棄自我的主張，而且就像風中的葉子般被事件主導。在此，第一種案例的內在完整性，以及第二種案例的自我犧牲性──若不進入極化，兩者皆有正向屬性──因為失衡了。健康，意謂著人能視情況需求，彈性地使用可能的選項，就像 Schiller 所謂的「游藝」的特質。當人們失

去自我控制，或是太固執於己見，以致再也無法由得自己改變自我的狀況時，我們即可稱此為疾病。他們與世界的關係受到嚴重的干擾，他們發現自己無法充分嚴肅地面對這個世界（上述第一種案例）或充分嚴肅地面對自己（上述第二種案例）。不管是自我犧牲者或是自我中心的獨行俠，都失去愛的能力了，而這能力卻是人類健康的內在基礎。這表示，一方面，我們能帶著興趣參與世界的事物，並容許環境中的人事物能在我們自己的心靈中活潑熱鬧；而另一方面，則意謂著我們能克制自己而讓別人自由。

在基督教教義中，愛，被稱為新的誡律（約翰福音 13：34），成為人類發展的目標。為了顯明遵守這條新誡律有多困難，以及我們還必須走多長的路才能達到這個目標，我們暴露在許多感染疾患的可能性之中。人心在尋求一己的人道時，不斷地擺盪於自我中心和自我犧牲的危險之中。當我們首度經驗到這種重大的事實時，我們可能會質疑，對於偏離正軌，我們可以追究責任到什麼程度：「我們不是被迫成為現在的自己，並且被迫如此行動的嗎？」「我們不能逃出這副臭皮囊，不是嗎？」在這點上，人性自由的議題被放到最重要的地位了。在環境上、體質虛弱，或別人身上，也就是說，除了我們本身，在任何人或任何事之上，歸咎我們的無能和問題，有許多好處。

天命中的自由與必須

自由地去做一些事，或避免去做某些事，和我們做事的能力有密切的關聯。只有當我們能在選項中做選擇，而不是在必須費力地取得能力時，才能談及自由。當我們必須學習某件事時，我們都會覺得「不自由」。例如：在準備考試時，多麼缺少自由？我們有人曾經不遵守數學法則做算數的嗎？然而，一旦我們通過了考試或是學會了算數，我們的自由度就增加了，因為我們的行為能力已經被擴展了。天命的任何要求也是一樣的，它僅定義了獲取某項特定能力的必要環境。一旦獲得此能力，我們會達到一個新的自由度，使我們更成熟、更完整。因此，個人的自由預先設定了「個別的要求」，也就是一個由特定條件所組成的個人天命。認清這個事實是基督教的核心關懷，其本質可被總結為自由和愛的兩種理想合而為一。其中自由是學習之後的成果，而愛是對他人產

生興趣並接受他人之後的成果。從這個觀點來看,每種疾患也代表了一個必要性,其狀況讓我們得以學習到日後能自由使用的能力。相同地,疾患也可以被視為上天及我們的天命伙伴,也就是上帝本身所給予我們的「私人課程」。因此治療疾患的首要法則就是盡可能地讓這位患者從病痛的經驗中獲利,而且(如果可能的話)被導向痊癒。畢竟,疾患唯一可能的意義和目的是要再度獲得健康——帶著新的意識和增強的能力,在身心靈上都得到健康;而醫護的任務就是要支持這個過程。

倫理議題

我們截至目前的討論很清楚地顯示出,沒有無意義的疾患,也沒有不值得活的生命;然而我們的觀念、個人的慾望和理解事情的能力,卻可能阻礙我們適當地提問或是回答有關疾患或殘疾意義的問題。

幾乎沒有任何議題像「善行」的議題一樣,引導我們如此深入地和天命連結。「倫理」這個字源自希臘文,其意為好規矩和好行為的教義。在這方面,科學的討論,特別是在醫學的領域,近幾十年來也面臨了日漸增多的困難。二次世界大戰後,特別是在德國,因為被納粹統治的經驗仍然活生生地存留在人們心中,當時不管任何型態的安樂死都被立法禁止。現在這個情形看起來已經改變了,而且不只是在德國。全世界的人們都提出科學、法律和經濟的理由,來質疑無法治癒的疾患、失能障礙及長期的老年癡呆症是否有任何的意義或目的。但是某些和天命相關的重要問題也同時被提及。例如,對未出世的孩子、母親本身及施行墮胎手術的醫師來說,終止懷孕的意義為何?腦死、捐贈或是接受器官移植對於人的身心靈有何意涵?一個人去世時周遭的環境又如何影響他死後的生命?老年癡呆症如果不完全從物質的觀點來看時,又有什麼含義呢?

一旦我們擴大看待人類生命的觀點,納入對人身心靈的考量,並延展到生前和死後,倫理問題就會被轉化成對於自我天命和他人天命的個人責任問題。個人行動的動機就會成為焦點。畢竟,動機決定了一個行動的品質。支持或反對某種特定的疫苗接種、特定療法、安樂死,或是中止妊娠的真正原因為何?

在其中運作的是何種個人、專業,或是和健康相關的動機?任何認真考量人類心靈層面的倫理體系,絕不會只詢問行為本身,而沒有詢問導致此行為的動機及這個施行者和後果之間的關係。除了洞察力和理解力之外,深度的恐懼、關切、憤怒、愛、信任和希望,都形塑了倫理現實,並影響一個行動的品質。而這些行動的後果卻又構成了孩童與成人的命運。

舉例來說,因為擔心孩子得腦炎而讓孩子接種麻疹疫苗的父母,必須知道其他的感染也會導致腦炎(註1)。此案例的明顯議題是如何盡我們最大的能力來支持這個孩子、如何發展出對孩子天命的信心,並嘗試協助他找到進入自己身體和生命的方法。我們做決定時,縈繞在我們腦海中的想法和感覺應該是如何強化這個孩子的存在經驗及其健康狀態。然而每一個決定可能同時有正面和負面的後果。事實上沒有任何決定是「完全只有好處的」。舉例來說,如果我讓孩子接種麻疹疫苗是希望避免可能的傷害,我的動機聽起來當然是好的。但另一方面來說,讓他接種的同時,我也剝奪了他一個可以盡己之力克服這個疾患的機會,一個能產生較永久的免疫力和使身心靈磨合得更好的機會(請參閱本章前述之「兒童期疾患的目的是什麼?」)。在每個決定中,有一大部分是取決於我們如何與後果共處。我們能堅定支持我們行動中正向的後果,並對抗任何負面的後果到什麼程度?

從這個角度來看,倫理準則要從既有的價值和規範中得到指引,就變得越來越不可能了。這是從規範倫理轉化成個人倫理的過程。撇開法律層面來說,我們對每一個行動永遠都必須做個別的判斷,而且個人也必須為此決定負責。即便是安樂死在某些情況下被視為合法的荷蘭,醫師、病人和相關的親屬,都必須承擔他們行為的後果並為之負責,因為他們是採取行動的人。器官移植的合法化也是一樣的,即使當腦死是器官摘除的合法準則,這位捐贈者、受贈者和施行手術的醫師,在天命關係上是連結的,這種合作的關係應該慎重而負責地進入。

舉例來說,我們的一個小病人讓我們留下了鮮明的記憶:一個患了多囊性腎病的 11 歲女病童,從他的同卵雙胞胎姊妹那裡得到一個移植的腎臟。要是沒有這個移植,他只能再存活幾個星期,或幾個月。當然,活體器官捐贈比垂死者器官捐贈,情況會更透明化。然而就垂死者器官捐贈的情況而言,我們每

一個人，身為潛在捐贈或潛在接收器官的人，很有必要認真進入意識去了解捐贈者的死亡和受贈者延長生命的過程和情況。對於任何一個已經從個人天命角度仔細衡量過緣由，而即將成為捐贈者或受贈者的人，在承擔自己的決定後果時，將和醫師或立法者決定議題所然的狀況截然不同。在個人倫理的層面，判斷任何行動的倫理正當性之決定要件，永遠是取決於這個行動是否會提升或阻礙人類的價值和發展。這個判斷永遠必須留給個人來做決定。特別是可能成為捐贈者和受贈者的人，更必須在事前想清楚這些議題，才能盡可能做出自由和負責任的決定。

人類遺傳學方面的疑問

今日，藉由懷孕期間的染色體分析協助，我們已經可以預測一些遺傳疾患和先天畸形。除了以超音波診斷先天畸形外，目前最初三個月內的診斷選項，還包含了結合了以「母血篩檢法」和「胎兒頸部透明帶測量法」為基礎的電腦計算風險分析。其他選擇包括胎盤穿刺（在第 11 或 12 週）和羊膜穿刺術（第 15 週之後）提供遺傳物質可做為染色體異常（例如唐氏症第 21 對染色體有三條），以及與特殊基因相關之疾病（如囊狀纖維症）等的診斷使用。

產前診斷的目的通常不是要治療它所顯示出的疾患，因為這通常是不可能的，而是為了合法地及時終止懷孕。

殘障或慢性疾病的孩子從未被證實過會嚴重危害其母親的心理健康，然而每天這種醫療的暗示都會被提起並被濫用，以將可能殘障或患有慢性病的孩子做人工流產。

尤有甚者，和此議題相關的是，幾乎從未有人提及羊膜穿刺會損害健康嬰兒或引發流產，且此風險還高達 1%！隱藏在這項統計數字下的命運並未雇請遊說團體，所以還沒沒無聞、無人知曉。倫理問題也總是每一個個人的問題，對於現在與未來，都有著過去與結果的兩個面向。

如果出生之前的診斷被建議用來防止畸形、有先天疾病或嚴重殘障的孩童出生，其背後的假設就是這些生命並不值得成為人。就另一方面來說，如果我們承認人類在出生前即存在，而且即使是嚴重殘障或失能的生命也有其意義及

目的,那麼這些問題就彰顯出不同的面向,決策也將更不容易。

從個人天命的觀點來看,「為什麼是我?為什麼是我的孩子殘障或畸形?」這個常令人絕望的問題衍生出許多其他的問題。「為什麼是你特別需要我?」「什麼把我和你連結在一起?」「我能做什麼讓你的天命更進一步?」「因著你及你的受苦,我個人得到什麼經驗及洞見?」

當然沒有人祈求生病或得到有慢性病的孩子,但產前診斷這項現代的醫療成就,讓我們有了選擇的機會。然而,這個選擇的自由是虛假的,因為不論健康與否,孩子已經存在。誰能去除這個可能性——亦即這個孩子在出世前已決定用這種方式來到世上?如果我們不要這孩子來的形式,並把他送回出世前的生命,那麼母親能免去痛苦一事,是否比我們剝奪了這孩子化為人身的可能性這件事更有價值,也還是個問題。

這類思考不只是父母與專家的問題,我們全都被影響。即使將產前檢查、人工受孕、基因操控或是實驗性的複製決定都交給專家、教會或政府,會讓我們比較舒坦,但是每一個成年公民還是需要為這些問題做點事。要發展出源自個人深刻理解而生的責任感,此乃唯一的方法。這是新道德的基礎,也就是施泰納所稱的「合乎倫理的個人主義」(註2)。

太晚出生?誕生前的生命真相

孩子帶著自身天命來到世上。寶寶誕生後,父母常有此經驗——和以往幾乎是陌生人的鄰居增進了關係。孩子在街坊認識同儕並發展出種種的友誼及疑難的社會關聯。這個過程在學校持續進行,並在每個班級裡產生不同的星座群——孤單或被排斥的個人與小圈圈、熱烈的友誼與對立——塑造了孩子每日生活的特點。細想是怎樣的因緣際會使孩子在特定的時空中遇見(或遇不見)這些特定的人,是很有意思的。

避孕術、改良的墮胎術、試管受精、不孕症治療、先天畸形的早期診斷等技術,不只大大地增加了女性選擇的自由,也使未出世者要降生給特定的母親及在特定的時空化身為人變得格外困難,而這些時空會讓他們遇見其他生命中的重要人物。

許多女性清楚地感應到孩子是否想要歸向他們，常常會有婦女會提到——多年以來，他一直覺得有一個孩子隨時準備好等著他。當此感覺消失時，留下來的可能是一種悲傷或是快樂的感覺，因為孩子已經找到了不同的解決之道，如今將離開他讓他安靜一下。

魯道夫・施泰納的研究清楚地道出以下事實——未出世者進入新的人身可能是非常困難與複雜的：

> 例如，一個準備出世為人的靈魂知道在他來塵世的童年期間將需要經歷某種特定形式的養育，吸收某種特定的知識。此靈魂也知道哪對父母將能確保這些經歷真的會發生。這對父母也許無法在其他方面提供快樂的生活，但假如此靈魂選擇不同的父母，就無法達成這次出世為人最重要的目標。

> 我們不應想像靈性世界的生活總是和塵世生活截然不同。

> 一個未出世的靈魂可能經歷極大的內在衝突，舉例來說，他預知自己會在童年期被他覺得不得不選擇的責罵型父母虐待。許多即將轉世的靈魂經歷著非常可怕的內在掙扎，而在靈性世界中，這些掙扎是看得見的，就在他們的周遭。換言之，這些掙扎不全是內在的內心衝突，而是向外投射，所有人都看得見的。在非常寫實的想像中，我們覺察到他們即將接近下一個生世時心靈上的內在衝突（註 3）。

當我們將靈性生命與靈性世界的事實應用到每日的塵世生活中時，我們原本視為理所當然的家庭計畫，在許多方面再度變得令人質疑，而且一些有關未出世者的想法開始影響我們思考自我人生的方式。我們開始傾聽直覺的想法，以及良心的聲音。當我們考量到未出生者，當我們想到他們，並且傾聽他們時，他們的存在變得更為真實可及，我們對自己人生境遇的看法——我們自己與父母的需求或所感覺是對的——會經歷轉變。

使用荷爾蒙避孕或機械阻斷法，也許剛開始會迫使一個尚未出生的孩子在被選為父母的夫妻附近等待。然而，經過一段時間之後，如果那靈魂因為各種原因仍然希望能屬於某個特定世代或同儕團體，他就會勉強自己去找一對類似的或鄰近的夫妻出生，使他得以吸取所需的特定影響，並與他原先首要選擇的父母相遇。

附註

註1　從巴代利亞在 11 年期間內的研究顯示，因免疫力而致麻疹腦炎案例減少的數量，更大於因為其他形式而致腦炎案例增加的數量；可惜的是，實際通報的腦炎案例增加了。請見 Windorfer and Grüneweg, *Bundesgesetzblatt*, 1993, 3:87, and Windorfer, A. and M. Kruse, Zentralnervöse Infektionen im Kindesalter. *Sozialpädiatrie*, 1992, 15:690.

註2　Steiner, Rudolf. *Intuitive Thinking as a Spiritual Path: A Philosophy of Freedom*. Anthroposophic Press, New York 1995

註3　Steiner, Rudolf. Lecture given on Oct 11, 1913. In *Okkulte Untersuchungen über das Leben zwischen Tod und neuer Geburt*. Dornach 1990. Trans. C. Creeger. English published as *Links between the Living and the Dead*, Rudolf Steiner Press, London 1973.

CHAPTER ❾

迎接挑戰性的問題

住院的孩子

當年紀越小的孩子住院時，他們就越需要父母任何一方或其他成人的陪伴，這些成人必須是他們熟悉且可以信賴的。因此，現在有很多的醫院會提供住處給希望陪伴小孩過夜的父母。當沒有特別安排住宿的地方時，父母應該盡所能地確定至少他們有一人被允許陪在小孩身邊。對學齡前的小孩來說，父母任何一方的陪伴應被視為醫療照護很重要的一部分。我們衷心地希望，未來所有兒童病房都能設計雙親陪宿的空間。

疾患使得小孩脫離了他習慣的每日生活節奏，住院也將他帶離熟悉的環境。小孩對這些不尋常狀況所產生的所有印象，會對他的心靈產生很大的衝擊。需要有最大程度的愛和注意力，來確定住院不會造成傷害。醫護人員和雙親應盡可能地確定，病童對住院期間有美好的回憶。

若是父母親不被允許陪在小孩身邊（或是年齡較長的小孩不需要陪伴），這時候就需要有彈性的探病時間，讓病童可以隨時見到親人。若住院的時間較長，提供符合年紀的遊戲和學習刺激也是重要的。醫院並不一定都會有職能治療師，或遊戲團體或上課的班級，所以父母必須在這方面採取主動。

當小孩罹患重症或因威脅生命的疾病而住院時，大人必須對孩子是否（以及何時）想談他們的病況保持一定的敏感度。認真地看待孩子所傳達出的訊號需要父母和（特別是）護理人員合作無間。護士主要的不只是負責孩子的大部分護理，他們每天和小病人的接觸也代表著他們站在一個了解一定問題或能詮釋孩子壓抑絕望的最恰當位置上。

對待住院病童的基本原則是，在處理疾病的問題時，盡量減少特別待遇及同情的感傷言語。若父母不談論病情，而是藉由大聲的閱讀來轉移病童的注意力，並盡可能表現如常，則病童常會感覺愉快。

　　為了娛樂住院病童，我們建議舉凡能使他們愉悅、刺激他們自主獨立的活動和抒發心情的事物均可。我們不建議使用視聽媒體，因為如此反而會阻礙、而不是支持復原的過程，和孩子做為一個獨立個體的發展。相反地，與人互動和獨立的活動（如在裝訂精美的小冊子中彩繪童話或故事）都有正面的效果。

嬰兒猝死症（SIDS）

　　有關如何處置忽然失去生命跡象的嬰兒，請參照第 1 章「急救及意外預防」的內容。

可能的原因

　　嬰兒猝死症又稱搖籃死亡症候群，約佔一個月到一週歲大嬰兒死亡率的 1/3。大多數的案例是孩童在床上被發現已無生命跡象。

　　近來許多不同國家的研究統計，顯示出一系列會增加嬰兒猝死的危險因素：

- 狹窄的生活空間。
- 成人在懷孕期間和產後吸菸。
- 餵配方奶，而非母乳。
- 讓嬰兒趴睡或側睡。
- 讓嬰兒睡在父母的床上（特別是如果他們有吸菸）。
- 與父母同睡大床。
- 室溫太熱或蓋密不通風的被子，或睡覺時戴保暖的帽子或童帽。
- 使用嬰兒會滑入的被子。
- 溫度太冷。

　　關於嬰兒趴睡的風險，在某些地區僅只需大眾教育即可降低將近 50% 的嬰兒猝死症。荷蘭的低比率嬰兒猝死症，歸功於當地人將嬰兒放入長度僅至嬰兒腋下的睡袋中仰睡。有關如何讓嬰兒仰睡的細節請參閱第 11 章之「地心引力以及新生兒躺臥的姿勢」。其他的統計研究，在嬰兒的屍體解剖中發現有百日咳病菌，他們推斷，在早期確診階段的百日咳亦引發了一些嬰兒猝死症的案例（請

參閱第 7 章之「百日咳（天哮嗆）」。

「威脅生命的急性發作」（ALTE）一詞，適用於嬰兒經由復甦術，或因為嬰兒自行恢復呼吸而倖存的案例。

早期發現與預防

基於假設某些易患嬰兒猝死症的嬰兒是導因於癲癇或呼吸失調，目前已發展出專門的儀器（所謂的多元身體偵測器）來全天候同步偵測心跳、呼吸頻率、腦波、血液氣體值以及其他因素。當某個嬰兒的呼吸疑似停頓過長時，在醫院裡以電子器材連續偵測呼吸幾天，有助於評估嬰兒猝死症的風險。現今在醫療上有危險或曾有「威脅生命事件」病史的嬰兒，都會接受此類測試。

儘管如此，只有 10 ～ 25% 的嬰兒猝死症案例發生在被認為醫療上有危險的孩子身上，這意謂著真正有危險的嬰兒甚少被測試到。有些嬰兒猝死症的案例，即便在多元偵測器（不管之後有或沒有繼續監控）無預警顯示的狀況下還是發生了。

處理猝死的觀點

一位母親的嬰兒是「威脅生命事件」的倖存者，這位母親來信表示：

身為父母，我們兩個月大兒子的存活，在我們心中引發了許多有關其天命及人生道路的問題。醫學上對此現象無圓滿解釋，我們必須在其他領域尋找答案。對我們來說，有一件事越來越清楚——我們兒子的瀕死經驗及起死回生，可能會終生影響他。這次事件後，他有很多正向的改變，臉上的清明及光采，令人覺得他已重生。我們對孩子的擔憂逐漸消失，轉而被電子監控所提供的安全感所取代。

此男童的母親發現他無生命跡象地躺在床上，他無法使其恢復呼吸，但男童在開往醫院的救護車上甦醒過來，待在加護病房及小兒科病房兩週後出院。

從這次事件後,他一直使用電子偵測器監控身體狀況。

因嬰兒猝死症而失去孩子的父母,面臨了只能在靈性層面上探求的問題:為什麼他們的孩子離開他的身體?

在嬰兒或早產兒身上展現出來的求生意志以及他們必須克服的困難,像謎一般地衝擊任何一個熟悉這些事的人。這僅只是一個「化身為人」的企圖心嗎?這個個體被要求有一個新的開始,因為截至目前所發展的身體明顯不適合他所計畫的塵世生命嗎?有些母親因為嬰兒猝死很快就再度懷孕的,他們強烈地感覺到自己所懷的是同一個孩子,有些母親則無此感覺。我們對於出生前的生命仍一無所知(請參閱第 8 章之「太晚出生?誕生前的生命真相」)。是否,猝死症的孩子想提醒我們,在靈性世界的門檻那兒,生死相連?這些孩子所留下來的問題直指我們,直指塵世,而且很特別地,直指死者和未出生者聚合的世界。當我們探究這些問題時,我們的生命被深化,而且被豐富——這是另外一個值得感恩的理由,這些孩子在短時間內與我們相處,是一份禮物。

處理身心障礙或慢性病童

身心障礙者的生活

由於缺乏光與色彩的面向,先天或因意外失去視力的盲童,他們的經驗領域會受限,只能經由觸覺來形成對周遭事物的心象。他們其他的感官變得更強、對細節更敏感來彌補視力的缺乏,因此比起明眼人,視障孩子的聽覺及觸覺變得更敏銳而準確,而且更能結合情感表達,這使得這些孩子更能接收一個人腔調的內在特質或任何其他聽覺上的表達。心情和細微的心靈樣貌確實經常被明眼人所「忽略」,然而盲人卻更容易契入這些經驗。

過去所有的聾啞人士都被認為是智障,如今我們知道,他們表達思想及情感的能力之所以受限,是因為他們無法經由說話來學習思考。手語已使得聽障孩童得以發展出正常的智力。聾人的心靈世界充滿了深邃的寧靜,對他們而言,物體在表面呈現它的自然狀態與特性,任何內在化都有困難。因為他們知道,他們無法觸及一種更深刻、更富情感的知覺類型,因此,他們處在一種變

得多疑的危險之中，而且他們也很難達成一種信任奉獻的態度。

　　盲或無嗅覺的兒童，他們的情況又是如何呢？哪些面向的經驗是他們無法體驗到的？他們的何種情緒感受力最強？當兒童受限在輪椅上、跛足、不能跑，或者是沒有手臂，而只有手指殘肢？他們如何經驗這個世界？我們常發現行動不便的兒童有著高於平均值的情緒能量，似乎所有鬱積的意志因無法轉換成身體的活動，而變成情緒的能量。這種現象在兔唇的兒童身上也很明顯。因為基因或其他特殊疾病傾向的體質，原本需要用來形塑骨架的一定能量，未能被導入形塑身體，而仍然被保留成心靈活動之用。因此養育這類兒童絕非易事，因為尚未學會處理多餘的情緒能量，他們似乎總是「快撐破了」，超負荷運轉而無法自制。

　　另外一些兒童必須因應體內器官在先天或後天的損害。一個自三歲就罹患糖尿病的小孩，學會更有意識地估量自己的食物及身體的活動量，並在很小的年紀就要為自己負起更多責任。他的家人在處理胰島素注射和血糖測試以及評估他的代謝狀況時，也學會了以有意識的思想和行動來替補胰臟因自體免疫失調而遭摧毀的細胞功能（胰島素分泌）。

　　另一個案例是，一個11歲的女孩因為停止成長而且總是蒼白無力而就醫。醫生發現，他因為先天的累進狀況，他的腎臟只是勉強運作，而且最後將停止運作。洗腎的生活將會如何呢？器官移植的意義為何？這類疾病的意義為何？

　　我們該如何幫助有心臟病、糖尿病、風濕、氣喘、乾癬或癌症的病童呢？本書的前提——兒童發展與克服疾病是相關的過程——有助於了解這些嚴肅的問題。每種疾病都隱含了特定的使命，是一個發展、學習和成功克服的獨特機會。學習認出這種機會是克服問題的第一步。然而這個使命無法被概化，每個個體對此使命都有不同的發現與經驗。例如，我們不能假定所有的盲人都有相同的問題要解決。因此我們想在此提出一些有助於處理個別案例的基本想法。

實用的建議

　　面對兒童疾患或身障時，我們首先必須至少在某個程度上學會處理自己的恐懼、焦慮及擔憂。在此過程中，問問我們自己，一個有慢性病或身障的孩

子，因其限制所體驗到的世界在哪些層面與常人不同？我如何幫助我的孩子從有缺陷的經驗中學到重要的功課？如果我們能達到此種態度，則從中衍生出來的洞見在因應孩子的狀況時，便可能會較有用處。

有一個重要的考量點是，學齡前兒童經驗到自身殘疾的程度，取決於周遭成人的做法。孩子經常是在父母恐懼、不當的過度保護，或在孩子面前討論病情，或以悔恨與同情的表達等溺愛他們時，孩子才會知覺自身的殘疾。但若能以實事求是的態度，給予殘疾的孩子足夠的照護，並與其他正常的手足一視同仁，他們將經驗到自己是「正常」的。他們會認同自己的狀況，並找到因應的方式，而不覺得自己的狀況「應該」有所不同。此種態度為他們日後一定會需要的內在自信奠定了基礎。當震撼來臨時──例如：孩子由於跛腳或斜視被當街戲弄，或他注意到人們以為濕疹會傳染，因而在公車上不肯坐在他們身邊，父母的首要任務是告訴孩子：這類的反應是很正常的。二到四歲的幼童可以用故事、活動或看其他東西來轉移他們的注意力。對於較大的孩子，我們可以說：「那個男孩一點都不認識你。如果他知道你真正的狀況，他絕不會這麼做。」或是：「每個人總有些事，是其他人不喜歡或會嘲笑的，我們不必為此沮喪。」我們還可以為年紀較大的孩子說《熊皮人》和《醜小鴨》的故事，這類故事描述了如何學習去承擔不堪入目及醜陋的外表，進而將之轉化為分外美麗且極有價值的東西。我們也可以告訴他們，牡蠣在外物進入殼內時因應痛楚的方法。牠們以層層的珠母包覆異物，使其無害，最後還形成一顆耀眼的粉白色珍珠！

學齡兒童視其情況及成熟度，或許可以公開和父母討論他們的殘疾或慢性疾病。以糖尿病童為例，在每日的共同生活中，我們至少可以讓他們明白──我們珍視他們透過面對疾病，學會對自己身體負責的能力。

在很小的時候，罹患慢性病的孩子便有自信在社會中為自己的殘疾請願，並尋找會在他們獨特的人生任務上幫助他們的人。在這些對話中，公平性的議題必然會出現。例如，為何其他的孩子比較好過？還有為何有人享受輕鬆奢華的生活，有人卻過得一貧如洗？為何外在及個人的境遇允許某人得以遠赴重洋，享有絕佳的學習經驗，而另外一個人卻無此機會？這類問題不僅挑戰生病或身障的兒童，對健康的常人亦然。無人可免於了解個人命運的需要。本書第8章探索兒童疾患的目的，對此議題有更多的討論。

身障和慢性病的任務和目的

人類健康的身軀，確如創世紀所言乃「上帝的形象」。健康的人類——挺直站立、活動自由，並擁有所有身體的潛能——是一個自主的存在，並且展現出人體全面發展的可能與能力。然而疾患卻總是在此完美的身體上強加了限制。正如我們說健康的身體是人類未來如一般的形象。每種疾患也都可以說反映出了身體必須完成的一個功課，那就是——身體必須透過自己的掙扎和努力，來達到這個健康的神聖形象。

有些健康的個人可能也注意到，在神聖形象的追求上，他們的成就有多麼微小。我們或許可以自由並直立行走，但是我們是否真的自由而直立？真的克服千百種依賴的內在自由，以及真正的直立——也就是「正直」——這兩者都是極難達成的。然而，健康的個人得以自由地意識到自己的不完美，並為自己的發展設下目標。是否選擇要採取行動往這個方向邁進，完全是他們自己的決定。但對生病的人來說，狀況就不同了，他們的自由早已受限；他們的疾患指派了一個清楚的任務給他們（請參閱第 8 章之「天命中的自由與必須」的討論）。

愛滋病的例子，特別反映出個人天命透過殘疾和慢性病的運作。在身體層面上，愛滋病的特徵是——和所有免疫系統變弱有關的各種症狀。在完備神的形象之中，這是否反映了什麼任務、什麼要素？在一個曾經盛行內因性防禦、自我保護，以及生物性認同和維護之地，如今我們面臨了這些能力逐步衰退，程度到達失去一己的生物性認同，以及維護此認同的能力了。隨著疾病的進展，身體的結構因感染、潰瘍、腫瘤和神經功能失調而崩解。要在這樣的一個身體裡適度地自我表達，就變得越來越不可能，即使意識仍被完整地保留。這個身體變成一個捨身或「無私」的形象。

和其他的時代比起來，愛滋病所彰顯出的任務，更是針對我們這個時代嗎？今日，不管是個人或是社會的自我中心程度，都是人類進化過程中前所未見的。我們的政治和經濟無視於自然棲息地和整個種族的生活型態與文化，這是一個現象的「宏觀」層面，但也顯現在較小的格局上，一直到家庭關係也是以一種幾乎所向披靡的趨勢，對我們追逐自我中心、野心和權力的能力毫不加

以約束,並投入越來越多的時間和金錢在日益稀有的消費上。而就在個人和社會的自我中心達到高點之際,突然出現了一個極度相反的疾患,呈現出一個開放、犧牲個人特質的身體形象。這個疾患讓我們看到,如果我們的文化要往前邁出決定性的一步,這整個世界需要學習些什麼。那些因愛滋病所苦的人,在身體的層面上經歷了、也展現了一個屬於我們大家的任務,那就是努力克服自我中心。從這個角度來看,愛滋病患是我們所有人的代表,愛滋病是一個「代表性」的疾病。所有受愛滋病所苦的人,都在身體的層面上經歷自我中心的克服,也就是一種無私的本質。在這個層面上,他們被迫去學習一個現代文明必須對其自由意志有所知的功課。對愛滋病患來說,死於這個疾患意謂著他們無意識地在肉體的層次上,走向無私的理想境界,此乃現代人類最重要的理想境界。他們將會攜帶這個能力進入下一世的生命,這個能力帶有潛意識的訊息,會培養出他們利他的生命態度和對世界事物的強烈興趣。

在他們來世的生命中,愛滋病患將遭逢一個越加自我中心、物質至上的文化。他們目前的生活正儲備他們能以正面的方式來抵制這類文化。

正如愛滋病會發展出無私,在一個人們越來越自我保護並盡可能為自己的行為卸責的時代中,青少年的糖尿病也會培養出對自己和個人身體負責的態度。人們為自己所購買的鉅額保險,或所有旨在涵蓋各種可能事件的合約,皆不言自明。與糖尿病共存的人,學會了如何安排一天的生活,並能意識自己的行為,且具有彈性。舉例來說,有糖尿病的孩子在小小年紀就學會評估食物對血糖的影響。他們以「意識」代替正常狀況下「無意識器官」的功能,這對發展可靠性和責任感,以及採取行動的能力,均有極大的助益——所有這一切,是未來人世間所迫切需要的能力。

以疾患做為一種潛意識的靈性經驗

任何一個循著我們的思路一直探討至此的人,現在必定會遇到一個問題:人類的疾患和痛苦的經驗,以及靈性的發展,和靈性的成長,其中的關聯究竟有多緊密?我們在物質身體的層面所完成的,也會對靈性發展有顯著影響,反之亦然。從這個角度來看,疾患是靈性經驗的一個物質投射,或是如施泰納曾

經闡述的靈性生命的物質想像（圖景）（註1）。我們該如何理解這個陳述呢？就我們如何看待一個疾病的發展而言，這句話的意義為何？像愛滋病的症狀是如何發展的？一種疾患真的在不同的層次上反映出其他的事物嗎？如果是的話，那是如何發生的呢？

　　要了解這一連串複雜的問題，關鍵就在以太身的獨特特性（請參閱第8章之「疾患和人智學架構下的人體組成」和第14章之「最初期的純思維活動跡象」），以及它與其他身體結構成員間的互動，該結構呈現出相反的圖形。

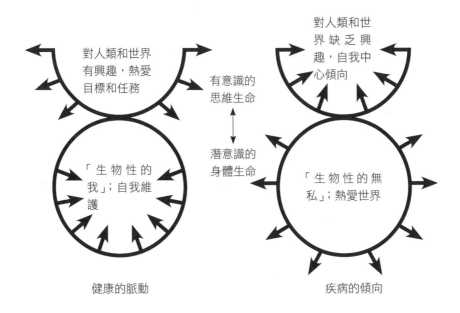

對人類和世界有興趣，熱愛目標和任務

有意識的思維生命

潛意識的身體生命

「生物性的我」；自我維護

健康的脈動

對人類和世界缺乏興趣，自我中心傾向

「生物性的無私」；熱愛世界

疾病的傾向

　　健康的身體以一個完全整合、完全和諧的神聖形象出現；生病的身體則是以看得見的形式，呈現出個人和人類在靈性發展上所面對的任務和挑戰。從此處著眼，疾患成了一個無意識的入門過程，它在一連串重複的地球生命中的重要性，如此被呈現出來。沒有任何一個人的經歷會遺失；一切都會形成他們未來發展的一部分。在某次的地球生命中，經由疾患而被迫得到的受苦經驗，將以靈性天賦的形式呈現在未來的生命中。這個天賦如果有意識地被培養，將能強化這個人的自我覺醒以及對自由的體驗。

化身轉世的真實性如何？

　　這是每一個患有嚴重殘疾或慢性病兒童呈現給我們的未說出口的問題。我們該如何理解並肯定這種無法享有職業、家庭或掌握個人生活的天命呢？如果這些問題的答案是：「嚴重的生理缺陷沒有什麼意義或目的，這些兒童不能有任何發展，而且他們其實不應該被生下來」，那麼所有關於人類的自我及其天命的事物都應該被質疑（請參閱第 8 章之「兒童期疾患的目的是什麼？」）。在此，我們想提出不同的問題，那就是：「從這裡，將會有什麼樣的觀點引領我們繼續前進？」宗教上論及的，上帝深不可測的意志及恩典，會在將來補償我們在此生命中所被否定的。然而，這兩個觀念藉由個體透過反覆的塵世生命（轉世）而變得更加明確。以下是兩個兒童自發性地表達出這種觀念的例子，即便他們不曾聽過大人提及轉世的觀念：

- 一位母親知道他八歲大的女兒病況嚴重，即將死於白血症。這個女孩安慰他說：「不要難過，我會再回來的！」

- 一個四歲大的女孩拜訪阿姨的家。阿姨兩歲半的兒子於八個月前過世，從此，兩個家庭常常提及這個不幸事件。那個下午，這個阿姨聽到姪女對他兩歲大的女兒說：「看你已經長多大了！你哥哥大衛回來時，一定很高興看到你長這麼大了！」

　　兒童從何處得來這些想法？第一個例子中的女孩從未有過任何宗教教育。然而他們所說的話與許多失去至親的人所經驗到的相同——他們感覺到過世的親人仍然在一個心性—靈性層次的某處。孩子非常不像自己的父母，也有類似的經驗；轉世的想法對於孩子所帶來的非常不同的才能等，提供了一個非常直接的解釋。當然，各種反駁都是可能的：「這些聽起來都過於簡化，太像是一廂情願的想法。」「沒有某種證據，我無法接受。」這個我們死後仍繼續存在的議題，無法單由外在證據或誘人的遠景得到滿意的答案，我們自身的經驗更具決定性：這個概念將引領我們看到可能的真相嗎？若是我們拒絕轉世的概念，我們在生命中經驗的許多事物，仍將是晦澀而且無法理解的嗎？或者，轉世的概念可以幫助我們了解並支持有嚴重殘疾者的命運嗎？如果答案是肯定的，我們對於轉世概念的有效性及真實性，會有直接的體驗。

以下是兩個可以協助我們釐清上述問題的例子：

■ 想像你遇到一個不能說話也不能走路的小孩，不論臥床或坐輪椅，他都全然地依賴周圍的人，他終其一生都在接受他人的幫助。他會發出舒服或不舒服的聲音，但無法「做」任何事情。

■ 一個 16 歲的男孩，喜愛在督導下不厭倦地工作。他的頭又長又窄，他的身體沉重，語言笨拙，表情溫和而開放。在他團體的家中，他在花園裡幫忙，每天在屋子裡做些一樣的事情。在做這些事的時候，他充滿了愉悅，與許多所謂「正常人」的態度，形成強烈的對比。這些正常人每天做事的樣子，就好像他們寧願做些其他完全不一樣的事。

在思量他們的命運時，藉由提出這些人可以在此世的生命中學到什麼，還有他們正為來世發展出何種能力的問題，可為我們指出一個有效益的方向。採用這種觀點的教師、特教工作者、醫生以及治療師，增多了他們幫助殘疾、慢性病童及其父母的方法。舉例來說，我們可以理解第一個例子中的女孩，終其一生都在體驗「接受」這個課題；終生都要學習——我們必須接受，也要給予；我們應該為所有的機會，感謝其他人及我們所居住和行動的世界。只有在我們決定如何處理所接受的事物時，大我才會顯現。當終生除了接受和依賴周遭環境外，無法做任何事時，來生他必將不會犯相信自己不需要其他人的錯誤。他將不會有自我中心的傾向，只喜愛對他有用的，排斥他不需要的。不知感恩、優越感，及高估自己能力將不會出現在他的個性中。

終其一生懷著愉悅定時工作的這位年輕男士，正接受著特別密集的意志力訓練，強化意志力最有效的方法就是全心全意地從事規律的活動，正如我們的肌肉需要每天活動來增強般，我們的意志活動整體而言也需要經常的操練（請參閱第 10 章之「觀察並培養健康的節奏」與第 19 章之「概觀」）。我們可以觀察到，今天許多人都缺乏熱情和強烈的意圖，有鑑於此，想到毅力可以透過這種意志力的訓練來發展，就猶如升起了一線希望。

因此，轉世的概念並非「報應的意識型態」，而是提供了我們下定決心去更正錯誤並促進自我與世界發展的機會。教育家 Michael Bauer 曾將這種未來導向

的轉世觀點陳述為「轉世的觀點，是愛的宣示。真正想提供協助的人，不會在一次的塵世生命中，就變得疲累。」這種轉世的觀點，強調的並非宿命，而是自由意志，讓我們能接受生命情境，並使之對我們個人及周遭的世界都有意義。

轉世、恩典與信仰

基督教宗教人士經常反對的是，這樣的思維與基督教救贖觀念格格不入，它甚至難能與基督教的恩典本質兼容並蓄。對於這樣的反對觀點，我們不禁想問：有什麼可以比被反覆地給予機會，好讓自己從失敗及無力中提升自我，並重新掌理自我的發展更能深刻地彰顯恩典的實際狀況呢？難道「神的審判」，這一樁「人死後在靈性的世界裡，一生的所有細節將被評估」的想法；每一件我們無法從主觀的塵世觀點看清或做對的事，都將被評判和更正，這不正是最人道的觀點嗎？不正是只有恩典，為鼓勵新的發現和自由的行動，才有可能從這審判的教訓中，轉化強健的脈動進入下一個塵世生命的學習嗎？如果約翰福音中「你們必曉得真理，真理必叫你們得以自由」為真，則這個關於人類進化和發展的預言必定適用於每一個人，而不僅限於少數有天份的人。如果這個預言適合用在我們所有人身上，那我們勢必需要很多時間和額外的機會——也就是重複的塵世生命——來走過這個發展的過程。我們擁有這些機會，可以被視為神恩的典範。我們的信仰、信心和希望全都指向有神同在的發展機會，這是神所賜給我們充滿恩典的禮物。

在此脈絡下，讓我們來回顧一則可能是源自愛爾蘭的美麗傳說，這個故事敘述一個已過世的男人勇敢地去找上帝，以告訴祂地上的生命是如何地不合理。上帝靜靜地聽他的抱怨和推論，然後問說：「好吧，我們應該來看看你的生命嗎？」上帝一說完，此話就馬上實現。這個目瞪口呆的男人看到，在他的足跡旁總是伴隨著另一雙足跡——是上帝的足跡。但突然間他大聲斥責：「看那裡！當事情最糟的時候，我拚命向祢大聲疾呼，而祢卻不幫我，那裡只有一雙腳印！」上帝仁慈地說道：「你是對的，只有一雙腳印。在那個時候，我必須抱著你。」

我們多常無意識地被抱著和被保護而不知感恩？我們可能老早就放棄了，但我們每日的生活讓我們挺直身軀，一直到再度找到立足點，並很高興一切尚

未「全部結束」。事實上，我們很樂意有機會繼續發展。終究，我們所要的是得到幫助而自助；我們沒有要上帝的恩典拿走我們發展的工作，這不會有任何意義。有時候生命太殘酷了，上帝不會希望如此。祂伴著我們，但我們人對彼此所做的惡事是我們自己的行為，不是祂的。

順著同樣的思路，我們必須將天命的問題，不只運用在疾患和殘疾之上，也用在才華及天賦之上。我們常將自身的天份和能力視為當然，但我們知道自己是如何得到它們的嗎？可不可能我們非常引以為傲或欽羨別人所擁有的事物，可以被追溯到前幾世的殘疾或疾患呢（註 2）？

通常，生病的人比健康的人更容易理解這類的議題。父母及醫生再三地經驗到，有慢性病或殘疾的人，比起周遭同情他們的人而言，在處理這些議題時非常不同。他們經常感受到，他們的痛苦屬於自己，而且是他們當下氣質的一部分顯現。有時候，過與不及，反而會變成是他們在安慰那些為他們難過的人。這種超越病痛的「勝利」，是對個人命運必然性的一種直覺、下意識的理解。另一方面，對於慢性病或殘疾的人，經驗憤怒和否定並拒絕接受自己的疾患，也是很自然的。如果殘疾人士所受的教育及生活經驗常常告訴他們疾患與受苦是生命中無意義的巧合，這種態度將難以轉化或克服。我們認為教育的首要任務之一，就是培養一種面對人生的態度，將生命中許多不同的元素整合為單一有意義的經驗領域，而且甚至可以用「從中能學習到什麼」的觀點，接近各種問題的不同元素。

愛滋病──一項挑戰

愛滋病或稱後天性免疫不全症候群，是在 1980 年代初期被發現的。雖然HIV（人類免疫缺陷病毒）必須為感染負責（這種情況就像一般傳染疾病），但是在疾病的發展上，病原體並非唯一因素，卻是真實的。另一個重要的因素，是在免疫系統受損或弱化之前，是免疫系統造成身體受病原體感染的。因此，特別是處於愛滋病危險中的人，是那些內因性防禦系統已經弱化了的或──就像新生兒情況般的──尚未充分發展的個人。每個人對病毒的反應都是獨特的，且附加因素（稱為共因）在疾病最後終於出現前，必定早已存在。到目前

為止，尚未研發出任何有效的療法或是疫苗，但有幾種藥物對於疾病的進程和免疫不全所導致的疾病是有正面效果的。

有關此疾病的出現、分佈、顯現症狀及治療，可參閱本書後面的參考書目。關於治療的部分，可以參考散見於本書各章節中關於強化免疫系統的建議。然而，我們更推薦使用治療性優律司美，這是過去十多年來經由許多治療實務而發展出來的。治療性優律司美從嬰兒時期就可以開始做，它能強化小孩的體質，使他們可以更有效地面對這個疾病。

在此我們將強調一個有助於應付此疾病的面向，特別是在處理出生即得病的愛滋寶寶，或是透過輸血而感染愛滋的血友病患者。我們如何了解並支持這樣的命運呢？如何盡可能地幫助他們呢？支持愛滋兒童對於父母和教師都是一個大挑戰。要在生命旅程中陪伴已被烙上死亡印記的小孩，我們必須擴展自己的意識，使其超越死亡的門檻。為了讓這些孩子能夠在完全被接受和理解的氛圍中長大，我們也必須要了解這個特定疾病的意義和目的。

面對愛滋病

避開導致感染的情境是從外部避免得愛滋病的一個方法，但這個方法僅建立在害怕被感染的基礎上。因此，它只保護個人，而無助於改變我們社會自我中心的生命態度。但正如我們先前看到的，這個改變正是我們社會所需要的，藉由努力獲得一種新的生命觀——考量整體地球的福祉，而不是只追求個人的財富和利益——來強化內在的防衛力。

我們希望在這裡所提出的觀點能很清楚地讓大家知道，愛滋病不是只屬於我們社會邊緣族群的一種疾病，而是一個我們大家都必須認同的問題。得到這個疾病的人所忍受的痛苦症狀，也屬於我們全體。他們代表我們，為我們受苦，並挑戰我們盡可能在此種情況下幫助他們。因此，我們的責任就是確保周遭的愛滋病患們能感受到這個事實。對患有愛滋病的孩童來說，學校和幼兒園所能提供充滿愛心的照料和歡迎是很重要的。我們一再地聽到父母親們害怕自己的孩子會被感染，客觀上，這個恐懼是沒有事實根據的，但也必須靠醫師、教師和家長們的共同努力來消解。

附註

註1 Steiner, R. *Course for Young Doctors*, Mercury Press, New York 1994.

註2 Compare Glöckler, M. *Begabung und Behinderung. Praktische Hinweise für Erziehungs-und Schicksalsfragen* [Talents and handicaps: Practical tips on issues of education and destiny]. Stuttgart 1997.

CHAPTER ⑩

疾病預防與健康促進

　　所謂的兒童預防醫學，首先是指例行的健康檢查、官方推薦的接種、齲齒預防和佝僂病，以及營養和一般衛生的基本知識。然而，父母與小兒科醫師的討論，包含了越來越多的健康科學與健康起源學（salutogenesis）的議題*。健康起源學是一個新的，以健康為目的之醫學研究方法。它所提出的問題是，到底身體保健之道是否比致病因素重要？健康起源學是第一個提供方法幫助人們了解如何保持健康與預防疾病的學科。在這種意義上，人智醫學與教育總是採取一貫的健康起源（salutogenic）態度。早在 1919 年，魯道夫・施泰納就要 Stuttgart 華德福學校的老師們注意每天數小時的教學對成長中兒童的影響。在此發展階段，當物質身體正在建構，任何（無論是在身體、心靈或靈性層面）外來刺激都必須被處理，這些刺激可能對兒童體質各部分的交互作用，造成有益或損害健康的效果（請參閱第 16 章「健康在教育之中」）。

　　在此脈絡中，在瑞典有一個值得留意的教育性研究，調查華德福與公立學校學生的健康差異（註 1）。華德福的孩子比較少接種疫苗、比較少過敏，也明顯地比對照組比較少使用抗生素治療。61% 的華德福孩子感染過麻疹；對照組則只有 1% 得過，有 93% 已接種過疫苗。這個研究並未解答華德福教育方法對此結果有多少的貢獻。顯然很重要的，我們必須開發出方法，以使這些議題成為科學化的研究。

健康如何發展？

　　最近 200 年來，疾病如何發展的問題主導了醫學的討論，而預防這個概念被解讀成避免有害的影響與危險的因素。然而，現在健康研究要問的是，儘管

* salutogenesis：源自拉丁文— salus（健康）；genesis（起源）。

暴露在疾病中，如何能保持健康？當流行性感冒使 15% 的人口生病時，為何其餘的 85% 沒被感染？是哪些身體、心理或靈性上的因素最終導致免疫系統弱化進而造成對流感病毒的易感染體質？

醫療社會學家 Aaron Antonovsky 列出三項主要的發展健康與持續健康的成因（註 2）。這三個主要因素包含能在身體、心靈或靈性層面成功地掌握抗性的能耐：

- 克服因營養、活動、休息、氣候變化以及其他干擾所造成的新陳代謝失衡等。每個身體、器官及個別細胞都放在關聯健康與疾病的區位上，當破壞性因素與病理傾向被克服時，新的健康狀態即能不斷地發展。

- 在童年與青春期時期建構所謂的「連貫性知覺」。Antonovsky 在本文中也用了德文 Weltanschauung（對世界的見解）這個字來表示。他指的是，我們有可能發展一種有意義的方式處理我們日常的事務，並將之統整為我們個人生命中的道理，且成為我們對環境的領會。一個人能將不同層面的經驗（以及每一個新的經驗）越有意義地融入建構中的整體圖象，這個人就越健康、越有復原力，並且越能激勵他們對世界的見解。

- 運用「抗性資源」掌控人生的壓力與逆境。抗性資源相當於一個人在生命或工作上，為積極克服難題與煩惱時所能彌補與因應策略的總和。這些策略能正面地克服生活與工作中的問題和煩惱。這些應變力幫助人們免於因過勞、焦慮、壓力、失落與被邊緣化或處於極端情況（如禁錮、受虐）所造成的完全崩潰。

一些從事特殊教育的人士參照「復原力研究」，亦即儘管家中充滿混亂、酗酒、暴力或其他壓力的因素，兒童仍能產生抗性並健康成長的因素研究（註 3）。維護與增進抗性的決定性因素包括：

- 為人所愛。
- 信仰神。
- 相信事情的進展，並相信未來。
- 能在處理問題和衝突中找到個人的天命意義，並將之整合成個人的生活經歷。
- 有外在的保護與高水準的生活。

- 有穩定的社會網絡。

如果健康是身體有能力平衡片面的壓力因素，並抵銷掉可能的疾病傾向，那麼「健康」就會像疾病的種類一樣多元。在身體裡，在調節體溫、確保足夠的氧氣與營養供應，以及在分解與再生過程間創立一纖巧的平衡狀態，每一個人都面臨了獨一無二的特有挑戰。這些努力等同於兒童處理事情的情感與心智一樣，需要我們一樣多的照顧與支持。

健康需要我們在身體上、情感上及心智上的功用與活動能有序地交互作用。良善的思維真的具有治療的功效，怎麼可能？和平的心情如何提升睡眠並紓解身體的疼痛？為什麼一個正向積極的生命態度能振奮精神並促進食慾？這些效果已廣泛地被心理神經免疫學研究所確認（請參閱第 2 章之「發燒的目的及意義」以及第 2 章的附註 2），並由健康起源學研究所記錄存檔。然而，對於這些現象的具體了解仍會不斷地困惑我們，直到我們不再讓自己限制在自然科學的模式之中，並且能夠對心性及靈性法則的存在事實，以及這些法則與身體功能之間的關係產生興趣為止。

提升心性與靈性的健康

動機與靜思

在本書的第二及第三篇，我們將針對提升兒童與青少年健康，舉出許多實用的建議。在此階段，我們希望提供一些成人可以為自己做的範例，而且，也藉由形塑提高健康的行為，間接地幫助他們的孩子達到促進健康的目的。

預防疾病最重要、也最迅速的方法，就是熱愛工作。工作能產生保持身體健康的情感性溫暖（請參閱第 2 章之「發燒的目的及意義」）。因此，以一種盡可能讓自己喜愛工作的方式安排或接近您的日常工作是最基本的。

憤怒、爭吵、激動、長期的壓力，以及情感缺乏連貫與銜接感，不只是心理上的不安定，也會慢性損害健康。長期以來，若將這種未經處理的影響帶入睡眠中，睡眠也會失去復原的效果。到了清晨，我們較少能感覺精神振奮，以致會較容易罹患傳染性疾病。

從個人的直接經驗中,幾乎所有人都知道這種「情感上的病症」的類型。心理社會壓力,就是個人與社會問題的結合,只有藉由尋找自我發展的道路或衝突解決的方法,才能被有效地解決。心理治療、生命史工作或牧靈諮商,提供了許多不同的選擇。

人智學靜思靈修也提供了靜思、專注及放鬆的技巧,雖然其存在的理由是為了追尋自我的知識及世界靈性的理解,而不是維護健康;而就像所有其他真誠的靈修一樣,這些技巧對健康也有著直接且正向的影響。例如施泰納的口語靜思,其有益的順序效應,一讀便立見效果。在一天當中或重要(或困難)的事件前,時常回想或深思這些字或主題,會很有幫助(註4)。

我們有充分的理由認為,衛生保健的問題不僅包括日常的盥洗、乾淨的衣物及適切的生活環境,也包括情感及心智上的衛生。我們在培養心性與靈性生命時,是否如同我們照顧身體般小心?每天早晚簡短的靜思或專注練習難道不像刷牙一樣必要嗎?

魯道夫·施泰納在針對緊張與人類的我和實用思維訓練的討論中,提供一系列非常有效的練習來訓練警醒、記憶力、認知及專注(註5)。其他有關情緒保健的重要議題包括:我們對其他人的看法及感覺;明白我們的想法及感覺會對自己或他人造成傷害或具建設性的影響。我們的想法及感覺會塑造家庭氣氛,家中的小孩或青少年也會經驗到此氣氛並做判斷。

藝術的功效

藝術活動是一種令人非常滿足的健康促進法。本書的第三篇將會描述藝術對於鞏固幼年期及青春期健康的貢獻,因此此刻我們只會提及基本概念及參考書目。再次感謝施泰納的研究為這領域提供了精準且符合科學的基礎。塑型、雕塑及雕刻這些具有創造力的活動,直接刺激並調節了以太身形塑的功能。音樂的定律及其與空氣(聲音的媒介)的關係,和「星辰身」的活動相符,因為星辰身也具有音樂性的本質。人體的每一個細節都按照特定的比例及數目被精心安排,不只是人體的外型,還包含其生理機能的節奏及相對比例。在 Armin Husemann 所著的《人體的和諧》(*Harmony of the Human Body*)一書中,首度

試圖全面去了解主導人體的音樂定律。歌唱及其他的音樂活動（還有以不同顏色的「色調」及氛圍作畫），能使星辰身的活動更趨和諧，其結果是情緒的和諧感反過來對身體的功能起作用。

經由藝術的言語及語言治療，會直接啟動「我—系統」。畢竟，當我們陳述自己或我們所認識的世界時，我們會以最真實的文字來表達。

優律司美以及醫療性優律司美，兩者合起來構成了一種藝術形式，它結合了雕塑、音樂及演說的主導原則，並將之應用在身體的移動。它對身體的功能有全面性的影響，也調節了人們體質上不同組成的交互作用。

衛生保健的措施

就細菌學的意義來說，衛生保健包含隔離會傳染的病患、消毒房間及物件、穿著保護衣（包括手套、口罩，需要時也戴護目鏡），並確保飲用水及食物的安全。若沒有貫徹這類的衛生安全措施，當今外科手術及流行病控制的成功，將是不可能的，而醫院中嬰兒及產婦的死亡率也將停留在 19 世紀的水準。即便如此，每位母親都知道，他在換尿布檯上受到完好保護的寶貝，很快就會在其他人行走的骯髒地板上到處爬行。

避免接近細菌或是學會與之共處，長遠來看，哪一個比較能預防疾病呢？此問題延伸出另一個問題：每一種疾病都應該給予抗生素治療嗎？或是只有在孩子沒有抗生素就無法克服疾病時才使用呢？經驗顯示，第一個孩子在嬰兒期比較少生病，因為在他們獨自成長的過程中，唯一的感染源是父母。然而當他們進入幼稚園後，我們可以預見至少有兩年的冬季孩子會經常感冒。第一個孩子幾乎將四周的感染源都帶回家了，他們似乎待在家的時間比在幼稚園多。第二個孩子也有類似的經驗，但是當第三個孩子來了之後，他們經常會被其他年長的手足傳染到上呼吸道的疾病，也可能在非常年幼時，感染到十分嚴重的典型幼兒疾患。然而，這些第三個孩子，後來經常是最結實、最健康的。這種典型的經驗回答了上述的問題，對有許多孩子的家庭來說，可說是某種安慰。

觀察並培養健康的節奏

身體的「自我調節和適應能力」，以及孕育生命的「時序節奏的協調與互動」，有著密切的關聯。

在幼兒時期，培養日常生活的節奏特別重要，因為嬰兒尚未發展出調整節奏功能的能力，因此需要大人的支持與激勵。

現代生活及工作環境經常使我們無視於基本的節奏，這樣的漠視造成了許多不同的疾患或虛弱的體質。最後，經過數年到數十年忽視自然節奏的結果，可能導致精疲力竭和崩潰。相對地，有意識地培養最重要的生活節奏，可以增強身體的抗壓能力，並使身體有能力面對生命的挑戰。

節奏順序有何特別之處？

- 節奏是在類似的情況下重複相仿的過程。若精準地測量呼吸的原型節奏，沒有一次呼吸會和另一次呼吸有著完全一樣的深度或長度，只能說每次的呼吸都和上一次的呼吸相似。

- 每一個節奏會平衡相對的兩極。當自然界中相對的元素碰撞在一起時，節奏會居中調節。舉例來說，當高低氣壓系統相會時，天空會出現有節奏結構、如羊毛般的雲。在湧動的海水和堅硬的陸地相遇之處，有節奏的浪花型態勾勒出海岸線。上述的呼吸過程也會有節奏地平衡移動和靜止的兩極。

- 節奏形成每一個適應過程的基礎；因為有節奏的重複從不會完全一樣，而是會呈現出接近平均值上下的細微波動，所以具彈性的適應也是節奏過程的特徵。嚴格的節拍是完全沒有彈性的，也無法平衡或整合差異之處。

- 節奏可替代力量：比起在不尋常時刻或情境下所做的單次動作，任何有節奏的重複動作都能減少心力的消耗。

- 規律的節奏性活動可以培育習慣的發展，而習慣是形成人格和個性的架構。學習定時吃飯和睡覺，安排能平衡工作和休閒、緊湊和放鬆的每日作息，讓我們能確實又有產能地應付每日生活的要求。相對地，當我們不注意內在的生理時鐘，反而依賴外在環境，或隨順自己一時的偏好時，就會

冒著讓自己精疲力竭的危險，因為我們高估了自己所能做的。我們會缺乏適應的彈性、無法維持體力，並失去對健康界線的警覺。

● 有意識地重複每個動作會強化我們的意志，因而也會強化我們的行動力。

● 節奏連結大自然和人類一起進入季節的替換、日夜的更序，以及以恆星為背景的行星的許多不同運行。在我們太陽系裡，所有調節行星路線的節奏和比例，也反映在植物、動物和人類的生命過程中，並彰顯了天地萬物的共同源頭及相連的生命（註3）。

　　一直要到 20 世紀，對於生物節奏和時間結構的研究，才被認可為科學的一支。接下來提供的這一段，是對構成及維持生命過程中極其重要的節奏的一個概覽。我們在每日、每週、每月及每年的節奏所做的建議，是為了要激發出一種能再度將節奏納入考量的新家庭文化。對於我們所做的努力，回報給我們的將是更健康、更有適應能力的兒童（註6）。

培養每日的節奏

　　新生兒尚未發展出日夜間節奏交替的上下限，他們的體溫〔上午比晚上低 0.5℃（1℉）〕、血糖值、各類荷爾蒙和血液鹽及其他新陳代謝過程的波動，尚未與太陽同步。

　　一個人日後的結構、彈性和適應力等節奏系統，取決於嬰兒時期一些與吃飯、洗澡、玩耍及睡覺等相關的日常小活動如何銘印在他的腦海中。所有的器官，尤其是新陳代謝和消化系統的大型器官，一定要協調它們的功能，並學會如何優質地共同工作。在培育該項能力上，吃與不吃、活動與睡眠之間的輪替極為重要。為促進嬰兒發展 24 小時節奏，特別注意在早上起床及晚上就寢的時間（如果可能，要永遠都大約在同一個時間）。早上，一首早晨的歌曲、一起看向窗外，這樣的過程就被鼓勵了。從很小開始，嬰兒的上床儀式可包含點燃一根蠟燭、唱幾個音符（可用簡易的兒童豎琴或七弦琴伴奏──最好是五聲天韻*

---

* 五聲天韻，是五個不含半音階音調的音階，就像 D-E-G-A-B。五聲天韻旋律有一種輕快、開放的特質，而且任何一個音階皆可當尾音。在華德福教育和治療教育中，最常使用的五聲天韻的樂器是笛子（直笛）、七弦琴和兒童豎琴。

的曲調），並在道晚安前做個簡短的晚禱。

越能在寶寶出生後的最初幾週和幾個月裡，清楚地形塑一天時間，如：早上在家，媽媽做家事；下午，外出以背巾背著到外面玩，寶寶將越能強烈地經驗一天的時間及白天及晚上間的差別，而且能以他的以太身做出反應。

每週的節奏

星期的名字反映出一個事實，那就是在過去，它們和在恆星的背襯下移動的行星（包括太陽和月亮）有關。

- 星期日──太陽　sun。
- 星期一──月亮　moon（法文 lundi）。
- 星期二──火星　mars（法文 mardi）。
- 星期三──水星　mercury（法文 mercredi）。
- 星期四──木星　jupiter（法文 jeudi）。
- 星期五──金星　venus（法文 vendredi）。
- 星期六──土星　saturn。

這些天上的行星各具獨特性──既遙遠又朦朧的土星；閃亮的木星；閃爍著紅光的火星；在清晨或夜晚的天空中，放射出溫暖光彩的金星；而難以捉摸的水星，只能在幾天的日出前或日落後的片刻瞥見；月亮經常變化它光體的形狀；太陽則高高聳立在這些行星之上，光芒普照四處。加上練習，我們便會覺察到一週的每一天都各具特色。在節奏的時間生物學和研究上顯示，七天的節奏，即是強調包含回應適應性及痊癒過程的重要節奏。認知到此一週進程的節奏特色，便能支持並將七天的節奏穩定下來，使之能成為彈性對抗壓力和各種傷害的基礎。

舉例來說，星期天較有歡樂的特色──悠閒地享用早餐，飯前或飯後可唱歌或朗誦。一週的其他日子也可以有各自特別的早晨之歌或活動。分佈在每天的固定工作，會令人充滿歡樂的期待，並為每天的特色定調。諸如拜訪親友、在家接待客人、翻閱照片或演奏音樂的小型文化習慣亦是如此。過去幾個世紀以來，人們漸漸脫離了一年、一個月，或一週的節奏，越來越普遍存在的工

作倦怠症顯示了缺乏節奏感對健康所造成的毀損有多麼嚴重。「要有足夠的時間」，必須有意識地從逐漸形成的時間態度做起，也就是透過活動的交替和停留來形塑時間的節奏、順序，以及時間穿插出現的間隔（請參閱第 16 章的圖表）。培養宗教和靜思生活的態度也是如此；學習並發展內在能量和能力的秘訣在於，將內在工作分配至反覆的每一天或更長久的節奏之中。*

一個月的節奏

從水土治療學（climatherapy）（譯註：指將病人短暫或長期移居到適合其疾病復原之氣候區的治療）中我們知道，四週療程的復原效果明顯高於兩週或三週的療程。而當一個人已真的筋疲力竭時，則需要二至三個月來恢復體力；四週的假是不夠的。月的節奏是深度修復、習慣養成及穩定下來的節奏。一個新習慣的養成至少需要四週，華德福學校便善用此事實，盡可能將教學分成四週為一主課程的模式。

可培養月的節奏活動包含：看月曆的圖片、唱和月份有關的歌曲、觀察自然界季節性的變化及從事相關的農耕及園藝。隨著月份的更易，我們也會換穿不同的衣服。

在計畫假期時，只要可能，我們懲恿您盡可能考慮四週的節奏。當目標是要休息及放鬆的話，我們建議不要做短促的假期。短暫的休息對成人來說，也許是個增進健康的步調變化，但對孩子來說，卻可能會帶來緊張，因此孩子常在一個短期的旅程中或回家後感染疾病。

一年的節奏

嬰兒的物質體需要為期九個月的妊娠期，再加上出生後的前三個月，才

---

* 在此脈絡中，我們想要特別指出由魯道夫・施泰納為現代人所闡述的佛陀「八正道」，其中包含了一週內的每一天的特定練習：星期六——專注於個人的概念性活動（正念）；星期日——努力做正確的判斷（正見）；星期一——有意識地逐漸形成談話的態度及用詞的斟酌（正語）；星期二——省視自己的行為過程（正行）；星期三——追尋正確的人生觀（正命）；星期四——正確地評估個人的工作長才及能力（正業）；星期五——企圖盡可能更多地從生命學習（註7、8）。

能成熟到眼睛可以聚焦、雙手可以抓取。另外還要一年的時間來學習走路、另一年來學習說話,之外還要一年才能開始獨立思考。物質體以年的節奏持續成長,四季氣候及光線的變化都會刺激身體的變化。同樣地,每種兒童疾患也會在生命中的某些特定年齡裡最可能或最不可能發生。

長期性的適應也跟隨年的節奏。當我們在同一個地方居住一年以上,也就是說當我們第二次經歷一年中的一個季節時,我們會覺得熟悉而舒適。當我們在那兒住了七年以上,我們會感覺好像是「在地人」。此外,就像我們慶祝生日,以及每年的季節慶典一樣,慶祝一年一度的歷史事件週年紀念日是種很好的傳統(請參閱第 23 章「宗教教育的實踐面向」)。

附註

[1] Von Alm, J., and J. Swartz, Atopy in children of families with an anthroposophical lifestyle, *Lancet*, 1999. 353:1485-88.

[2] Antonovsky, A. *Health, Stress and Coping*. Jossey-Bass, San Francisco 1979, and *Unraveling the Mystery of Health*. Jossey-Bass, San Francisco 1987.

[3] Opp, Fingerle, Freytag, (eds.). *Was Kinder Stärkt. Erziehung zwischen Risiko und Resilience*, Munich 1999.

[4] Steiner, R. *Verses and Meditations*. Steiner Press, London 1972.

[5] Steiner, Rudolf. *Overcoming Nervousness* (Lecture of Jan 11, 1912). Anthroposophic Press, New York 1978, and *Practical Training in Thought*, Anthroposophic Press, New York 1978.

[6] Endres, Klaus-Peter & Wolfgang Schad, *Moon Rhythms in Nature*. Floris Books, Edinburgh 2002.

[7] For a thorough discussion, see Glöckler, Michaela (ed.) *Gesundheit und Schule*. Goetheanum, Dornach 1998.

[8] 這些一週裡某一天的練習出自 *Seelenübungen* Vol. 1, Dornach 1997.

第二篇
健康成長的根基

所有的教育都是自我教育;身為教師和教育工作者,我們不過是提供一個環境讓一群兒童進行自我教育而已。我們一定要盡可能提供最好的環境,使得這群經過我們的兒童都能如他們自己內在天命所要求的進行自我教育。

魯道夫‧施泰納

CHAPTER ⑪
出生後幾個月

預備分娩

預備在哪裡分娩？

　　現代分娩可以選擇的範圍從在家分娩至醫院（附設或未附設新生兒門診）的產科門診或住院分娩，直至專業的「高危險妊娠中心」的分娩都有。

　　若因醫療的理由需要在醫院分娩，或只是覺得在醫院分娩比較安全而且比較舒適，您可以事先詢問是否有 24 小時住房的選擇可能。在剛開始幾天，為了發展關係，嬰兒與母親應盡可能有更多的時間在一起，這是很重要的（照片18）。大多數的分娩醫療中心，會更擴大範圍地結合父親來照顧嬰兒。在分娩前及分娩時，父親可以給母親支持，而且如果願意的話，父親還可以參與新生兒照料的教學課程。

　　假設在懷孕期間，新生兒已經有需要留在醫院照料一陣子的跡象，例如嬰兒可能早產或體重過低，那麼，選擇一個設有分娩科及新生兒科部門的醫院生產，即能避免生產幾天就與嬰兒做不必要分離的困擾。

　　嬰兒**出生之後**立即被放在母親的腹部上，並蓋上溫暖的布，醫院讓嬰兒、母親和父親有一個純粹經驗彼此的機會。如果母子倆都平順健康，緊接著，第一個餵奶的機會就來了，因為通常嬰兒出生後不久即能強而有力地吸奶，而且從珍貴的初乳中嬰兒能多所受惠。

　　出生時，新生兒皮膚上覆蓋著的白色乳狀物質是胎兒皮脂，是天然的保護，幾小時之內即會被皮膚所吸收，因此沒有必要讓嬰兒一出生就沐浴，而嬰兒身上少量的血跡通常以一塊布輕輕擦拭即可。

　　有些醫院努力將分娩的環境佈置得如同傳統的在家分娩般又舒適、又親切，科技設備都放置在不起眼的角落，這樣即免除了冷漠及不友善的氣氛。分娩團隊中，還有外科及兒科醫師謹慎地陪同、隨時待命以備緊急之需。

預防措施

在許多國家裡，幾乎所有的助產士及產科醫療中心都被要求在出生後立即施予維生素 K 預防法。

在許多醫院裡，新生兒仍被施以硝酸銀眼睛滴劑以防治淋菌性結膜炎。該傳染病是生產過程中經由母親陰道感染而得，在工業化國家已很罕見。其實，只要能及時發現，結膜炎是可以有效治療的。此外，硝酸銀點藥水本身可能造成嚴重的眼睛刺激，抗生素眼睛滴劑也可以做為疾病預防的其他選擇。但我們建議——如果需要，這些都應該保留在治療時使用。

早產兒及不健康的嬰兒

有一些懷孕未滿 35 週，甚至是足月的嬰兒，在出生或出生後幾天，有可能還需要特別的護理照顧。在此情形下，不可避免地，嬰兒和母親需要有短暫的分離時刻。所以無論是否被允許，您最好詢問母親是否能住進新生兒的單位，或一個鄰近房間等的其他選擇。現在的探訪通常不嚴格指定時間或固定白天多少小時。醫院允許父母陪伴嬰兒、更認識嬰兒並能親自照顧嬰兒。

幾乎所有的新生兒特別護理單位，都會迅速地將嬰兒安置在斜躺著的母親胸膛上，或是與父親以「袋鼠姿勢」進行肌膚的接觸，小嬰兒可以在那兒休息好幾個小時。以這種方式，嬰兒不只感受到父親或母親的心跳與呼吸，通常也能產生安定的效果並刺激嬰兒的呼吸作用；而且許多以這種方式處理的嬰兒，也比較不需要氧氣補給。在生病嚴重的階段，嬰兒通常無法接受母親哺育，但只要健康狀況好轉，他們應該盡快接受母親的初乳或哺育，因為初乳對早產嬰兒特別有效用。即便是幼小的早產兒，母親也越來越被鼓勵餵母乳。

新生兒及早產兒越來越普遍地被安置在「窩裡」，即便在一個能產生包裹感的保溫箱裡，為保護嬰兒感官免於暴露在過度明亮的光線中，也還會再加上遮蓋物。

第一印象

當母親所有的時間都能與他剛出生的嬰兒在一起時，他快樂探索的眼光經常會看見嬰兒自我搜尋的目光。嬰兒有形的肉身雖然嬌小、沒什麼經驗，但在心靈層次上，他卻似乎大而寬廣。出生後幾天，他的每一個動作，睡著時吸吮的姿勢、呵欠，還有手指頭的每一個小動作……，都被很快樂地觀察。有時候，幾乎聽不見他的呼吸，但偶爾連續幾個較深的呼吸，或伸懶腰時的一個小呼嚕聲又打破了安靜。當母親彎下腰向著他時，他以好幾個較深或較快的呼吸對著他的出現做出快樂的反應。如果嬰兒睡在母親的房裡，有時候，他會觀察到他的眼球在閉著的眼瞼下「游泳」（甚至在眼睛張開時也會，這是一個早產兒明顯的現象）。在這個階段，睡與醒之間仍然是交錯進行的。

嬰兒的注視雖然尚未能聚焦或停留在物體上，然而這卻暗示著他的心靈經驗現在正在與視覺的感知做首度的連結。我們大人會本能地尋找嬰兒在個性上的表達，雖然他們和後來即將成為的可能大不相同。當他的雙眼張開時，他的眼睛似乎在母親的周圍尋找些什麼。在他疲倦之前，他的眼睛會定在那兒停留一會兒，然後才閉上。但不久，他的眼睛又一次張開，而且像要尋找什麼似的。這種「觀看與不觀看」互相交錯的節奏是嬰兒很重要的初始自我經驗的一部分。經由反覆的感官印象，嬰兒經驗著自己存在於地球的真實性。接下來的幾個月，經由努力連結彼此間的知覺，他更加清楚地發現自己。之後，在兩歲、三歲左右，他將會在「我」這個稱呼上總結他的自我活動經驗。

這種藉由外界感官印象以體驗自我的渴望，加強了新生兒的一切活動。當飢餓時，他貪婪地尋找乳房，非常熟練地吸吮，同時飽享他的一餐。在沒有進入熟睡的時刻，他感受周遭的聲、光、冷、暖。遠在嬰兒有任何一天、一小時或一分鐘的知覺之前，他已經將心靈經驗完全地交託給為他形塑時間感的「接受或自制」、「慾求或滿足」的交互作用了。

當家長回憶起他們的第一個孩子的第一天生活時，通常都會說，他們知道從此以後所有的事情都不一樣了。一個孩子的出生，再多的準備也無法模擬那種真實的奧妙經驗，一個全然無助的小生命，竟感動並形塑了那些在他周圍人的情感、思想和行動。

例行健康檢查

母親們不一定都知道他們的寶寶在出生之後就立即接受了新生兒健康檢查。在英國，這是助產士或兒科醫師的法定責任。

回家之後，您當地的醫師或健康視察員會立即負起寶寶後續發展的責任，提供餵奶的幫助和處理的建議等。有些地區提供嬰兒及學齡前兒童例行健康檢查（兒童健康手冊）時間表。家長也可能領到一份可以記錄兒童生長及發育的表格或小冊子。該表冊於每次健康檢查時填寫，疫苗預防注射也在記錄之內。

例行健康檢查的目的在於以及早發現、治療及監控的方式，處理每一個無論是身體或心理上失調或發展遲緩的兒童。一般人只有在孩子生病時才諮詢醫師，因此這些兒童健康發展的檢查紀錄，對家庭醫師而言是一個很好的追蹤掌握。這些檢查的範圍主要包含早期識別心臟缺陷及先天性髖關節問題；身心發育失調、感官知覺、營養及新陳代謝等；而疾病預防方面則包含接種、軟骨病及齲齒預防；溝通的失調、原因，以及與兒童教養相關的問題等。

早產兒有更多腦性麻痺及視覺問題上的風險，因此需要做特別的檢查。這些所提供的檢查以及與醫師討論的機會，能幫助家長在子女發育的進展上增加信心。在兒童身心發育的重要階段，當進展與能力變得明顯，或失調或疾病的特徵消失，這些推薦的健康檢查都能標示出來。我們也建議您對選擇性的疫苗預先思考，哪一些是您想要子女接種或不要接種的，因為這些例行時間表與要求或建議施打疫苗時間的安排都相符。如果檢查結果呈現出可能有病理上的偏離常軌時，就需接受指示做科學化驗。之後的檢查包含尿液分析等。四歲兒童（或進入幼稚園之前）也有可能施行結核菌素注射液的試驗。

培育幼兒感官印象

聲音與音調

當進入新生兒房間時，即便嬰兒沒有出聲，我們也會立即本能地改變行為；即便是活潑喧鬧的小朋友，也會在靠近搖籃時安靜地踮起腳尖走；反之，當嬰

兒哭鬧時，在他身邊的人就急躁起來。父母親歡喜而摯愛的話語和表達，與嬰兒發出的每一個吸引父母親注意的聲音，微妙地交互作用。

甚至在出生之前，嬰兒的聽覺已經完全地作用，他的身體深受父母周圍的聲音及各種噪音所影響。我們建議盡量少讓胎兒和新生兒暴露在錄製的音樂及機械的噪音中。在兒童生命的初始幾年，我們對兒童所做的每一件事都將深深影響他們的發展，甚至形成他們持續一生的習慣。

最初，任何機械的騷動，無論是戶外的建築器械或室內的真空吸塵器及洗碗機等，都是陌生而干擾的。對這類型聲音的反應，睡眠中的嬰兒通常是呼吸轉換或脈搏加速。大人需要考慮嬰兒環境中的聲音是否適合他的年齡。我們的聽覺經驗含括了一個很大的範圍，幅度從絕對的無聲遍及人類的聲音、樂器的聲音及機器的聲音等。您越能敏銳而細心於嬰兒的聽覺環境，嬰兒長大後就越能分辨細微的聲音。

身為小兒科醫師，我們經常必須要求一些因嬰幼兒發燒而打電話給我們的母親關閉刺耳的收音機音響。在兒童學習說話與思考之前，他們無法讓自己與環境中加諸於他們的感官印象保持距離，特別是噪音。一個人讓自己與感知之間保持距離的能力只能漸進地發展，這需要等到人能叫出事物的名稱並開始思考這些事物之後。一個孩子完全無法將世界關閉在外，特別是在生命的第一年；他的整個身體非常敏感，他被迫參與影響他感官的效果。這些衝擊的敏銳指標是呼吸及循環節奏上細微或不太細微的改變。當然，這並不表示當有嬰幼兒在屋子裡時，我們就需要限制所有的音樂享受，不過這確實意謂著我們應該努力將之與嬰兒拉出一個距離，並且努力調整自己，選擇適合孩子感官的音樂。我們應該盡可能避免嬰幼兒受到機械似的噪音以及媒體，例如收音機、電視、錄影帶及錄音帶等的「音響轟炸」。

聲音與音調對嬰兒的作用之大，在觀看嬰兒遊戲時顯而易見。如果放一個會嘎嘎響的塑膠玩具在寶寶的手上，或懸掛一個能製造聲音的汽車在他的搖籃上，從嬰兒的動作看，效果是很明顯的，他搖動著身體踢腳的姿勢就好像是向內踢的，這和玩一個簡單的附有滑動木片的木製打擊玩具效果完全不一樣。嬰兒的動作因應著他所覺察到的聲音，明顯變得從容而規律。在此兩種情況下，嬰兒似乎都因聲響而快樂、興奮，但後者的情形，他顯得更沉著、自持，而且

更能處理感官的印象。

由父母所哼或唱的簡單曲調對嬰兒的效果更是不同，嬰兒會驚奇地停下來，他的動作變得更放鬆，如果這時候他有點累，他很快地就睡著了！在對這些音樂開放自己的同時，他的心靈更向睡眠投誠。

新鮮的空氣與濕度

大家都贊同嬰兒需要新鮮的空氣，但住在大城市裡，當打開窗戶時，我們就得吞下我們所吸入的。將嬰兒放在冷空氣當中是好的，不過要避免風寒，而這也是嬰兒床需要有紗帳的另一個務實的原因。無論是否要開窗戶或者開多久的窗戶，不僅應以戶外的空氣與噪音而定，也應以室內的乾燥度而定。一個很好的解決方法是，在一天中大開窗戶數次，前提是當嬰兒在另一個房間時。同時，應避免嬰兒時常暴露在烹調或香菸的氣味之中。

關於空氣中的濕氣，大多數現代暖氣系統都將空氣吸得太乾了，這對兒童是不好的。在暖房裝置上面懸掛盛水容器會有幫助，但卻無法蒸發足夠的水氣以完全補充被蒸發的水分（一天要好幾公升）。要達到這個濕度只能靠電器設備，但您也可能因為擔心引起噪音或細菌等其他風險而不想使用。若您因為家中成員有經常感冒等的健康理由必須購買加濕機，請一定要買那種不靠馬達操作、可使用一般自來水，而且不需過濾器的加濕機。這類型的加濕機是利用在兩個電極板間將水引至沸點的原理。如果您沒有加濕機，最好的替代方法是在嬰兒房裡經常簡單地噴水。或者，您也可以在低處（兒童無法觸及之處）放一個小電熱板煮水，讓水分持續蒸發。若您的嬰兒有呼吸的感染，請在水裡加幾滴純桉屬植物油（不是直接加在暖氣機上）以增加空氣濕度的品質並減少如臭氧及氧化亞氮氣的刺激。

陽光

在半昏暗之中，新生兒張開他的眼睛，似乎尋找著什麼，但如果您讓光線直接射入搖籃裡，他們的眼睛立即再度閉上。然而幾星期之後，他們開始向不

同的方向四處瞧,即便房間更明亮一些。現在是時候了,您可以讓嬰兒在開著的窗戶旁或戶外睡覺,只要避免風直吹或太陽直曬。他的臉可以看得見藍天是很重要的。視天氣而定,剛開始從一天 15 分鐘至半小時,然後逐漸地增加至兩小時或更長的時間。當然您需要時而看一下嬰兒,即便他已睡著。

對某些人而言,只要想到讓一個三、四週大的嬰兒睡在戶外藍天白雲之下,這就是違背常理了。即便嬰兒已經溫暖地包裹而且戴上了帽子,然而就溫帶的緯度而言,這是確保您寶寶發展健康身體所能採取的最佳步驟。從清朗藍天而來的光線是僅次於母乳能激發骨骼健康成長的最有效方式了*。若能讓嬰兒的前額一天接觸兩小時的藍色天空,嬰兒就不會得軟骨症。在陰霾的氣候或工業地區,可能連續幾個月都看不見藍天,這就需要採取其他預防軟骨症的措施,而在比較多陽光的區域通常就沒有此必要。我們迫切地建議,不要讓您的孩子在幼年早期接觸太多陽光(很少有日光浴是暴露全身或大部分皮膚的)。過多的陽光會造成全身早熟、硬化,以及神經系統過度負擔。為證實這項說明,只要想想在過度的日光浴之後,您自己的皮膚及精神的過敏狀態就會明白。在此,也請您節制日照。

冷與熱

新生兒的體溫調節系統尚未成熟,因此很容易受到干擾(請參閱第 10 章有關節奏的內容)。在寒冷環境中出生的嬰兒,即便包裹得很溫暖,出生好幾小時之後體溫仍傾向不及常人。醫生與家長需要知道在嬰兒出生後的幾天甚或幾週,持續地保持嬰兒的溫暖還是非常重要。

不管情況如何,一定要確保嬰兒不受寒凍。至於浴室內,加風扇式加熱器不如加發光式加熱器,但發光式加熱器不可直接放在嬰兒的頭頂上,否則,等嬰兒皮膚變紅或像是上了大理石花紋般的顏色,您就知道您做錯了。在戶外時,穿著溫暖的嬰兒,暴露的雙頰和小手冰冷是正常的。然而,最好蓋上一條

---

* 經由高高在上的藍天所傳送的可預防軟骨症的紫外線輻射波長,遠比接近水平面朦朧的天空好。我們相信極化作用的陽光也是重要的。它使得蜜蜂能在空間中自我引導;而只要經過些練習,人們也可以覺察海丁格刷(瞬間的淺黃色圖象,形狀如一捆稻草)。從與太陽的關係而言,整個清澈的藍天、明亮照耀的表面結構,當然會有非常不一樣的影響。

毛毯，讓嬰兒的手腳都感覺溫暖而舒服。嬰兒光著的頭會散發掉許多熱氣，因此在戶外時應該戴上厚的羊毛製童帽（照片 19、20），而室內則戴輕軟的，也許是絲質的帽子（照片 29、32、33、34）。炎熱的天候則在此規則之外，但這種情形，您的寶貝應該戴上遮陽帽（照片 21、46、51）。

在嬰兒剛出生的幾個星期裡，您可能需要放一袋溫暖的櫻桃核或穀物在他的床上以加強保暖（不要使用熱水袋，因為有漏水與燙傷嬰兒的危險）。但要注意櫻桃核或穀物也不能太熱，即使很短的時間，40°C（104°F）也能「燙傷」嬰兒敏感的皮膚。如果嬰兒的房間是寒冷的，或者如果您不想使用羽毛褥墊，可以幫嬰兒穿上羊毛睡袋或蓋上類似重量的毛毯。

如果您寶貝的手經常無明顯原因的冰冷，為他穿上長袖的羊毛內衣會有幫助。找找看柔軟的嬰兒羊毛內衣廠牌，如果找不到這種質地的，在羊毛衣下穿棉質的內衣也可以。我們也建議使用羊毛的尿褲及短袖連衫褲，因為羊毛有特殊的性能，可以吸收水分達本身重量的 30% 不致覺得潮濕，而且蒸發濕氣不致冰涼了肌膚。羊毛的排汗功能也優於任何人造纖維，並且比較不會對皮膚造成悶熱。這也是為什麼沙漠游牧民族的貝多因人（Bedouin）要穿羊毛或羊皮製的衣著。有些人不喜歡羊毛，因為皮膚會癢。如果羊毛起了毛球或氈合，即便是柔軟的羊毛也會令皮膚發癢，因此洗嬰兒的羊毛衣要很小心地使用微溫的水及適當的洗潔劑。生絲內衣和小圓帽很適合皮膚非常敏感的嬰兒。生絲纖維調節溫度的功能幾乎和羊毛一樣好。純棉內衣本身只有在很溫暖而且溫度變化不大的氣候裡實穿。人造纖維不可能好，因為會悶住體熱又不吸水。

我們之所以這麼詳細地討論羊毛衣著，是因為身為小兒科醫生，我們常看見嬰兒的穿著不夠保暖。我們很少看見穿著一層又一層毛織品、羊毛帽戴到眉毛、額頭不許有一丁點兒涼意的另一種極端。看過這兩種過冷或過熱的極端就能了解中庸的必要了 —— 在對的地方，對的時候，做對的事。過多的溫暖、過度地保護身體會妨礙身體有效地發展體內溫度調節；然而，不夠溫暖或更糟糕的是故意讓嬰兒暴露在寒冷之中。在這個生命階段，這樣做都會使得嬰兒無法對常態環境產生本能的反射作用，而引發過度反應。這兩種情況都會造成嬰兒對溫度的變化無法做出有彈性的、適中的反應。

地心引力以及新生兒躺臥的姿勢

從抱嬰兒的經驗，我們知道新生兒還沒有足夠的力氣對抗地心引力抬起頭或直立起身體來。他們只有在俯臥的時候，能很短暫地抬起頭（照片 22）。很少人知道剛出生幾個月的嬰兒身體會因為地心引力而造成變形的事實。如果一個嬰兒的頭老是偏向一邊（例如朝著光或朝著向他走近的人），那麼他那一邊的頭就會有一塊扁平的區域。這個變形有可能一直延伸至軀幹骨盆。如果等嬰兒三個月大之後才發現這種強加的姿勢，那麼已造成的損傷將難以完全矯正。為避免變形的發生，每次放下嬰兒時，要記得更替頭的擺放姿勢。如果嬰兒的頭部已經變形了，醫生可能會建議您持續一段時間不時地轉動嬰兒的頭，使他朝向相反的另一邊。

如果嬰兒已經能自己轉頭，而且比方說他喜歡轉向光亮的一邊，你就必須將嬰兒（或嬰兒床）轉向，讓頭、腳對調，讓光線從另一邊照射。

其他可能使得嬰兒將頭偏向特定一邊的原因包含：出生時鎖骨骨折、肌性斜頸（歪脖子，請參閱第 1 章「肌肉斜頸症」）或嬰兒頭部有腫塊*。無論因歪脖子或頭部腫塊導致嬰兒喜歡偏向某一邊，這些實際狀況都需要與醫生討論。

睡姿：仰睡、側睡，或趴睡？

根據最新研究顯示，美國專家在 1960 年代曾提倡趴睡的姿勢，結果造成嬰兒的猝死顯著增加（嬰兒猝死症，請參閱第 9 章）。現在則普遍建議讓嬰兒仰著睡，不是側著睡，也不是趴著睡；而且不需要枕頭。如果嬰兒的頭骨較軟，或後腦杓開始出現扁平部位，自製一個 20 公分見方（八英吋見方）的枕頭，然後填入鬆散的小米穀粒。這種枕頭可以在一個較大的範圍上分散嬰兒頭骨的重量。

當嬰兒醒著的時候，請讓他能仰躺著，看人的面容或其他目標或玩自己的小手；也請讓他有機會趴著，讓他學習抬頭（之後是肩膀、手臂及手）。如果您的嬰兒特別喜歡仰臥，請記得在一天之內，當您與他遊戲或說話時，固定讓他

---

* 胎頭水腫（在分娩時於胎兒先露部位形成的腫脹）一、兩天後會消失，但血腫（因血管破裂而形成之凝固血塊）則需要等數星期或數個月之後才消退。最好不要讓嬰兒躺壓血腫的那一邊，直到復原為止。

趴個幾次。如果他仰著睡睡不著，就請在白天時試著以背帶將他背在懷裡，給他充分的身體接觸；晚上，則捲一件運動衫或其他屬於媽媽的衣服放在嬰兒床裡。

請務必確認被子之類的物件都安置妥當、安全，以免嬰兒的頭陷入被子之下。

自發性的動作發展

「所有的教育都是自我教育」，這樣的格言當然也適用於嬰兒的行動學習。大人必須經常記住，嬰兒的天性是模仿、探索。願意讓寶寶自己去看出所有人類可能有的不同的新動作，單只是觀察，就需要我們很大的耐性及意志。因此非常重要的，佈置一個讓嬰兒能自我探索的環境，讓嬰兒隨著不斷更新的機會學習並掌握行動與平衡的法則。學習如何自主行動這件事，不只能確保身體平衡及耐力的穩定，同時也幫助嬰兒學習信任自己的潛在能力，並獲得一種獨立及自由的感覺（請參閱第 12 章之「感覺、知覺、經驗、自覺」）。

我們不太需要再提，每個嬰兒有他自己運動發展的「時間表」。如果您對嬰兒的每一個新活動類型（翻身、以手肘扭動前爬、爬行、自己站立起來，藉或不藉外物支撐的行走）的出現耐心等待，您的寶貝將受益良多；同時請避免提供任何固定性的支撐或「幫助的手」給孩子。讓孩子自己學會這些活動，亦即提供了孩子一個在其他領域發展也能一生受用的基礎。

觀察新生兒的排泄及其他身體功能

讓喝奶後的嬰兒打飽嗝

所有的嬰兒喝奶時都會嚥下不少空氣，特別是使用奶瓶時。為減少吐奶並讓您的嬰兒盡可能睡得安穩，嬰兒胃裡的空氣必須排放出來。其做法是：讓嬰兒的下巴靠在您的肩上，請記得墊塊布在您肩上以防嬰兒吐奶；接下來，許多父母快速反覆地拍嬰兒的背，這很可惜！如果您能抱著嬰兒坐下來，讓他依偎

著您，然後您輕撫嬰兒頭部頂端柔軟下沉的囟門區，以您的指腹輕柔地按壓，嬰兒會覺得更舒服、愉悅。

連串的打嗝

連續打嗝是因為橫膈膜突發的節奏性收縮所造成。嬰兒很容易因為胃部的冷空氣、因為父母放下嬰兒或幫他翻身時的動作太快，或因為嬰兒的一個過大的飽嗝所引起，不過，也經常有不明的原因。新生兒連續打嗝，表示父母不需要再等待嬰兒打飽嗝了，等了也是白等，但可以確定嬰兒將不會吐奶，因為橫膈膜暫時性的收縮使得進入胃部的入口關閉了。在嬰兒的腹部蓋上一條溫暖的布，即可幫助防止連續打嗝。

大便的軟硬度及頻率

喝母乳的嬰兒，在解出孕產期最後幾週所累積的腸內黑色或深綠色的胎便之後，即會有黃色或淺綠色且帶有獨特香氣的大便。偶爾，大便也可能變得很稀、深黃色的，或只是乾酪般軟硬度的扁豆形狀的固體微量而已。通常，嬰兒解便的頻率變化一天之內約在二至六次之間，但喝母乳的嬰兒，其頻率可達一天十次之多，或每十天才解一次；只要嬰兒沒有其他症狀，而且似乎也茁壯成長，就沒有恐慌的理由。當添加新的嬰兒食品之後，通常解出來的大便就會有所改變。味道變得比較不好聞，顏色是黃或褐色，軟硬度呈糊狀或軟膏狀，頻率通常變成一天二次至四次，或至少兩天一次。這時，如果大便有發酵的味道，可能是黴菌（白色念珠球菌）感染的徵象，而綠色的軟便則表示有輕微的消化困擾（消化不良）。如果嬰兒的大便含有血跡，包含與胃酸接觸後變黑的血紅素血絲（請勿與香蕉纖維混淆，因為看起來很相似），或大便顏色變淡，呈灰白色，並伴有明顯的黃疸，請立即請教您的醫師。

小便

出生頭幾個月，嬰兒的尿液幾乎沒有顏色，只有在黃疸明顯的情況時才會變得稍微有點黃。尿液留在尿布上一段時間即會產生一種刺鼻的阿摩尼亞氣味，特別是如果嬰兒是喝配方奶。阿摩尼亞會引起嬰兒尿布疹，因此您需要注意這個氣味，且需更勤於為嬰兒換尿布，並特別注意照顧與清洗嬰兒的皮膚（只要清水洗）。如果天氣很熱，而嬰兒又喝得不多，他的尿液即很容易因為無害的磷酸鹽沈澱而變成磚灰色。解尿疼痛常因為是尿道感染，這種情形尿液通常會有臭味，或至少和平常的氣味明顯不同。尿道感染應接受醫生診斷和治療。如果經過兩餐嬰兒的尿布仍是乾的，則嬰兒可能是發燒或口渴，是否需要醫師的專業指示，應視其他症狀而定。

出汗

在生命的頭幾個月裡，出汗是不尋常的，但如果嬰兒太熱、喝太多，或發燒等，就有可能出汗；但有時候也可能是一般無法確定的生長力失調；在嬰兒約六週大時，無明顯原因而出汗增多，有可能是早期階段佝僂症的徵兆；如何預防佝僂症，請向您的醫師請教。

更換尿布及相關的問題

尿布技術及其影響

由於布質的尿片比較能為嬰兒保暖，而且可以免去處置的浪費，因此有越來越多父母避免讓新生兒使用拋棄式尿布或尿片。新生兒可以用紗布尿布，再包上能吸水的羊毛尿褲或類似的褲子（請參閱附錄二），換上尿布後，再幫嬰兒包上大塊的拉絨棉布或法蘭絨布（毛織品在此目的上也很實用），而不是穿上連身褲或裹腿毛線褲。視季節而定，您可能需要多加一條鬆針編織的羊毛毯包住全身。臀位出生的嬰兒常有髖關節發育不全的情形；通常從一開始即需要有寬

大的尿布幫助嬰兒保持兩條腿分開。再多摺一條寬條的棉布放在兩腿中間也常可達到此目的。等到嬰兒開始踢開這些束縛時（通常數週後開始），兩腿間有暗釦的「連身褲」或「連身衣」應該是另一個實用的辦法。此時，您可能會發明出結合兩條紗布變成一條三角形的包裹布，而另一條長方形布則放在嬰兒的兩腿中間。過不了多久，您可能為方便清洗，想給嬰兒加一條尿布襯墊；而未經漂白的原色羊毛尿褲有助於尿布之定位。白天可以為嬰兒加件羊毛連身褲，晚上棉質連身褲可能又更實用，最外層再包上前面提過的鬆針編織羊毛毯，這樣嬰兒就不會無節制地亂踢，而是會感受到一些阻力，也從而體驗到自己。

我們建議不要讓年紀很小的嬰兒全天候任意地自由活動。如果您在嬰兒出生的頭幾個月裡仔細觀察他許多不由自主以及反射性的動作，您將覺察這些動作觸動起他的能力，使他能放眼環視他的周圍。顯然我們需要支持他安靜觀看的活動，您了解一個嬰兒的眼光越是安定、越是留神，他就越容易學習使用他的雙手。因此，選擇一種能約束嬰兒亂踢，而且限制嬰兒亂動的技術放入設計的尿褲是很重要的。

不過，嬰兒的尿布也不能包得太緊，而致他的髖關節完全不能自由活動。太緊的尿褲會對髖關節的髖臼窩發展造成負面的影響，這是對所謂髖關節發育不全症（髖臼窩發育不良），或韌帶虛弱而造成髖關節鬆脫的一種特殊情況考量。在這些情況中，髖部最終可能會脫臼，因此盡早辨識、盡早治療髖部問題非常重要；當今的診斷是由超音波影像確認。如果在嬰兒學步時，疏漏了髖關節發育不全症或先天性髖關節脫臼，而僅僅視為嬰兒不穩的步態，就會造成後來需要外科手術矯正（通常需要牽涉好幾個手術）。

如果您從一開始即使用背帶背您的嬰兒（照片 24），首先，請將他斜放在一條羊毛毯上，然後將毯子下方的稜角摺上來蓋上他的雙腿，再拉起左右兩側的稜角把嬰兒包裹起來。這樣，等到您要將嬰兒放進背帶時，他的全身，連他的腳，就已經全被溫暖包裹了。

清洗、沐浴，及皮膚護理

嬰兒的皮膚一如大人的，都有一層細緻的天然油脂，其特質是無法複製

的，沒有道理每天將這一層油脂洗掉，再擦上其他的脂肪。大多數情況，嬰兒一星期沐浴一次便已足夠（照片23），沒沐浴的期間，每日以一條柔軟的毛巾和舒適溫熱的水（不需要肥皂）洗洗嬰兒的臉、包尿布的區域，及皮膚的摺疊處；不需要肥皂，只以清水清洗通常便已足夠，即便是被尿液、大便或吐奶弄髒的區域。大便沾黏的痕跡或尿布疹的軟膏都是脂溶性的，可以葵花子油去除，這種清潔方式比皮膚護理油經濟多了。

最好的嬰兒皮膚油都含有金盞花屬或春黃橘屬植物油。在嬰兒的頸部、腋下、耳後及尿布包裹的部位、皮膚褶疊處薄施一層這樣的植物油即可，不要在這些區域使用爽身粉，因為粉末與水氣結合會變成碎屑，造成發炎。爽身粉做為治療，僅適用於輕微的皮膚炎，例如嬰兒背後或胸廓上的痱子。無論任何情況，爽身粉的塵埃可能造成嬰兒咳嗽，而且對他的肺臟是危險的。

更衣檯上的樂趣

出生後初期，嬰兒在更衣檯上與父母產生相當多的接觸。在更衣的時候，一般而言，嬰兒已經餵飽了，心情很好，也預備好要享受活動與接觸了。在清潔時與清潔後的片刻，清洗或抹油在嬰兒的皮膚上，能同時提供必要的與嬉戲的目的。您可以哼、唱，或與嬰兒談話，以及逗他的小手、小腳玩遊戲。數週之後，你即可預期聽見他首度回應「尋求接觸」的聲音（請參閱第14章之「學習說話」）。隨著幾個月過去，當嬰兒開始要求您抱他起來，接著學轉身，然後學爬，更衣檯上的遊戲時間變得越來越活潑。那個當下，您可能需要對周遭保持清醒的判斷力，您必須確認嬰兒手上有好玩的東西讓他忙碌著，他就不會跌落檯面。如果寶寶實在精力充沛，將這個小傢伙放在地板上更衣也許更安全。

雖然時下非常流行嬰兒按摩，而且廣受熱情推薦，但除非是醫師處方，我們還是建議不要給嬰兒規律性、系統性的按摩。對嬰兒而言，對自己身體的關注應該來自自然需求、自動產生的，而不應該是被計畫設定的。您寶寶對於感官知覺的深層按摩需求是經由您將他抱在懷中或背在背帶裡而獲得自然滿足的（這會使得他在環境中感覺舒適，請參閱第12章之「感覺、知覺、經驗、自覺」）；而嬰兒自己想活動、探索的渴望將提供他所有其他觸覺感官的需求。

「發現」的過程有兩個面向，每當嬰兒注視或觸摸某樣東西、力圖讓自己的身體直立或爬行時，他即是在學習「理解」自己和周圍的環境。大人處理嬰兒的每一件事情，都會有一個附加的因素——我們執行那件事情的態度。焦慮退縮、過度熱情而誇大言語、忙亂的活動、有意識或無意識地使用教育原則、害怕寵壞寶寶、渴望確信孩子的身體強健，所有這些難以捉摸的面向都不應該列入考慮，我們才能對孩子的進展產生適當的反應。我們需要有耐性，而且以一種樂意的、鍾愛的態度，而不是焦慮的，或特定的應該如何做的想法，才能幫助您提供富於想像的、自動自發的，以及對孩子發展有利的促進因素。

搖籃

關於嬰兒床，我們建議使用籃子或搖籃，並以單一顏色的布料全面襯底，且在嬰兒床頂掛上粉紫色的紗帳。紗帳可以阻擋冷風的干擾，並讓愉悅的微光進來，有助於平靜的睡眠。如果搖籃放在靠近窗戶開口的位置，紗帳可以阻擋直接照射寶寶的陽光（這當然也阻擋了紫外線，而在考量預防佝僂病，需要有陽光之時，將紗帳往後拉一些，則大部分直曬的陽光受到阻隔，但寶寶的頭卻仍然能接觸到藍色的天空）。無論您是否在自製的彎軸搖架上放個洗衣籃或是一種古式的有四個輪子的搖籃，或任何其他種可動式的嬰兒床或搖籃都沒關係，但重點是要可以放在您自己的床邊。父母經常不會考慮到這一點，結果每天晚上媽媽都得起床無數次。嬰兒床的床墊最好是一片式的妥善填充的平坦墊子，填充物最好採用天然材質，例如馬鬃、木棉或海草等。嬰兒應該根本不用枕頭，要不就自己以小米或米粒填充做平坦的枕墊（請參閱本章前述之「地心引力以及新生兒躺臥的姿勢」）。穀粒可以適應嬰兒彎曲的頭形，而且不會像羽絨枕那樣蓬鬆，不會阻斷他的氣管。

適當的嬰兒車

以背帶背或抱小孩的方式是一開始最好的方式（照片24），只要嬰兒冬天時穿得夠保暖，而且綁得夠正確。背帶以及以後您可能用得著的其他背負方式

（照片25），使得父母從嬰兒很小的年紀開始，不管去哪裡，便能帶著嬰兒在身邊。這特別使得母親有較大的機動性，而嬰兒也能經驗更多母親的日常活動。不過，請記得，要避免環境吵雜、氣候狀態極端，以及感官印象對小嬰兒不適合的地方（請參閱本章前述之「培育幼兒感官印象」）。

寶寶被大人背著或抱著走時，他可以體驗大人節奏性的行動，以及肌膚上的壓力。這些感覺作用不但可以促進嬰兒的自我覺及舒適感，也同時提供了他往後學步時的模仿典範。反之，寶寶在嬰兒車裡被推著走，倒像是要預備他開一部車呢！

當您無法避免使用嬰兒車時，請選用一個基底高而且彈簧堅固的；大輪子車坐起來比較平穩，而高度則可以讓寶寶避開集中在地面附近的汽車廢氣。如果真有可能，請訂製一個讓嬰兒可以面向著您，並能與您保持眼光接觸的嬰兒車或摺疊式嬰兒車。可惜的是，大部分的現代摺疊式嬰兒車都是讓嬰兒背對著推他的人，只要孩子再長大些，就需要更長久的眼光接觸。

嬰兒游泳

只有極少的例外，我們建議嬰兒不要游泳或在戶外洗澡。因為這類活動常常與溫度的變動有關聯，而且水中的氯氣或污染物，以及其他兒童的喧嚷聲，所有這些都會讓嬰兒高度敏銳的系統過度負擔。我們也認為在體驗水的浮力之前，嬰兒應該（經由直立與行走）先學習對抗重力。

嬰兒經由自發性的動作、快樂的重複，與大人一起做小遊戲等，運動神經發展將獲得相當充分的刺激；而大人也為嬰兒能熟練每一個新動作而感到驕傲。不過，在日常生活中找出這種遊戲及活動的基本時間是很重要的。然而，您懷中抱著嬰兒坐在電視機前面則是被排除在外的。

CHAPTER ⑫

從嬰兒到學步兒

日常慣例活動

當你的寶寶開始學習行走，而且能自己走向某一目標物，這就表示他從嬰兒進入到學步兒的成長階段了。他放棄爬行，喜歡站立，這表示寶寶的雙手得以自由地抓、拉，而且能在伸手可及的範圍內仔細地探索。當寶寶能夠自由獨立走動時，他的日常活動即發展出一個完全不同的面向。他可以獨自走動，可以跟著你從一個房間到另一個房間，可以在家庭餐桌上佔有自己的席位。這個全新的情況對其他家庭成員造成了挑戰，他們必須容許這個最小的成員以適齡的方式參與，而不是只讓他成為關注的中心。這個轉變能否完成以及如何完成，建構了這家人往後的互動基本模式。當孩子經驗到他真正的需求被認可且受到尊重，當他的情緒被幽默且耐心地對待，甚至當他的行為失控或要求過多時，能被穩定地規範出一個界限；在這個過程中，孩子將受益良多。

寶寶的睡眠習慣也在這個時候開始改變。在他們第一年的生命裡，無論在哪裡，室內或戶外，寶寶都會在上午和下午各小睡一會兒。通常一歲之後，孩子就只在下午小睡；若在室外或靠近窗邊，就會難以入睡。請思考一下，您正在學步的幼兒，請勿讓他花用大半美好的白天時光睡覺，而要讓他在午睡之前或之後出去外面活動活動。如果他午休的時間不要太晚，而能提早一點的話，到了晚上，寶寶就顯然比較容易入眠。一旦形成日常慣例，就能讓飲食與睡眠的時間達成規律；如此寶寶會減少鬧情緒，不會以焦躁或散漫的情況結束一天的時光。小小孩最喜歡固定的生活習慣了。體驗規律的作息，能讓您的寶寶在「自我覺」上表現出安全及信賴的感覺（請參閱本章隨後之「度假的地點」），也是最能幫助他發展學習動機與意志力的基礎（請參閱第 19 章之「概觀」）。

排便與大小便訓練

在寶寶兩歲的這一年，他的消化系統受到最大的挑戰，因為咀嚼仍然不足，但他卻想要嚐試每一樣能吃的東西。他的排便間隔變化很大，一天可能數次，甚至可能髒濕到肩胛骨上，大便看起來是尚未消化完全的，而且通常聞起來是酸的。如果其他方面還好，而且體重也沒減輕，您的小兒科醫師只會簡單地稱這種情況為「大腸急躁」。將飲食的時間規律化，並且限制會造成脹氣或輕度腹瀉的食物，例如粗燕麥片、全穀類或粗輾穀類，以及生食等，多少能幫助他的消化作用。此時，寶寶排尿的頻率減少，但尿量增加，且產生更強烈的氣味（請參閱第 11 章之「觀察新生兒的排泄及其他身體功能」）。

為了方便，當寶寶可以更獨立活動時，大多數的父母會改用拋棄式尿片，但一些有經驗的母親（想像那垃圾成山的結果）仍持續成功地使用布質尿片、吸水羊毛尿褲，和「寶寶長大」連衫褲。穿這種連衫褲，當需要換尿布時，氣味是一種訊息，但它能充分包容寶寶的大便，且能保持寶寶皮膚的清新。由於學步兒的小便頻率減少，尿量加大，很快地，當需要換尿布時，他們也開始會表達，因此他們很少有尿濕很久的困擾，因此濕冷、皮膚紅腫等問題也消失了。在此階段，您也比較能預先辨識出關鍵時刻而迅速地更換寶寶的尿布。

第二年，請無須急著計畫大小便的訓練任務；這個過程可以很簡單，如果您能找到一個結合座椅和便盆的高椅子，比較理想的是便盆座可以分離，那麼在兩餐之間，便盆座即可放在地板上使用。有了這類型的座椅，要在餐後脫除寶寶的尿褲即成為一件簡單迅速的事，然後花個十分鐘與寶寶、與家人進行愉悅的「餐桌對話」。隨著一點兒小運氣，這個方法即能奏效，您的寶寶將發展出規律的排便時間，而且之後也能持續轉換至便盆椅或馬桶。您越能輕鬆而按部就班地處理這個過程越好，最終，不要介意什麼時候，您寶寶的如廁訓練就會完成。您越能不強調如廁訓練，寶寶就越有可能理所當然地學會使用馬桶。

寶寶的衣物和第一雙鞋

學步兒非常受到鞋子的吸引，喜歡拿鞋子穿穿脫脫的；之後，還會從鞋子

辨認穿鞋的人，而且很喜歡穿別人的鞋子（和角色扮演）。當然正扮演著「爸爸」的學步兒一定知道「媽媽」或「大姊」就要走進房裡來了！

然而，剛開始穿上鞋很不容易。學步兒傾向捲曲著他們的腳趾，而不是伸直著腳趾套進鞋子裡，因此，在他的雙腳完全地套進鞋子之前，請盡可能地幫忙鬆開新鞋的鞋帶。

鞋子會使得腳變得被動而且容易受傷害。對於「學步」的寶寶來說，鞋子沒有幫助。如果是為了這個目的，光著腳丫，或穿上襪子、軟底拖鞋還比較好一些，因為對腳部最好的發展即是足夠的保暖。寶寶初始的腳步，戶外草坪是一個很好的選擇；而在室內，天然纖維地毯則提供了各種觸覺的感知作用。

在童年時期，扁平足是正常的，因為腳的弓形發展是重力抓地的結果，通常要等到四歲之後。兒童沒有學習行走，就不會發展彎曲的足弓。當今的整形外科醫師也贊同，真正的扁平足是後來發展的，只有那些會威脅、影響到整體姿勢的極端特例才需要引入矯正鞋。其他的情況，效果最好的是刺激自主活動並以腳尖步行。以這類活動設計遊戲並將之譜成歌曲或唸謠，遠比刻意地要求效果更好。當您穿梭在屋子裡，單純地「學鳥飛」或「像小精靈般踮腳尖跳舞」，您的寶寶就不可能失去興趣，因為他會跟著您踮起腳尖模仿。

童鞋材質最好是不加襯的皮革；童鞋底部最好是平坦的。合成皮或羊皮毛加襯的鞋，通常只包裹到鞋底以上，不含腳底的部分；這種鞋不太能像羊毛襪般全面地包裹腳部、有效地保護腳部溫暖，而且合成皮並不吸水，還會增加流汗及罹患香港腳的可能性。當然，您需要挑選尺寸夠大的鞋，以便在冬天時，寶寶的鞋還能容納厚實的羊毛襪，鞋店的店員能幫助您決定寶寶鞋子的尺寸。

鞋子的用途是增強我們在粗糙的地面上及天候不佳時的行動力。在水窪或雪地以及泥濘或碎石的地面上行走，以厚實的鞋底和踏實的腳步最有利。在鋪整過的路面上，軟的鞋底走起來很舒服。為滿足不同的需要，有許多童鞋類型可供選購。總而言之，鞋子的功能在於保護腳部，及對抗不利的環境狀況。一雙腳的健康功能及外形，是經由使用與活動長成的，而不是經由穿鞋穿出來的。

關於衣著，從寶寶頭幾個月和頭幾年的生活經驗中，如果您已能辨識羊毛的優點，您就會持續避開人造纖維，也會不吝惜地給學齡前孩子穿羊毛製的內衣。一歲至四歲（或有時候甚至到六歲）的孩童睡衣，一件天然、未經漂白

的羊毛針織睡袋能均勻地保住寶寶的溫暖，也能讓他自由地變換姿勢。這個年紀，孩子仍然可能在夜裡踢開被子，卻可能不會自己再蓋回去。您為寶寶選擇的日間穿著應以實際為主——也就是能活動自由、耐穿、保暖且吸汗的。除此之外，寶寶對於某項特別衣物的喜愛，也有助於創造健康的週日或假期的氣氛。

衣著的顏色又如何呢？按照魯道夫‧施泰納所言，顏色的「後像」會影響人們的心理（註1）。當我們盯著一個紅色表面看了一會兒之後，我們的心中即會產生綠色的後像。因此對於一個過於好動、傾向「將頭撞牆」的小孩，若穿上紅色的衣著，即能不斷引起舒緩而鎮靜的綠色後像，結果產生和諧的影響。相對地，幫比較倦怠、行動緩慢，或孤單、退縮的小孩穿著藍色為主的色調，將能引發活潑的黃色與橙色的後像，能助長激發出更大的活動。童年早期，身體與情感生命間連結特別緊密，因此在這個年紀，學步兒對於顏色的後像經驗遠比成人更為深刻，而其影響兒童身體體質的程度，與其他任何影響一樣巨大。

遊戲圍欄與嬰兒床：是牢籠嗎？

對寶寶而言，遊戲圍欄是一個介於他熟悉的小床和仍然感覺很大的房間之間的中途活動區域（照片26、27）。當然遊戲圍欄的製作應該很堅固，有木質的欄杆及穩固而高於地面十公分（或四英吋）的底座。如果遊戲圍欄的底座不是抬高的，就有必要在欄杆底部貼上狹長布條鑲邊以阻擋沿著地板吹來的風。上方柵欄橫木的每一個銜接處，也請以長布條或其他織物纏繞，以免夾到寶寶的手指。請選擇一個大部分時間寶寶都看得見您在工作或休息的地方放置遊戲圍欄。等孩子更長大些之後，再預備一個安全、能讓寶寶完全活動探索的房間。

一個六個月大的寶寶，在每次換好尿布後，即可將他放進遊戲圍欄裡，只要他醒著，無論他玩耍或是看著您做事情，或您只是單純地在他旁邊進行一些工作小方案，請讓他盡情地待在那兒。這樣的安排，當寶寶哭鬧時，您即能免除非得進入寶寶房間察看不可的麻煩；而且這樣做也能避免孩子成為局外人，而是您生命中的參與者。因為您總是在做事情，而且知道接下來要做什麼，您的寶寶即會有足夠的機會操練他模仿的衝動。他可以開始模仿您的直立；他利用抓緊圍欄的欄干，第一次用力地將自己拉起，進入站立的姿勢。

上午，寶寶醒著的時候，他們大多數都樂意待在遊戲圍欄裡。如果疲倦了，您可以為他蓋上被子，讓他待在遊戲圍欄裡，或將他放上床去；因為他對於眼神接觸的需求滿足了，所以他比較能無需保護地上床。另一方面，下午的時候，大多數的小孩喜歡在戶外，因此這顯然是一個散步或類似活動的時間。

孩子一旦開始自主行動，他必然會覺得遊戲圍欄是一種限制。此時，您自己的態度是最敏感的。有一個簡單的區隔：利用遊戲欄做為處罰，這時，遊戲欄確實會變成牢籠；或是利用遊戲欄做為您投入工作時的一個安全地方，要不然如果寶寶無拘束地四處爬，您根本無法工作；這種情形，遊戲欄單純只是一個因真實生活所需而加諸的界線。當然，沒有遊戲欄，您的寶寶應該有更多的活動自由，但當寶寶在地板上到處爬的時候，您就需要一再地中斷工作去移開東西以確認寶寶的安全。

如果您對遊戲欄仍存有疑慮，我們鼓勵您至少投資一個附有輪子的嬰兒床，而且最好裝配有實心的床頭板和床腳架上的橫板，以及足夠高度的床側，以防學步兒爬出床外。當寶寶生病或睡不好的時候，這種可移動式的嬰兒床特別好用，因為在夜裡您可以將它移到您自己的床邊。即便在白天，當您必須在屋子裡忙碌時，期望寶寶能自己一個人快樂地待在臥房床上，那是不切實際的。一個可移動的嬰兒床至少給他一些活動的自由，而不是隨意將他放在地面的涼風或灰塵中。在嬰兒床裡，如果寶寶倦了，還可以自己躺下來休息。

裝點佈置寶寶的房間

當您在安排寶寶的房間時，如果有足夠的空間能隔出寶寶房，您即能為未來的需要做計畫。由於整個現代製造業正專心致力於裝備兒童的房間，在此我們將提供兩個範例，無疑地，我們更喜歡第二個。

■ 一個房間，有白色的天花板、實用的乙烯基地板材質、同樣實用的合成纖維地毯，以及色彩鮮豔並重複著各種球類、帆船、玩具娃娃等主題的壁紙；窗簾的顏色是亮麗且明暗對比的，還有一個嬰兒食品公司的月曆掛在牆上；家具設備是橘色可清洗的塑膠製品。看著這個房間，您可以明確地指出，這裝

潢可要花不少費用。

■ 牆壁和天花板漆成溫暖的淺粉色，一個角落和斜屋頂則貼上花費不多的木嵌板。地板布上，鋪著黃麻纖維地毯，有一部分鋪了拼布毛呢毯和一張羊毛皮毯；家具設備包括重新磨光的衣櫃、一個未潤飾的小木桌子，搭配幾張兒童尺寸的椅子。一張簡單的架式床鋪，一個放玩具的木架子，以及幾個可以用來或爬、或坐、或建構的箱子。媽媽喜歡的照片掛在牆上，而在嬰兒床上方是一幅文藝復興時代的天使圖（可以讓注視天使照片的睡前習慣成為一項孩子喜歡的活動）。窗簾是為預備午睡時舒適的昏暗而選的，顏色也不與牆壁作明顯的對比；整體房間的色彩使得訪客感覺很舒服。

在生命初期，能在一個適當的空間裡度過數年生活，對於兒童未來的發展非常重要。但如何能確信您對顏色與家具的選擇是對的呢？只要問自己，是否每一項物品的裡外都一致。一張未加工木桌的木材紋理、結構和比例，以及桌面和桌腳的厚度完全吻合於它的內在質地與外在目的。相對地，一張鑲飾的桌面底下隱藏的是粗略的塑合板；它的表面給了質地的幻覺，但它的本身並不真正具備那個質地。

壁紙又如何呢？一般給兒童的典型樣式一定是親善兒童、活潑可愛的。然而我們的領會是什麼，如果我們只取其表面價值？實際上，我們曾在哪裡見過永無止境反覆同樣基本圖案或不真實的圖象呢？究竟我們在哪裡看過有無數的小貓、球，或掛在空中的小紅帽呢？更別說它們經常被漫畫手法畫成怪裡怪氣的（請參照本章隨後在「適齡遊戲與玩具」中所描述的娃娃的臉，照片 64～67）。牆壁以單一顏色彩漆，雖然會覺得好像房間全部都一樣，但組成圖案的壁紙卻會把不合適或與完全不相干的元素加諸於牆壁之上；鮮豔色彩的組合會鈍化我們對單一顏色的濃淡色度的敏感性。如果您對於這段陳述有理解上的困難，只要比較一下高速公路服務站，以及您在樹林散步時的許多細微的濃淡色度，以及綠色、青紫色、棕色等偶然相遇後的混合色。在第一個場合裡，顏色加諸印象在我們身上，但在第二個場合裡，它們吸引我們的心靈向外而且變成積極地投入覺察的過程。幼兒是否經常暴露於漫畫、耀眼的顏色以及平鋪的表面上，或被允許保留細緻、和諧、有呼吸空間的各種濃淡色彩的經驗；在感官

印象對器官發展仍然有極大影響力的這個年紀，這些感官印象對兒童造成大不相同的結果。

另外一個重要的因素，您自己是否喜歡在寶寶的房裡消磨時光？如果您都在房子的其他空間做有興趣的事，而且不將針線或其他的事帶進嬰兒房裡，那麼孩子就只有在睡覺的時候才會使用他的房間。小小孩想要也必須要被允許在媽媽在的地方玩耍。

很重要的，請不要將亂成一堆的玩具藏入抽屜或籃子裡。只要在寶寶出生後的頭幾年裡，您以身作則，無需要求他的參與，每天一次樂意地將他玩過的玩具撿起來，放回玩具的擱板架上，那麼，十足模仿的力量將保證他自己之後會喜歡收拾整潔。

度假的地點

初為人父母者，常想要盡速拾回昔日的度假習慣，而如今寶寶來到，寶寶的需要卻和父母大不相同。對一個小小孩而言，每一個場景的轉換不只是強制他撤除熟悉的生活空間，同時也可能引發他自我意識的危機，因為兒童的認同感建基於覺察熟悉的臉孔及物品。再度看見同一件事，對一個小小孩而言，就像成人回憶先前的想法。成人的認同感是以儲存在記憶中連續而不受阻礙的心智圖象為基礎。對於尚未發展思考及抽象推理能力的小小孩而言，感官經驗提供相同的效果。這表示，如果為了健康理由或為了居住地的氣候不佳，您喜歡經常改變風景，只要您的寶寶年紀還小，您最好就反覆回到同樣的度假地點。如果您年復一年地持續在放假期間回到同一個地點，您的孩子熟悉了那個地方、那個房子，以及所經歷的生活方式，他即能更快地適應水土，而且會期待辨識並重新體驗他所熟悉的假期世界。這樣的經驗會強化孩子的自我意識與認同感。

如果孩子的母親或雙親因健康或職責所需必須旅行，則孩子應該帶在身邊跟著旅行，或留在家裡給孩子熟悉的人照顧。在同一個時間內，幼兒與照顧者及熟悉的環境分離，會造成情感上的創傷；因此除非緊急情況，不應該讓孩子遭遇這種情況（請參閱第 14 章之「學習思考」及 15 章）。

太陽眼鏡

在討論度假與旅行的主題時，有一句話是關於太陽眼鏡的：除非有例如醫療上的眼睛感染或色素沈澱失調等必須戴上太陽眼鏡的症狀，我們建議不要讓學步兒或學齡前兒童戴太陽眼鏡。無論如何，這個年紀，有許多合理的健康的理由，兒童不應該過度曝曬在陽光下。在戶外遊戲或四處活動時，一頂好的防護性遮陽帽（有帽邊或帽舌的帽子）就能提供足夠的保護；不過如果您要久坐戶外一段時間的話，則請務必選一個有遮蔭的地方。如果眼睛能與天然的顏色在環境中自由互動發展，眼睛即能學會最好的功能。幼兒的眼睛對不同程度的光亮已有很好的適應，包含從凌晨與夜晚的幽暗微光，直至正午的燦爛太陽。

對於學齡兒童，我們建議特別是在度假的環境，需要戴上太陽眼鏡，例如長途健行、山間徒步或數小時的海灘遊玩等。像這類情況，應選用鏡片延伸到頭部兩側，能同時濾除從兩邊而來的日光的太陽眼鏡。

適齡遊戲與玩具

時下，隨時可以買得到各種玩具這件事本身即是一個問題。兒童已經被玩具工業所定義的「適齡」產品淹沒了！任何充分觀察過幼兒全神貫注遊戲的人會知道，幼兒的活動與這些標榜所謂能提供什麼功能的玩具，幾乎沒有關聯（照片 28）。在環境中，能使兒童變成傾向自然而主動自發的是遊戲，而非玩具。他看到別人做什麼，他就也要做什麼。一個兩歲大的寶寶拿起一根棒狀物，熱情地在地板上「攪湯」；他要像媽媽一樣轉動爐子上的旋鈕；像爸爸一樣「喀嚓」按一聲照相；或者在晚餐前，研究從碗櫃中拿出來叮噹響的碗盤。最能讓他滿足的是活動，而不是去看完美的塑膠娃娃，或是動物漫畫，但是如果一個娃娃的臉上什麼也沒有，或只是點上三個點代表臉部，那麼，寶寶的想像力將能自動創造出其餘的部分（照片 64 ～ 67）。寶寶可以決定娃娃是笑的、哭的，或正在生氣，或累壞了的。娃娃臉上永遠都是微笑，或更糟糕的，是會講話的娃娃，將會造成僵化寶寶想像力的一個虛假後象。若一直盯著泰迪熊的玻璃眼珠看，也會麻木寶寶的眼光。

　　什麼是適齡的玩具？舉例來說，一歲的小寶寶只需要一個以一小塊純蠶絲和一點羊毛即能製作完成的簡單娃娃：撮一團厚實的羊毛球，然後以一塊軟絲布從正中心向下包覆住這團羊毛球，再以一條絲線纏繞綁緊這一團，這樣即形成了上面一個絲質圓球，下面一段沒綁進去的垂下來的布。絲質圓球即是娃娃的頭部，下面的那一段布即是身體部分；而下面的這段布有四個布角，請利用對稱的兩個布角，在其尾端上各打一個小結，形成娃娃的兩隻握拳的手；而這即是適合一歲大孩子的玩具。往後，您可以再給寶寶一個能站起來、躺下去的木頭娃娃；更長大些時，再做一個手工的法蘭絨布娃娃。任何能激發想像活動的，以及夠普通、能有許多不同使用方法的物品，即是適合孩子的玩具。玩具可以是一根手指頭：你看手指頭是怎麼動的，你看它什麼事都會做；玩具也可以是枕頭的一個角，你可以將布角折彎，可以對著角戳進去，再拉出來；可以是一個打開又關上、將東西放進去又倒出來的罐子；可以是一塊在桌子上敲的木頭，試試它還會發出什麼樣的聲音。再之後，也許是水龍頭或塞子，或瓶蓋等可以舀水、灌注一小水塘的；可以拿來當作鼓敲的一個罐子和一根湯匙也相當有趣；一個羊毛填充的，可以滾、或拋、或推的針織彩色球；甚或是一小塊可以玩許多「打開、蓋起來」等遊戲的彩色布等。

　　很重要的，身為孩子的父母、叔伯或姨媽、嬸婆的，應該給予孩子有益的玩具。現代玩具，構思完美而充滿理性，沒有為孩子留下想像的空間，而且其材質、色彩及形狀等，常違反現實和美感。那些高度精緻的很吸引人的動作，以及頗具視覺效果的科技玩具，將會使孩子變成觀察者，而非主動的參與者。遊戲的目的是要透過獨立的活動及創意的想像，提供兒童身體健康發展的機會。魯道夫‧施泰納在其《兒童教育》（*The Education of the Child*）一書中說：

> 兒童的學習，不是因為教導，而是因為模仿；他們的身體器官在物質環境的影響中成形。若我們能在環境中確保兒童適切的色彩及光線，兒童即能發展健康的視野。同樣地，若兒童能目睹道德在他的身邊運轉，健全的、實質的道德感即能在他的大腦及循環系統中發展；而如果一個孩子在生命頭七年的經驗，僅止於他人的愚蠢行動，那麼在往後的生命，他的大腦就會長成最適合於那種愚蠢的狀態。如果我們能

觀察得到人類頭腦發展的過程，我們當然就會提供那些能刺激兒童頭腦造形活動的玩具。任何單單由絕對精確的形狀所組成的玩具對兒童的造形力會有麻木及硬化的影響；而任何能刺激生命內在形象的則有相對令人滿意的作用。

有意義的活動和手的靈巧都與頭腦發展相連接。最能預防語言問題與識字困難的遊戲是那些需要靈巧的手、平衡感，及空間方向感的遊戲。

這種啟發性的洞察觀點，經常與開發新幼兒消費市場的經濟利益目的相衝突。然而，如果家庭能了解什麼會損害兒童、什麼會增強兒童，即可避免如內心空虛、冷漠、想像力與創造力缺乏等深遠的負面影響。當今許多父母已經開始察覺，毒品依賴瀰漫的一個重要因素，是因為在我們的生活裡，我們從很小的年紀即被教導依賴「娛樂」設備，而沒有留下空間進行充分的自主活動以及充分地投入環境（有關激發自主活動的建議，可參考華德福幼教團體的出版品，請參閱本書最後的參考書目）。

感覺、知覺、經驗、自覺

兒童使用感官的方式，特別是在生命的頭三年，將影響他發展中的自我覺察以及他對自己身體的體驗，進而構成他如何本能使用身體的準則。

近幾年來，因為人類認出自我覺察，及一定智能的成就必須倚重感官的互動和諧，因此人們越來越強調感官教育。新的治療方案，如感覺運動統合治療，已經發展至能提供密集的訓練以補償發展上的不足以及感官功能的教育。這些對於感官教育的重要性的觀點，特別在兒童早期，我們想再加上另外一個來自魯道夫‧施泰納研究的看法。

兒童感覺器官的發展取決於他如何使用感覺器官的能力，而使用感覺器官的能力又基於他所被給予的模式及刺激，在我們認為此理為真的同時，這卻只是整體概況的一部分。此外，相對於發生在兒童身上的每一件事，他以全身體反應，而且是基於他所接收的感覺印象反應出來。兒童以全身體看、聽、聞、嚐。兒童對一個正向的經驗歡喜地跳起來，即是一個全身的反應。整個身體，

在兒童期就像是一個大的感覺反應器官。整個發展中及成長中的身體接收最重要的知覺刺激，並具體而整體地反應。

因此，以最真實的話來說，感知的教育對兒童體質或體質的形塑，不只在情感及心智兩方面的發展，對全身體的發展，也都是很重要的。兒童早期的感知經驗受到身體相關功能的支持，形成我們自我感及自我覺察的基礎。因此，在這個點上，基於魯道夫‧施泰納對人類官能的研究，在感知教育上，我們要以幾個重要的觀念做為我們的經驗總結。除了傳統所認知的感官，施泰納又增加了生命、語言、思想與「吾」覺察等描述（照片 76～90）。

一方面，我們所經驗的自我覺察，是建構在統整的感知經驗基礎上；另一方面，自我覺察是由思想的活動所支持，而思想又預備並解讀我們的感知作用。經由感知光與色彩，我們經驗自己是一個充滿光的存在，而且還被賦予了色彩的特質經驗。是誰不知道我們有非常多種類的氣氛是以色彩及光的語詞來形容的？

經由外在的冷熱，我們經驗自身存在的寒冷或發光的溫暖。除了口嚐與鼻嗅，我們也（比喻）說某人有「好品味」，或者，如果我們對他的行為反感，我們可能稱他為「臭人」。很有趣而值得注意的，是我們以身體為導向的觸覺、生命覺、移動覺及平衡覺可以喚醒我們最深處的存在經驗。我們的觸覺使我們意識到自己，並激起生存中的信賴。我們的生命覺則培養我們包容及和諧的能力，移動覺給我們一種自由的感覺；而我們的平衡覺，是一種內在平靜的安寧經驗。

在以下的表格中，我們概括總結 12 種感官活動和自我經驗的形式，以及傷害影響之外的，培育他們的最重要良機。由我們感官所傳達的這 12 種特質，是健全自我覺察的資源。

觸覺
傳達
身體界限的經驗（經由觸覺）； 來自身體接觸的安全感；對自身生存的確信

感官教育的建議	應該避免的有害影響
• 您的寶寶應該在感受被保護並相信自己能應變的平衡中，也在身體溫柔接觸和自己獨處的平衡中。 • 允許寶寶經由接觸而發現周遭環境。	• 照顧者缺少情感參與。 • 過多的保護或過多的獨處。 • 接觸時較多與照顧者的樂趣相關，較少與愛孩子相關。

生命覺
傳達
舒適安逸，及事件間的和諧感

感官教育的建議	應該避免的有害影響
• 節律的生活習慣。 • 充滿信心的生命態度。 • 合宜的時間安排；也即是和諧而務實的安排。 • 愉快的用餐時間。	• 衝突、暴力行為、焦慮。 • 忙亂、擔心害怕。 • 不滿。 • 缺乏節制。 • 神經質。 • 事務雜亂無章，沒有條理順序。

自我移動覺（運動覺）	
傳達	
自我動作的覺察；動作熟練的結果則是經驗自由和自我掌握	
感官教育的建議	**應該避免的有害影響**
<ul><li>容許孩子自理——為自己做事。</li><li>房間安全到寶寶能無須督導地遊戲；寶寶應能接觸房裡的所有東西。</li><li>每項活動都有意義上的關聯。</li></ul>	<ul><li>規矩過度嚴格。</li><li>因為家長的被動性，或缺乏積極行為的榜樣，而導致刺激不足。</li><li>坐在電視機前固定不動。</li><li>讓兒童變成觀察者的自動化玩具。</li></ul>

平衡覺	
傳達	
平衡與彌補的經驗；休養生息之處；自信	
感官教育的建議	**應該避免的有害影響**
<ul><li>有動作的遊戲：蹺蹺板、踩高蹺、跳躍等。</li><li>當應付寶寶時，能沉著而確實。</li><li>家長應努力朝向內在平衡。</li></ul>	<ul><li>缺乏活動。</li><li>躁動不安。</li><li>內在衝突或焦灼不安。</li><li>沮喪或隱忍服從。</li></ul>

嗅覺	
傳達	
芳香物質的信息	
感官教育的建議	**應該避免的有害影響**
<ul><li>找出不同氣味的經驗（植物、食物；城市及鄉村等）。</li></ul>	<ul><li>通風不足的房間。</li><li>過度強烈的氣味。</li><li>令人作噁的感官印象及行為。</li></ul>

味覺	
傳達	
甜、酸、鹹和苦的味道； 與嗅覺搭配時產生複合而又特殊的味道	
感官教育的建議	應該避免的有害影響
• 烹調食物的手法應展現食物本身的味道。 • 「品味」鑑賞人與物。 • 充分美感的環境。	• 滋味的感覺始終如一、偏於一方（例如：蕃茄醬濫用）。 • 評論乏味或不得體。 • 沒有美感的環境。

視覺	
傳達	
光和顏色的感知作用	
感官教育的建議	應該避免的有害影響
• 大人自己展現出對大自然中細微顏色特性的興趣，以吸引寶寶對這類事件的注意力。 • 衣著及室內佈置的色彩組合協調。	• 注視愚蠢或有害的圖象。 • 俗麗刺眼、強烈對比的色彩。 • 沉迷電視。 • 悲觀的態度。 • 缺乏興趣。 • 周圍環境黯淡無色。

溫度覺	
傳達	
冷熱的感知作用	
感官教育的建議	**應該該避免的有害影響**
• 經由選擇適齡的衣著培育寶寶溫暖系統的發展。 • 情感上及靈性上的溫暖氣氛。	• 誇大不實的強健法。 • 房間過度溫暖。 • 寶寶穿得不夠暖和。 • 冷漠、無人情味的氣氛。 • 誇大或虛偽的熱情。

聽覺	
傳達	
聲音與聲調；	
開放一個人內在的、情感的空間	
感官教育的建議	**應該避免的有害影響**
• 說故事或朗讀時，依寶寶的能力調整說話的速度。 • 唱歌或玩樂器。	• 過度的聽覺刺激，特別是電子媒體（不牽涉個人情感，太大聲、太快）。 • 談話膚淺而虛偽。 • 冷酷的聲音或語調。

語言覺	
傳達	
結構和表象的覺察，包含一句話的聲音結構	
感官教育的建議	應該避免的有害影響
• 聲音語調、語意及身體語言溫暖、熱誠。 • 在自我表達上能敏感於個別差異。	• 負面的語意。 • 冷淡而模糊的行為（孩子從不真正知道您是悲傷或快樂，是距離很遠或正專注著）。 • 任何形式的謊言或虛假的印象（例如所説、所想，或所感覺的不一致）。

概念覺	
傳達	
一串思維的意義	
感官教育的建議	應該避免的有害影響
• 培養準確性及真實性。 • 事物之間彼此關聯。 • 在環境中經驗有意義的連結。	• 無意義的行為。 • 混淆困惑、不協調的思想。 • 意義扭曲的關聯。 • 無意義的聯想。

自我覺及「其他」	
傳達	
對另一個存在的印象;對另一個人的特性結構之直接經驗	
感官教育的建議	應該避免的有害影響
• 嬰幼兒期,在身體和情感上,擁有與撫育者慈愛的親近關係。 • 成人間彼此相愛,同時也愛孩子。 • 家庭文化鼓勵探望及社群聚會。 • 真實地意識到別人(Martin Buber 的一本書:〈你〉)(註2)。	• 缺乏對他人的興趣。 • 使用傳媒及虛擬的現實,不投入真實經驗存在者。 • 人類的唯物論觀點。 • 缺乏興趣、尊重,或其他。

　　在論述過健全的自我覺察能喚醒這12個面向的感官經驗之後,我們必須強調,感官並不產生自我覺察,它只是提供本身相關的信息。有一句古希臘諺語說:「如果我是國王,而我不知道我是國王,我就不是國王。」靈性的人類存在──「我」──是永世的;但這「我」所「知道」的,也只如它在世上,在一個人的身體裡生活之後,開始覺察自身的那麼多。

　　這個靈性存在,這個「我即是我」,是發亮的、溫暖的,有親近與排斥的能力,而且被賦予了內心的安定,還有自由、和諧與信任的能力。這些特質使得它能經由感官作用的印象而變得有意識,並且能經驗自身在一個身體裡面,是一個獨特而能自給自足的獨立存在。我們在身體裡面以及經由身體所獲得的自我覺察的程度,是我們在世上所經驗的一個很精華的部分,也是我們在死亡時會帶著進入靈性世界的部分。這兒,我們觸及了「體現」的意義或人類在世的生命。我們並非只是在死時溶解,爾後進入靈性世界而已,因為在我們進入靈性世界時,我們保存了在世上已發展的自我覺察。

附註

[註1] Rudolf Steiner, *The Education of the Child,* Anthroposophic Press, New York 1996.

[註2] Martin Buber, *I and Thou,* Charles Scribner's Sons, New York 1970.

CHAPTER ⑬

嬰兒與幼兒營養

　　在嬰兒時期，營養議題是最急切的，雖然在整個童年階段也都關聯緊密。近數十年來，有越來越多母親再度發現餵母乳對寶寶的健康以及社會性發展的種種好處；而且，對於斷奶中的寶寶以及寶寶的飲食轉換至家庭飲食時，引介補充性食物是其中一部分，也產生了新的見解。

　　在本章的前面部分，我們將專注在前述的主題。後面部分的目標則放在無法哺乳（或選擇不哺乳的，無論任何原因）而又選擇不使用商業嬰兒奶粉的母親。這部分我們提供了：以稀釋牛奶為主且依年齡區分的瓶裝食品調製法，同時也針對特定飲食需求的瓶餵嬰兒，提供實用性的提示。

　　接著，我們將討論個別食物的正反兩面，以及在營養上這些食物對兒童的重要性。

　　無論如何，營養絕非僅只是提供能量活力的一個問題而已，人類的健康與自然世界的健康，非常倚重於我們面對吃與消化，以及我們如何栽種食物的態度。本章的結尾囊括了：消化過程的本身、食品生產的工業化、基因改良食品的發展，以及營養與意識關係的見解等。

母乳哺育

　　直到 1970 年代，有許多文化上的理由，哺育母乳變得很突兀，甚至受到許多現代看法的阻擋，幸而在此干擾期間，問題已大有改善。藉由助產士及母乳協會的領導者，一個新的哺育母乳文化已然開展，他們以聚集而成的豐富經驗及印刷的文宣品等，廣泛而全面性地提供建議，並回答任何可能提出的細節問題。然而目前在許多國家裡，特別是社經弱勢的族群，仍然幾乎沒有母親哺育嬰兒。自 1990 年代起，大多數西方國家的健康關懷機構、助產士，及母乳哺育顧問（請見本書最後之相關組織）等已經開始為每一位初為人母者提供母乳哺

育的建議。

這裡有一份哺育母乳的理由的表列，可以協助各地的母親們，教育自己及鄰居們清楚了解有關哺育嬰兒的好處。

- 母乳哺育創造了嬰兒與母親間的親密連結；這是一個非常直接的方式，讓母嬰雙方經驗我們人類是彼此需要，也是為彼此而存在的。
- 母乳總是容易取得、清潔衛生，而且預先加溫過的。
- 母乳的成份能配合嬰兒理想成長之所需。
- 母乳哺育簡單、節省金錢，又節省時間。
- 母乳哺育刺激產後子宮收縮，縮回它原來的大小。
- 母乳哺育的嬰兒較少有感染，或即便感染了，也較輕微。
- 母乳哺育大多能保護嬰兒免於危險的炎症性消化失調、敗血病及腦炎等。
- 嬰兒出生後六個月完全母乳哺育可以預防兒童期的過敏症發展。

實際的問題

要如何學習母乳哺育呢？請向您的小寶寶學習！一位健康的訪客、助產士、有經驗的母親，或母乳協會的諮商員，也能在餵乳姿勢上給您一些不同的小建議。

哺乳的頻率

如果可能的話，出生之後的頭幾天，母親應全天候與寶寶在一起；當還在產房時，寶寶應放在媽媽的胸部上，以便他能盡所想要的，即便是在半夜裡，也可以隨時吸奶。這表示他能獲得所有最高滋養的初乳，而且不會延誤奶潮來時的吸吮。若有人提供協助，且能勝任工作，母親應欣然接受；並盡量讓自己在哺乳間隔中放輕鬆、充分睡眠。在此階段，兩小時間隔的餵奶是最合理的；如果只准寶寶每四小時吸一次奶，而且又因擔心造成乳頭龜裂而只讓寶寶吸吮單邊的乳汁，也許會使得奶陣不足。總之，在這個生命階段，寶寶應置放在母親溫暖的胸部上是正確的觀念；讓寶寶聽熟悉的心跳聲，這個觀念，對早產兒更為真實；在早產兒被放入袋鼠式的胸背袋裡時，他們比被單獨隔離時表現得更好。同時我們也知道，母親與嬰兒的心跳會更趨協調同步。

　　當嬰兒開始吸收更多乳汁時，餵奶的間隔時間也會延長。只有在這個階段，每次的餵奶才能真的成為清楚的「一餐」。學會如何解讀寶寶的行為非常重要，並非每次伸懶腰或一個不舒服的徵象就表示「我要吃奶了」。如果您不斷地以餵奶回應寶寶，寶寶即會將之視為一個習慣，那麼您就無法建立寶寶的規律節奏了。這即是我們建議剛開始時兩小時餵奶一次的原因所在，漸漸地，再視嬰兒的需求，可延伸至三、四小時。大約六週的時間，即應該有可能在夜裡有長達八小時的中斷時間了。

每一次餵奶的時間應該多久？

　　您和寶寶想要餵多久，就多久。只要幾個星期，吸吮力很強的嬰兒大約可以七至十分鐘吸完一邊的奶，所以總共約 15～20 分鐘。每一次餵奶都應該把一邊的乳房完全地餵完，因此至少可以減輕另一邊乳房的壓力。

如果乳汁仍然不足，該怎麼辦？

　　一開始就餵奶，而且家事獲得充分協助的媽媽，很少會有乳汁不足的問題。請確定喝得夠、吃得好、充分休息，並保護好上半身及手臂（含手肘）的溫暖。使用催乳藥飲或專門的藥膳之前，最好請教助產士或授乳專家。如果您真的乳汁不足，不夠哺育寶寶，請詳見本章隨後在「瓶餵嬰兒的營養」的建議。

　　如果您打算之後完全母乳哺育，那麼在嬰兒出生後的頭幾天裡餵食以牛乳為主要成分的奶粉製品就錯了。有過敏傾向的嬰兒可能變成對牛奶敏感，而且在一段長時間的完全母乳哺育過後再開始喝牛奶，極可能會產生嚴重的過敏症狀。

黃疸的真實情況

　　大多數新生兒，特別是餵母乳的嬰兒，在產後數天或數週裡，看起來有點黃黃的，這種情況通常無害。針對嚴重的黃疸，請參閱本書第 5 章之「皮膚呈現黃色／黃疸」。

如果嬰兒體重沒有成長，該怎麼辦呢？

一位經驗豐富的健康專家的見解，就像天平一樣好用，但如果您懷疑寶寶的體重成長得不夠快的話，請在餵奶前，先秤一次寶寶的淨重，數天之後再秤第二次，您即能知道寶寶的體重是否成長了。不要等到數週之後，因掛慮寶寶體重成長不足而去看小兒科醫師，那不是對寶寶最好的關注。如果您需要確定嬰兒每天的吃奶量，一天之內，即是從早晨的第一次餵奶至晚上的最後一次，您可以在每一餐的前後秤嬰兒（包著尿布）的體重。重量之間的差異總和即是寶寶那一天的吃奶量。「寶寶吃完了一天的奶之後，我的乳房裡還有乳汁」這句話本身，並不一定表示您的寶寶吃太少了。

母乳哺育期應該多久？

正式的建議，完全的母乳哺育是六個月。大部分的嬰兒在六個月大至一歲之間會自動斷奶。在生命的頭幾個月裡，有足夠身體接觸的嬰兒，罕有斷奶問題。

母乳中的毒素

母乳中的毒素並非全都來自母親當時的飲食及所呼吸的空氣。因為毒素儲存在人體脂肪裡，它們會積聚一輩子，而且無可避免地，有許多毒素是胎兒在發展期時即已遭受感染了。最近幾年來，中歐的母乳毒素已顯著降低，不再有任何反對擴大母乳哺乳的正式勸阻了。

所有證據都顯示，我們應該，很重要的，盡可能從很小就開始不要食用有毒的食物，這樣母乳即能再度成為上天所想要它成為的。

不做母乳哺育的原因

母親有開放性結核病，或者（某些病例）有嚴重的乳腺膿瘡，即不應進行母乳哺乳。人類免疫缺陷病毒的感染，應視進展階段而定，需要就醫請教專家（請見第 9 章之「愛滋病——一項挑戰」）。

　　若嬰兒或母親任何一人受感染或消化功能紊亂，無論有無發燒，都可繼續母乳哺育。母親的乳汁很快即會包含有適當的抗體，可惜的是，在母乳哺育的嬰兒中，腸胃脹氣及腹部疼痛並不罕見（請參閱第 1 章之「腹部疼痛」）。

完全母乳哺育的嬰兒，排便頻率應該如何？

　　從十天一次到一天十次之間都有可能，通常母乳哺育的嬰兒，他們的安康與排便頻率及軟硬度完全沒有關聯。甚至連偶爾的綠便，也是沒問題的。

母乳哺育的母親應該如何飲食？

　　只要不至於便秘或過度脹氣，任何正常、健康的食物（最好是有機或生機栽培的）都可以吃。香草茶、標明低鈉的礦泉水、7% 杏仁奶油的稀釋液、牛奶、酸奶，或是淡味的天然酸奶酪等飲料都很受歡迎。除非您有乳品相關的過敏濕疹，否則不需要避開乳製品。如果您有低血壓的徵候，可以多喝些液體，而且在餵乳之後偶爾可以請自己喝杯咖啡。即便您乳汁充足，有些催乳藥飲（通常調配有大茴香、茴香及葛縷子籽）也不錯，因為這些都有助於預防胃腸脹氣，一天大約可以喝到三杯。各種水果及現榨的果汁也值得嘗試，但剛開始不要一次喝太多。如果似乎是在您喝了某種果汁之後，發現寶寶胃腸脹氣或發尿布疹，那麼就請試著換別種果汁，等幾個星期過後，再少量地試飲原先造成問題的那種果汁。

抽菸

　　懷孕期間抽菸會顯著地降低嬰兒出生時的體重；而餵奶期間，因為尼古丁被分泌在母乳之中，所以抽菸也會造成嬰兒的傷害，更不必說讓嬰兒暴露在二手菸的各種威脅之中了。抽菸也會增加嬰兒猝死的風險（請參閱第 9 章之「嬰兒猝死症」）。

酒精

　　如果懷孕期間酗酒，會造成胎兒身體畸形及心智遲緩；而在母乳哺育期間酗酒可能造成嬰兒上癮，甚至持續至斷奶之後。我們建議在懷孕及哺乳期間，

完全地戒絕酒精與尼古丁。

乳頭龜裂

通常，正確的哺乳姿勢可以預防乳頭龜裂，熟練的助產士或哺乳的諮詢顧問可以示範正確的哺乳姿勢。留少量的乳汁在乳頭上自然乾掉，或塗少量的聖約翰草油（金絲桃屬）可做為乳頭皮膚保養的預防性護理。藥膏及乳頭防護劑應該保留到情況嚴重時才使用。

乳汁分泌閉止

即便伴隨著輕微發燒的乳汁分泌閉止，您可以在授乳前 20 分鐘在受感染的乳房上敷以潮氣的（不全是濕的）熱濕敷布或放一個熱水袋處理。在寶寶吃奶的時候按摩乳房，以幫助壓擠出乳汁來。哺乳完畢之後，您可以選擇再敷以另一條熱濕敷布，或使用一個涼爽的夸克濕敷膏藥（quark poultice）。對於乳汁分泌的深層閉鎖，通常將桉（樹）屬植物糊膏浸在水裡加熱，再以醫用海綿將糊膏抹在乳房上是很有效的。

乳腺炎的病例

即便伴隨著高燒，患乳腺炎的母親通常仍然可以持續哺餵母乳，但遵循內科醫師的處方仍是必要的。

牽涉局部麻醉的牙齒處理

局部麻醉之後，應將乳汁吸出一至兩次並丟棄。當您預備治療牙齒，並猜想可能無法餵乳時，如果您有足夠的乳汁，可以預先吸出，放入消毒過的瓶子，並冷藏保存備用。

藥物治療

每當您的醫師開藥給您時，應詢問醫生該藥物是否可能傷害您母乳哺育中的寶寶，而且如果可能，要選擇不會分泌到母乳之中的藥物。

乳汁夠多的健康婦女

應該盡量把乳汁送給有需要的嬰兒。有許多早產兒及病情危急的嬰兒，全靠這樣的幫助而維持生命。當今因為有愛滋病的威脅，許多母親拿不定主意是否讓自己的寶寶接受陌生人的乳汁。不過因應這個新來的問題，大家有了一個方法：接受者的家長應該認識捐贈者，而捐贈者必須願意做愛滋病的病毒檢驗。如何能讓乳汁送至需要的嬰兒口中，視個別情況而定；一般而言都是有需要的嬰兒家長自己一天去取兩次。衛生學上的善意引導是必要的，這樣，乳汁才不致在送到嬰兒之前受到污染。

乳汁仍然不足嗎？添加補充性食物如何？

如果諮詢並沒能產生期望中的效果，或者因為其他理由，您不得不讓寶寶餵食補充性食物，而您又不想購買市場上的嬰兒奶粉，則請利用隨後的「乳品調製法一」。我們也希望您能找到一位對以牛乳為主要成份的補充性天然配方奶有經驗的醫師、助產士，或母乳哺育專家，您自己的乳汁越少，您寶寶的飲食即越接近非母乳哺育的嬰兒。

尋找母乳哺育顧問

國際母乳協會（La Leche League International）
地址：1400 N. Meacham Road, Schaumburg, IL 60173-4808, USA
電話：(847) 519-7730
網站：www.lalecheleague.org
以上是國際母乳協會的世界總會，該網站上有許多進入各國分會的連結。（台灣母乳協會網址：http://www.breastfeeding.org.tw/main/main.php）

母乳哺育嬰兒的補充性食物

現代母親的母乳哺乳期間較長，基於這些母親的經驗，對於引進補充性食物的時間和順序，我們已做了更新的建議；而營養生理學家及過敏症專科醫師

如今也做了以下的基本建議：

- 母乳是六個月以下嬰兒唯一理想的食物。

- 如果可能，應延緩飲用牛奶及其他乳製產品。

- 從滿六個月開始逐漸添加各種補充性食物，包含蔬菜、水果及穀類。

依照這些指導方針，完全以母乳哺育的嬰兒，不需要給予任何補充性食物，甚至如同我們先前建議過的，連幾茶匙的柳橙汁或紅蘿蔔汁都不需要。六個月之後，即可在每次餵奶之後逐漸增加蔬菜、水果或穀類食品等的數量。引進新食物，每週不要超過一種。試著給寶寶蘋果（無論是天然的、磨碎的，或煮的）、煮熟的洋梨、桃子、洋李，或櫻桃，或搗成泥的莓果（無論是單獨吃或加入穀類食品之中）。一旦寶寶能接納蒸煮的水果或蔬菜後，您即可拿一片生的水果或蔬菜給寶寶啃咬，讓寶寶有接觸、啃咬、品味及吞嚥等的新機會。這些經驗可以促進寶寶對於食物的自發性行動及獨立自主性。蔬菜應該經蒸煮，並添加一茶匙品質優良的蔬菜油以增進營養價值。不應該經常食用硝酸鹽含量高的蔬菜（請參閱本章隨後之「蔬菜與生菜沙拉」），應該盡可能食用新鮮的，而且寶寶不可食用重複加熱的硝酸鹽含量高的食物。對這個年紀的寶寶，最好的是無麩質的穀類（稻米、蕎麥、玉米和小米）。這些穀類只要以滾熱的開水燙過並瀝乾水分後即可煮食。一歲的嬰兒也可以給予奎藜籽，先洗過再以滾水汆燙以去除一些苦味。在一些罕見的案例裡，黏稠的穀類（小麥、斯佩爾特小麥、燕麥、大麥，以及之後將採用的裸麥）可能造成無法忍受的名為麩質過敏症／乳糜瀉的症候群（請參閱隨後之「麩質不耐症」）。對母乳哺育中的嬰兒，通常所有的穀類只要水煮即可，無需加鹽或糖，變化天然的味道可以加一些水果或蔬菜。有人說，大麥的穀類加一點水果汁混合，可增進其中鐵質之吸收。如果可能，我們建議您讓寶寶食用生物活力栽培（biodynamically）的食物（請參閱本章隨後之「食物的品質問題」）。如果沒有生物活力的產品，則以有機食品替代。

當寶寶對您所給予的食物樣品越來越顯出興趣，您可以在正餐開始時即給予這些食物，然後將母乳當做「點心」，或反過來進行亦可。到八個月大之時，寶寶將會變得熟悉一整套新的食物範圍，而且您將會知道寶寶喜歡吃什麼，可以不成問題地消化什麼。到那時候，您的乳汁將開始減少，而您也可以開始加

入乳製品。在穀類中可以開始混合一點淡味的天然酸奶酪，如果您的寶寶很能接納，可以試著喝全脂牛奶。當您的乳汁減少到原來的一半份量時，大約一天需要 200 毫升（一杯）的牛奶以防蛋白質或鈣質不足。當母乳哺育接近尾聲，400 毫升（1⅔杯）就夠了，隨後幾年，這個量也是足夠的。

在用餐時間，坐在高椅子上看著父母的寶寶有足夠的機會可以啃咬蘋果、紅蘿蔔和其他蔬菜和食糧。寶寶的門牙能勝任處理這些食物，但一些未經輾製的穀類菜餚，無論是否浸泡或烹煮過都應避免，要等到寶寶的臼齒長出來再吃。在此同時，碎裂的穀類比較適合。

如果寶寶的日常飲食包含了多樣化的水果、蔬菜和穀物，那麼，即便有時您也依賴市場上的嬰兒食品，寶寶都非常不可能會缺乏維他命。歐盟規章規定，所有的，特別是給五個月至三歲嬰幼兒的食物產品，都必須添加維他命以增加營養。例如，在這個年齡群組的目標，是所有穀物及麵粉（稻米、斯佩爾特小麥穀物、長牙餅乾等）的產品都要有維他命 B 的營養增強。長期以來，以人造維他命增強食品的營養價值，已經是美國和其他某些國家的慣例，其目的是為了預防因為不均衡的日常飲食而導致的維他命不足。而在歐洲，食物的種類眾多，且隨手可得，這項規定顯然沒有意義，而且對於有心投入天然食物供應的製造商造成困擾。如果您想避免餵食寶寶或學步兒添加維他命的食品，您可以選擇未經處理的原料，然後自己製作這些食品，或特別選擇本意上不是供應給小寶寶的品牌。

真正對於過敏有危險的兒童，權威的建議，要在週歲前避免牛奶、蛋、魚和堅果類。然而「過敏危險」經常太概括地被詮釋。除了有家族過敏史的兒童之外，我們建議您以前述的方式引入牛奶。

按照最近的建議，有較長時期的母乳哺育，對寶寶顎骨的發展較有利，而且可以預防懶惰的日常飲食習慣，因為比起奶瓶，吸吮母乳要花更大的力氣。大多數完全母乳哺育的嬰兒，從不使用奶瓶，卻能一上餐桌便輕易地學會以杯子餟飲。

潛在的營養問題

在我們的經驗裡，像「不吃肉的寶寶，發展上會缺乏鐵質」（或不喝牛奶的

會缺乏蛋白質）之類的爭議很少適用於以多樣化飲食餵養的嬰兒。不過，如果您的乳汁開始減少，而您仍舊迴避給寶寶鈣質豐富的牛奶時，寶寶的鈣質攝取即會遇到真實的瓶頸。在某些情況下，這個問題可能是因為黏稠穀物（特別是燕麥）中的植酸鈣鎂營養劑（phytin）結合了食物裡的鈣質，使得鈣質無法溶解而惡化，也可能因為陰鬱的冬天而觸發軟骨病。警告總是從這些案例裡不斷釋出。因為這個年齡群組的兒童母親不太能利用諮詢，而許多家庭又不太願意與醫師討論有關營養的問題，大量的先制教育責任即落在母乳哺育專家的身上。

瓶餵嬰兒的營養

除了母乳，任何嬰兒食品都必須考慮「人造的」問題。所有的替代品都是一種妥協，而在尚未開化的生活環境下，這些替代品甚至可能是危險的。市場上的嬰兒奶粉已經侵入全球，因為它們容易經銷，而且大部分的嬰兒都消化得不錯。很遺憾地，在經濟弱勢的國家裡，隨著使用嬰兒奶粉而致嬰兒死亡率明顯增加的事實，這對它們的流行幾乎沒有什麼影響力。

快速檢視奶粉的成份，顯示出廠商非常精心地試圖調整嬰兒奶粉的組成成份，以符合母乳的營養價值；除了聚足一切可以想像的微量元素、礦物質及各種維他命的份量外，每一種嬰兒奶粉都藉由增進外觀、耐儲時間及口感等而包含了一些使該產品更具經濟競爭力的化學物。不過，相當明顯地，所有這些組成成份並不能加總成為一項具生命力且不含添加物的天然健康食品。對於許多因想經歷並了解他們寶寶的食物裡都放進了些什麼樣東西的父母，而製作他們自己的「天然」配方是十分合理的。我們想要支持這樣的努力，因為現代的嬰兒奶粉，就像它們的先驅者，可能有一天會顯示出它們的不足或甚至有害。大多數食品過敏都是在發明配方之後才出現的這項事實，也是一個值得思索的問題。

最近數年來，研究人員及製造商已透過更深一層地分解他們產品的蛋白質成份（水解蛋白），以處理嬰兒對奶粉的不耐反應問題。事實上，有些「低過敏原」的嬰兒配方奶粉更容易消化，但很可惜地，口感不足（請參閱隨後討論的可供選擇的做法）。

可供選擇的天然嬰兒奶粉

除非孩子有明顯的家族過敏史，否則出生後頭兩、三個星期的寶寶，牛奶仍是構成大多數奶瓶餵養最好的基本成份。然而，只要可能，牛奶應該等到母乳哺育六個星期之後才引進。由於牛奶的蛋白質含量高，對於九個月以下的兒童必須稀釋，而且還必須加入乳糖和脂肪，才能更接近母乳的成份。牛奶大約有四倍的母乳礦物質含量，而且在鈣和磷的含量上也都相對地高。

馬奶有高的乳糖含量和少量的酪蛋白，最接近母乳，但如果馬奶是您寶寶唯一的食物，則不論餵食時間長短，每 100 毫升必須添加大約 2.5 克的油脂。很難能找到馬奶，而且有的話，也只是一些從特別的酪農而來的冰凍了的。因為非常昂貴，對於長期的使用而言，那不是個務實的選擇，但卻可幫助早產兒、患有濕疹的嬰兒，以及乳汁不足的母親彌補缺口。

乳品的品質

如果可能，可向生物活力農場，或其他善待動物且富責任感的農場購買新鮮且油脂粒非均勻分佈的乳品。如果不能，請盡可能購買最新鮮的全脂的或經低溫殺菌法消毒的市場乳品。我們不建議保久乳或以高溫巴氏殺菌處理的乳品。嬰兒喝的，事前未經巴氏殺菌處理的乳品，必須盡速加熱至 80°C（175°F）再冷卻。為防止細菌活動，這種加熱在夏天是特別必要的。

神經性皮膚炎反應

有越來越多母親選擇母乳哺育，而且延長母乳哺育期，因此對牛奶產生神經性皮膚炎反應的嬰兒已不多見。通常，神經性皮膚炎是一暫時性的反應，在轉換您寶寶的飲食之前，請諮詢有經驗的變態反應學醫師（請參閱第 5 章之「慢性內因性濕疹、異位性皮膚炎或神經性皮膚炎」）。對於真的無法接受牛奶的嬰兒，請試用羊奶或先前談的馬奶，或最後一個方法，用部分預先消化過的低敏感性嬰兒奶粉。如果您的寶寶有多重性過敏症，諮詢您的醫師是很重要的。以馬奶為主要成份的乳品餵養也許有幫助。

不同類別乳汁的組合成份

營養

平均價值基準 （克／100 毫升）	母乳	牛奶	馬奶	羊奶
乳糖	7.0	4.8	6.2	4.2
油脂	4.0	3.7	1.5	3.9
蛋白質（總數） 酪蛋白	1.0 0.25	3.3 2.7	2.2 1.2	3.7 2.9
礦物質	0.21	0.74	0.36	0.8

　　牛奶以其蛋白質及礦物質的含量高而勝出，但若將之稀釋，則乳糖含量就太低。馬奶的礦物質含量低，近似於母乳，但油脂卻不足。羊奶則相當接近牛奶。

免疫球蛋白的平均質

毫克／100 毫升	新生兒	初乳	母乳	牛奶
免疫球蛋白 A	2	620	100	3
免疫球蛋白 G	1030	30	11	60
免疫球蛋白 M	11	38	4	3

　　顯然地，母乳中含有新生兒仍缺乏的特定免疫球蛋白。

加值的油脂

　　杏仁奶油功效很好，因其所含的油脂已經乳化了。蔬菜油可做為替代品，但乳化時很難不起泡沫，而且會傾向黏在奶瓶壁上；請尋找已去除苦味且經毒素檢驗的認證品牌的杏仁。

添加穀類食品

　　曾經被推薦做為寶寶第一道食品的各種磨得很細的嬰兒穀物，如今被視為不適合四個月以下的嬰兒，不過四個月之後，您可以開始為寶寶添加米乳漿；其他的穀物則應等到六個月以後再逐漸加入。

不同穀物的優缺點

　　米乳漿非常容易消化，也能讓寶寶的排便稍微硬實些，而且也是在寶寶腹瀉時，您唯一能給的穀物。研磨精細的燕麥能使排便稍微軟化些；大麥容易消化，全麥麵粉通常不拿來做為寶寶的穀物；如果您想使用，請事先篩濾，或選擇篩濾後留下的粗粒小麥粉；最好不要使用有香草精調味之穀物種類。小米片有時候可以早至寶寶四個月大時即可引入了，之所以推薦，是因為它鐵質的含量。再一次推薦，只要有可能，請利用生物活力農產品（請見本書參考書目之營養與生物活力農耕部分）。即溶產品已經越來越取代家庭自製的寶寶穀物，然而，即溶食品在口味及質感上都比不上家庭自製的。

麩質不耐症（腹腔疾病）

　　偶爾，有小孩（甚或大人）在吃了含有麩質的穀物（小麥、大麥、燕麥、斯佩爾特小麥，及裸麥等）之後，有腹腔疾病的症狀。這些症狀的特徵有：體重無法增加、腹脹、排便量大（一天的量大於一大杯）、易怒等。由於現代媽媽的母乳哺育時期較長，因而延後引進穀類，因此發病的徵兆可能比較不明顯。然而這些疾病仍然可以透過抗體檢測以及小腸黏膜切片檢查而診斷出來。有腹腔疾病的兒童對於穀物的麩質成份很敏感，這些成份會侵害他們的腸內襯。如果您懷疑寶寶有腹腔疾病，請諮詢小兒科醫師，因為謹慎檢測以確認診斷結果是必要的。

寶寶的食量

　　在寶寶出生後的頭幾個星期，逐漸地增加您所選擇的乳品份量。接著，直到他的體重達 6,000 克（13 磅）之前，可盡量給他他所想要的（直到一天總量

約為他體重的 1/7 ～ 1/6 為止）。之後，日飲總量應維持約略相同（介於 800 ～ 1,000 克，或 3.5 ～ 4.5 杯之間），直到寶寶一歲為止。牛奶量的給予請不要超過總量的一半（400 ～ 500 毫升，請見表 13-1 及乳品調製法）。其他飲品則不需要，但如果您的寶寶想要，請在一餐之中提供，而不要在兩餐之間給予。

補充性食物

如您在日常飲食變化表 13-1 ～ 13-4 所見，若非餵食母乳，您可以提早加入各種水果與蔬菜汁，從一天一至四茶匙開始，然後逐漸增加至十茶匙。如果您以母乳哺育，您也會想提前開始建立一個完整的水果或蔬菜餐食。

清洗奶瓶與奶嘴（奶瓶上的橡皮奶嘴）

在頭幾個月之中，請將使用過的奶瓶及奶嘴，一天煮一次然後放置在乾淨的碗盤巾上待乾。每使用一次之後的奶瓶，請以熱水和奶瓶刷沖洗。奶瓶刷也請在熱水下沖洗，然後將其掛在可快速乾燥的地方。在殺菌消毒之外的時間，奶嘴可以瞬間滾燙的方式清潔；我們不建議使用殺菌劑。

您應該知道的乳品事

細菌的增長：溫度超過 5℃（40℉）之時，因腐壞而引起的細菌會活躍起來。以浸泡方式預先在水中冷卻裝好的寶寶乳品，這樣乳品就不會在冰箱裡維持太久的微溫時間。冷藏的溫度只需比結冰前的溫度稍高一些即可。請注意，放置大量未經冷卻的食物進入冰箱，到達期望的維持溫度，可能需要好幾小時。

巴氏消毒法或煮沸能殺死大部分病原體，包含結核病病菌。雖然巴氏消毒法摧毀乳品中的某些營養價值，但對於預防感染性的腹瀉是很重要的（特別是在夏天）。只要能做得到，急速加溫或冷卻未經處理的乳品，可以減少營養的損耗。未經處理的乳品，以家庭的應用，只需加溫至 75℃（170℉）即可。

滅菌消毒法或高溫處理的巴氏消毒法：高溫處理（UHT）的巴氏消毒法包含將乳品簡單地加溫至 140℃（285℉）；而滅菌消毒法則是較長時間地將乳品維持在 100℃（212℉）或以上。兩種技術都保證滅菌消毒，產品也能維持更長的時間，然而因為它們是完全無生命的「食品」，我們並不推薦使用。反覆的檢測

已經顯示，這些乳品含有大量的死細菌。

均質化處理：打斷乳品中的脂肪球，使之碎裂成更小粒，這樣奶油即不會浮升至上層。這對乳品包裝工廠有利，但對消費者則無此必要（有一難以證實的推測指出，乳品均質化處理是罹患動脈硬化症的因素之一）。

以乳品為主成份的嬰兒奶粉

本章中的嬰兒食品調製法，是基於 20 年的實證經驗。其中蛋白質、脂肪及碳水化合物的含量均與市場上的嬰兒奶粉相符，但沒有添加維生素及礦物質。如果在您的調製法中，有可能基於所使用的乳品，維生素 D 的含量不足；為預防軟骨病〔每日需攝取的維生素 D 量約為 300 IU（1 μg = 40 IU）。美國市售乳品已添加維生素 D〕，有關添加的份量請諮詢您的小兒科醫師。由於所有以牛奶為主要成份的嬰兒食品均缺乏維生素 C，請從六週大開始給予寶寶少量的果汁（請參閱本章隨後之「引介蔬菜、水果、穀物」）。

調製法一：對象為出生至三個月大嬰兒：33% 乳品，加杏仁奶油及乳糖。這份食譜適用於出生至大約三個月大嬰兒。

變化：50% 乳品，加杏仁奶油及乳糖。

當寶寶三或四個月大時，您可以在調製法一上做變化：增加乳品份量至50%（即是一份奶對一份水），並減少杏仁奶油至 3%。

調製法一：1/3 的乳品加杏仁奶油及乳糖（乳品乳糖）			
容量： 製作瓶數	600 ml 4～6	750 ml 4～5	900 ml 4～5
1 份牛奶	200 ml	250 ml	300 ml
2 份水	400 ml	500 ml	600 ml
4% 杏仁奶油	24g[†]	30g	36g
6% 乳糖*	36 g[†]	45g	54g

* 乳糖量與母乳中乳糖含量相符；請勿以其他糖類替代。有些健康食品店從乳漿中提出乳糖，這樣的乳漿仍含有維生素 B2。

[†] 第一次請先使用克秤測量出表中的重量，之後可以茶匙掂估重量。

作法說明：
以少許溫水摻合杏仁奶油，加上乳品、乳糖及其餘的水，並簡單地加熱至少到 80°C（175°F）；然後過濾裝入瓶中並蓋緊瓶蓋。不立即使用的瓶裝乳品在放入冰箱前，應以浸泡方式預先在水中冷卻，如果沒有冰箱，請一定要每餐前個別做準備。每一瓶的份量應該只足夠一餐使用。從日總量（不超過寶寶體重的 1/7 ～ 1/6）分配在每天的餐次中，能找到每餐的奶瓶份量。請尋找杏仁奶油的品牌，要能保證不含杏仁苦味及毒素的才行。

調製法二：50% 乳品，加杏仁奶油、乳糖，及穀粉。

在吃過推薦的調製法一的份量之後，若您的寶寶仍然飢餓，請轉換至本食譜。雖然小嬰兒們一直都能像過去般地耐受米乳漿，但正式報導的建議是延後添加穀物，直到您的寶寶四個月大之後。

調製法二：一半的乳品加杏仁奶油、乳糖及穀粉*

	每日總量（依體重而定）：公制（英國的）	
容量： 製作瓶數	600 ml 4（後來 3）	800 ml 5（後來 4）
1 份牛奶	300 ml	400 ml
1 份水	300 ml†	400 ml
2% 穀物	12 g‡	16 g‡
3% 杏仁奶油	18 g‡	24 g‡
4% 乳糖	24 g‡	32 g‡

* 或者使用不含奶粉的即溶米穀粉。
† 在烹煮結束時，仔細地測量並補回被蒸發的水分（約 10%）。
‡ 請參考調製法一的測量註解。

作法說明：
將米粉（例如 Holle 嬰兒穀物）的乳脂與水合併，然後簡單地燒煮，或按照包裝盒上的說明做。接著加乳品、杏仁奶油，及如調製法一所說明的乳糖，並再簡易加溫至 80°C（175°F）。

調製法三：67% 乳品，加米粉及糖；杏仁奶油，隨意。

當您的寶寶五個月或六個月大時，如果他的體重增加不足，或者他吃過正餐之後仍然飢餓，您可以提早轉換至本食譜。本食譜可使用至寶寶九個月大，

再換成全脂乳品（無需添加米乳漿及糖）。最晚在寶寶一歲時，奶瓶可以杯子取代，並可給予少許麵包。

調製法三：2/3 的乳品加穀粉*及糖

容量：製作瓶數	英制的每日總量（依體重而定）		
	750 ml	500 ml	250 ml
	4（後來 3）	3（後來 2）	1
2 份牛奶	500 ml	330 ml	165 ml
1 份水	250 ml†	170 ml	85 ml
2.5% 穀粉	19 g‡	12 g	6 g
3% 糖	22 g‡	15 g	7.5 g
1% 杏仁奶油（隨意）	（8.5 g）	（5 g）	（2.5 g）

* 或者使用不含奶粉的即溶米穀粉。
† 在烹煮結束時，仔細地測量並加回被蒸發的水分（約 10%）。
‡ 請參考調製法一的測量註解。

作法說明：
如果想要的話，穀粉量可增加至 2.5%。如果您使用非即溶性的穀粉，或自己研磨，請在熄火前煮三至五分鐘。為了讓穀粉能吸入水分，可能需要多留點額外時間。到了這個成長階段，可以省略杏仁奶油。在此調製法中，糖的部分可以使用蒸發的甘蔗汁，或大一點的幼兒可用麥芽精或蜂蜜。
調製法三中第一欄的 750 ml（25 fl oz）中含有 500 ml 的牛奶，這稍微超出寶寶生命第一年的最少蛋白質需求量（400 ml 的牛奶量）。但如果您每天按照本調製法中間欄的 500 ml 餵寶寶，那麼蛋白質總量卻又不符需求；為彌補差異，寶寶可以除了奶瓶正餐外再加 70 ml（2½ fl oz）的牛奶，或加一點白色軟乾酪在果泥餐裡。右欄顯示的是一瓶奶的量（通常在早晨時給予）。

如果這份食譜造成您寶寶便秘，請試以乳糖或麥芽精取代糖。少許的柑橘類果汁也會有幫助，但也許最好的方法是以巴氏消毒的家庭自製或市面販售的酸奶酪取代牛奶。

一般性重點

當寶寶有排便鬆軟的情形，請以 3% 的砂糖或蒸發的甘蔗汁取代任何本調製

法裡的乳糖,並暫時地減少杏仁奶油的量。

　　腸氣(脹氣)以及嘔吐,通常除了歸因食物之外,還有敏感性的因素(請參閱第 1 章之「腹部疼痛」及第 4 章之「嘔吐及腹瀉」)。如果乳糖過度發酵而造成脹氣,請以 3 ～ 5% 的砂糖或蒸發的甘蔗汁取代任何本調製法裡的乳糖。如果您懷疑寶寶是對杏仁奶油敏感,請以等量的葵花籽油取代,並在餵食之前徹底地攪拌或搖動。對牛奶或穀物過敏的,請參閱第 5 章之「慢性內因性濕疹、異位性皮膚炎或神經性皮膚炎」及本章之「麩質不耐症(腹腔疾病)」。在決定轉換寶寶的日常飲食之前,一般來說可向有經驗的醫生諮詢。

引介蔬菜、水果、穀物

　　如果您是以人工營養而不是採用市面販售的嬰兒奶粉餵養嬰兒,請大約從五週大時開始,以小茶匙餵寶寶水果及蔬菜汁。一日的份量建議,無論是放入奶瓶中餵食或加入青草茶或紅蘿蔔汁稀釋,一般是一至三茶匙的純黑醋栗或其他新鮮的漿果汁;不然,可以三至四茶匙的柑橘類果汁(若沒有引起尿布疹,可加到十茶匙),加上一至四茶匙的紅蘿蔔汁(您可以自製小份量的紅蘿蔔汁,先磨碎紅蘿蔔,再以過濾器擠壓;而少量的糖可以使得果汁較滑順)。持續這樣的份量至少到寶寶開始吃蔬菜或水果餐為止。

　　調製寶寶的果汁,最好選擇未施農藥的柑橘類以及生物活力的紅蘿蔔(請參閱本章隨後的「食物的品質問題」);水果糖漿例如沙棘(sandthorn; Hippohpae rhamnoides)和野莓(黑刺李),通常,至少在寶寶吸收的份量之內都含有大量糖分,而維生素 C 卻不多;因此,如果知道糖的含量,您可以利用它們來做為甘甜劑,但請勿將之做為果汁的替代品。若在您添加果汁時,孩子得了尿布疹,請先停用幾天,再以小量重試。如果寶寶僅以母乳哺育,請延緩引入果汁,直到寶寶六個月大(請見表 13-1)。

為寶寶製作蔬菜餐

　　請將蔬菜煮至軟爛做成濃湯,為六個月大或更大的嬰兒蒸煮蔬菜並搗成泥;請以紅蘿蔔開始,再加入冬季南瓜、節瓜(zucchini)、結頭菜、白花椰菜、茴

香、菠菜，或葉菜類（一週引入的蔬菜不超過一種）等。前列最後三種蔬菜類型因會積聚硝酸鹽，請勿經常煮給寶寶吃，也不可回鍋重熱。剛開始，紅蘿蔔必須煮較長的時間，但這樣做並無損害。不過，只要您的寶寶能接納無須煮得極爛的食物，對於一般的蔬菜，快速蒸煮還是比較好。如果您的寶寶是奶瓶餵食，請在喝奶之前，以茶匙計量，或加在奶瓶裡餵他（可直接吃，也可混合奶瓶裡的東西吃）。如果是以母乳哺育，請在餵奶之後再給寶寶蔬菜。

至少六個月大，孩子才能以湯匙餵食。有時候，您可能會有一陣子需要加少許的香蕉、蘋果、龍舌蘭糖漿或糖，以幫助寶寶調適新的口味。直到寶寶能吃一份完全的蔬菜餐為止，請逐漸增加蔬菜的份量（烹煮時請勿加鹽，但可加少許奶油或葵花籽油）。六個月之後，所有已經長牙的孩子即可給予他所熟悉的生的蔬菜棒讓他啃。我們不建議肉類或任何其他補充性食物（請參閱本章隨後的「蛋、肉，和魚」）。生物活力的農產品是比較好的選擇。瓶罐裝的嬰兒食品絕對是一個折衷辦法；這裡面最好的是以生物活力的南瓜屬植物、紅蘿蔔或其他個別蔬菜等製作而成的。

製作水果餐

在滾水或淡味酸奶酪中浸潤過的一兩片麵包乾，加上洗淨的去皮、去核，且精細研磨過的蘋果（所有最好的選擇是「狄美特」或「生物活力」的農產品），您可以加少量的糖或蜂蜜，視季節而定，可以利用覆盆子、紅醋栗（經由過濾器搾取）、桃子、香蕉、草莓或果汁等。對於需要增加體重的較大嬰兒，請再加幾匙全脂的鬆軟白乾酪。必須從少量開始，然後再逐漸增加至全餐的份量。我們也推薦六個月及六個月以上的更大嬰兒啃咬適宜的水果片。

以乳品烹煮穀物

以奶瓶餵養的五個月大寶寶，可以有一頓晚餐不是喝奶瓶的奶，而是以乳品烹煮的穀物；同樣的餐食也適用於母乳哺育，從未喝過奶瓶的斷奶嬰兒。使用相同於您原先沖泡乳品時的奶、水比例。在加入乳品及一些新鮮的水果之前，請先烹煮您以水的比例選擇的粗粒小麥粉、燕麥薄片、大麥糊，或（以後的）小米（不使用麥麩）。在調製寶寶日總量的穀物時，請記得計入使用過的

乳品。

蘋果與穀物

　　有些父母在寶寶四個月大之前，即開始在半流質的穀物中加入少量燜過或磨碎的蘋果。如果您的寶寶胃口較大，而且體重增加太快，這是一個適當的解決之道。

其他的飲料怎麼樣呢？

　　假設一個大人如同一個六個月大的嬰兒，以同樣多的液體量對比固體的食物量進食，那麼他攝取的液體日總量將達十公升（夸脫）；換句話說，相較於大人，在日常飲食中，嬰兒攝取了相當大量的液體。一次又一次地，有人告訴我們要給孩子——特別是嬰兒——充分的飲用，因為他們的需求較高。然而，建議的量通常是超過的，這可能造成不恰當的飲用習慣；而且如果飲品是甜的，就會傷害牙齒。當然，在炎熱乾燥的氣候裡；在寶寶發燒，或腹瀉、嘔吐發作之時，您的寶寶確實需要額外的液體（請參閱第 4 章之「嘔吐及腹瀉」以及本章隨後之「一些特別的食物」）。

轉換成學步兒的日常飲食

　　從嬰兒飲食轉換成學步兒的飲食，在您的寶寶接近第一個生日時即開始了。起初，當您的寶寶坐在高椅子上與其他家人一起用餐時，轉換的意思沒什麼，只不過是持續熟悉的食物而已，但不久您將會注意到，寶寶的吃不再單單只是飢餓的動機。現在，只要您吃，他就也要吃，而且，您可以開始給他一些麵包。在某個特定的時刻，他將也想要握住湯匙，想要學著自己吃的混亂過程開始了。當這個時刻發生時，請小心不要讓寶寶太快轉換至完全多變化的成人食物。

食物的品質問題

「品質」，總是與食物如何被生產有關——即是它在整體大自然脈絡中特定而特別之處。這與量的分析無關；量的分析是我們所知道的，例如存在於全麥麵粉裡有多少蛋白質、脂肪、碳水化合物，以及微量元素等。而「品質」則與出現在小麥、馬鈴薯、稻米與豆類裡的獨特構成成份面向比較相關。「如何」的疑惑也會引發栽種、儲存，及烹調配製的爭論。例如：在穀物與馬鈴薯類之中，澱粉品質的差異，其不同的起因不僅是包圍它們的生長環境狀況，也是在收成之後的不同加工處理所造成的。我們飲食的整體品質，來自我們所吃的不同品質的個別食物種種變化的交互作用。因此，兼有來自植物不同部分（根、莖、葉、花、果）的食物是合理的。在植物生長發育之時，這些不同的每一個部分，均與環境的能量有不同的交互作用。地、水、風、光及溫暖，在根、葉、花裡各有不同的作用。就品質而言，食物的澱粉是沈積在植物的根部、葉部或是在花部，會產生很大的不同，但該差異卻無法以數量分析區辨出來。一個在地上，有風、光、溫暖環繞而成長的物質，比一個在地下、在根部成長的類似物質，更能提供人體絕對不同的能量。為了消化食物，也即是為了打破食物的特質，我們能立即引發必要的、不同類型的精力。我們日常的飲食越多樣化，我們就越需要不同的能量以供應消化的過程。我們所有的身體功能（從運動功能開始，經由本能的、概念上的，和想像力等的功能，以及相關的近融感和離斥感等）也都相應地被激發了。

從對照人類與植物，並描繪他們不同器官系統的極化關係，魯道夫‧施泰納對不同食物能供應不同刺激的觀察，提供了一個概念模式：人類的感覺神經過程相當於植物根部的活動，因根部可從土壤中感知並吸收鹽類及其他化合物的存在。另一方面，人類的新陳代謝及繁殖過程相當於花、果發育的植物上面部分。在人類裡，這相對的兩極，由相當於植物葉子之呼吸器官的節律功能（循環與呼吸）做調節。這些關係使得一切變得清楚明白；例如為什麼吃根莖蔬菜或根莖製成的果菜汁及茶等傾向能補給人類感覺神經系統的活動。比對之下，自古來以花、以蘋果，及其他水果製成的茶即被用來刺激新陳代謝的功能。顯然地，避免不均衡的日常飲食非常重要，從長遠的觀點來說，器官系統

在刺激不足的情形下，可能導致缺陷及功能虛弱。

另一個品質的議題，是討論什麼樣的環境能使得植物或動物生長興旺。例如，在豬排或香腸的不同效益上，一隻生活在適應物種生命、沒有藥物刺激或人為限制其活動的環境下所養殖的豬，比一隻食物單一、其他自然需求又不被重視的情況下所養殖的豬，更能有所提供。同樣的道理對於植物也適用，以非天然氮肥栽培的櫻桃蘿蔔或萵苣，比未施肥的相對品種含水量更高，但特殊風味則減少，而且也較不適合存放。以合成氮肥刺激而種植的菠菜含有較高的硝酸鹽，而櫻桃蘿蔔則有反常的根莖形狀。這種施肥類型也使得植物的開花和結果傾向較晚或完全沒有，因此，必得在土壤內加入鉀與磷鹽，才得確保開花適時且足夠。

因此，以健康方式培育土壤、植物、動物而成的產物，才是我們建議做為進餐用的食物。要求每年施用無機肥料，使得土壤越來越貧瘠，且作物輪替不均衡，甚至更深一層剝削土壤的農場經營方法，不是正確的遠見；為求取最大經濟效益，完全聚焦在數量面的養殖方法，亦非高瞻。就長遠的觀點來看，像這樣處理大自然的方式，必然會對整體利益造成傷害。生物活力農耕將生物系統間的交互作用納入考量；努力維護土壤、植物、動物以及人類健康的方法，才是最可靠的。在本書參考書目，列舉了些肥沃化生物活力法（有一些是完全新發現），以及多年經驗的最適化作物輪種、對抗有害生物及動植物繁殖等的文獻。這些真正高瞻遠矚的方法甚至可以用在貧瘠或過度開發的土地上。經過生物活力處理幾年之後，土壤會越來越有恢復生機的跡象，並且有益的細菌及其他微生物會再度移殖進入土壤。植物培植的生物活力實驗，也能對基因性操作的種子提供健康的選擇（請參閱本章隨後之「基因改造的食物」）。

一些特別的食物

適合嬰兒及學步兒喝的茶

我們通常會推薦嬰兒和學步兒以及消化不良的老人喝茴香茶與洋甘菊茶。在沖泡茴香籽之前，如果先行壓粹，即能釋出更多的茶。這些茶只需短時間地

沖泡，並在其色澤仍呈淡黃色時即濾出。至於洋甘菊茶，請使用當地生產的或購買天然的花，而不是茶包。蘋果皮茶和玫瑰果茶比較不尋常，但也非常受到推崇。玫瑰果茶是以去茸毛的玫瑰果仁調製而成。果仁大約沸騰十分鐘，若事前浸泡過夜，則僅需煮三至五分鐘。玫瑰果混合在茶包裡的，通常都含有木槿花，會變成紅色有酸味的茶。然而，純粹的玫瑰果則會成為一種愉快、溫和而提神的飲品。

孩子們也喜歡薄荷茶和**檸檬香蜂草茶**（不過，如果曾經嘔吐的兒童不建議喝薄荷茶）。**檸檬香蜂草茶**有一種不是人人都喜歡的甜味，但若加幾滴檸檬和少許蜂蜜，則大多數孩子都喜歡。當您的寶寶感冒或正要發燒，特別有益而有效的是誘發出汗。有一個咳嗽糖漿的替代品很有助益，是以款冬花、狹葉車前草及鼠尾草，每朵取 1/3，並以蜂蜜及檸檬調味。有許多討論有藥效的草藥之書籍也提供其他有用的訣竅，可資參考。

對於學齡前兒童或更大的孩子，在暖和的夏天早晨，請以一大壺沒有甜味的茶開始（您也許想要加一點果汁提升滋味）。在不致破壞他們正餐胃口的情況下，每當孩子渴了，他們可以喝這種茶（應以這種茶取代所有的汽水與冷飲）。

除了夏天之外，最好限制孩子只在用餐時喝水。幾年前，有飲料製造業者設法說服許多父母：孩子應該被允許想喝多少就喝多少，因為他們「需要更多水分」。結果，無以計數的牙齒造成永久性的損壞。最後，許多飲料的糖分被去除了，但這些飲料持續干擾正餐的節奏，並造成了輕微的依賴，接著就從汽水轉換至其他刺激性的飲料了。幼年在父母陪伴下即學會在規律的時間內滿足飢與渴的孩子，比較有興趣於他們所進食的東西是什麼，而且也更能在兩餐之間密集地專注於其他活動。如果我們視我們的內在器官是個充滿智慧的、專為調節體液內生命過程行進的系統，我們即能更傾向規律地進食，並支持內在器官的節律性功能。

乳汁

牛奶已經成為我們文化裡最重要的食物之一。馬奶更相似於母乳，但只能從專業的酪農場才能買到，而且非常昂貴（請參閱本章前述之「馬奶」）。

山羊奶比較容易取得，而且對某些有過敏症傾向的家人，這是一個可以取代牛奶的選擇。不過最好先了解您所飲用的山羊奶，是那些合理餵養動物，而且不是長久將牲畜關在欄子裡的酪農所生產的。山羊奶的安全處理與牛奶相同（請參閱前述之「乳品的品質」）；但山羊奶的葉酸／維生素 B 含量較低，單一而長期地飲用可能會造成貧血。

嬰兒全脂乳品的**日進食量**應逐漸增加約至 400 毫升（1¾ 杯），且應依前述進行稀釋。在某些情況下，您可能需要暫時增加寶寶的進食量至 500 毫升（2¼ 杯），但這應被視為最大的極限。寶寶的飲食一旦拓展到其他乳製品如酸奶酪、克菲爾發酵乳，以及後來的乳酪等，便沒有最少飲用量了。太多的乳品除了會破壞寶寶對其他食物的胃口，也容易助長感染。

從三歲開始，進食大量的乳品，偶爾會造成**消化紊亂**，因為得了**乳糖缺乏症**。如果牛奶不能適合體質，而酸奶酪卻沒問題的話，這些孩子即可能是缺乏這種酵素，請徵詢小兒科醫師。

偶爾，奶蛋白過高的飲食（例如太多鬆軟的白乾酪）可能會造成便秘，而糞便是灰白色的。

提到乳汁時，我們主要會想到奶瓶裝或紙盒裝的樣子，然而這個形象，模糊了隱藏在大自然狀態下乳汁的實質事實。其實，在小牛犢吸乳或小嬰兒哺育中，我們只看見乳汁的第二個特徵——小傢伙熱切的活動、他們與母親形成特別的關係、他們的滿足，以及他們成長與苗壯的事實。施泰納稱這個吸乳的授與受，是自然界為了成就「身體的教育」而準備的，因為經由消化溫暖而鮮活的乳房乳汁，嬰兒成長中的身體，即能與發育及形塑人體的能量緊密結合。做為一個攸關生命活動的刺激物，形塑即將使用一輩子的身體，世界上沒有任何其他食物可以取代乳汁。只要有一點可能，每個孩子都應該被授與乳汁。

為了適合人類的飲食，牛奶必須專門且鍾愛地預備，並需增補其他食物。但是，仍然有許多合適的食物可供選擇，而非讓寶寶太早即吃大量的大豆和穀物或肉類和蛋等（更多有關以牛奶水解成份為基礎的所謂低過敏原嬰兒配方奶，請參閱本章前述之「瓶餵嬰兒的營養」）。

脂肪

對於嬰兒及學步兒而言,油脂是一個蔬食的重要增添,因為油脂很能讓人飽足,而且能增進脂溶性維生素的吸收。冷壓種籽油是較好的選擇,而葵花籽油及橄欖油則是最好的類型。

在兒童飲食中,奶油是最常見的油脂。在少數案例中,因健康的考量,有人可能轉成食用特別的人造黃油(乳瑪琳)。請避免變硬的人造油脂,因為這類油脂不包含代謝活躍的不飽和脂肪酸。而在許多甜食及糖果中可以發現飽和的人造油脂,這是要盡可能避免甜食及糖果的另一個原因。

穀物

最早的穀物,大約是在西元前五千年,經古波斯文化,從各種禾本科植物中精挑細選開發出來的。從那時起,這些印歐穀物(以及遠東的米及美國的玉米)即擔起農業脊柱的任務了。

就品質而言,穀類的特徵受到陽光密集且直接曝曬所影響。在穀物轉化成麵包時,亦需有水、空氣,特別是火的投入;在烘烤時,水、風及熱的元素必伴隨其內;烘烤麵包,是消化過程前為預備穀物容易消化而展現的一種方式。在所有引入麵包的文化裡,都高度重視麵包。在麵包裡,大自然的過程和人類的努力相互補足;這樣的相得益彰,在莊嚴的麵包祝聖儀式中(基督教文化)達到最高潮。

最近以來,穀物的消耗量已大量減少,一方面是因為油脂及蛋白質消耗量的增加,另一方面是馬鈴薯消耗量的增加。1960 年代反潮流興起,我們經歷了家庭自製麵包的重新引入,菜單上也有了什錦穀物的菜餚。大規模的實驗實施於混合穀物、利用發酵麵團以及其他試驗性的發酵法,如蜂蜜—鹽巴法等。沒有任何幕後操作之類的活動,一個新式的家庭烘烤及自然原料的文化就展開了。

全穀物麵包必然是粗糙、沉重且難以消化,這是一個錯誤的觀念。即便碾磨非常精緻的麵粉,可以經由烘焙的過程釋出包含在整體穀物裡的一切營養,且製造出容易消化的全穀物麵包。各類粗糙的麵包,對於長期受便秘之苦的成

人是指定的食物。

在選用食物時，我們相信，給予穀物一個大空間是很重要的。不像我們所吃的根莖、葉類和花等，穀物非以不均衡的方式刺激人體（請參閱本章前述之「食物的品質問題」），而是支持人體各種不同功能的和諧互動。在增加穀物消耗量一或兩個月之後，您必然會注意到，伴隨著更優質的敏捷性，您在思想上清新及機動性的真實效果。

馬鈴薯

馬鈴薯的原產地是西南美洲，在安地斯山高地種植馬鈴薯已經超過兩千年了。就身分觀點，很重要需提及的，馬鈴薯是茄屬植物科的一員。大部分茄屬植物是有毒的，而馬鈴薯甚至含有少量的龍葵毒，龍葵毒會因細菌侵擾，或因曝曬於陽光下塊莖變綠而增加毒素濃度。因此，吃馬鈴薯中毒的案例偶有所聞。我們也知道烘烤或油炸冷藏中的馬鈴薯會增加黃麴毒素的濃度，而黃麴毒素是一種眾所皆知的致癌物質。

以馬鈴薯和穀物做比較，我們發現馬鈴薯與穀物趨向相反方向。馬鈴薯是生長在地底的莖源塊莖（非根），而穀物卻是顯現於陽光與空氣之中的，這在特質觀點上即造成了區別。根菜類及其他地下營養貯存器官，相當於人類的感覺神經系統；果實傾向刺激新陳代謝系統，種籽和諧地促進所有器官系統的功能。馬鈴薯植物在地底下移轉了一些發芽的活動，因此，它無法具體地刺激神經系統或節律系統。結合毒素結構潛能的這件事，使得在地下貯存器官中做為食物的馬鈴薯，是一個非常明顯的異數。魯道夫‧施泰納評論說，以馬鈴薯為主的飲食較利於理性、反射性的思想，會削弱大腦組織活躍且能沉思的思想基礎。也即是說，馬鈴薯比較提升侷限於考量生命物質面的概念性活動。

從這個觀點，以馬鈴薯為主食的普遍性，以及當前我們顯現出來的完全依賴表面感官而知覺的物質主義思考方式，這兩件事的巧合，就不出人意外了。顯而易見地，我們並沒有暗示吃馬鈴薯即是唯一造成物質主義原因的意思。我們只是要表明，吃馬鈴薯，在意識上，可能會有這樣的改變。

從這樣的觀察我們可以做出什麼結論呢？我們可以試著逐漸限制我們馬鈴薯的消耗量，而選擇穀物、根菜類，及其他蔬菜等。當使用馬鈴薯時，我們可嘗試更多不同的形式——沙拉、麵團布丁、泡芙，或自製的炸薯條等。既然買了有機馬鈴薯，我們可以充分利用馬鈴薯在食用上的優勢（高蛋白質和高維生素含量）而避免其附加的缺點。我們建議，在懷孕及生命第的一年，當大腦正趨成熟，正在建構主要步驟之際，一定要避免吃馬鈴薯。同理，有神經方面疾病以及惡性腫瘤的患者，也應該避免吃馬鈴薯（註 1）。

蔬菜與生菜沙拉

所有的成人都知道（而且會告訴孩子們），吃蔬菜和沙拉對每個人都很好。如同我們先前章節（「食物的品質問題」）所領會的，蔬菜與沙拉的價值不只在於所含的營養成份，也因為它們在充滿生氣的自然界中，與其他眾多不同能量間的關係。在緊急狀況的情勢，或營養不均衡的飲食裡，蔬菜中的微量元素與維生素就會變得非常重要。關於嬰兒的營養，有一些細節是很重要的。

直到 1970 年代，人們都還認為餵奶瓶的嬰兒，從五週大開始即可安全地餵食生紅蘿蔔汁；而三個月大即可餵食煮爛且搗碎的紅蘿蔔泥（太早引介紅蘿蔔常造成脹氣）。不過，對紅蘿蔔的不耐症或過敏症案例，最近以來一再增加，紅蘿蔔成為了最具過敏性的蔬菜。這種現象可能與種植的方法和／或消化功能上的一般性衰退有關聯。所以，有神經性皮膚炎的寶寶，無論如何，只能在六個月之後才引入紅蘿蔔飲食，而且初始僅能稍微嘗試。無論如何，母乳哺育的嬰兒不應在六個月之前餵紅蘿蔔汁。紅蘿蔔裡有一些黃色素會儲存在體內（請參閱第 5 章之「皮膚呈現黃色／黃疸」），其餘的則轉化成維生素 A。因為煮過的紅蘿蔔能產生結實的糞便，因此紅蘿蔔是對抗腹瀉很好的預防措施。然而，磨碎的生紅蘿蔔，只有在寶寶一、兩歲之後才應該加入飲食，但腹瀉時絕不可以。

請別期待在寶寶生命中第二個六個月時，他會有一個完整的蔬菜餐，但您可以讓他嘗試各種不同的蔬菜。為了激勵寶寶對食物的好奇以及咀嚼的興趣，我們應該給予所有六個月或更大的嬰兒大塊的生蔬菜，讓他們能好好地試驗他們的牙齒。

重要的是，要能辨識硝酸鹽含量低的蔬菜（如白花椰菜、結頭菜、綠皮胡瓜、茄子、冬南瓜等），和硝酸鹽含量高的種類，如菠菜、茴香、甜菜、沙拉什蔬等。請勿經常提供硝酸鹽含量高的蔬菜，不應該儲存過久，也絕不能回鍋重熱，因為在某些情況下，硝酸鹽會轉化成有毒的亞硝酸。而菠菜，與早期認定相反，其鐵質含量並不特別高，且菠菜中的草酸含量會使食物中的鈣質無法溶解，因此，波菜與乳製品不可同時食用。

幾乎所有的蔬菜都能轉換成引人入勝而又好吃的沙拉。請試試淋上酸奶酪或酸甜的檸檬沙拉醬，或加些葡萄乾或幾片橘子。少量地品嚐，成長良好的生蔬比煮過的蔬菜更具芳香滋味，更激發咀嚼，也更令人覺得滿足、滋養。

水果

大部分的嬰兒都喜歡吃水果，萬一您的寶寶例外，您可以將磨碎的水果泥或榨好的新鮮果汁隱藏在白色軟乾酪或穀物食品中。寶寶並不需要大量的水果，對於一個實在較喜歡吃其他食物的寶寶，半個蘋果和一點點檸檬汁就足夠了。

只要有可能，應該讓寶寶吃未施藥、未上蠟的水果，這樣他們即可以連皮，整個都吃。我們真的需要坐下來，而且注意聽孩子們提問的：「這個蘋果可以連皮一起吃嗎？有沒有藥物殘留？」當我們目睹食物是危險的，是有毒的，或是在判決產品是否新鮮、值得信任之前，我們必須先檢查標籤；而我們的孩子會有怎麼樣的生活印象呢？在感謝食物使我們免於飢餓的同時，成人們應該隨時展現出對食物的深思熟慮，以及值得信任的經營管理典範。

雖然所有的孩子都喜歡香蕉，但務必不能讓寶寶吃太多。香蕉雖然富含有益的營養，但卻幾乎沒有活化精神的能量。吃香蕉非常有飽足感，但卻可能造成便秘；而且在某種程度上，香蕉會有使嬰兒昏昏欲睡的傾向。再者，香蕉在綠色時即採收，這樣的成熟過程並非完全沒有疑慮的。柑橘屬水果就完全不同了，即便完全成熟，柑橘果實仍繼續完好地掛在枝上。食用柑橘有使人耳目一新、精神活化的感覺。同樣地，不需要大量地吃。我們建議寶寶每日吃數片或數茶匙沒有加工處理的柑橘和漿果。

糖、蜂蜜，及其他甜料

在食物中，糖很獨特，因為它很容易結晶，但卻不是鹽類。它比任何我們討論過的食物都更接近無生命的礦物質。工業用的糖可以無限期地保存。糖是一個運輸活力的工具，糖是在植物的綠色部分合成，並以澱粉或果糖的形式儲存於根、葉、莖、花或果實裡。對於人類，糖提供了一個幾乎不需、或完全不需消化作用的現成活力補給品。因此，糖並不像新鮮植物所表現的那樣，能刺激器官的生命活動，但它可以替代健康身體所能充分自我製造質量的一項本旨。

儘管如此，在我們身體生病、勞累，或精疲力竭時，吃糖可以不需勞動消化作用，即能補給我們所需的精力。這功效對一個虛弱、疲軟，體重不及 880 克（一磅 12 盎司），可能無法存活的嬰兒特別明顯。當早產嬰兒躺在保溫箱中，糖水滴在他的嘴唇上時，一嚐到了甜味，他立即顯露出生機，甚而向下「感動」至腳尖，而且為得到更多糖，嬰兒會伸展嘴唇；這滴糖水成了生命的渴求之水。

感受滋味，對於成人已不再是一個牽動全身的活動，但是甜味仍會對我們產生直接而交融的作用。酸、鹹、苦味的特質令人更醒覺而激進；但甜味則是舒適、環繞、安定而且具激勵性，它同時也直接強化我們的自我感，讓我們在身體上更感愜意而有力，但這效力會激發人反覆地想吃糖。我們享受短暫的促進，卻沒有注意到隨之而來的衰退；為了彌補這衰退，我們會增加糖的用量。典型的「糖癮」兒童會焦躁不安、無法聚焦、無法專注。自從糖的引介進入後拿破崙時代的歐洲之後，糖消耗量越來越大，甚至直接影響到文明的疾病如蛀牙及糖尿病等的蔓延。

還有一個令人關注的發現：許多糖尿病成人患者，在童年及青春期時有過許多極度的情感或智能上的挑戰；而遺傳因素也在此疾病上有所作用。每一件削弱身體和情感活動以及妨礙我們自己成為自己屋舍主人的事，都會促使我們糖分的新陳代謝出軌。因為血糖是血液中一種「自我」活動的表達，當我們筋疲力竭或需要增強最高生產力時，吃糖可以激勵「自我」，然而太常吃糖會使得「自我」不習慣自己消化澱粉及製造糖分。若組合了其他削弱「自我」的環境及遺傳的因素，又再攝取了過多的糖分，即會增加糖尿病及其他新陳代謝虛弱類

型的問題，特別是後來生命中的成癮行為。

雖然如此，這並不表示從嬰兒食物中完全排除糖分即是恰當的結論。我們也看過許多蒼白而瘦弱的嬰兒，他們的日常飲食無糖；但在數週之內僅添加了3%的糖溶液至奶粉之後，嬰兒即轉變成健康而紅潤。糖是一個極其活躍的物質，必須非常小心處理；也許節制使用是正確的，但仍應依寶寶的氣質及體質而定。

哪一類的糖對寶寶最好？白砂糖應該謹慎使用。一再的結晶會排除所有的雜質，因此白砂糖缺少了所有呈現在未精煉的甘蔗或甜菜根汁液裡的一切礦物質及維生素。一般而言，天然且未經精煉的產物，均含有動物與人類在消化該產物時所需的一切物質。在壓榨的甘蔗汁、甜菜根汁或水果汁的糖分中均含有足夠促進身體消化過程的微量元素。在天然食品商店裡可以買到蒸發的甘蔗汁或甜菜根產品。平常的紅砂糖不適合嬰兒，因為紅砂糖只不過省略了最後幾道精煉階段，而且整個過程均含有各種微量的添加物。

乳糖，味微甜，僅適用於嬰兒。大體上，果糖並無特別的優勢。葡萄糖無須消化作用，所以能迅速升高血糖，可是這通常是不受人歡迎的。然而，比如當因嘔吐以致血糖降低的時候，它又可能變得非常重要了。

如果您無法買到蒸發的天然甘蔗汁產品，請將就以白糖與其他健康食品化合使用。廣受歡迎的糖代用品有龍舌蘭糖漿和楓糖漿等，這些都很昂貴；而像黑杏子、椰棗、無花果，及葡萄乾等乾燥水果，也能幫助滿足渴望。

蜂蜜不應該純粹用來做為糖的代用品。蜂蜜是一種經歷程序相當複雜的結果，它起始於花蜜，又結束於蜜蜂的特殊處理活動。因此，蜂蜜對人體的影響，不像糖那麼中性。蜂蜜是一個高度活躍的物質，會刺激人體新陳代謝。就其本身而論，蜂蜜很容導致嬰兒腹瀉。魯道夫‧施泰納建議老人、硬化的人吃少量蜂蜜，可以預防並治療軟骨病和過敏症。我們建議，要等到九個月大之後，才能給予寶寶蜂蜜；不過即便在那時候，一天之內，也請勿給超過一茶匙的量，並請將蜂蜜溶解在食物之中。

我們不建議人工甜味料，因為一方面人工甜味料對人體的影響並非完全沒有問題；另一方面，實在沒有道理去鼓勵一種口味，只有甜蜜快樂，或只有本身的目的，卻沒有啟動相關消化作用的功用。

蛋、肉，和魚

自從人們發現飲食中若缺乏特定的胺基酸──建造蛋白質的基礎材料，人即會有蛋白質不足的問題，因此人們投注大量的關心於蛋白質的攝取。的確，人體無法合成所有這些基礎材料，但在食物中卻可獲得所謂的不可或缺的胺基酸。在肉類產品中，這些特別的胺基酸含量很豐富，而乳品裡也有完全的蛋白質。就較小範圍而言，這些有限的胺基酸也出現在豆科植物中，如在大豆裡，也在杏仁及其他堅果裡。所以也不一定要吃肉、魚，或蛋。飲食的習慣在世界各個不同的地區有不同的發展；東方人比較傾向素食主義者的飲食，美洲，特別是南美洲人，食用最多肉；而歐洲人的飲食需求與偏好，則落在前述兩者之間。

以下的觀點也許可以幫助您決定什麼時候開始餵寶寶蛋和肉。

在生命的初始幾個月裡，母乳蛋白質含量低（約為牛奶蛋白質含量的一半），毫無疑問地是寶寶最好的食物。在這個階段，甚至在寶寶出生後整整兩年，他的頭腦持續成熟到能做為思想的基礎為止（與此過程相比，在神經系統和感覺器官的發展完成很久之後才出現的「青少年快速生長期」，主要作用於成長肌肉組織及身體實力）。因此，直到寶寶三歲為止，隨著大自然在母乳中所提供的示範，給予寶寶所謂的奶素飲食（乳製產品、穀物、蔬菜及水果等），是很合理的。當寶寶的自我意識覺醒，並開始稱自己為「我」的時候，他對某些種食物的個人直覺偏好會變得比以前更穩定。在此階段，一個孩子是否成為素食者已經顯而易見。每當有肉和蛋時，有些孩子會吐出來；有些孩子則變成了特別喜愛的食物。

一個有五個小孩的家庭，他們的情況如下：長子，從三歲生日開始，每當有肉和蛋端上桌時，他便會很高興地適度地吃一些；老二對畜產品有一種難以理解的食慾，他為了喜歡香腸、魚或蛋，會乞討別人盤子裡的肉，而自己盤子裡的其他東西則擱到一邊；老三追隨姊姊的榜樣，他要求在三歲的生日餐上吃魚，結果他非常失望地發現──他不喜歡魚！肉和蛋也都不特別吸引他，雖然有時候他也會吃一點。老四，明確地，是一個素食主義者，所以沒有人為他做生日魚餐！而老五比較像老大。從這個範例來看，對於食物偏好的發展，個人

的直覺，而非模仿，才是關鍵的決定因素。

　　另一個在生命最早幾年應該避免吃蛋和肉的原因，是因為蛋和肉會激發身體加速生長和增加體重。無論如何，人類的生長和動物的生長不同；人類的生長，為顧慮有時間發展情感與智能，身體的成熟具有極其受到保護的特性。

　　總而言之，對於嬰兒與學步兒，我們建議採奶素飲食；對於較大的兒童，請提供飲食多變化的高品質食物；這些食物應適合個人需求，但不過度強調蛋白質。如果您的寶寶傾向偏食，若有必要，請盡各種努力，用點技巧，反覆地要求寶寶吃廣泛而多變化的食物。

鹽分與礦泉水

　　我們不應該用鹽調味嬰兒食物，學步兒也不該吃很多鹹的食物；他們從食物與乳汁當中所得的鹽分是足夠的。對於偶有明顯表示喜愛吃鹹的小孩，雖然鹽不會造成傷害，但這偏好對注重整體論的醫師而言，也許是一個體質上的重要訊息。

　　我們有時候會被問到：在旅行期間或寶寶腹瀉時，當父母為嬰兒與學步兒預備食物時，哪些品牌的礦泉水是合宜的？通常，納含量低的即適合。法國的一般父母會使用 Evian 水；而 Evian 水在其他國家也可以買得到。許多礦泉水品牌的礦物質都很高，因此該年齡的寶寶無法適當地進行處理；而且，如果用來泡牛奶，最後都可能引起發燒和水腫。

營養與思想

　　我們已經從好幾個觀點討論過食物品質的議題，是一個了解連結營養與思想之間的首要條件。人類的以太身，我們稱之為完成生命法則的身體，不僅是生長、更新及生殖的表現形式中極其重要的活動承載工具，也是我們的意識思維的生命——亦即是，思想本身的活動（請參閱第 14 章之「學習思考」）。

　　魯道夫‧施泰納與化學家 Ehrenfried Pfeiffer 相談，當被問及人類的思想能如何引導我們回到靈性世界的真實覺察的問題時，施泰納做了一個極具開創

性的回應：「那是營養的問題。」我們如何理解這句話所連結的意思？人體為了處理所吃下的食物，需要發揮能量。越是自然的、基於栽培或處理的結果，意即，越「有活力」及越「被賦予靈魂」（畜產品）的食物，人體就需要應用更多能量分解食物並轉化成為人體的物質。一方面，太多生冷的食物，有可能造成身體負擔過重；另一方面，食用已經改變本質的，以最真實的話來說，「死了的」食物，也可能是幾乎沒指望的。身體本身，在食物「本質改變」的過程及消化作用的情況中，幾乎沒有關聯；這是在預備所有現代食品，從各類速食到加工食品製作方法等的趨勢。

雖然每個人的差異大不相同，而每個人都必須為自己找到適當而平衡的飲食，一面倒的生食飲食，在消化過程中，冒有太過度投入以太身的危險，以致幾乎沒有留下多餘的精力可以做為思考的活動。相對地，若一個人太偏重吃充滿添加物、本質上已經改變，及化學物品的「加強食品營養」的食品，那麼以太身就又太少被要求工作了；以太身會變得懶惰，會顯現出「思考虛弱」的形式，即它只能反映感官所傳遞的物質化思考；這類思考很難對思想靈性活化的以太能量產生意識。

靜思的思想，讓自己從感官知覺中釋放，又進入宇宙活潑根源的以太靈性本質中探究的靜思思想，是由消化工作刺激以太身所供養的。這並不表示，吃喝本質已改變的食物長大的人就不能實現靈性活動；這只是表示，要實現靈性活動，在實質上會變得更困難，這需要他們花費比一般常態更大、更多的努力。

從這個觀點，童年的滋養物具有極高的意義，因為消化器官（以及伴隨他們的人類體質上的高階成員——以太身、星辰身及自我組織）只有在兒童發育和成長期時，逐漸學會做它們的工作的。如果它們在生命的早年受到「良好的教育」——意即是，受到適當食物的刺激和強化——而且如果這個過程也伴隨著相呼應的兒童的情感及靈性能量等的教育，兒童的思想也必將學會主動積極地「消化」並「處理」意識的實質內涵。以健康的方式刺激身體的消化作用，可以促進一個孩子主動積極地發展思維的生命。在成年期，很明顯地，在身體健康的維護上，食物不再是唯一的因素；對於有影響力的宇宙關聯，勤奮的靈性功課以及靜思的「消化／領悟」變得越來越重要。我們不能「單靠麵包而活」是相當真實的，特別是對成人而言。在進餐前的唱歌或禱告等令人愉快而

具療癒功能的習慣，能使得即便很小的小孩也能經驗這個滋養物與意識間的連結（請參閱第 23 章裡的宗教教育）。

以下，提供一個該關係的圖解總結：

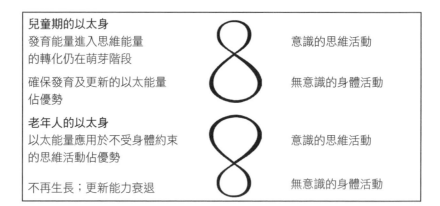

兒童期的以太身		
發育能量進入思維能量 的轉化仍在萌芽階段		意識的思維活動
確保發育及更新的以太能量 佔優勢		無意識的身體活動
老年人的以太身		
以太能量應用於不受身體約束 的思維活動佔優勢		意識的思維活動
不再生長；更新能力衰退		無意識的身體活動

基因改造的食物

這裡並不是一個能正確認識有機農法及生物活力農法優點的地方。但是，我們真的想表明世界上農業先驅者們無法估量的工作，他們對抗並彌補越來越遠離自然的現代土地化學及農業科技，他們以自然的農法聚焦於土壤的療癒與更新。雖然科學家們再三堅稱，巧妙處理基因及化學的單種栽培是必要的，因為要解決世界人口的糧食問題；然而我們必須指出，這種宣傳活動已經反覆好幾十年了，但世界總人口數的 3/4 仍然營養不良，而這種情況，過去數百年來一直沒有實際的改善。

再者，對於開發中國家的農耕援助，其結果通常不是從小農夫手中取走土地，再將之移轉給農事企業，便是鼓勵種植更多能獲利的作物，但卻以犧牲當地人口主食的需求為代價。養育世界人口的問題，沒有社會的及靈性的定位，將不可能獲得解決！

我們在此關心的是想指出，利用生態學上有益的農法所生長的食物才是兒童需要的食物；這類食物含有以太能量，而且（在「合於品種發展」的畜牧業情況下）蛋白質是有品質的，因為它們讓動物與大自然和諧生活。新陳代謝發

展良好的成人能感覺得到,他們可以消化任何東西,而且他們大部分都能獨立於所吃的食物之外。至於兒童,無論如何,他們的身體正處於發育之中,他們的消化功能正接受他們所吃的食物的塑造及教育。在食物的選擇及預備上盡最大可能的關注是恰當的,即便以時間和金錢的觀點而言,所牽涉的選擇是昂貴的;但投資回收的卻是兒童往後生命(請參閱本章前述之「營養與思想」)健康的品質(及意識!)。

在此脈絡下,我們也一定要處理基因改造食物的問題。基因改造食物是從 1970 年代晚期開始進入栽種養殖的;利用操控微生物的基因,除了製造酪農產品和發酵食品之外,這些改造的食物包含:大豆、玉米、稻米,及其他穀物等品種。在作物種植與栽培上,操控基因改造食物可能比使用自然農法培育的食物含有更高濃度的芳香物質或蛋白質。但若想單就「數量」考慮基因改造食物即能導出令人滿意的贊成或反對的結論,那也是極不可能的事。無論如何,一株植物的基因物質即是這株植物的以太身的運輸工具,因此當我們思考基因操控的意義時,我們一定要應用非數量的標準。所有基因改造的生命形式有一個明顯的特性,那就是它們的繁殖能力(也即是它們以太身的穩定性)降低了。基因改造的生物無法超越倍數世代地繁殖;它還需要不斷地從健康、自然的存在形式中重新創造才能存活。我們不希望這類食物造成健康成人明顯的傷害;成人能消化這類食物,一如他們能消化所有其他的食物;但是兒童因為先前所討論的原因,絕不該被給予任何基因操控的食物。

在栽種/養殖的食物是否「合於品種發展」的相關辯論越演越烈時,對於人類及大自然世界均具有未來導向並具有療癒效果的農務及增強土壤的方法,也越來越受到支持。這不只適用於源自植物的食物,同時也特別適用於畜產品。在此,無可否認地,消費者將有最後的決定權。我們只能期待狂牛症的危機沒有被遺忘,進而能說服農業政策逆轉。

附註

註1 請見 Renwick, J. H. et al. Neural-tube defects produced in Syrian hamsters by potato glycalcaloids, *Teratology* 1984. 30 該動物實驗結果支持了大腦和背部的外觀畸形與懷孕期間大量食用馬鈴薯有相關的懷疑。

週歲前的日常飲食變化

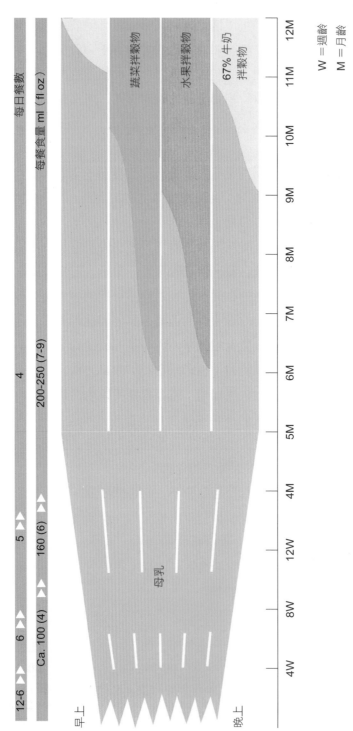

表 13-1　完全母乳哺育嬰兒的飲食計畫：寶寶的年齡由左向右增加；每日的次數請由上往下閱讀（隨著寶寶成長，晚上的哺育減少）。水平的欄框指出最常見的餐數。寶寶的日常攝取量逐漸增加至 800～1,000 ml（28～35 fl oz）。在六至十個月大之間，可以引入水果和蔬菜餐（混以穀物）。當母乳量開始變得不足時，可以調配穀物牛奶餐。大部分的寶寶大約在九個月大左右開始自動斷奶。在本範例中寶寶不需要餵奶瓶（詳見附錄三）。

週歲前的日常飲食變化

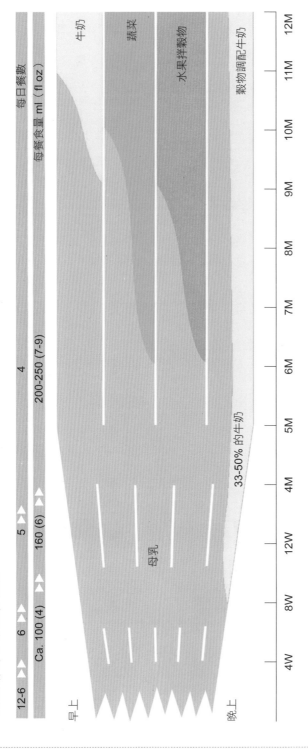

表 13-2 儘管諮詢了乳汁分泌，如果母乳的供應仍然不足，我們建議以稀釋的牛奶補充餵乳。晚上的補充餵乳是最好的，因為這些補充餵乳對對母乳的供應及母乳哺育的節奏最沒有影響。

週歲前的日常飲食變化

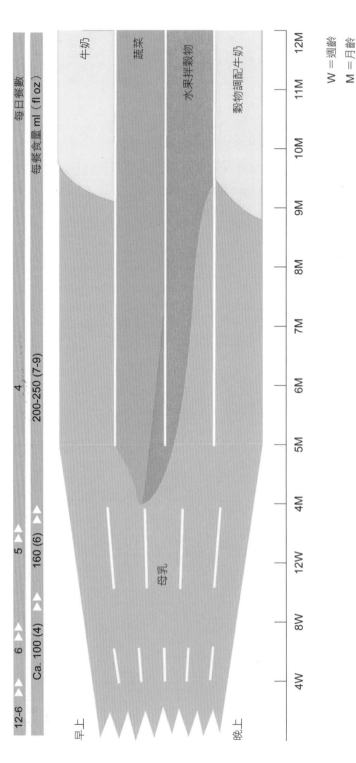

表 13-3　母親重新以半職開始工作的五個月大嬰兒的飲食計畫：在寶寶四個月大時，母親開始提供寶寶數茶匙熬爛的或製成漿的紅蘿蔔濃湯或混合米乳漿及少許油的蘋果醬。五個月大時，寶寶一天中的第二餐可以交託給日托的照顧者或配偶之一方負責。在此情況下，母親的乳汁汁無法滿足第三餐的量，因此在下午的時候，母親引入拌以水果的穀物。在九個月大的時候，這個寶寶相當快速地就自己斷奶了，不過這麼快速地斷奶，既不需要也不尋常。在六至九個月之間，寶寶日常飲食中的鈣質含量相當低，在寶寶的水果穀物餐或蔬菜穀物餐裡加上總量大約 100 ml（半杯）天然酸奶酪或牛奶將可彌補差距。

週歲前的日常飲食變化

每日餐數

每餐食量 ml（fl oz）

| 8-6 | 6 | 5 | 4 |
| Ca. 100 (4) | 160 (6) | 200-250 (7-9) |

早上

100% 的牛奶

67% 的牛奶

33-50% 的牛奶

1-4 茶匙紅蘿蔔汁

蔬菜

1-4 茶匙果汁

水果拌穀物

晚上

穀物調配牛奶

| 4W | 8W | 12W | 4M | 5M | 6M | 7M | 8M | 9M | 10M | 11M | 12M |

W = 週齡
M = 月齡

表 13-4　非母乳哺育寶寶的飲食計畫：在出生一至二週內，應該使用馬奶（請每 100 ml 加 2 g 的葵花籽油以增進營養價值），而不是稀釋的牛奶。本計畫是以本書之調製法為基礎，且近似市售嬰兒奶粉的營養含量。因為沒有添加維生素 D，所以有關軟骨病預防的測量，您需要向小兒科醫生諮詢。

彩色圖例（照片 1～50）

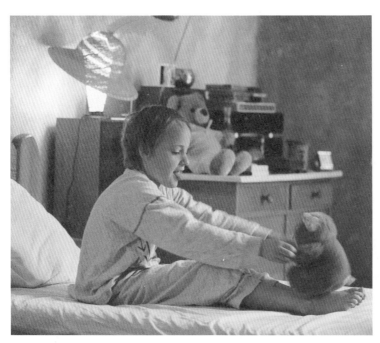

照片 1
這個孩子肯定沒有腦膜炎。他可以坐著伸展他的手臂，並彎曲臀部，且伸展腿部而不會覺得疼痛。

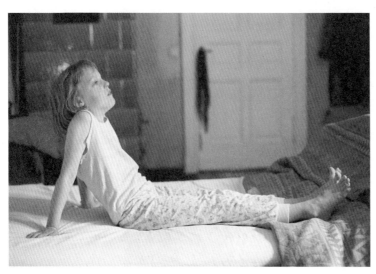

照片 2
這種情況可能是腦膜炎。當被要求坐起來並保持膝蓋伸直時，這個女孩會從後面支撐自己，且她的頭會一直有點向後仰，當她的手臂向前伸展時會痛。

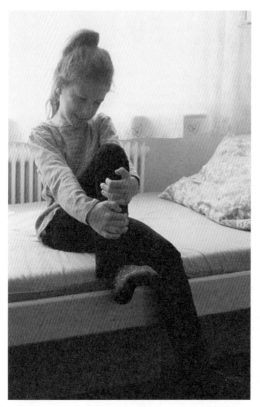

照片 3
這孩子即便以手臂幫助，疼痛及脖子僵硬也會阻止他抬高膝蓋去接觸或親吻下巴。如果你的孩子無法做出這個姿勢，這可能是腦膜炎或至少可能是腦膜刺激現象，建議立即請醫師做檢查。

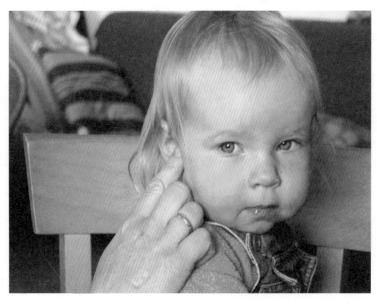

照片 4
簡略按壓耳朵開口外前方的小小突出部（耳屏）。耳朵痛的孩子會退縮或將頭轉開，而小嬰兒則會開始哭叫。

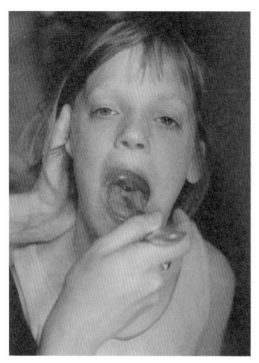

照片 5

在打電話給醫生之前，父母可以自行檢查發燒孩子的嘴巴和喉嚨。看看他舌頭上是否有舌苔，口腔黏膜上是否有丘疹、水疱或薄膜層；最後，請孩子說「啊」，您以湯匙柄向他舌根內大約 2/3 處簡要施壓，瞬間的反射作嘔動作會使孩子暴露出他的扁桃腺及喉嚨的後壁，都是紅色的嗎？是否有不透明的薄膜或有些黏液覆蓋？如果孩子聲音嘶啞，而且呼吸有困難或病情嚴重，醫師應該都會做這些檢查。

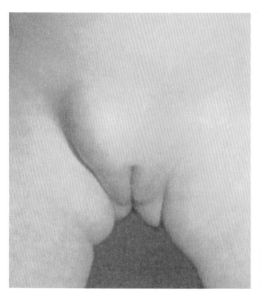

照片 6

這是腹股溝疝氣。請注意圖左邊孩子腹股溝的腫脹。

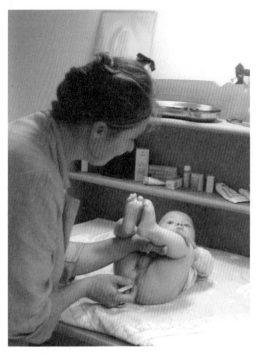

照片 7
請以一隻手放在寶寶兩腿的下方，另一隻拿
溫度計；請像握湯匙柄一樣握好溫度計並插
入肛門，同時以小指撐著手頂住寶寶的臀部。

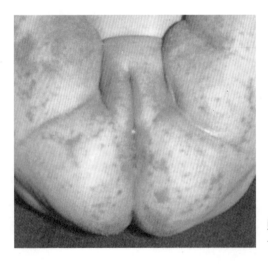

照片 8
一個相當嚴重的尿布疹案例。

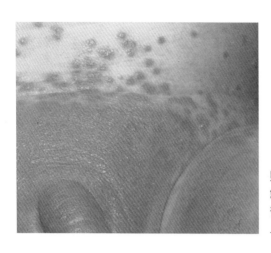

照片 9

鱗狀的尿布疹使人聯想到鵝口瘡，那是一種
黴菌感染；典型的特徵為個別的丘疹會蔓延
且合併。

（照片 10）

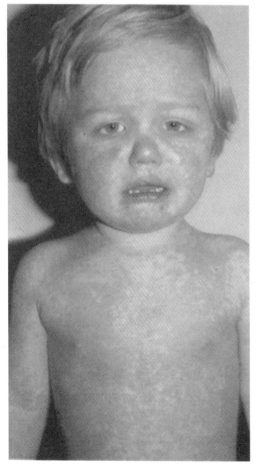

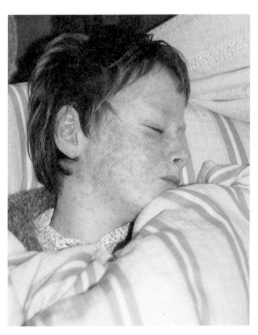

（照片 11）

照片 10、11
麻疹的特徵為傾向合併不規則丘疹，發疹之
前有結膜炎、流鼻水和咳嗽等症狀；疹子最
早出現在頭部，接著便迅速向下蔓延；發疹
同時出現最高溫的發燒。

照片 12
典型的猩紅熱疹看起來像是紅色小膿包的丘
疹。這些疹子傾向集中在腹股溝區，通常只
出現短暫的時間。

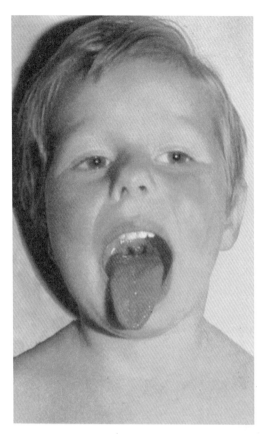

照片 13

猩紅熱的第一個徵兆是舌頭上有一層厚厚的白色舌苔，經兩天後消失，但表面會留下紫紅色凸出的點。隨著發炎，上顎和扁桃體經常是鮮紅色的，而白點或薄的覆蓋層也常出現在扁桃體上。面頰是紅色的，但嘴的三角周圍卻仍然是蒼白的。

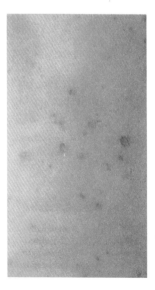

照片 14

兩、三天之內，皮膚會發出如天文圖般的各種大小不同的丘疹樣式；初期的紅色結核夾雜有新的水疱和舊的瘡痂，頭皮也會受到影響，這些皮疹也常出現在消化道的黏膜和生殖器上。

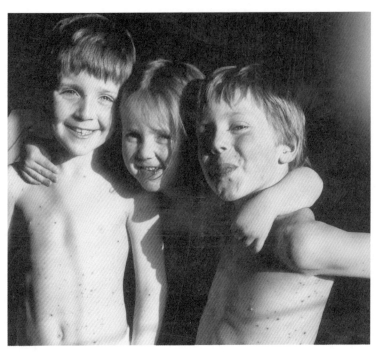

照片 15
這個年紀的水痘通常
都是輕微且無須煩惱
的。然而，如果孩子
的免疫系統較弱，或
孩子患有嚴重的溼
疹，請諮詢您的醫師
以進行預防措施。

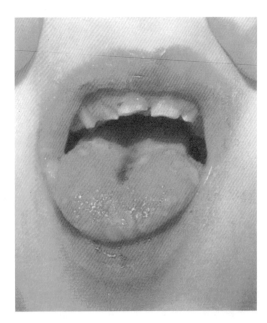

照片 16
許多痛苦的潰瘍（口瘡）出現在口腔發紅的
粘膜上。

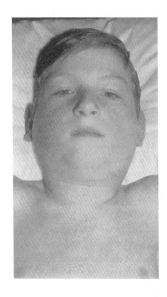

照片 17
腫脹（觸摸會痛）影響到臉頰後面和耳下區域，結果造成耳垂下部凸出。

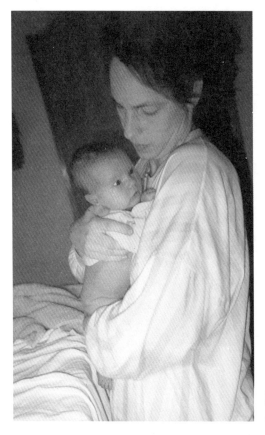

照片 18
出生後，母親與嬰兒應該在一起。

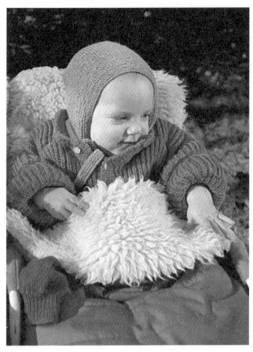

照片 19
羊毛帽可以保護寶寶頭部的溫暖以免寶寶著
涼或感染中耳炎。

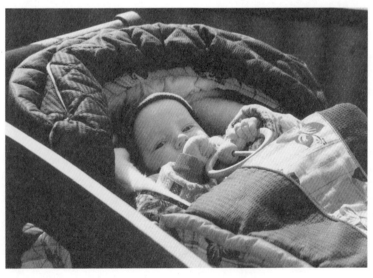

照片 20
摺疊式頂蓬嬰兒車能
保護寶寶不受到過多
的日晒。理想的嬰兒
車應有大輪子、優良
的彈簧及盡可能高的
高度。

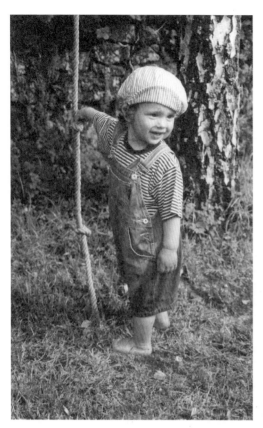

照片 21
有遮陽帽可以免受晒傷。

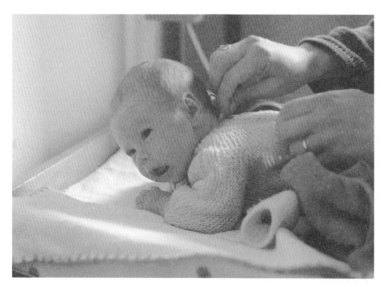

照片 22
因為剛出生不久，六
週大的寶寶四肢仍然
有點彎曲。從一開始
寶寶就會在趴著的時
候抬起頭來。

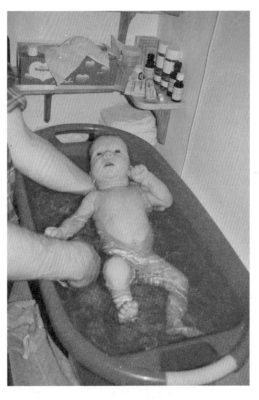

照片 23
請穩固地撐住寶寶的頭，並以您的左手握住
嬰兒的左上臂。

（照片 24）

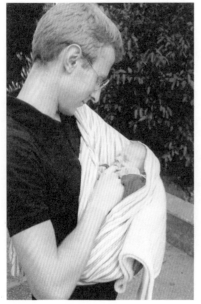

（照片 25）

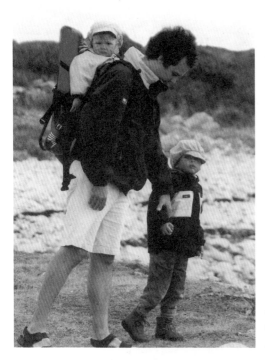

照片 24、25
將嬰兒放入背袋背。小嬰兒應該背在胸前，
大一點的可以背在背後。

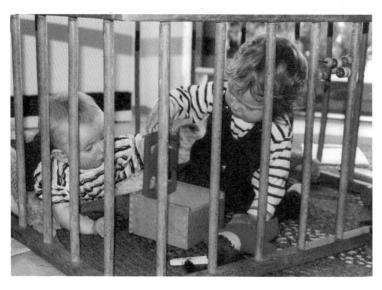

照片 26
以遊戲圍欄做為活動
範圍。

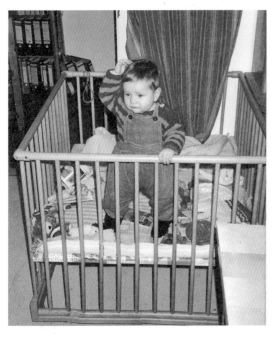

照片 27
底部抬高的遊戲圍欄。

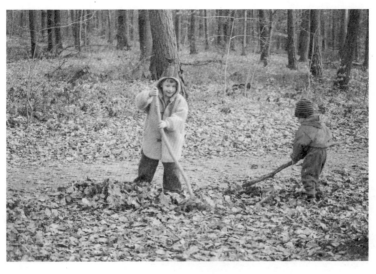

照片 28
在空間中覺察自己的
活動,並以平衡覺去
練習協調是一件很有
趣的事。兒童從自由
移動中體驗到人身自
由的關鍵指標。這種
體驗是兒童建立「自
我尊嚴」與「自我存
在感」的重要先決條
件。

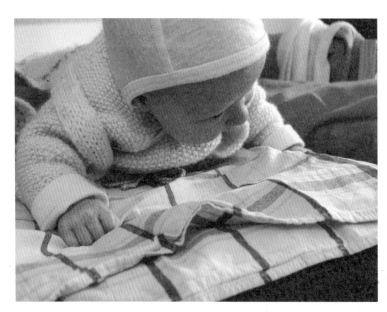

照片 29
八週大的寶寶抬頭時
不再皺眉頭了，但雙
手仍然緊握。

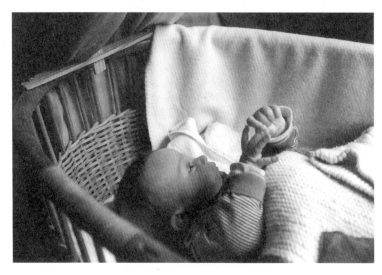

照片 30
漸漸地，他發現他的
手了。

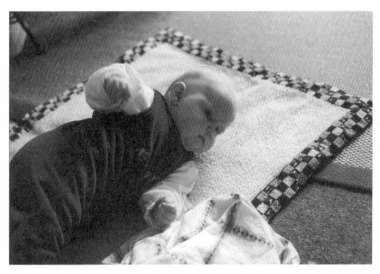

照片 31
剛開始試著要翻身。

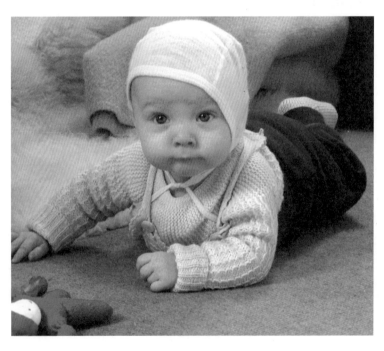

照片 32
眼神直視前方,而有
一個手肘已從支撐的
角色中得自由了。

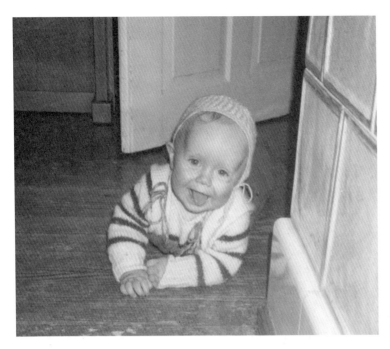

照片 33
寶寶開始向前移動。

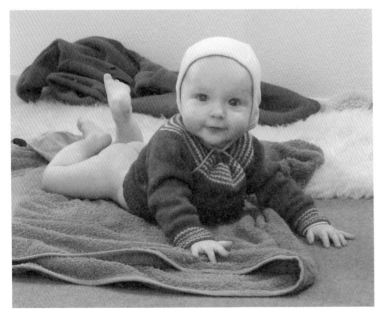

照片 34
以舒展的雙臂和打開
的雙手支撐自己（六
個月大）。

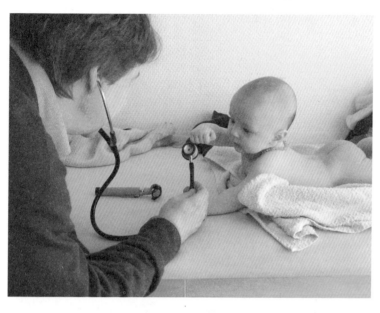

照片 35
六、七個月大時可能
會有一隻手得自由抓
握東西了。

（照片 36）

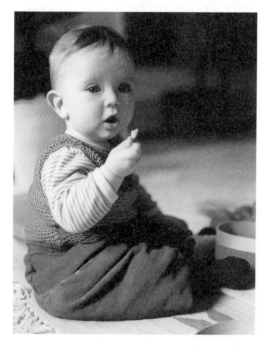

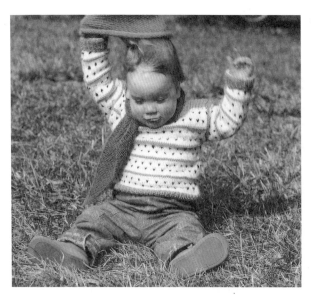

（照片 37）

照片 36、37
坐起來，雙手都自由了（約十個月）。

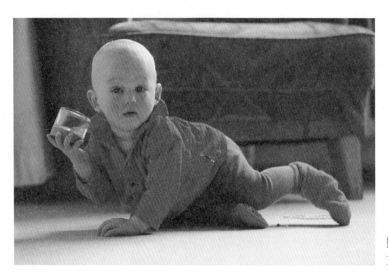

照片 38
充滿想像的運動力。

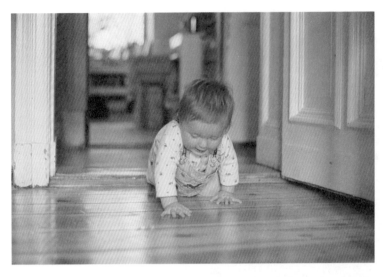

照片 39
爬行的年紀（10 到
12 個月）。

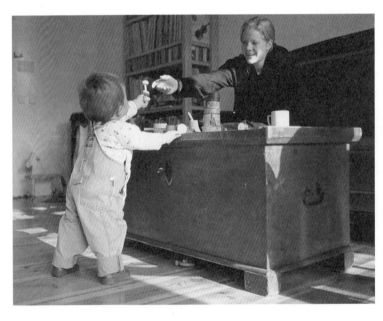

照片 40
一歲時能站立，雖然
有一隻手仍需要扶
持。

（照片 41）

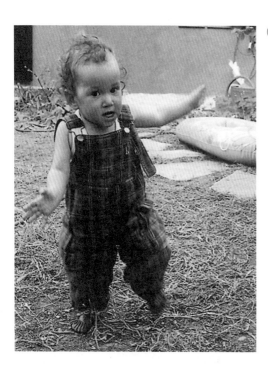

（照片 42）

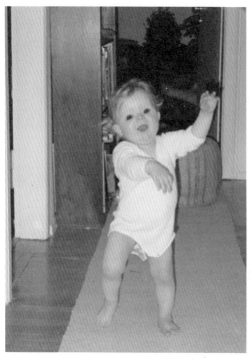

照片 41、42
剛開始的自由邁步，要小心地掌握平衡。

（照片 43）

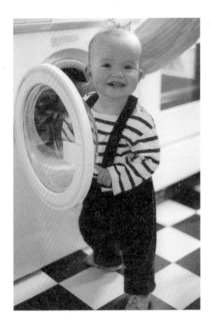

（照片 44）

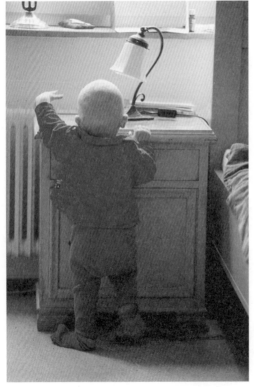

照片 43、44
再沒有什麼是安全的了。要不就轉移學步兒
的注意力，要不就強迫自己轉移注意力。

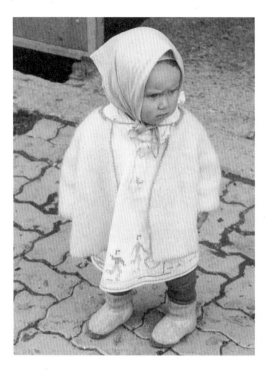

（照片 45）

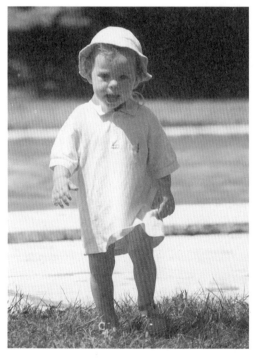

（照片 46）

照片 45、46
掌握好平衡就可以確實行走了。

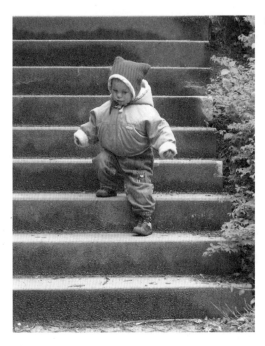

（照片 47）

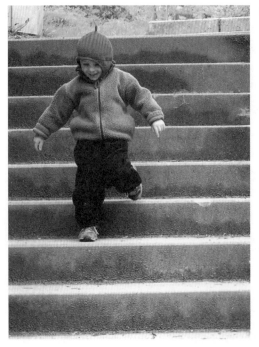

（照片 48）

照片 47、48
兩歲大的孩子一步接著一步走，而四歲大的
孩子幾乎可以跑下樓梯了。

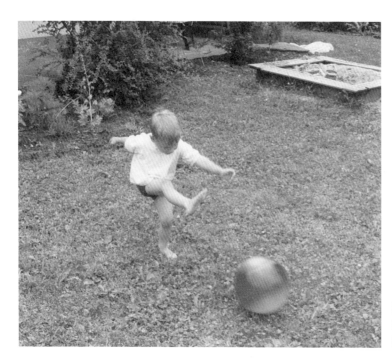

照片 49
整個身體都跟隨著活動進行。

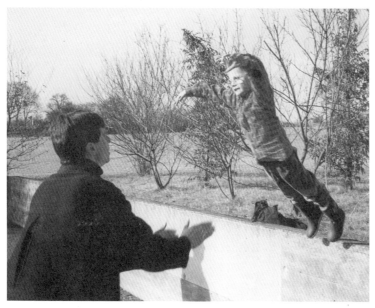

照片 50
勇氣隨著信任成長。

CHAPTER ⑭

兒童發展與社會環境

學習看

　　在稍早的章節裡（請參閱第 11 章之「第一印象」）我們曾經描述過新生兒的注視無法聚焦，嬰兒雖然好像在尋找著什麼東西，但那只是維持方向而已。接下來的幾個星期，嬰兒維持張開眼睛的時間越來越長了。在餵奶時和餵奶後，他通常會盯著媽媽頭部的方向看。他的眼睛可能反覆地轉向一個沒有特別東西要看的方向──也許是有點距離外沒什麼值得注意的一片牆或一塊布。如果您轉動他的頭，只要可能，他的眼睛還會繼續地顧盼同樣的方向。這個與生俱來的反射作用，便是眾所皆知的「娃娃眼現象」，是視覺定向學習中的第二階段；它可做為早產兒介於睡眠及眼球隨意浮動的運動，以及嬰兒的視軸真正與環境中的物品連結階段前的過渡時期。起初，當您進入嬰兒的視線時，他似乎不受到您的形體出現所影響，似乎穿透了您在看。之後，他變得能覺察您，開始以加快呼吸及移動眼睛和四肢做為反應。他的眼睛開始停留在您的頭上，而當您走開時，他的眼睛會跟隨。然而如果您維持靜止不動（當母親知覺到寶寶的眼睛正在「吸取」他的舉止時通常會這麼做），您可以在嬰兒的瞳孔下方看見您的倒影，那表示他看的地方，比較是您頭的上方一點兒或頭的一側之處，而非直接地看著您的眼睛、鼻子或嘴巴。

　　在視覺發展的階段，令人驚訝的事情是寶寶帶著情感參與他所看見的一切。當他看見媽媽，他的反應是安定、快樂而專注的；但如果是一個不確知的、疲憊的、急促的人進入他的視線，他會變得焦躁不安，也許他的嘴巴會在焦慮的瞬間有不滿或噘嘴的表情。雖然寶寶尚未能清晰而明確地覺知，但他確實「看見」些東西，那即是他身邊大人的情感狀態。這種類型的覺知在您靠近寶寶睡覺的搖籃邊時也會很明顯，您可能注意到，通常是瞬間一個細微的單側的微笑。我們也很難避免這種影響，即便寶寶眼睛閉著正在睡覺之時，他仍覺

察著什麼。

　　在真正能覺察真實的物體之前，視覺的定向與覺察情感的狀態在同一個時間出現。我們可能會好奇，是否嬰兒能覺察隱藏在大人全然以物體為導向的視覺背後的純粹心靈特質。該思維解釋了中世紀畫家仍然在天使、聖母，及代表著人類崇高面向的聖人頭上畫出光圈的原因。在一次看醫生的時候，一個母親問我們：「為什麼寶寶總是看著我的頭上而不是我的眼睛？」我們的回答震驚了他，但也滿足了他：「在這個階段，小孩對你的光圈長什麼樣子較感興趣。」

　　在此關聯下，嬰兒特別受到發光的、閃亮的或紅色的物體吸引就很合理了，這些物品所賦予人的感官印象，與嬰兒所覺察的一個人充滿了亮光般的感官印象很類似。

　　在嬰兒四、五個星期大時，當他的眼睛與您的眼睛相遇，寶寶首度出現您盼望已久燦爛而從容的笑容。他的目光已從外圍轉移至您眼睛的中心位置。換句話說，他已經發現物質的感官知覺所在，在此，心一靈特質在物質生命裡直接顯明。旁觀者一定能感受到親子四目相接時所傳達的那種心靈相會的欣喜感。「你在這裡，我在這裡，我們都在這裡」這句話，或多或少貼切地表達了這個時刻。成為人最關鍵的首要事物——找尋並知覺另一個人——他已經掌握到了。當知覺到母親或父親時，寶寶喜形於色，而且從此之後，他會一直試著要與父母的眼光相遇。之後數年，如果他感受不到父母一天至少一次的慈愛、理解的眼光停留在他的身上，他會覺得不滿足。在學校也是一樣，如果小孩沒有遇到一位老師真正以關愛的眼光注視著他的話，他的進展會受到阻礙。

　　在人際互動關係發展之時，您的寶寶也會開始注意其他的東西。當您抱著他經過窗邊時，「一些有光的東西」會映入他的視覺範圍。隨後，在他仰躺著的時候，當有「會動的東西」出現或消失，或者還連結了「其他會動的東西」時，寶寶會隨之變得興奮活動或靜止不動；就在他的小手接觸到東西時，他的觸覺作用也被引發了。在此階段，當寶寶開始建構自己雙手能隨意地交互作用時，他從視覺知覺中清楚地學習到觸覺的特質。觸摸自己，正如同吸奶時嘴巴周圍的觸覺知覺作用一樣，會強化寶寶對自己的知覺；母親的愛撫，同樣也喚醒小孩的自我經驗。

在此階段中，寶寶看見了什麼變得非常重要；而且寶寶所覺察的內容是否合宜或互相衝突，會造成很大的差異。例如，一塊畫上月亮圖案的布，與它裡面所包裝的音樂盒沒有關聯；一個塑膠製能嘎嘎作響的玩具，和玩具上的圖案或玩具所發出的聲音沒有什麼關聯。對照之下，一根木棍，即便拿來製造聲響，但外型依然是木棍。寶寶從喜愛的日常用品中，可能看見誠實或不誠實；大人若不能在此人生階段，幫助小孩做出清楚的區隔，日後小孩將很難能自我明辨。誤導或不真實的感官印象會對感官知覺的可信度紮下懷疑的根底，因為這表示形象的層次，虛偽也無所謂的意思。不要低估確實性的環境對寶寶的重要性，在此階段，每一個他所覺知的印象仍會深深地滲入他的潛意識裡。

大約五個月大左右，寶寶開始區別熟悉的和陌生的面孔，他能將特定的聲音與眼鏡或髮型聯想在一起。他認同熟悉的面孔，排斥陌生的面孔，而且開始害怕不認識的人。任何不常和寶寶見面的人可以很容易地觀察到一個有趣而重要的層面——小小孩害怕陌生人。寶寶對陌生人的排拒程度（例如不開心地黏著您，或者拉開嗓門大哭的跡象），視寶寶和您，以及寶寶和陌生人的距離而定。如果陌生人出現，寶寶在您的懷裡，他也許可以容忍一公尺的距離，但不能再靠近了；如果寶寶在尿布更換檯上，距離您比較遠，他的容忍極限就會縮小，需等到這位不熟悉的陌生人坐下，或您將寶寶抱在膝上之後，寶寶才可能再度開朗。活動可以引發信任感，因此如果一個不熟悉的人能轉移寶寶的注意力，而且開始跟他玩，這不熟悉的人便可以與小孩親近些。

跟一歲的小寶寶說：「你不需要怕這個人」，您可能會讓小孩反而更警覺那個人的確是個陌生人，而使得他更退卻。這時候，您只要抱起小孩，盡量拉大小孩自在的範圍，也就是讓小孩能退回（倒退）到更先前的發展階段。

我們最重要的目的，是要認知寶寶的視覺領域是一個關聯性的實體，但也是一個總是改變的實體；寶寶的視覺領域會隨著他的共鳴感或排斥感而改變；而且，大多是因為媽媽的榜樣而定。在小孩有精神的時候，他的視線是延展的，當他累了，範圍就縮小。當他吸收強烈的或其他奇特的色彩或刺激時，他的視覺領域也會擴大。例如，當爸爸一個人回家的時候，寶寶可以立即認出爸爸，但他無法從一群人當中認出爸爸，除非等到爸爸離開團體，朝寶寶走過去。這個例子說明，獨一的而且有關聯性的事件比多重性的印象更能吸引小孩

的興趣與關注。

直到現在，我們已經細想過寶寶如何與人目光相接。在某個特別階段，無論到什麼程度，他會開始故意移開視線。這個階段最明顯的轉換是「躲貓貓」的進展，幼兒真的相信他們閉上或遮上眼睛時，別人就會消失。有時候，當您的寶寶終於能在一段時間之後再見到您時，他有可能歡喜地無法迎接您的眼光。意料中地，有一天，小孩會因羞恥而移開目光。在此階段，大人的出現可能表達小孩做錯事的警告。而避開目光成為一種小孩羞恥的表達，他覺得自己已與您切離。羞恥是一種強而有力的感覺，必須小心處理。「自我」本身會對其行為的後果感到羞恥，並且想要改正錯誤。在以後的生活中，因羞恥而臉紅，仍然是一個「自我」寧願當下情況不被看見、想要躲避其他人眼光的表徵。處理過小孩的人都知道，在這個點上，大人可能犯下很大的錯誤：我們不是以關心，而是以慈愛的眼神及話語，一心想消除小孩生命中的一切困難與責任，根本地表明小孩完全不需要經歷羞恥。相對的另一極端，則是以道德教條概念壓垮小孩人格的審判式父母。

我們在此所描繪的視覺領域及「舒適的範圍」，是您的小孩在情感空間中已能意識地經驗自己的部分。該心靈空間是否擴大或縮小，將依他時時刻刻的情緒心境及機敏警戒的程度而定。

動作發展及學習行走

寶寶還在母體中時即已不停地活動，即便懷孕本身也是活動 —— 卵子緩慢地移動，精子快速地活動，精子穿透卵子並與之結為一體。後續的發展也充滿活動：流動、旋轉、轉動、內捲、分裂、結合、分化、一起或分別成長，甚或，為整體新器官的結構而溶解。出生前，我們所談論的胚胎成長及發展的運動，出生後，寶寶持續成長，而這些活動將仍然繼續。然而隨著時間一週週地流逝，外在活動的作用日益擺脫天生本能的部分，而由有機體完全決定如何運動（照片 22、29 ～ 50）。

在小兒科醫師的例行檢查中，可能有各種不同姿勢及反射性活動的檢查：

- 在放鬆的姿勢中，新生兒所有的關節都有些微彎曲，看起來還有些捲曲狀；他的手臂與腿部是彎曲的，手指也有些閉合（照片 31）。
- 當您觸碰嬰兒一邊的臉頰時，他的頭會轉向那個方向，並努力嘗試吸吮。
- 如果在嬰兒躺著時，您將他的頭轉向一邊，他那同一邊的手臂會依著他仰躺的床面上向外平伸，且對邊的手臂會彎曲到頭的高度，但無法將兩隻手臂離開床面舉起。
- 如果您舉起嬰兒並讓他的臉朝下，他的頭往往會懸掛在他背部水平線的下方。
- 如果您將嬰兒舉在半空中，並讓他的側邊朝下，則他位於上方的腿將會比下方的腿更彎曲。
- 如果您撐住嬰兒讓他的腳底板接觸到平面，嬰兒即會推動他前面的腳向前邁步，接著另一腳會跟著移動，然後原來的腳又再反覆動作，那樣子看起來好像是在走路。
- 如果您讓嬰兒趴下，他會抬起頭來並轉向一邊，好讓他的鼻子不受阻礙（照片 22）。
- 如果您以讓嬰兒躺著的姿勢抱他，並讓他的頭稍微後仰，則他的手臂會突然一會兒張開，又一會兒合在一起。
- 讓嬰兒仰躺在一平實的表面，當您在接近他頭部的表面上輕敲，他的手臂即會向外運動。
- 如果您在半昏暗之中將他抱起，他會睜開眼睛。如果您將手指頭放在他手上，他即會以拳頭握住不放。
- 如果您讓他光著身子仰躺在溫暖的地方，請仔細觀察，您會在嬰兒的手臂和雙腿交互踢動之中看見四腳動物正在行走的雛形。

在大多數天生的反射動作轉換成隨意的動作之前，大約需兩個半月的時間。這段期間，您的寶寶開始會嘗試一些如握拳、吸吮、抬頭等活動（照片29）。當嬰兒在接觸平面，兩腳仍持續踢動，但原本相關聯的手臂姿勢消失之時，也即是他不自覺地停止踏步動作之時。如果我們比較人與動物的發展，我們會領悟到人類本能動作的消失，在意義上是很重大的一步！在出生之後，動物能迅速地利用反射性踏步動作學習行走。幼馬出生後兩小時即能趕上馬群的

行動了，然而人類的嬰兒卻忙碌於建造頭腦及身體其他的部分。一個人學習站立與行走，便需花費一整年的時間努力。當學會的時候，人即「站在自己的雙腿之上」，並自己做決定要往哪兒去。不像動物，人類不受制於器官，或受迫盲從於本能傾向。如果我們比較不同動物品種的發展，立即且明顯可見地，發展越快的動物，越倚賴器官，而且，牠們所有繼續存在的能力很少是「經由學習」得來的。而發展越慢的動物，越需要經由學習，且需要花更多的時間擴展能力。

因為必須學會一切幫助「成為人」的事物，我們才能自由地運用我們的能力；而隨著學會的每一項新技能，我們自由運用能力的選擇權也因而擴展。這即是為什麼比起動物的成熟，人類的發展顯得特別遲緩的原因——我們必須花上 16 ～ 20 年的時間發展成熟。但也因為如此，我們可以發展終生學習及獨立自主。因此，在人類嬰兒中，若反射作用的模式持續存在，這即顯示發展上的失調，必須盡快請醫師診斷。

寶寶三個月大時即能控制他的頭，也能將頭直立撐起。當趴著時，他能稍微抬起頭與肩膀（照片 29）；就這樣一個月又一個月地，寶寶的頭抬得更高，首先，他利用兩隻前臂做為支撐，後來是合攏著雙手做支撐（照片 32）。五、六個月大時，他打開了拳頭，並以他張開的手臂支撐自己的頭及上半身（照片 34）。身為大人，如果我們玩瞎子捉迷藏，或以張開的雙臂在一黑暗的房間裡探索方向，我們即能體驗雙臂仍然保留著支撐功能的跡象。

當寶寶三個月大仰躺時，他舉起的手出現在自己的視線範圍裡。接下來的三個月期間，他學習抓握東西（照片 35），任何會動的東西他都塞進嘴巴裡。他的抓握能力慢慢地成熟，從簡單的握拳到抓握，到會用圓胖的食指和大拇指指尖捏緊東西。在此同時，寶寶征服了他周圍的空間。他抗拒的動作，顯示他接管自己身體的程度。三個月大的寶寶已經不再喜歡人家撐住他的頭了；六個月大，如果你碰他的肋骨胸廓，他會把你推開。垂直站立的成長力量也從頭部繼續向下發展（照片 38）。這個進程，您只要想到一個母親如何抱不同年紀的孩子，答案就變得明顯了：媽媽托護著新生兒的頭，扶著三個月大嬰兒的肩膀；而當寶寶六個月大時，他的一隻手抱住寶寶，另一隻手就只需撐住寶寶的背部中間；八個月大時，媽媽只需撐好寶寶的骨盆和腿部；11 ～ 13 個月大時，媽

媽只需使用一隻手臂讓寶寶坐在上面，另一隻手即可做別的事。大約十個月大時，寶寶能挺直地坐在穩固的平面上（照片 36、37）。小寶寶以頭為中心，上半身前傾地坐在以腳和骨盆形成支撐的三角形底邊上。

在五或六個月大時，越來越增強的向外伸展的快樂會取代幼小嬰兒典型的彎曲或捲曲的姿勢。在這個年紀，寶寶喜歡仰躺著，伸展四肢，同時充滿活力地踢腿；請勿對這個能幫助寶寶接受周遭環境的伸展趨勢與直立的發展混淆了。在此階段，直立的能量只下降至他的手以及背脊的中、下階段，但伸展的趨勢已經掌管全身包含他的腿部；例如，他能伸展他的腿撐起蓋著他的毯子。當他被直立地抱著時，他也許也會彎曲他的腿上下晃動，但並未顯示出其他準備好站立的跡象。當您扶起寶寶進入直立的姿勢時，他的頭雖仍直挺，但他不像以前那樣能轉到側邊。

不管是嬰兒早期的彎腰曲背或是伸展開放的姿勢，都不是人類真正移動運轉的前兆。直立行走與嬰兒的第三類活動有更密切的關聯，這類活動又與向下驅動的直立能量相關，需待生命的第三個月始可辨識。該類活動即是寶寶學習翻身的第一步——轉動軀幹。

大約十個月大的寶寶坐著時，他的手開始變得可以完全地掌握東西。一開始是單純地以握住為主，之後是故意放手，而更後來是把手上的東西丟掉。寶寶尚未能完全掌握自己的腳，那是他身上唯一遺留下來仍然會一直讓您平安無事接觸的部分。接下來，寶寶先達成單腳跪，不久之後，他會抓著家具或遊戲欄的欄杆將自己拉直。當寶寶學會將自己拉到站立的姿勢時，他尚未學會如何重新坐下，所以預計會有些痛苦的片刻。

這個年紀，寶寶已經找到一些早期的臨時移動運轉方法，不管是趴著、坐著或以四肢爬行，他可以在地板上或滾、或扭轉、或推動自己。他可能會堅持使用任何他第一次學會的運動形式，而該形式在一定程度上也取決於他在什麼樣類型的外在條件上學習。我們建議不要使用人為的移動輔助，像學步車、彈跳鞦韆等，因為這些都十分干擾寶寶個別化的學步過程，寶寶會投入他自己尚未能掌握的活動，結果他獨立的自主性因而蒙受損害。

有些小孩在學會行走之後才學四肢爬行；有些從未在地板上使用過手臂移動自己的身體；還有些十個月大就能像其他一歲半的小孩一般行走。家長經常

詢問我們，怎麼樣才算是「比較好」或「正常」，這樣的問題實在無法以一般的措詞回答，因為人不似某種類型的動物，每一個人類的發展都是獨特而個別的，一直都在「太早」與「太晚」之間、在身體與心—靈的層次上交替作用。在對的時間裡做對的事是生命真正的藝術，無論是意識或潛意識，每一個個體都朝著這個目標前進。早熟通常都伴隨著缺乏內在的自由，少年得志者多半受到天賦才能的影響，他們可能只是使用天賦，不太需要努力獲取許多新才能；而大器晚成者必須經由耐心與努力獲取他們的能力，因此在如何應用上，他們有更多的自由，通常也更理解其他人的問題。學習行走，無論如何，介於 10 ～ 18 個月的年紀都可以視為「正常」（照片 41、42）。

學會行走之後，學步兒還有一系列其他需要練就的任務 —— 爬樓梯、跳躍、單腳跳等不勝枚舉；在學步兒腳步寬闊、強勁的步伐轉化成九歲以精準為主的矯健腳步之前，行走本身仍需經歷許多變化。一如直立行走般，其他形式的活動也需要經由模仿習得，這些自主性的動作沒有一樣是天生的能力。因此，鼓勵小孩運動發展最好的方法即是提供他良好的示範。您可以很確定，您的小孩將模仿您所有忙亂或懶散的動作，還有您撞擊地板的腳步有多重或多輕。透過吸收周圍大人在動作中所傳達的心靈意境，小孩也藉由動作學著傳達他自己的心靈波動。

學習說話

其實從寶寶發出的吵鬧或哭叫聲中，我們可以覺察出寶寶是飢餓、疼痛、睏倦、疲軟，或是感覺被忽視等的徵兆。在寶寶首度有意的微笑後不久，大約八或十週左右，當他呼出的氣遇到唾液，他便開始玩上顎所製造出來的喉音。聽著自己發出的各種聲音，寶寶更努力反覆嘗試（這些隱約的聲音只有在寶寶心情好的時候出現——換言之，通常是在餵完奶、換好尿布之後。在社會福利收容機構成長的小孩，從不會發出這類聲音）。受到寶寶的發聲所吸引，您會本能地模仿這些聲音，寶寶會大吃一驚，之後，又試圖複製您的聲音回應您，然後每天反覆地以輕微的變化發展一種「對話」。三個月大之後，這種類型的聲音構成會停止；通常，接下來的幾個月，寶寶只單純地傾聽。

　　大約六個月大，寶寶開始發出不同的強而有力的像喇叭般的「吁—叭—啦」的聲音——伴隨有節奏的雙踢腿，如今還包含了唇音。這些聲音是單純的歡喜的自我表達，這些聲音的內在和本身並非要形成語言。要形成語言，寶寶必須要聽見周遭的其他人說話。在接下來的幾個月期間，寶寶會複製聲音的實例，並漸漸地學習說話。從一開始，很明顯地，寶寶的單詞話語即是「整個句子」，包含了意思和內容，並超越了僅只是名稱而已。概略的舉幾個可能性，「媽媽」的意思可能是「媽媽，過來」、「媽媽，你在哪裡？」或「媽媽，抱我起來」。類似地，「車子」和「汪汪」代表整個句子和整個事件。當寶寶學會更多語句時，他會逐漸開始描述活動並歸結成兩三個字的句子：「爸比車」、「湯燙」、「媽媽回家」。

　　有一個例子，一位媽媽告訴他 18 個月大想跟他一起上街購物的寶寶說：「不行，你不能去。街上太吵了，那裡有好多人，而且有很多車子會噴出臭煙。」那天下午，照顧寶寶的阿姨後來報告說，寶寶說了好幾次：「媽媽—街—車—冒煙！」從嬰兒語言中的別名和縮短的語句中顯示，當小孩模仿說話時，每次都是表達整體概念的。

　　複製小孩早期嘗試性的話語，且以嬰兒語言與小孩交談，會剝奪小孩模仿語言的樣式，而小孩也可能會好一陣子陷在一言半語的階段裡。大人在小孩的周遭，使用普通的語言較合適，因為這樣會讓小孩有大量機會經驗所有母語中的細微差異。大多數小孩在一歲之後不久，即能說出他們的第一個語詞。值得注意的是父母為教師或學者等的小孩，在學習說話上經常比較慢，也許是因為小孩需要花較多的時間才能了解並應付他們父母所說的廣泛的詞彙。不過幾個月之後，他們追趕上來了，而且就語彙及持續至往後生命的表達能力觀點而言，他們倒是佔了搶先起步的優勢；而父母語彙有限的小孩，無法學習他們沒有聽過示範的話語；這些小孩通常比較早開始說話，他們初始的詞彙有限，只能等到進入學校，有機會接觸到更多不同的語言刺激之後才開始追趕。

　　若兒童所接觸的成人語言是做作、炫耀、莽撞無禮、誇大，或委婉而不帶情感，或任何其他方式的「不真實」等情況時，兒童的語言將非常難以矯正。當察覺到大人話語中及聲音中所傳達的觀感並不符合大人自己內心的經驗時，小孩對於語言中所表達的真實或虛偽的敏銳感將被破壞。小孩會將大人同時也

傳達心情與情緒的語言與他們所聽見的意思一起合併處理。在理解個別話語的意思之前，小孩會先了解大人音調中所表達的情緒。其實在他們能掌握意義的所有細節之前，他們會先經驗並模仿語言中所傳達的愉快、嚴厲、冷淡、鋒利或和善等。

通常，學習說話並不需要刻意練習。當孩子語言發音不正確時，最好避免修正。說話是一種非常直接表達的途徑，如果您為了修正而中斷了他的連貫，您就擾亂了孩子嘗試即時溝通的努力。從這項大人行為中，兒童唯一學會的是中斷他們父母的談話。如果您單純而持續地發出他有問題語詞的音，而且特別讓自己發得清晰而美好，為什麼不能讓孩子說個幾年的「勞上」（樓上）或「吸藏器」（吸塵器）呢？您知道，最終您的孩子一定會與您一樣發出正確的音的。

幾乎所有的兒童偶爾都顯示過口吃的徵兆，因為他們溝通的衝動顛覆了他們自我表達的能力。耐心及漠視口吃將能幫助克服任何暫時性的問題。如果您的孩子發展明顯的持續的語言問題如口齒不清或口吃，很重要的，在第五個生日之前，要避免窄化地聚焦於練習或語言治療。讓說話過程太早或太刻意，會干擾孩子自然模仿的過程。在此階段，最好的修正方法是每當孩子在您身邊時，永遠都要說得完全而清晰——而且最重要的，要說得夠慢！兒童歌曲、童謠及閱讀童話故事（或更好的不是閱讀，而是父母說故事），都能刺激孩子對說話的聲音，以及他自己自我表達的能力覺得好玩。

「語言治療是矯正語言障礙的唯一途徑」，這是一個非常普遍存在的錯誤觀念。我們已經看到，運動神經的發展先於說話的學習，而語言可視為身體活動的蛻變；比較小的喉部活動反映了比較大的身體總體活動，這即是為什麼語言障礙幾乎總是伴隨著明顯的粗動作或精細動作發展障礙。在促使棘手聲音變得清晰的改善上，透過像拋球、踩高蹺、平衡活動、穿串珠及類似的遊戲等來追補運動的技巧，會有令人驚喜的功效；而對於學步兒，適齡的優律司美特別有幫助（請參閱第 21 章之「治療性『優律司美』」）。

如果孩子到四、五歲時，說話的問題並沒有改善，建議您去看兒童語言治療師。當再也沒有任何理由不以特別的練習和訓練課程解決問題時，大部分兒童在到達就學年齡時，會發展出一種努力改善任何殘存語言問題的興趣。

最後，我們仍想處理**雙語**教養的議題。這是一個現代常見的情況，母親可能來自一個國家，而父親來自另外一個（他們甚至還可能居住在第三個國家）。這些兒童開始說話時有點晚，但一開始後就會兩種語言的語詞交換著使用，令人驚奇地，他們很快即學會區分語言，並以兩種語言自我表達。之後，他們經常以令人羨慕的悠閒學習額外的語言。但當問及雙語的成人是否願意以同樣的方式養育他們自己的兒女時，他們通常會說：「不願意，我要我的孩子以一種語言開始，而且，在他們真的對當地語言非常流利之後，晚一點才開始學第二種語言。」有一位先生特別密切評論自己使用雙語的情形，他補充了類似這樣的話：「例如，我以西班牙語作夢，以德語思考，以任何所需的情況選一種語言說；但兩種語言，我都不覺得完全自在。」

接下來，我們將解說思考如何引領語言至一個重要的範圍。為此緣由，我們建議，至少在孩子夠大、能對自己稱呼「我」之前，僅以一種語言教養孩子。每一種語言，在文法裡都有它自身存在的獨特邏輯。該邏輯結構不僅影響我們如何思考，也影響在我們在思考中有多少安全感。完全認同這樣的結構，能支持兒童的思考學習，也能幫助兒童強化人格。

在真實生活中，如果您要以一種語言教養孩子，而家裡的其他成員習慣使用雙語，那可就不容易了。這裡有些小提示：請一直以同樣的語言對您的寶寶說話是很重要的，如果較大的兄弟姊妹或朋友之間經常說第二種語言，那麼請要求他們與寶寶直接說話時，確定每次都使用當地語言。在寶寶學習說話時，單單只是聽見別種語言，不太可能會造成影響。如果您要寶寶學習您在家裡所說的語言，而非您在街上或與訪客交談時所使用的那個語言時，您亦應以同樣方法處理。如果您的母語即是寶寶即將認同並成為模式的語言，這種情況是很幸運的。然而，如果寶寶的主要照顧者是一個國內的幫手，他只會說當地語言，那麼情況就不同了。這種情形，每當與寶寶在一起的時間，父母即應該說當地的語言，即便他們對該語言並不怎麼流利。

學習思考

思考是什麼？它是能力，它讓我們能辨識出事件的來龍去脈、意義，及我

們一切經驗的結構。我們在「知覺」與「沒有知覺」，或「超知覺」之間做事物的區別，我們以我們能理解的，無論是看得見或看不見的經驗做為感覺的基礎，例如僅僅經由概念，我們能理解數學的種種關係。我們的思維生命中包含了我們用來理解我們所經歷的一切事物的一系列關係。它讓我們覺得自己與周圍的世界有關係，而且是其中的一部分。在我們自己與其他人的生命中，當我們將想法轉變成事實的時候，我們體驗到自己就像是個「協同創造者」一般；我們將自己的活動併入一個更大的環境脈絡中；我們體會某些外在世界的法則存在我們的內在，我們也學著在其中更自由且自主地活動。接下來我們將描述在學習思考過程中的幾個典型階段，做為成人，我們有機會從兒童身上觀察到這些階段。

「連結身體」的智能

早在寶寶還不知道他手裡拿的東西是一個「積木」之前，他就已經知道如何處理這個物件了。對他而言，他還沒有抽象思考的過程，還不能對兩個事件創造有意義的連結，他還在直接經驗事實的感官過程中；他觸摸、觀察那個積木，甚至還嚐嚐它的味道，傾聽它的聲音。他體驗積木的重量，以及積木掉下來還可以再撿起來，然後又再掉落的一切。他發現不管積木會不會滾動，他知道積木一直都保持不變。您可以觀察寶寶，從他的視線範圍，他反覆地移開積木，而且從不厭倦於再「遇到」它。藉由這種手操作及感官活動，他享受體驗物件不變——或所謂的物體恆常性——的樂趣。

當大人試著要形成一個小積木的概念時，我們會從它的位置、形狀、耐久性、與環境的關係，以及它與我們一己的關係等觀點去做描述。我們會利用思維去了解寶寶經由感官所體驗到的。成人能區分感官知覺與概念，也能聯繫它們相互間的關係。對我們而言，這世界可以分成「我」和「你」；「我的」和「你的」。但對嬰兒而言無法區分，因為他總感受著自己是過程中一起進展、不可分割的組成部分。對他而言，感官知覺與概念並沒有區別。因此，以下是了解幼兒心智過程的關鍵：對成人而言，我們已經學會如何分別處理抽象思考及感官知覺的活動，但對幼兒而言，卻仍然是單一而統一的經驗。這即是為什麼

成人覺得還能接受的聲音、氣味及口味等的感覺，對兒童卻非常地強烈，就像是「事實充滿」！我們的童年記憶還持續保有這項特質，因此，會比我們往後的記憶還更鮮明而強烈。

就感官知覺和思考均依附個體的身體主導而言，幼兒有獨特的模仿力也是合理的。幼兒的整個身體適應他所感覺到的每一個細微之處；他將全身最大可能的天賦才能，應用於感官經驗上。孩子記得他所感覺的；例如，在媽媽攪拌鍋子裡的湯一段時間之後，寶寶仍能在遊戲中重複媽媽的動作姿勢。有一位媽媽告訴我們，他 15 個月大的兒子坐在遊戲欄裡，突然中斷了遊戲，合起雙手，就如同他每天晚上與父母所做的那樣祈禱。孩子維持這個姿勢好一會兒，直到有其他引起他注意的事情為止。

因此可以理解的，兒童的模仿能力是三項因素交互作用的結果：嚴格來說，兒童藉由知覺的幫助理解事情；而仍然在感官知覺裡活躍並且與感官知覺密不可分的思考，是直接理解個別的知覺意義和不同知覺間關係的能力。思考，是在我們有能力區別「了解」和「知覺」的過程，並且在有能力獨立自主實行它之前，我們讓身體可以「練習」連結「知覺」，以進入「了解」的東西。換言之，兒童新獲得的技能，將持續成為「身體的記憶」。兒童的模仿以及示範行為之間的高度相似性，是因為模仿與示範之間具有共通的思維（照片 52）；任何有瑕疵的模仿範例，是因受到知覺的偏頗以及身體器皿缺乏經驗所侷限。在模仿的脈絡中，只談「運動智能」將會是一種誤導。宇宙的法則呈現於萬物之中，亦即，這之中只有一種智能。在生命的第一年期間，無論到什麼程度，這個智能專門針對身體工作。經由寶寶在過程中主動地參與，智能引導寶寶的身體和感覺器官成長並發展。

因此，思考的第一步發展，是寶寶智能的直接知覺，或環境周遭物件以及事情的意義。

當我們將一個蓋子蓋在鍋子上，我們這樣做，是根據情況固有的操作規則；當有人想出去，我們就開門；東西用完了，放回原位；若下雨，則關窗；弄亂了，就清理……等等。成人可以與事件保持距離，並客觀地評述；小寶寶不同，他主動地知覺，並且在過程中總以為要直接參與，因此他能在自己主動的遊戲中，仿效周遭環境的意義。到了思考活動能從身體活動中區分出來，而且

變成可以「抽象」化且內化時，模仿的能力便逐漸退化。在此之前，無論到什麼程度，人類已經越過了生命中最偉大的成就了，亦即學會行走、說話，與思考。如果嬰兒一出生就會思考，結果會怎麼樣？如果他們嚴苛地對抗每一項學習與適應性的必要步驟，並且帶著懷疑問：我真的想學那個嗎？如果他們得刻意且意識地讓自己的身體去適應學習行走和說話，那麼，他們就必然無法精通這些技能，進而達成嬰兒所擁有的天生本能的智能程度。另一方面，兒童是以非常強烈的程度在「知覺」行動、物件以及事物的意義或無意義，這表示，勤奮積極的成人對於幼兒的智能將如何開展，負有極大的責任。

說話如何影響思考

當寶寶開始學說話的時候，思考發展的新階段也就出現了。這裡也一樣，在寶寶對聲音或語詞的思想內容有任何適切的理解之前，他也是創意地模仿大人說話。說話是一與人往來的活動經驗，而思考則純粹是一個人的內心活動，這內、外兩種語言的分化，是緩慢的，就像以下例子所呈現的：一個小男孩在公園潮濕的小徑上撿拾樹枝，當他看見地上有一根會動的「樹枝」時，他停了下來，仔細地思考；從真實的生活中，名稱與特質從知覺中浮現，他判斷：「這不是樹枝」。在此階段，小男孩已能試著在他單純的「內在生命」，心一靈的初始中尋找正確的語詞。他能體會到蚯蚓這樣的東西，但還不知道如何稱呼它。

在思考發展中，一開始是「知覺」的直接感官經驗階段，接著是命名列舉（以單一的語詞或句子）的階段，該階段也預兆了未來，理解的出現是透過「純思維」進行的。在過渡至純思維階段之前，兒童環境中的一切事物突然變成能「說話」了：一個滾走的球，一根敲響的棍子，以及一陣風急速地吹過房子，門的轉軸嘎吱做響或砰然關上，或水聲汩汩流入排水管裡，然後完全消失了——每一項事物似乎都有它自己的生命以及要說的話。這擬人化的知覺模式會在接下來的幾年間，持續存在於兒童典型的想像遊戲之中：爺爺綁著鞋帶的大靴子看起來好像是那個在附近四處走動、面孔嚴峻、身材高大的人；在黑暗中，烤箱門擺出威脅人的架勢；蘋果發笑；梨子扮鬼臉；一片麵包把自己轉變成一隻老鼠或一匹馬；而玩具櫃裡綠色的半圓型積木，從澆水桶變成汽車，又變成有

著鐘聲響起的教堂塔樓等任何物件。甚至，說悄悄話使得一切變得更神秘：如果悄聲地說話，您更容易聽得見事物想告訴您的話。即便是手指頭也可以說話，而且還可以說故事給彼此聽。

在這個年紀，語言仍然能施展魅力。晚餐之後，當小傢伙們逗留在餐桌旁，企圖多拖延五分鐘時間上床，這時，可能再也沒有什麼可以比得上「來吧，我們來玩『開計程車』」的耳語更能找得到願意在你肩膀上開車的孩子。在開往洗手間的路上，方向盤先在桌子和椅子附近繞繞轉轉。同時，下一位候補登記上洗手間的，已經很渴望能輪到他擔任計程車司機了。

在此階段，越來越能使用準確的指稱列舉以表白意涵，並增補或取代經由感官知覺的直接理解。這樣，思考發展的第二階段即告完成。

最初期的純思維活動跡象

在思考發展的不同階段，先前章節中已經說明的，其間並沒有明顯的開始與結束的清楚區分。反而，這些不同階段的不同重點或重要性，要持續至隨後幾年，甚至要到一個新的元素出現而且上一個階段的影響減少之後，才能被察覺。記憶能力的誕生是純（抽象）思維的最初跡象。在生命的第二年，學步兒與環境仍有高度的認同感，他們稱呼自己「安安」或「福福」，或任何他聽著媽媽稱呼他的。這樣年紀的孩子，要是他的頭撞上了桌角，在體驗著害他十分疼痛的地方之時，他甚至會對著桌角打回去。如果您帶著他到隔壁房間，他看不見那冒犯他的桌子，他的眼淚可能很快就停了，但如果他很快地又看見那「撒野」的桌子，他可能又開始哭起來。如同我們先前所描述的，他的記憶仍然與真實物件的知覺連結，因為他的思考與感官知覺仍維持在具體的結合上。寶寶還不知道思考是一個獨立自主的活動，因此，這個年紀的一切記憶都是「局部」的記憶。

隨著最初始的「我意識」的隱約出現，無論到什麼程度，記憶開始從感官知覺中抽離，並且變成一獨立的心靈要素。許多兒童對於這個時刻的體驗是既快樂又害怕。這時刻的發生通常與突然覺得孤單——一種特別強烈的感覺印象有關，或是在一種自己與環境相抵制的不同感增強之時。例如兩歲三個月大的

可可進入廚房，看見媽媽正在做飯；爐子旁邊立著一個空籃子，他以雙手抓起籃子準備帶走；可是媽媽說：「請放好，那是爸爸要用的。」可可放下籃子，挺直著身體說：「不要，我要拿給爸爸！」

當孩子開始區分自己與環境的差別之時，最初的「我經驗」也是這個時刻的特色。寶寶不再滿足於感官知覺及指稱列舉事物，他要以內心所創造的思維活動補充他的所見。不久之後，還會有典型的熱情的「為什麼」問題來支持這個發展過程。

我們看見，孩子學著將感官知覺關係的經驗內化成思考的行為，計有三個學習階段：首先，他們經由直接的行動與自發性的模仿，了解這些知覺關係。接下來，他們開始領會什麼是指稱物件的語言含義，並在物件與名稱之間創造連結。最後，當兒童直接地經驗他們自己的自我想法，並稱呼自己為「我」，而非使用別人稱呼他們的那個名字時，直接的內化成洞察所需的相關能力就浮現了。從「記憶」擔任完全的內化心智經驗開始，孩子也進入了第一次對自己說「我」，這個直接的內化的洞察的自主思維活動是一個邏輯上的必然結果，是很明顯的事實。

同樣值得關注的，孩子在第二、第三年的生命中，他做為說話語詞字串的嬰兒語言，在孩子第一次說「我」、在他快速並完全掌握語言的文法結構邏輯之後數週之內開始消失。從這個時間點向前，兒童相互連結的思維結構，年復一年地持續擴展，該思維在換牙之時（請參閱本章隨後之「我的小孩是否準備好上小學了？」）會經歷更深一層的轉化，而直到青春期與成人之間，抽象概念終於出現了（請參閱第 16 章）。

我們將內在思維結構的分化與發展，歸功於我們逐漸獲得釋放的以太身能量，因為這些能量不再需要用來建構物質身體了（請參閱第 8 章）。對於教育與醫學，思維與以太身關聯的發現，是施泰納博士的研究中最有意義的洞見之一；在他與 Ita Wegman 醫師合著的《治療的根基》（*Fundamentals of Therapy*）一書中，施泰納寫道：

> 這是最重要，一定要知道的：人類平時思維的能量，是一精煉的形式
> 和生長的能量。有一靈性元素在人類的有機體內，在此形式與生長中

自我揭示。因為在我們往後的生命過程中,該靈性元素,屆時,將要
出現並擔任思維的靈性動力。

　　換句話說,我們思考所使用的能量與身體生長與更新所使用的能量是相同
的能量。這個事實已對教育與醫學產生深遠的影響,而我們也將一再地回到這
個點上探討。這說明了為什麼就思想與完全負責管理自我思想的觀點而言,「法
定年齡」只能等到身體停止成長之時。而這也解釋了為什麼學習創造性思想的
人的心智生命,直到生命晚年,雖然頭腦已經老化,卻還能日益活潑且機敏靈
巧的原因。因為不再需要花費「更新」的能量(請參閱第 13 章之「營養與思
想」及第 17 章之「生命過程與思想活動」),持續地從老化的身體中釋放出來。
在死亡之時,當殘存的生命能量從身體的思維能量形式中分離出來,所有過去
的生命意識及「忘記」的記憶會以罕見的清晰及完整圖象的形式向這位逝去的
人顯現。這種一生圖象的全面性概觀,發生於物質身體鬆脫了對生命(或思
維)體的掌握之時,經歷過瀕死經驗的人亦曾做過類似的描述(請參閱參考書
目尋找 Kübler-Ross、Moody、Ritchie,及 Steiner 的相關著作)。

　　孩子年紀越小,他的思想就與他的身體成長能量更緊密相連。因此,兒童
的思想與他後來長成的抽象經驗並不相同。兒童的思想比成人的思想更活潑、
更具創造力與想像力。為此原因,培育並鼓勵兒童思考的最好方法,是對他們
說故事(另一方面,枯燥乏味的抽象語言及思考性的遊戲就不適合了)。童話故
事——特別是格林兄弟所撰寫的童話——不僅在總體上描繪個人如何朝向人類
進化的理想而奮鬥,同時也描繪所有生命中主要的關係和相互連結的信念。

　　在童話故事中,我們發現良善奮力搏鬥邪惡,並開啟成長與轉化的過程。
童話故事無須說明,它的圖象本身即已自我說明了,而且,它能持續地在兒童
的心、靈之中作用。在童年時期聽過許多童話故事的人們發現,到了成年期,
他們比較容易領會內在成長及自我教育的想法。內在成長的目標,與一個人自
己的高階存在是結合在一起的。在童話故事圖象中,我們對此高階存在的追
求,即是國王的兒子追求公主,終而結婚的冒險經歷。

　　任何一個反覆說同一個童話故事的人,將變得漸漸能了解故事中所隱含的
真理。在許多情況下,我們成人覺得故事的內容「殘忍」或「暴力」,因為我們

誤解了故事的象徵特性。在這方面，幼兒少有禁忌，而且能單純地接受與惡龍搏鬥，是在尋得美善之前必須通過的考驗之路。

唯有以過度誇張的方式呈現童話故事的情節時，兒童才可能受到驚嚇。邪惡與戰勝邪惡，在人類真實的心靈生活中扮演相當重要的角色；不動情感的說故事方式，能讓孩子在情感上，對童話故事中所描述的負面生活經歷覺得「自在」。對兒童的成長有幫助，是不否認也不過度強調邪惡的存在。儘管如此，童話故事還是能幫助兒童學會面對生活中的這個面向；為此原因，我們無意爭論「因為童話故事的內容有暴力，所以兒童不應該看童話故事」，雖然我們也只建議那些良善最終都能以勝利者姿態出現的故事。

許多安徒生童話故事並不適合兒童，因為理解一個成長危機的悲劇結局，在情感上需要有一定的成熟度。

不像童話故事，漫畫書不能增進卻會腐化兒童的思考能力。更多有關這方面的主題，請參閱本書第 26 章之「漫畫書與圖象的世界」。

學習行走、說話及思考：童年期與成年期的發展步驟

當我們從孩子的學習行走、說話及思考階段描繪兒童的發展時，我們成年人看到了什麼？

- 孩子依靠自己的雙腳，把自己拉直、站立起來，並逐漸開始決定往哪裡去。他學習掌握自己的動作，並利用這些動作表達自己的意向。
- 孩子開始會說話：當孩子開始稱呼自己為「我」時，這顯示「自覺」的思想開始，在此之前，孩子不會說謊。學習說話，最初只有說實話的意思。
- 孩子開始自我思考：最初，孩子透過稱謂，體驗他所說的人、物的區別。在稱呼自己為「我」時，孩子首度覺知自己是一個人（從每一位兩歲半至四歲的孩子眼中，這項閃耀著火花般喜悅的發現，是顯而易見的）。從這個時刻開始，記憶的能力就像一條紅絲線般，貫穿他隨後的生命史；他獨立自主的內在思維生命已然開始了。

這些事實激起許多議題：

　　人類發展的基模會變成什麼樣貌？在往後的生活中，我們是否還能再以如此的榮耀感稱呼自己為「我」？我們是否還能像小小孩那樣確定自己是誰？如今，我們已經有了意識，我們內在的生命是否能真實地自我覺察？我們不是經常只反省外在的狀況嗎？我們不是只要稍能掌控生活，就很高興了嗎？

　　我們的真理感發生什麼事了？在我們客套且墨守成規的措詞中隱藏了多少虛假？當我們問候人「你好嗎？」之時，我們是否真的想知道對方的感覺如何，或感覺什麼？

　　身為成年人，我們是否真實地站立在自己的雙腳之上？有任何人覺得自己不受人操弄，或沒有與自己的命運違逆？我們是否真的能自我決定要往哪裡去？

　　約翰福音書中記載了以下的經句：「我就是道路、真理、生命。」（約翰福音14：6）。我們能從一個幼兒的發展階段，直到他說「我」的時刻為止，體驗這些話語的實際狀況。

　　一旦「自我覺察」被點燃了，不管到什麼程度，往後生命可能存在的危機也同時開始建構：我不知道往哪裡去，以及我不知道我真的要什麼。我的社會環境充滿了不真實和妥協。我知道我不是某某什麼，但真實的我，是誰？

　　任何一個從這種存在危機中脫困而獲得勝利的人，在回顧時，會視該勝利為他的或他的自我的真實誕生。在文獻上，在宗教和秘學的書籍上，這種經驗被稱為重生。這也是基督與尼哥底母在夜裡對話的主題（約翰福音3：1-21）。這內在的得勝或重生，對著我們自己的真我——我們內在的靈性或神性，冶煉出一個意識的連結。幼年時期，這神性的力量在不知不覺中工作，並給予幼兒能量，讓他們能在自己的雙腳之上站立及行走；能學習說實話；且能有內在精神的生命。行走、說話，及思考，是所有個人及宇宙人類表達自我存在的基礎。日後，如果我們能在生命之中，有意識地連結這些在我們自己幼年時期不知不覺中工作的能量，我們將從我們的內在發展中發現三個目標：

- 肯定我們的命運，一如我們獨特的生命道路，在幫助我們自己成長之中，從每一件事情中學習我們能學習的。
- 在我們的人際關係、社會生活中追求真理，並且不做內在的妥協，而這是更加重要的，因為我們的外在生活經常要求我們適應的能力，以及妥協的

意願。

● 培養並為自己發展內在的生命（我們內在的心性與靈性）負起責任。

如同魯道夫‧施泰納在他的演講裡反覆強調的，即便是最有智慧的成人也能從孩子身上學習。每當我們細想兒童的發展時，施泰納的該項陳述即獲得驗證；大家也都有目共睹，兒童發展呈現出人類最高理想發展的自然圖象。當成人能有意識地學著應用，這在幼兒不知不覺中的行動、經驗以及身體層次的圖象，即能轉化成最崇高的道德能量。

遊戲團體適合我的小孩嗎？

獨生子女的母親經常想知道如何克服他們自己的孤立感，並幫助他們的學步兒在團體之中學習自我掌控。合作性的嬰幼兒遊戲團體，提供嬰幼兒遊戲同伴，並提供母親社會性、相互性支持、自由時間，且給予實質幫助的機會。

如果家長能規劃團體做一些如烘焙、編織、歌唱或音樂演奏等的活動，遊戲團體的聚會即能創造出趣味盎然的友好氣氛。但就引導小孩而言，如果成人們只是在一旁談話、編織或喝咖啡，那就很難能引起小娃兒們的興趣。

發展社會性技巧，無論到什麼程度，還需要有其他非由遊戲團體所提供的條件。人際關係的學習進入及培養，需要有榜樣，那是小寶寶和學步兒無法提供的，因為建立一個持續性的「我─你」關係只有等到大約三歲，當孩子開始稱自己為「我」之時才發展。在他們發展至這個時刻之前，日常生活中能有一些持續性的、熟悉的養育照料者（或只有一個），是最好的促進兒童建立適當社會聯繫的方法。同一屋子人的持續一致性，比遊戲團體更能在此面向上有所完成。

父母親的引導，和／或小孩的保育，是另外一個滾雪球的問題，因為在面臨養育學步兒的工作上，有越來越多的夫妻或單親父母有無助甚或疏離的感覺。有鑑於快速下降的出生率和許多先進國家的人口老化，以及許多兒童在貧乏的人際關係中成長的事實，對於關心兒童如何持續發展他們日後生活所需的社會性技能而言，這是極為重要的因素。將此問題放在心上，當今，有許多華德福幼兒園所贊助的親子課程，提供家長有關如何滿足學步兒發展所需的具體

建議與引導。幼兒需要教育性的方法，讓他們能體驗到最大可能程度的慈愛的關注、趣味盎然的活動，以及可信任的人際關係。也許，對於可能在不同方面被忽視的兒童任務，是打破家庭的藩籬，請求其他慈愛的成人，提供日後相互了解及尊重所需的環境。

幼兒園所、日間托育，及幼兒教育

有許多國家對於三歲以上的幼兒，提供或鼓勵進行學齡前的幼兒課程，也有許多家長甚至需要嬰幼兒的日間托育。雖然父母親常常因為需要工作或其他原因，不得已地將未滿三歲的幼兒托付給陌生人照顧，但充其量這只是折衷的辦法。久經試驗的替代辦法包含有：雙親輪流外出工作，或一群母親輪班照顧彼此的小孩，或雇用保母／管家等。其他可能的選擇還有非正式的日間照顧，或一個有空間、時間及能力，且能在白天再接納另一位小朋友的家庭，或一位家庭主婦在家裡照顧一位或更多位小朋友等。當沒有這些解決之道時——而且通常真的就是沒有，那麼，日間托嬰中心即成了學步兒在進入幼托園所前的過渡時期。一個好的幼托園所的經歷，可以扭轉一些在大型日間托育中心因為刺激不足所造成的損失。值得讚賞地，如今有許多研究人員為促進嬰兒發展及早期療育，以許多不同的模式持續工作，因此，有特殊需要的特殊兒童也可以找到許多資源。

當母親有可能全天候在家，這時候的問題就可能會變成：究竟為了什麼，我的小孩需要上幼兒園？還有，該從什麼時候開始上呢？這些問題必須以個別處理的基礎做答。在一個有利的環境下，當父母之一能在家，而且鄰居有些玩伴，當然就沒有必要上幼兒園。是否需要，應依家庭的日常生活而定；家長有無提供適當幼教經驗的能力，或正在考慮的幼兒園所的生活信條，以及最後一點，也是最重要的一點——幼兒園所的老師的性格。對於一個來自高科技的家庭，在一個強調烘焙、烹飪，以及洗洗刷刷的幼兒園所上學，可能很有助益。相反地，一個強調電子媒體、卡通，或早期智能訓練課程的園所，則讓小孩留在家裡是個明智的判斷。若家庭中的氣氛緊張，而又沒有規律的日常生活節奏，在與家長談話後，我們就會建議送小孩上幼兒園所。在這種情況下，與幼

兒園教師談談話，可以提供家長經常需要的育兒知識，並幫助家長學習如何在家庭中彰顯對小孩的關愛。

即便有慢性疾病或生理缺陷，或尚未有如廁訓練的小孩，也沒有理由迴避上幼兒園。當然，在此情況下，請您務必與幼兒園教師深入討論您寶寶的狀況，如果需要，也請與小兒科醫師討論。從群性的觀點，生理上有缺陷或患病的兒童融入幼兒園所的班級群體裡，是極為重要的一件事——不只是為了他們自己，也為了健康的兒童，健康的兒童也需要學習包容和顧及並尊重與自己能力不相同的人。

我的小孩什麼時候準備好上幼稚園？

如果您的小孩可以持續做一些簡短的差事或獨自行走，例如：他會在住家的附近四處遊走，或自己從家裡走出去並能自己找到路回家；或者，他去玩伴家裡玩，但不要等您去接他，而決定要自己走回家，這表示您的小孩已經準備好可以上幼稚園了。而如果他還是「拉著您的圍裙帶子不放」，這就表示他還沒做好上幼稚園的準備；但如果他的情況如此，您可能就需要自問是否您的行為已經阻礙了他獨立自主性的必要發展。

第二個準備好上幼稚園的徵兆是您的小孩能傾聽童話故事，而且是從頭到尾地傾聽。這顯示他的心智程序已能反應所說的引導話語，因此，他已經準備好接受在團體之中生存的挑戰。

在我們的經驗裡，這兩項準備好上幼兒園的徵兆，通常出現在三歲半左右。如果這些徵兆在您四歲的寶寶身上尚未顯明，我們建議您與醫師討論（幼托園所的一天應該是什麼樣貌，請參閱第 16 章）。

我的小孩是否準備好上小學了？

在大部分的國家，進入小學的法定年齡約在五至七歲之間。然而，有一定程度的成熟跡象顯示，如果可能的話，最適合送小孩入小學的年齡，是七歲的年紀。

體型的變化

　　學步兒的體型與學齡兒童的體形差異非常大。學步兒，相對於軀幹與四肢，頭的比例非常大。他的整體輪廓是圓圓的，四肢短短的；而且直到兩歲，在生理上，他可能都還是弓型腿。他的手指短短的，充滿了肉肉的脂肪。他的軀幹沒有腰身，而且在腹部上方的肋骨角度是寬闊的；他的腹部突出，就好像他的身軀沒有足夠的空間容納腹部。但是學齡兒童看起來就完全不一樣了：他的手長、腿長，而且手能繞過頭頂，並以手指摸到對面的耳朵；在他的肋骨和骨盆之間，有明顯的腰身；同時，他的肋骨在腹部上方形成一個銳角，如今，他的腹部是平坦的。他的頭、軀幹和四肢正朝向成人比例的方向推進，成人的比例將出現於青春期——下一個體型上的大轉變時期。

恆齒的開始

　　當第一顆永久的臼齒或門牙出現時，這表示恆齒的琺瑯質——人體內最硬的物質——已經完全形成了，而有機體的「琺瑯質形成」活動也接近了尾聲。大體上，幾乎沒有教育工作者會注意這個現象。然而，華德福／施泰納的學校卻很關注這件事。先前我們已經討論過的人智學概念，當個別的器官或物質在身體內完成發育之後，「器官成形」的活動也將會發生變化。當然有一部分的能量仍會被用來做為更新及器官的維護，其他的即可用來形塑我們的思維（請參閱本章前述相關內容）。不過，這樣的事並不完全發生於牙齒的琺瑯質，因為琺瑯質不會更新（正如我們從看牙醫的痛苦經驗中知道的），原先作用於牙齒琺瑯質發展的**所有**形塑的能量，變成可以給予「我」用來做為思考的用途。因為這形塑的能量不負責更新的工作，它們從物質的身體上完全解放出來，可以用來做為形成抽象概念及輪廓明確的心智圖象。直到現在，兒童才在學校發展抽象記憶的工作，而且直到現在，他們才能理解並記得課程的題材。

學齡期的思想

幼兒在很大的程度上，依賴重複的語言和習慣性的活動來支持他們的局部記憶。例如一個四歲的幼兒，對於聽過許多次的故事，您只要說出第一句話，他即能複述——甚至是一字不漏的。能記得所有其餘的部分，只因為整個故事是潛意識地留在記憶裡。之後，等到完全內化的記憶力發展了，小孩即能自行啟動記憶的過程，而無須外界的提示。這種後來的記憶類型，不受感官知覺的真實所限，即顯示小孩已經開始能夠抽象思考了。這個年紀典型的渴望學習，表示這些能量到了這附近時間變得可資利用了。現在，小孩在回應直接的問題時，能夠不受具體情況的支配而蒐集記憶，因此他能夠複述一個幾天前在幼兒園裡聽過的故事。這顯示了思想及記憶的成熟，是「上學」所需的能力。

一個小孩以複製事件的行為來表明他很「了解」這個事件，這種兒童典型的模仿能力，到了這個年紀，就逐漸減弱。換句話說，當模仿能力衰落，也即是小孩準備好上小學的時候了，這個極為令人印象深刻、極為可塑性的模仿階段已到了盡頭。從前，經由模仿在潛意識中發生的學習，現在必須過渡到意識的學習過程了。

肢體的靈巧及語言的表達力

在一般情況下，小學年齡的兒童能唱歌、能發出言語中所有的語音、能以完整的句子複述故事，並能以各種不同的方式與人對話，且能表達出自己所想要說的話。

就身體的靈巧度而言，小學年齡的兒童應能夠：

- 以單手將一個球拋向空中，並以雙手接球。
- 平衡。
- 單腳站立，並以單邊的身體單腳跳、向前跳和向後跳。
- 以腳尖站立，並以腳尖行走。
- 穿串珠或手指編（顯示小孩的精細動作技巧已充分發展）。
- 做重要的家務事，例如擺放餐具、清洗和擦乾碗盤，及諸如此類的工作。

● 自己穿脫衣物、繫上自己的鞋帶，以及扣上襯衫的釦子。

社會成熟度

何時送小孩上小學的決定，當然不能只以任何單一跡象的成熟為基礎。做決定的最關鍵問題在於，小孩發展的興趣究竟是在幼兒園或是在學校裡能獲得最大的滿足。如果有疑慮，家長應該與醫師或學校的心理師，就小孩整體的心智和身體的狀況進行討論，並一起做決策。

群性的觀點也應該一併考量；在任何一個班級裡，年紀最小和年紀最大的小孩的經驗是非常不同的。如果能夠，應該盡最大的可能，讓生理有缺陷狀況，或在某特殊領域發展遲緩的兒童，都能與同樣年齡的小孩一同入學。

我們建議家長絕不要在「入學成熟度」面談之前做特殊的指導。通常受過特殊指導的小孩，當與必須決定他是否足夠成熟可以入學的老師或醫師相遇時，他們會出現完全心理障礙的問題。

當一個小孩準備好在一個相當大的學校社群班級裡承擔起自己的身分時，那是他在群性上準備好要上小學的時候了。這種類型的成熟包含了學習調整自己的興趣配合其他人的興趣（跟著老師的協助），並變成「完全的耳朵」，亦即能刻意地控制自己的手、腳活動。在這個年紀，「傾聽老師所說的」必須取代模仿的衝動，以做為自主活動的最重要刺激因素。換句話說，當本能的模仿活動逐漸減弱，兒童接受大人言語指導的動機也日益增加。一般而言，群性成熟比智能成熟更晚一些時候才出現，而且，通常大約直到七至八歲左右才能完全地學習群性。

CHAPTER ⑮

「成為一家人」──連結
兒童、母親與父親的關係

　　「母親」、「父親」及「孩子」這些詞語一直以來都有兩種意涵：生物上的意涵及理想上的意涵。透過受孕、懷胎及出生的過程，嬰兒使得女人成為母親，也使男人成為父親。對女性而言，成為母親主要是身體上的過程，嬰兒佔有母親的身體，並在他的體內發展。另一方面，男性雖然啟動了身體進入運轉的過程，但身為父親，他主要經驗的是情感的層面。他的角色是觀察、懷孕和分娩的支持。過了嬰兒出生頭幾週或幾個月之後，這個支持更延伸至家庭生活基本物資的供應。面對這些需求，衝擊著父親的本能情感，他樂意盡己所能地確保母子均安，並扶養他們。但如果這些努力遭遇挫折或受到貶抑，他會有受傷的感覺。父親特有的能力是，在身體及情感上與母親和孩子同在、認同他們，並將他們放入心思意念之中。來自父親的支持，會讓母子在深深的歸屬感中得到情感上的安全感。

　　由父親的關愛所開啟的情感空間，讓母親的特有能力獲得最有效的發展，他所能貢獻的是在嬰幼兒養育階段，充滿愛意、心甘情願，並且耐心地執行許多一再反覆的工作。當物質煩惱越能寬鬆，他就越能完全地付出，直到孩子展現出自發性的興趣、能習慣每天幾小時外出的時間為止，換句話說，直到孩子準備好上幼稚園之時。到這時候（設若這三方關係仍維持完好如初），孩子與兩個成人間的關係，以及兩個成人彼此間的關係，均深刻地影響孩子，這關係使得孩子人性的良善發展成為可能。

　　即便父母或多或少變換了角色，這理想三角關係的基本意涵繼續存在不變。孩子維持居中，他視要求與獲得為理所當然，他接受父母雙方的支持；而父母陪伴孩子發展、歡喜孩子的進步，並接納孩子以愛和信心做為回饋的禮物。在此父慈母愛的理想圖象中，孩子感覺自己的生活及其與父母的關係完全

無憂無懼。無論到什麼程度，父母親代表了父母神性的原理，而後代子孫則代表了「永遠的變化」，這是所有宗教都知道且尊崇的，這些原理在基督教的三位一體中達到最高的表達。

任何一個人，曾經在童年時期經歷過自己的存在被無條件的愛所肯定，也即是說，一個人按照自己原本的樣貌被愛、被肯定，再加上他的父母全然地追求真理、良善以及人性；當他回顧童年時，即便當時的物資匱乏、環境惡劣，他仍能充滿幸福的感覺。在 Jacques Lusseyran 的自傳《*And There Was Light*》一書中，他描述自己身為一個失明小孩，父母對他的愛成為保護他一生的「神秘盔甲」。

不是什麼秘密，大部分我們做父母的，甚少能接近理想，然而這些理想的思慮能讓我們對於日常生活上的問題推斷出什麼樣的結論？以下，我們將討論健康專業人員在兒童的例行檢查中所一再遭遇的一些疑難、問題及情況。

角色對調

如果父母雙方都同意角色對調，角色對調就不會引起問題。讓男人學習擔任母職，並沒有比女人在外工作更困難。當負擔家庭生計的人是母親時，若能看見父母雙方努力抱持樂觀的態度並協調他們雙方天生的以及新學會的能力，這是多麼美好的事！如果是被迫的，是因為家庭裡父親失業造成的，情況就會比較困難了。這種情況要避免屈服認輸需付出很大的努力，特別是在母親也找不到工作時。即便這樣的情況，無論到什麼程度，父母努力維持的積極態度，抓住機會與朋友和鄰居建立聯繫，並設法讓自己對人有所幫助，這即能提供孩子非常正向的模範。

單親教養

在我們的經驗裡，一個自信的單親媽媽很少有需要醫師來解決的問題。他能合一地呈現母親與父親的角色，他所創造的人際網絡使得子女能找到需要角色楷模。然而如果單親媽媽對兒女有不切實際的期望，或父親原可消解的，但

在父親缺席的情況下，應用了不合宜的兒童教養原則，即會產生困難。這種情形，如果大人沒有任何其他承諾關係幫忙平衡這種情況，分離的雙方要經常為孩子最大的利益考量，培養彼此友善的接觸。

然而，我們更常看見非常不同的版本，那就是媽媽和孩子或孩子們被父親遺棄。這幾乎一直是一種最不希望發生的境遇；母親當然希望並期待在一個完整的家庭中養育兒女。一般而言，這類案例到外在環境安定下來而且內在創傷稍微痊癒之前，至少需要兩年的時間。不過，在這種非常難堪時期的末了，母親倒是經常變得比以前更為自立且自足，這對他們的兒女會有正面的影響。

上班的母親

在一次例行的週歲幼兒檢查時，一位母親突然絕望地問道，是否對幼兒而言，一個專一且可靠的照顧者比一個快樂而知足的母親更為重要。當下，醫師不了解他所指的關聯性。這位母親解釋道，當懷有孩子的時候，他中斷了自己的學業，如今他簡直再也無法忍受了。他曾經想要做對的事，且要完全地陪在孩子身邊，但現在他注意到自己越來越消沉。他無法接受他先生的生活一如往常的事實，而他想放棄所有的努力去追求自己的教育，卻覺得很有壓力；也覺得自己因企圖逃避母職而受到指責。

這個例子是許多母親的命運之一，站在個人的立場而言，即使他們都呈現相同的問題，這些都必須被尊重且被克服，那即是：如果我無法負起完全的責任，我能如何適當地處理？在某種程度上，當今許多年輕母親的悲劇是，他們一開始時很高興地擁抱母職，然而後來，他們發現無法應付與孩子被侷限在家裡的日常生活。在多數的實例中，嬰兒的父親全心投入事業之中，親戚也住得很遠、無法提供支援。而另一個促成因素是現代各種教育系統聚焦於事業的表面性，疏於提倡或甚至承認內在發展、厚實的關係及文化活動的美感與價值等。

感覺家庭枷鎖的年輕媽媽們，可能浮現根本的問題：我知道我對生活的情況不滿足，但真正的理由是什麼？因為我並非完全出於自由意志或慎重選擇？在成為事實之後我是否仍可選擇？為了自己，也為了孩子，如果一個自覺停滯在角色裡的母親可以以一種積極的方式面對問題而不是放棄，那會是一個很大

的紓困。親朋好友是最重要的資源,當父母無法或無意對調角色時,這種情況的解決之道即是尋找支援,如同前面「遊戲團體」章節所述及的(請參閱第 14 章之「遊戲團體適合我的小孩嗎?」)。有一位女士發現,在他拋棄了害怕其他人會看見或評論他家庭的不完美之後,他發現能對鄰居、朋友、祖父母,及其他能做替代祖父母的長輩開放自己的家庭,是很有幫助的。如果成功了,這樣的努力能給一個母親時間,即便一天只有 15 分鐘,去追求一個像學習外語或練習吉他等的興趣。能看見母親完全地投入一個與他們全然無關的學習之中,對兒童而言也是很好的。後來——最遲,當所有的孩子都上學了——他將有更多在家庭之外開創的機會。

領養與寄養兒童

實例:

■ 一對有兩個孩子的夫妻,申請領養第三個小孩,他們說他們願意接受殘疾小孩。當他們知道有一位沒能照顧孩子的年輕媽媽即將生產,他們甚至自願在孩子未出生前便領養這個小孩。出生後的前兩年,只不過為了存活,這個小男孩就需要動好幾個大手術。雖然耗盡了所有的精力,這對養父母實事求是地陪伴男嬰度過所有這些住院治療及其他困難。雖然有身體上的殘疾,這男孩長成快樂、完全融入家人及學校班級中的一份子。

■ 另一對夫妻,自己的孩子已經長大,他們決定接受兒童之家或有社會性障礙背景的小孩,包含身體多重重度殘疾或罹患慢性病的寄養兒童。在他們的照顧下,孩子們活潑成長,並成為快樂且信任人的人,即便當醫術治療失敗之時,他們仍感到安全。

■ 一對中年夫妻在多年的等待之後終於開始有了子女,他們接受了一位媽媽放棄養育的新生嬰兒。一陣子之後,他們發現這個嬰兒患有嚴重的先天性新陳代謝失調,小女孩經歷一次次的住院治療,雖然在照顧時,養父母的生活型態及命運受到了很大的影響,這個案例,明白地提供了加深親屬關係的機會。

■ 有時候也會有悲劇發生。一對富裕的夫妻在獨生子因車禍過世後不久,有機
會認養了一個和他們兒子同樣年齡的男孩。然而,他們的新兒子卻無法彌補
他們生命中的缺口,以致他們的關係越來越困難而不得不把男孩送回兒童之
家。

　　當我們在辦公室裡見到寄養或被領養的兒童時,我們經常有些說出口或沒
說出口的問題:這是一個什麼樣的命運?這裡,以世上人間生命為背景所發生
而反覆演出的這一切,到底怎麼了?雖然這樣的問題沒有直接的答案,但從觀
察家庭的情況,會有些可能解釋的微光。你看見很有趣的,父母與領養兒童間
的關係正如他們在家庭中與每一個親生子女的關係一樣,各不相同。有些關係
很單純,父母與子女很自然地相處,關係充滿了愛與感恩。然而,也會有「黑
羊」出現,有孩子從一開始就無法達成父母的期待,很年輕便離開家,或者,
有人後來會說,在爸媽的家裡,他總覺得自己像個外人。有可能在這一世裡,
有前幾世未獲解決的「包袱」仍持續存留人間,或者,他可能藉由奉獻、照顧
幼小而獲得相當程度的轉化與補救。有兩個命運面向特別適用於領養與寄養家
庭的父母:一方面,親子關係可能就是以前幾世即已錯綜複雜的命運為基礎;
另一方面,這一世可能是未來導向的星宿的起點,是一個為來生共同任務而預
備彼此認識的機會。

短期寄養

　　依照一般通例,避免在同一時間內將嬰兒或學步兒帶離母親及他的住處是
很重要的,例如一位生病康復中的母親,將他八個月大的嬰孩寄托在一個臨時
托育的地方,有環境上的轉變,再加上照顧者的轉變,這種加倍的影響是很嚴
重的。嬰孩習慣「新媽媽」、新住家,進而感覺一如以往般地安全與快樂大約需
要一個星期的時間。而當媽媽再來接他回家時,孩子已無法立即接納媽媽,孩
子又要花了一段時間才能進入自己原本的環境。

　　只有等到我們開始對自己說「我」的時候,我們抽象記憶的能力和我們
個人的本體感才會變成「紅絲線」般環繞著我們所有的思維和記憶蔓延。尚未

發展這種覺知特質的嬰兒，必須在日常生活中透過至少與一個熟悉的人，以及相同家庭物件的相遇，進而體驗意識的延續性。他們唯有透過與其他世界的接觸，亦即是，經由知覺的感知力體驗一種本體感。嬰孩的環境經驗越是牢固、平穩，他的自我感就越強健；而遷移、換保母，或母親長期住院治療，孩子的人格發展即會有負面的影響，並常導致生存的不確定性、缺乏自信、缺乏對世界的信任等，除非在這段期間內一個有慷慨大愛的代理母親，帶著這個嬰孩回這位代理母親的家。若一個小嬰孩需要經常住院，情況也會如此，除非是孩子的母親或親近而熟悉的親屬能陪伴住院。

如何發展和諧的家庭生活？

家庭和諧的主要因素，是相互的感恩與賞識，只要家庭真正和諧，感恩與賞識也可能保留在不言而喻之中。當夫妻一方不能賞識或感謝對方時，真正的對抗就會降臨。婚姻中的夫妻雙方經常需要好多年的時間才能領悟到每個人只能改變自己，而非對方。在家庭中，感恩與賞識對一個在工作中已獲得認同的男人可能不是那麼重要，但對於一個幾乎將自己完全奉獻給家庭的女性而言，那是不可或缺的；但他的配偶經常無法充分地覺察兩人不同處境中的差異。即便在個人的弱點或壞習性已明顯呈現之時，感恩與賞識的意思是反覆地肯定正面的。感恩與賞識預備溫暖、支持的基調，是激發另一個人改變的唯一方法。

母職是合情合理的職業

已開發國家認同嬰兒的特別發展需求，以不同的程度提供母親或父親財務資助、產假及父母親的職業保障等。我們也藉此機會強調，做為一個母親，本身即是一個完全合理合法的職業，換句話說，為子女的身體和情感夜以繼日地陪伴在側。在一個理想的世界裡，它的合法性將會從政府基金以財務報酬的形式被認可。特別在學齡前階段，兒童的身體健康與情感福祉仰賴於有家、有父母能賞識他們、有時間陪伴他們，而不會為財務的理由被迫外出工作。我們建議，母親要暫停外面的工作，只要有可能，要自己教養小孩。對孩子而言，在

生命的頭三年,體驗安全感、信任以及始終如一的鍾愛關係是無法替代的。

　　如同任何其他職業,母親應該有休假。雖然有許多人並不想要,但為了個人發展以及處理母職重擔的理由,有定期的暫停,能沉思或不受別人需求所限定的時間,是非常珍貴的。這可能意謂著有丈夫或其他人能幫忙照顧小孩並處理家庭雜務,讓母親可以每天有一個小時給自己;這也可能表示,母親可以一週有一個晚上或一個下午不工作,甚或一個月有一個完整的週末,甚或一年有個兩週外出度假的時間。對每一個母親而言,雖然最切實可行的解決之道有一部分需仰仗於先生的工作情況,但這必須也反映出他自己的性情與興趣。

人的連結

　　人類是遺傳與環境的產物嗎?其中的一個因素是否比另一個因素更具影響力?這個問題被專業及非專業人士不斷地重新檢查、反覆討論。在研究上,例如基因學、社會學、兒童精神病學、社交小兒醫學等領域也不停地有新的報導。在一本標題醒目的《分別的生命:為什麼兄弟姊妹會如此不同的原因》(*Separate lives: Why siblings are so different*) 一書中,行為基因學家 Robert Plomin 和發展心理學家 Judy Dunn 針對這個主題提出了他們的研究結論。他們說,如果遺傳和環境是僅有的決定性指標,則同胞兄弟將會比他們實際上的更相像。Plomin 和 Dunn 發現了第三個決定影響發展的因素,那即是每一個孩子與環境中人事物的個人連結。這個高度個別化的關聯方式決定了一個人或一件事是否強烈或如何強烈地影響一個獨特的孩子。來自相同家庭的兩個孩子可能有非常不同的連結,其差距之大可使其中一個孩子後來描述他們的母親是一個非常有愛心的人,而另一個覺得自己從一開始就沒有被愛、被重視,雖然從他們母親的角度,他對他們兩個的照料都是相同的。

　　在第 7 章討論兒童時期的典型疾病時,我們試圖表明兒童會重新修正他們所遺傳的身體以適應於他們自己的用途;以此新見解看來,遺傳與環境因素變成只是一個素材,讓兒童以合於自己能力的方式藉以具體化身成為個人。就這個觀點,特殊遺傳才能的選擇性表達不能只是被視為基因的巧合。在一個家庭裡,老大遺傳捲髮,老二直髮,老三是祖父稀疏模樣的頭髮,都不是「巧合」,

而是孩子在出生前「計畫好的」。每一個人在出生之前即已存在而且活躍,他選擇特別的父母,因此就有了遺傳的基礎,他在這個基礎上發展他的人格。

類似的情況也發生在兒童如何應對環境的因素與影響。一個孩子很明顯地從很小的年紀即開始貪婪地吸收所有能推動他發展音樂能力的事物,而另一個孩子則展現了對所有技能的特殊興趣。這兒,我們再度觸動了轉世的議題。為何有些兒童會有如此不同的生命開端?他們打哪兒學會要在一件事情上主動而專心地追求所需,並學會在另一件事情上變得比較被動地經由影響而接受塑造?對於任何在心中存留這些疑問的人,當他觀察兒童如何發展時會領悟到,這一切都很清楚,我們的生命並非如同空白的石板般開始的。長才與偏好,目標與傾向,以至於某些疾病,在今生中突出的,是前世凡塵生命的果實。

兒童從呈現在他們面前的遺傳與環境的各種可能性之中,選擇發展某些他們天性上相關的,而對於其他的則「不予理會」或轉化改變。我們努力教養子女的目標,以及我們塑造兒童環境的方式即是要導引這些選擇性的過程,保護兒童的經驗不過多或過少、過早或過晚。另一項任務,是預防兒童只按著傾向而獨佔性地發展。我們從每一個塵世生命中所獲得的不是要限制在特殊「天賦」才能的實踐,而是同時也囊括提升、擴大並持續個人的人格發展。寬廣的才華以及造成阻塞的可能性都存在每個人裡面。兒童需要社會環境中鼓舞和助益性的影響力以發展他們自主的行動。不利的環境會挫敗他們的意志並危及他們對生命目標的進展。領悟到我們有多麼容易阻礙或促進孩子的發展,似乎令人驚恐;但這完全是事實。天性並不會產生精緻完美的人類。兒童有賴於大人有意識的幫助,以及更深一層的影響。這個發達的接受能力以及易受攻擊的狀態,與人類的靈性本質相關;而人類靈性本質造就了我們每一個人的自我決定及自主的存在。沒有偏好、沒有不確定性,以及沒有選擇和犯下過錯的機會,自由,是無法想像的。在所有的兒童教養、教育以及自我教育中,最重要的任務是鼓勵自由而非濫用自由。

住戶合作

單親教養,在某些大城市裡佔全部居民的 50% 以上;這也是造成住戶合作

越來越受歡迎的原因,有些還有政府補助。住戶合作仿自社會早期的大家庭模式。投入這類計畫而聯合在一起的人,他們以保留隱私可能性以及生活型態自主性為前提,渴望組織成一個既熟識、又具支援性的鄰里,以分擔他們的各種責任。從老至幼──單身女性、年輕的家庭、室友和殘障人士等──聚在一起並管理他們共同的生活空間;有許多案例,他們甚至一起建築。住戶合作經常可能包含幫助生活自主性有困難,或者難以在公開市場上買到合適住宅的人。對於兒童來說,住戶合作提供了豐富的社會經驗,同時也保留了親子關係,因為在社區生活與個人生活間之間,每個人可以自己決定自己的平衡。

第三篇
健康在教育之中

愛不主導，
但最重要的，它形塑。
歌德的《童話故事》(*Das Märchen*)

CHAPTER 16

健康在教育之中

　　兒童期待大人教育他們。他們模仿我們、不斷地問問題，而且想做任何我們所做的事情。他們愉悅於有安全而快樂的環境以及清楚劃分的日常生活慣例。在這段身體成長以及到達法定年齡前的情感及智能的發展期間，我們能做些什麼幫助他們達成最大的發展值，並穩固他們未來的健康呢？有什麼概念可以引導我們？我們應該採取什麼步驟？我們能否建設性地將人類通用的理想——真實的了解、親愛的關係以及自由的行動——應用在養育兒童及提供健康的看護等實際工作上？或者以某種方式讓 20 世紀的戰爭、我們狂亂的日常生活，以及面對日益嚴重的環境惡化時產生的文化悲觀主義等迫使這些理想進入背景、取代這些理想，或對這些理想表示懷疑？

　　我們的兒童，他們自己提供了解答。每一件他們所做的事顯示給我們的是，他們賦予這些理想非常大的範圍。即便是個嬰兒，他們容光煥發、充滿信心地看著我們。他們年紀越小，越能原諒所有我們的錯誤以及偏離正軌的行為，而且充滿盼望地接近我們。他們不也是那些總是對我們誠實、開放、甘心情願愛而且充滿希望的人們嗎？

　　更甚於其他一切的，養育自由的兒童意謂將合宜的時間選擇列入考量。任何我們過早啟蒙的事物對於尚未預備好且無法獨立處理環境中新元素的兒童將造成打擊。在此情況下，我們並非賦予他們能力而是「修剪」他們。相反地，任何我們太晚引進的技巧及學科再也無法吸引他們的興趣，結果他們無法完全地欣賞其價值。前者的後果是依賴，後者則是不感興趣——此為一個人自主活動中兩種不同方式的「不自由」。因此適齡教育是健康發展的必要基礎條件。

　　養育可愛的兒童，以豐富的人際關係生活為基礎——培養兒童與人、與環境、與物品、與事件等的良好關係。兒童隨著被允許做某些事，或被禁止不能做某些事的當中，學習處理「是與非」；這樣的過程扮演著決定性的角色，因為給愛的能力也牽涉到對其他人生活情況的尊重，因而也要有能力從「拒絕」中

看見正面的意涵。如果我們無法真正學會處理是與非、處理共鳴與抵觸，或承認失敗與錯誤都是生命中的一部分，那麼，在以後的生命中，有多少關係將因這樣的事實而受苦？例如像：「現在請讓我獨處一下」，通常並不表示要將愛收回，那只是指出，對我而言，展現愛對方最好的方法是讓對方在此刻安心。朝向人性體諒導向的教養是健康情感生活的必要基礎條件。

養育誠實的兒童是經由我們的努力，以我們的行動和諧我們的思想與情感促成的。重點不是我們應盡可能地展現美好以期留給別人最好的印象，而是我們應該呈現我們的真實樣貌。鼓勵您的子女留意事物的狀況、培養他們的知覺功能、刺激他們自主的反省等，都是發展靈性精神與心智健康重要的幫助和必要的基礎條件。

教育與身體健康

從嬰兒到青少年的整個成長階段，我們和孩子們所做的每一件事，我們應該自問，這些活動對他們的身體發展有什麼影響？會促進或延緩他們的「適齡」成長和成熟的發展過程嗎？圖 16-1 說明不同器官系統的幾個最重要的成熟階段：(1) 神經系統和感覺器官；(2) 循環和呼吸系統（節奏律動系統）以及；(3) 新陳代謝／四肢運動系統（含生殖的器官）。神經系統與感覺器官發育到完全功能約需八到十年的時間，但纖細的中樞神經網絡系統終生都維持著相當程度的可塑性。接下來的發展階段是直到 14～16 歲時功能才成熟的節奏律動系統；而新陳代謝和骨骼系統，到達完全成熟需要等到成年，大約 20、22 歲左右（見圖 16-1）。

因此，如果我們希望以促進身體發展的方式養育並教育兒童，我們必須自問，我們能如何協助這些按部就班陸續成熟的身體過程。

嬰兒生命的第一年，在任何特定的時間，我們很容易從行為閱讀他的發展需求。當他對我們微笑，我們的心就溫暖，我們會不由自主地報以微笑。我們的快樂加深了他的快樂，以致他的身體興奮地踢來踢去。當他哭叫，我們知道他需要人抱、對話、吃東西或做些什麼。只要我們找對了他的需要，他立即很滿足地安靜下來。不過，接下來就沒那麼簡單了！孩子很有興趣地抓起四周的

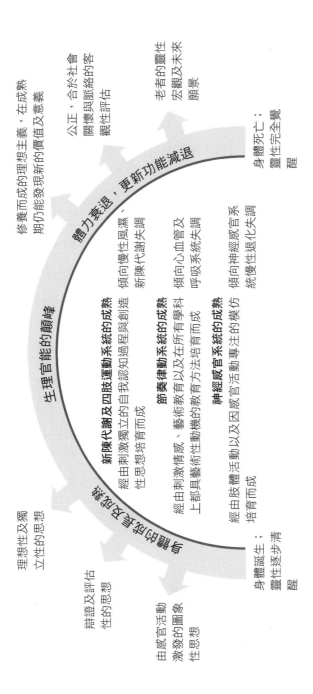

圖 16-1 身體「發展與衰退」的過程與「思想成熟」之對應階段

箭頭指示的是那些無能量用於生長、發展及（老年的）更新，而可轉用於思想的能量。在死亡之時，思想的活動——以太身——會從朋解的物質身體中脫解。

每一樣東西，他不知道燭火或利刃的危險；他著迷地爬向彩色的、圖象閃爍的電視螢幕，不過，這並不表示看一團團快速跳動的顏色就是一個合於刺激兒童知覺的方式。

很明顯地，至少在這個年紀之前，塑造兒童的社會環境與生活環境是成人的責任。兒童不由自主的行為顯示出他對所有事物的開放，他準備要學習、要參與。成人應該遵循哪些原則？我們應該用什麼樣的標準學習分辨什麼是對兒童有益的、什麼是有害的？並且從中一次次地幫助自己決定什麼是或多少是對當下的孩子適當的。

第一個我們要問自己的問題是：什麼樣的活動能促進頭腦中樞神經組織的成熟及其與感覺器官、內部器官以及整體運動器官的連結？答案很簡單：任何盡可能多含意義、熟練及協調性的，而且不需外力幫助的獨立自主性活動！經驗顯示，對一個腦部受傷的嬰兒，例如以自我調整的方式讓他練習健康的體操活動，或治療性的嬰兒「優律司美」都是有效的治療法。由此觀點，在這個年紀提升智能最好的方法，即是鼓勵小孩進行協調性的、適齡的粗動作和精細動作的工作是有道理的。身體的成熟有其根本的法則，在每一個功能上做合理的要求時，每一個器官都能發展到最好。

為了在真實生活中舉例說明，以下是以華德福教育導向原則為基礎而發展的幼兒園小朋友一天的生活（更進一步的訊息，請參閱參考書目）。

幼兒園的一天

在幼兒園開門後一個小時之內，孩子們陸續進來。家長們將年紀較小的孩子直接交到老師手中，年紀大一點的已經跑在媽媽前面，很有信心地獨自或結伴走進門。脫下外套和鞋子之後，小朋友向老師打招呼。老師通常一早就忙著工作了；較小的小孩喜歡待在老師身邊，看一看或者幫幫忙；而年紀大一點的孩子已經胸有成竹地想著特別的遊戲。他們共同將桌子和櫃子排放在一起，掛上布，佈置成遊戲室，或是消防車、垃圾車、救護車，甚至是海洋輪船。四、五歲的小孩喜歡創造馬車或火車載運石頭、毬果和其他小東西。他們也喜歡幫布偶娃娃穿衣服，餵他們吃東西，然後帶著他們去散步。或者，拿布或紗布將

自己打扮起來，他們變成了媽媽、護士或郵差。

幼兒園早晨的第一個階段，以老師為安定的中心，周圍充滿了各式各樣熱鬧的自由遊戲。雖然他自己也在做事，可是他很有興味地看著孩子們的活動。只要確定這個「大家庭」的生活情況又活絡、又有組織，他無須介入。他選擇做些簡單、容易理解，而孩子們也會覺得好玩，而且想要模仿的活動，像雙手洗衣服、烤麵包、準備點心等等。偶爾，他放下工作和一小組孩子們一起幫布偶娃娃慶生，或者搭船去旅行（當然是被邀請的），或者安慰某個小朋友。當有衝突或問題行為引起他注意時，他會介入排解爭論中的小朋友。

遊戲時間快結束時，老師開始收拾自己工作的地方。有些孩子注意到了，也開始收拾他們的東西。直到最後一個孩子也快樂地加入這個活動之前，約需七至十分鐘時間。等教室打掃乾淨，孩子們上完洗手間，大家就聚在一起做團體遊戲。團體遊戲包括詩歌朗讀、律動遊戲與唱遊。內容主要聚焦在一年的循環、季節性的農家活動和大自然的變化。宗教慶典也佔了很大部分，而且也常是幼兒園日常生活的高潮。由於在一段時日裡，每天都重複同樣的遊戲和歌曲，不知不覺中，孩子們學會了許多詩詞與歌謠。這樣的團體遊戲時間，有些幼兒園是放在所謂的晨圈（morning circle）裡。孩子們會齊聲朗誦一首詩或一段祈禱文，然後合唱頌讚早晨的歌曲。大團體活動之後是早點心時間，早點心通常包括麵包、玉米片及其他小餐點，還有水果與茶。

點心之後，也許是另一段自由遊戲時間（通常是在遊戲場或沙坑），或者如果可能的話，走路去公園或散一小段步。上午的結尾，孩子們鬆散地圍成圓圈再次聚在一起聽老師講童話故事。較小的孩子喜歡（也需要）坐在老師身邊。老師以說出畫面的方式表達故事的情節，是忠實、平淡、簡單的敘事體，而不是誇張、激動，令人害怕、迷惑的演說。他們感受到老師對自己所說的每個字、每句話的喜愛。老師不讓自己所說的故事有任何更動，孩子們發現了會立即糾正他，因為有好幾個星期，他們每天都聽同樣熟悉的故事。大部分的故事取材自格林童話，因為格林的文體、結構或內容都特別適合激發並豐富兒童心靈中的幻想與情感能力（請參閱第 14 章之「最初期的純思維活動跡象」）。

就這樣，幼兒園的一天有兩次可讓孩子們自然地投入適齡活動的大時段。在過程中，他們受到兩方面的啟發，一是豐富的遊戲選材，一是老師的典範。

他像媽媽在家裡般地周旋於各式各樣的家事活動，除了烹飪、烤麵包、洗衣服，還修補衣物、燙衣服、修理玩具或畫水彩等其他藝術性活動。透過如此豐富的選擇，每一個孩子達成「以他的方式」，「在他的階段」裡找到了適合他此時發展需求的模仿活動。至於模仿什麼、如何模仿，以及是否模仿等，則由孩子自己決定。此外，也有兩次比較短的時間做團體活動（團體晨圈遊戲、點心和聽故事）。這樣，自由遊戲與團體活動兩次轉換的進行就像是兩次大的呼氣與吸氣。

幼兒園裡這種日日循環的課程型態需要家長的充分合作，例如一直會有家長對童話故事有意見。他們可能覺得童話故事太殘忍或太說教。家長會的時間是老師介紹童話故事給家長的絕好機會。家長們應該體驗老師溫暖、忠實的語調，平靜而感人的史詩般的敘事方式。大多數童話故事，尤其是格林童話，充滿了清晰的人性堅韌與人性軟弱的不同圖象。邪惡的出現只是為了幫助良善的得勝，並且提供更多來自內心深處的如謙虛、友愛、毅力、誠實、勇敢與忠誠等有情有味的人格特質發展。

從幼兒園自由活動中可以觀察到，經常看電視而很少有機會參與創造性活動的孩子，通常不知道如何合宜地將自己融入團體的發展之中，他們寧可在一旁觀看或搗蛋——視性格而定。這樣的孩子大約需要半年時間，才能學會必要的社會性融入技巧。將小孩託付給實踐華德福幼兒園的家長們，一再地發現小孩回到家時充滿活力，而且為家庭的日常生活帶來鼓舞與觀念上的改變。例如有些孩子在家也要求做餐前禱告，有些會要求兄弟姊妹或父母一起完成他們在幼兒園裡學過的唱遊，或說他們聽過的童話故事。

這樣的幼兒教育是從學齡前兒童的生活需求產生的。早晨時間，孩子們做自己喜歡的活動，模仿前一天、甚至於上個星期所發生的事情，他們希望以遊戲的方式再玩一次，並一步步加深他們的理解。這個年紀的兒童對於事情從來不會滿足於只經驗一次，他們總是想從繼續與重複的當中與事情連結。這種自然的方式強化了兒童的意志力，也是技巧和做事的能力。這個意志力的教育是幼兒園整體循環課程的導向。強化意志的力量需要反覆，就像肌肉需要透過鍛鍊強化一般。幼兒園教師越認同他自己的工作，他的典範作為就越能激發兒童模仿與做事的意志。他所努力形塑的循環課程都是放在一種能使兒童學會使用

他們自己所有的感官，並投入各種可能的活動方向裡。

不過，最重要的是要了解，這一切活動都是發生在開心、忙碌的氣氛之下；兒童是以自由的方式擁抱他們的遊戲場，任何組織條理分明的老師從不掃興或強力地干擾他們的活動。如果點心時間到了，而一個小朋友正熱衷地沉浸在遊戲之中，老師必須找到一個方法幫助孩子從他的「工作」轉換到餐桌上去。當然，這是個難以處理的時刻，要把孩子從遊戲中拉開去做別的「更重要」或必要的事情時，任誰都很熟悉那種孩子的哀聲與抱怨。如果老師可以運用團體已經建立的規矩，這種轉換就很容易。有些小朋友只要看見收拾，或聽見敲一下杯子，就知道點心時間要開始了。在家就困難多了，因為需要做的「更重要」的事常常不一樣，所以必須以個別的方式完成。更重要的是在遊戲時間結束前幾分鐘，先給一個預備的信號，例如說：「你蓋了一座多麼漂亮的古堡啊！古堡中的人已經開始坐下來吃飯了嗎？我們也馬上要開飯了，再過幾分鐘我會來叫你。」

不了解兒童活動的指導法則可能對兒童造成許多傷害。當兒童按照他們自己的意思行事，他們所經驗的自己最像「他們自己」。成人之後，我們對自由的經驗與意識奠基於我們在孩提時如何活絡地表達我們的衝動，以及自由地使用我們的遊戲空間。在兒童的意向和活動上不停地打斷或修正，會對他們意志力的發展和身體的成熟有破壞性的影響。當孩子快樂而活潑地遊戲時，他們的生理功能行進平順；若挫敗則進入「停滯」，這種現象必不能低估。我們的孩子終須與他們的身體功能和器官共度歲月，他們的發展一定要現在就活絡激發、合宜使用。

越小的孩子，他們有機的組織體越不成熟（尤其是神經系統），發展也越容易受到干擾、影響。因此，最有意義的幫助和最嚴重的傷害是發生在生命的前三年（註1）。基於這個理由，我們建議，如果可能的話，請讓您的孩子在家待到三歲。然而，另一方面，也許您有許多不得已的因素而不可能這麼做。坊間有許多標明為幼兒提供適齡刺激環境的私人或公家單位或機構，在選擇托育時，重要的是能提升您孩子的發展，以及他學習並合一使用自己身體「化身成人」的進展過程，而母親（和父親）仍能維持自己是孩子生命中的中心支柱。如果能找到，孩子不僅能得到適齡、適合感官發展的鼓勵，也能得到人性的情

義連結。有一些自己未曾有過和諧童年經驗的父母發現，現在，他們可以經由他們的子女體驗什麼是真正的「當一個孩子」了。最近數十年來，華德福教育工作者已經更加致力於關注生命初始幾年的兒童教養議題（註2）。

當您從身邊許多不同的玩具中為學齡前兒童做選擇時，我們建議您自問：您選擇的玩具是否能激發獨立、富想像的創造性活動？做得太精緻、太機械化的成品玩具對於一個沒有自我保護能力、只有模仿本能的幼兒來說，會有明顯僵化幻想力與創造力的負面影響。以樂高積木堆砌建構，對十歲的兒童沒有傷害，但是對五歲的孩子，操作只有一定組合方式的規格化積木卻嚴重地限制了他們的想像力。材質本身的虛假也是傷害，樂高積木建造出與我們平衡感衝突的建構，因此也干擾了平衡感的發展。當以普通積木建構時，不平衡即倒塌，顯示兒童尚未完全理解材質及重量的影響；而樂高卻因為摩擦力牢固了積木，因此呈現了虛假的感官印象。

如果我們注意觀察兒童玩電腦遊戲或遙控汽車、火車，很顯然地，他們所能做的只是著迷地觀看，或頂多只是再度拆解、組合——一些只有稍後階段才能促進發展的功能。當兒童的身體還非常地以活動為導向，且仍然受到自我活動所形塑時，如果太早引介這樣的玩具，對他們的獨立性、創造性活動，以及意志力發展會有破壞性的影響。

總結

在學齡前階段協助幼童發展最重要的方法有：

- 透過典範角色，啟發兒童自發性與創造性模仿。
- 提供鼓勵自發性活動的遊戲材料：讓想像力有足夠的空間，而且總是有重新創造可能性的簡單東西和材料。
- 透過提供各種適齡的感覺活動，活化並維護知覺感官（請參閱第12章之「感覺、知覺、經驗、自覺」）。
- 透過反覆規律地執行早晨、用餐和晚上就寢前的小小儀式，建立良好習慣的基礎。
- 設計節奏規律的每一天、每一週、每個月以及每一年的循環週期。

- 全神地關照兒童建立習慣性的活動時間，例如起床、就寢以及一天的進、出活動時間。
- 基本上，不用言詞教養兒童。換言之，在滿足兒童的模仿需求時，行動比語言的表達更重要。
- 盡可能提供兒童接觸大自然的機會。
- 避免接觸電子媒體和科技性玩具。
- 將兒女放在您的意識之中，即便您的日子充滿各種責任。對於經常不在家的父母親，這點尤其重要。這樣在回家時，親子關係即可快速建立。
- 尋找快樂和值得感恩的理由，再沒有什麼比快樂與感恩的氣氛更令孩子們喜愛了。

青春期前的求學階段

青春期前的就學年齡階段，如同我們前所述及的，人的呼吸與心血管循環系統大約至 16 歲時達到發育成熟。再一次，我們必須考慮哪些活動與學習過程有助於相關器官的發展及其功能的發揮。在這一點上，有作用的體能活動當然有幫助，但不一定能滿足身體年齡的特定需要。這個階段，呼吸及循環的節奏與品質更直接而特別地受所有兒童情感生活面的限制。輕鬆、喜悅與興奮的期盼會有一種溫和的刺激作用：兒童的心臟穩定跳動、呼吸順暢而稍稍加快。無聊、缺乏熱忱、不抱希望、驚嚇和沮喪減緩兒童的呼吸與心跳。對照之下，恐懼與不安促使兒童心跳與呼吸不規律地加速，也破壞了呼吸與心跳之間和諧的頻率關係。

越來越多兒童只做他們想做的；他們對一個活動的感覺，成為他們主要的動機。學習的決定在於他們當下的情感「是否」和「如何」被滿足。除非他們已經養成良好的習慣，否則他們做像打掃或擦桌子等「無聊的事情」的僅存動機是想要給成人一點特別的幫忙而已。他們對周遭事物的評斷，基於個人的喜歡或不喜歡、接納或討厭；換句話說，全憑感覺。

在前一個發展階段，教育上的努力是善用幼兒在活動和模仿意志上的天生才能。接下來的這個階段，對父母和師長仍然重要的是利用兒童特定年齡的才

能，這時，兒童判斷事物的能力及傾向是以情感、審美和個人品味為基礎。所有形式的藝術活動——運動和演說、聲樂與器樂、泥塑和手工藝等藝術應用，都是特別重要的方法。這些藝術活動讓兒童的情感生活得以在美與醜、或成功與失敗的張力下，努力藝術性地自我表達。如果這個年紀的孩子缺乏藝術性的機會，他們天生以好惡為判斷基礎的傾向會轉向知性面的單一判斷，而且還會應用到其他人的行動上，而其結果就是批評、牢騷，以及某種程度不悅地抵制大人的要求。

藝術在兒童情感上的激勵以兩種方式產生效果：被動的感知和主動的創作。當一個孩子聚精會神地反覆練習一段樂章，或是運用色彩創作一幅畫，他的感知和他的行動和諧地交互作用，進而互為增強。

舉例說明我們剛剛所敘述的（我們鼓勵在家，或在其他形式的教學環境裡應用這種發展性的教學原理），讓我們快速看一下華德福學校的基本教學。從一個三年級的數學課程談起，這一天的主題是質數。老師可以簡單地定義觀念，他向學生說：「一個質數是一個只能分給自己和 1 的數。」他也可以說：「在數的世界裡，所有的質數是寂寞的乞丐，是窮人中最窮的。在世界上，他們都是孤獨的。他們只能分給自己，他們沒有親友可以分享東西。質數是『乞丐數』。」這個例子說明藝術化的教學法也可以應用在科學或需要運用心智能力的學科上，並非僅止於藝術課程而已。

「只有用心，我們才能真的看見。」這句諺語正確地指出進入該年齡團體的方法。然而，這表示小學教師不能只依賴標準版課本。他們一定要配合學生當下的經驗，同時為這一群坐在面前的特定的學生加入他們自己的論題。他們也必得不斷地為他們所教導的學科鼓起新的熱忱。任何這樣用心工作的老師，自然會被公認為「受愛戴的權威」，並成為兒童在好、惡情感生活中擺盪發展的最好的參考定點。能以愛為基礎地尊敬、至少景仰一位老師，同樣可以幫助兒童發展健康的自尊。這對缺乏健康家庭或學校關係，情感生活和自尊發展受到影響的兒童尤為重要。人唯有在支持與信賴基礎的關係脈絡中被肯定與承認，穩定的自我價值感才得以發展。

從這個背景狀況來看，在這個發展階段裡，再沒有一個比想法上很枯燥、情感上又很無聊的課程更有問題的了。這簡直是在練習一個不相干的表面關

係！心智上，他們大概知道課程在討論些什麼，但是心並沒有投入。當一個人的內在心靈被要求分割，情感和思想分道揚鑣，個人與課程間建立不起關係，與老師的關係也不能發展。

在學校生活裡，十歲是兒童發展中特別敏感的時期。施泰納稱這個時期為「兒童嚕比啃（Rubicon）進化」，因為凱薩（大帝）渡過嚕比啃河之後，就不能再回頭了。同樣地，在某些點上，兒童經過了九歲，到十歲的生日就告別了童年時光，無法回首。通常父母都能精確地指出這個時段，參觀過小學三、四年級的人也可以立即看出學童的改變：一個開放、沒有自我意識的兒童，眼神突然間變得嚴肅而內縮了，他好像正安靜地測試著老師。他對自己的身世以及歸屬父母的安全感，不再認為是理所當然了，兒童被情感淹沒了。他首次感受到面對自我命運的孤獨感。這個時期，有些兒童可能會詢問自己的身世來歷，他不是為了要「弄清楚」性教育，而是希望知道具體的出生情況，因為他想調查，比方說自己是不是別人生的，如果是，誰是他真正的父母？為什麼會被領養而到新父母的家呢？在這樣的追尋背景下，有一個自我認同的議題，不是傳承自父親或母親，而是一個全然屬於個體追尋的議題。在三歲左右，伴隨著說「我」而出現的自我是一個想像的自我，而現在添加的這個「我」是一種情感深入經驗中的我。他經驗到自己是一個獨特的、不同於父母的人，這也使得他產生強烈的孤獨感。學童現在變得能更精準地檢視他們到底是要聽從誰的話、誰是真正值得他信任的人。他對於不公平的事比以前更敏感，而且不像從前那樣容易原諒別人。隨著這一切，良心覺醒了，良心成為是非、善惡和美醜的判斷權威。

總結

在青春期前就學階段協助兒童發展最重要的方法有：

- 培養「對談的文化」，讓孩子加入成人有趣的談話。
- 經常在心中保有這些問題：
  - 我們上次談話是什麼時候？
  - 什麼時候我給兒女時間和關注？

- 我是否關照孩子的自我認同感？我是否給孩子足夠的讚美？或者對我而言，表達不滿比讚美容易？

- 我如何處理錯誤與不當行為？我如何幫助兒女欣慰地由錯誤中學習，而不（只）是發現事情很糟糕？

- 維護人際關係、建構藝術化的課程。

- 在基本的議題上，全天候提供清楚的引導，同時也納入孩子們的希望。

- 鼓勵藝術活動，尤其是學習樂器。

- 盡可能不允許接觸電視及其他媒體，而且只有在事前約定才可以。一起收看節目並討論您們所看見的。

青春期後的求學階段

您若曾留神觀察青少年的「頓悟」，在他們經過自己的努力而後真正明白了某事時，您可以知道這種經驗如何讓他們真正地「挺起胸膛來」。這是任何一個坐在中學教室裡的人的日常經驗。當聽到好問題時，課堂中參與討論的學生會挺直而坐或至少是警覺的、有點緊張的姿勢，即便他們身體往後靠或以手托頭。然而，那些沒有參與的學生，就比較是手腳攤開、放鬆的坐姿，或是頭撐在桌上或靠在臂彎裡。

思考活動刺激的不只是神經系統的活動，整個新陳代謝與四肢系統也會為之緊張而活躍。從年輕人行走的姿勢和動作，我們可以觀察到他們是否因為內心受到「鼓舞」而蓬勃、是否因為有了好點子而精神振奮，或什麼都沒有。從走路的樣子，遠遠地，我們可以辨認出有毒癮的人；有活力、有理想的年輕人也能被辨識出來。我們可以從一個人如何動作、如何看待事情，以及如何撐起整個身體，看出他是否有生命的方向感、喜不喜歡面對挑戰，或者是否在童年或青少年發展時期沒有建立起與這個世界的積極關係。我們的身體姿勢與生活態度是彼此相呼應的。我們挺立，是因為內心的因素和肌肉的力量撐起來的。就靈性角度而言，並不是學過挺直站立的人就能這樣真實地挺立在自己的雙腳上。

　　有意思的問題與引導對話的課程可以啟發學生科學思考的能力、實驗的精神，並幫助年輕人獲得必要的自治能力。好的想法日漸取代典範角色與可敬權威的地位了。對青少年而言，重要的成人是那些理解他們並且幫助他們理解的人。現在，他們可以向不喜歡的人學習；他們學習區分人的因素和客觀的事實。當他們希望走自己的路時，他們也更有意識地抵制以前信任的人的影響。

　　這個年齡，獨立思想的發展使他們能與不愉快的事件保持距離，也能自我保護。他們已經不再像從前一樣容易受到事件的影響與傷害，也不再需要像從前一樣模仿了。現在，他們可以好幾個小時與人辯論或談論哲學。如果課程無聊，他們也能讓自己想些自己認為滿意、有趣的事。事實上，許多靈光一閃的想法、詩句與圖畫都是在這種時候產生的！完全不像小時候那樣毫無創意地在桌子上亂塗、亂寫了。

　　教育家 Michael Bauer 曾經針對青少年階段的教育方向提出建言：「從事教育的人不能強迫更不可空口說白話；他只能挑戰青少年的警覺、說鼓勵的話、問啟發性的問題。許多教育方法什麼也不做，但克服障礙，並在路上散發光亮，但教育工作者不能只滿足於此；只有當每一個學生能無需花費力氣地在內心裡浮現出一獨立自主的教育家時，他們才可以戴上他們的桂冠。」(註 3)

總結

　　啟發中學生最重要的方法有：

- 培養問題的文化。
- 做朋友與同伴。
- 尊重青少年逐漸形成的自由和自我信賴的覺察，而將自己的期望擱在一旁。
- 召開「家庭會議」共同做決定，回顧決策的好壞結果並商議下一步該怎麼做。
- 學習欣賞個別差異。
- 大膽信任青少年；讓他們知道您支持他們，而且渴望見到他們生命所將帶來的一切。

附註

[1] 請見 Karl König 的 *The First Three Years of the Child,* Floris Books, Edinburgh 1998.

[2] Heckmann, Helle. *Nokken, a Garden for Children: A Danish Approach to Waldorf-Based Child Care.* 請向 Waldorf Early Childhood Association of North America 購買。

[3] Bauer, Michael. *Menschentum und Freiheit.* Stuttgart 1971.

以養育和教育做為
預防醫學

生命過程與思想活動

在本書第一、第二篇，好幾個不同文章的脈絡中，我們曾經提到施泰納在靈性科學中發現的，我們稱為不可思議的「思想活動」與包含「再生和痊癒」的身體生命過程有著相同的源頭（請參閱第 14 章之「學習思考」）。

從童年及青少年到成年，思想發展的典型步驟與身體的生長與發展成熟同步發生。思想，源自身體器官的完全成熟，在發展期間逐漸地產生新能力，亦即生長的活動轉換成思想的活動。例如，直接與感官印象連結的幼兒幻想式思想，與神經系統及知覺感官的成熟同步發生。同樣地，下一階段的意見導向思想與身體節律功能的成熟同步，因為意見的形成不外是一種節律性的權衡，以及思維與問題的對策。最後，當新陳代謝及骨骼系統達到完全成熟時，獨立自主的、具辨識力的思想與創造性思考即展現身手。

然而，到了生命最後 1/3 的階段，當身體更新的能力下降，健康的長者出現了新的靈性發展的可能性。由於新陳代謝及四肢系統的性能減弱，因此在更新力量上的「積蓄」盈餘轉而以思想創新潛能的形式出現。從老化的節律及神經感官系統所「釋放」出來的能量也都做為同樣的用途。長者的智慧以一種新的理想主義、成熟的判斷，以及活潑、圖象化的內在生命展現。

細想身體和靈性兩者的成長與發展過程之關聯性，導引出以教育做為保健與預防醫學的新觀點。越能多以不同的方式促進器官系統健康成長的方式刺激兒童與青少年，就越能有效地預防提早老化，並減少疾病的發生。此為本書所有教育建言之目的。

　　當我們思考以適齡教育激勵合於生理原則的器官功能時，最平常的問題是，如果忽視了這些激勵會如何？在神經感官、節律與新陳代謝／四肢系統上的不恰當要求，會讓人在中年之後較容易罹患疾病嗎？這個假設，從醫治三種主要與老化相關之慢性疾病的療效中獲得證實；而這些療法與所推薦的與身體發展階段相呼應的教育方法有直接的相關（請參閱圖 16-1）。例如，在醫治風濕病與更年期症候群患者時，生命史或心理療法效果非常好（如果探索像生命中的追求與意義、仍持有的理想，或以目前的經驗為基礎，尋求全新理想主義的可行性等）。有意識地調整老化變遷、針對生命的最後階段提出新的疑義探究、發展有意義的生活新動力等，特別能預測、改善新陳代謝與運動神經失調的治療效果。比起那些倚賴藥物治療或因循苟且的人，一些能提問獨立問題、再度學習的年長者生活得更有意義。換句話說，幫助青少年成長及「獲得」器官功能的類似方法，也能幫助年長者更新及保養器官的功能。

　　對節律系統的功能失調，搭配療法一樣有效。對冠狀動脈或心律不整的患者，建議改變生活型態，包含學習放鬆，並在白天設法獲得休息時間。處理個人的情感生命再度成為主要的任務，特別有效的是藝術治療（繪畫、音樂、說話、優律司美）。許多患者因為覺察到節律系統及情感相關活動的有效利益，而建立了終身練習某特定藝術的習慣，以維護他們放鬆及行事更具彈性的能力。

　　針對第三種與老化相關之慢性疾病症候群，再一次如同學齡前階段，「尊敬典範」可以很有幫助。當然，這些典範或英雄不再是生命中幫助學齡前兒童調適自己的媽媽和爸爸，而是神話和童話，偉大的靈修者和藝術的真理，以及宇宙萬物和人類進化中所稱頌的典型。無論是第一次發現或最近重新想起的，這些都有助於刺激、安定並堅固一個老人的心—靈生命；結果，他們有生活所需的自信，而且比其他方法，他們更可能長久地與自己衰退的心智能力合作。

　　然而，對於未來生命，教育的影響與個人健康狀態間的關聯，超越了這些基本關係。舉例來說：當一個成長中的兒童經歷父母或老師的猛烈性情，反覆、震驚的暴怒，未來將會如何？大人每一次的暴怒，會使得孩子的身體周邊循環突然地關閉、臉色發白。而當這樣的事情不斷發生，卻又沒能有足夠的關愛及協助、散發與放鬆，以及允許犯錯的紓解經驗，未來將會如何？以這麼特別不均衡的方式「教養」循環系統，會在動脈供血上留下了細微的健康不足的

問題傾向。我們經常看見大人的心靈功能轉化成孩子身體功能的例子。成人的情緒問題重現於孩子的體質，形成易感染疾病的身體。例如，口吃的孩子經常來自一個不至於真的口吃，但卻說話稍顯太快、呼吸略為急促的父母。這樣的例子明顯指出，疾病與命運及發展的議題息息相關，而大人的自我教育及個人的成長能力，是促進兒童健康、教育性行為的基礎。本章節中所呈現的觀點即是以喚醒這樣的覺察，並強化父母及教師自我發展的動機為目標。雖然許多我們的意見想法似乎難以觸及，我們希望，這些觀點能鼓勵您思考可能的關聯性，並進而調適相應的親職或教育風格——以為備用。在施泰納的教育演講中，他舉出了許多可能與未來身體健康發展相關的養育與教育方式，茲列舉如下：

教育的影響	對未來生命的效應
1. 快樂、關注、幸福與愛的經驗	• 物質身體維持較長久的柔軟性，容易與人及環境建立關係
2. 讚美與敬畏	• 愛這個世界
3. 相信生命是美好的，基於對權威對象的愛，有接納的態度	• 對生命有根本的滿足
4. 被教養對世界有興趣	• 增加對人的興趣
5. 從生命中學習	• 生命有安全感
6. 不受干擾的模仿	• 與一己的環境有理解與接納的往來；有開放的心胸
7. 獨立追求真理	• 具備勇氣與自發的動力
8. 接受宗教的意念、宗教氣氛	• 對宗教及個人的差異具包容力
9. 從小學習禱告	• 在老年時能給予祝福
10. 在兒童時如何學習遊戲	• 成人面對生命及其情勢的方法
11. 認識並愛護植物的世界	• 充滿活力的、富彈性的概念
12. 認識並愛護動物的世界	• 強化的意志力
13. 受世界的奧秘吸引；有許多論題	• 對性愛和權力議題有健康的態度
14. 唯物主義的教養	• 降低對世界的興趣
15. 缺乏情感地接受數學定律	• 傾向物質主義
16. 鼓勵以批判或懷疑接近生命的教育（缺乏理想主義的追求）	• 傾向情感耗損

（續）

17. 純理論的文法課程	● 傾向引發胃腸性疾病
18. 與愛戴的權威缺乏基本關係	● 找不到幫助自己的力量
19. 過度強調智能及記憶力的小學教育	● 硬化症傾向以及神經系統提早退化
20. 太早學習判斷與批判	● 傾向嚴苛無情的評判
21. 缺乏藝術的、狹窄的智能教育	● 律動性器官功能性障礙，特別是呼吸傾向過度吸入；傾向壓抑情感及氣喘症候的呼吸節奏混亂
22. 快速的、膚淺的理解	● 心靈提早退化，因沒什麼可深入處理

兒童與科技

　　我們的多媒體和科技的文明吸引了許多成人及小孩的注目與傾心。如果您跟隨著這些導引，就能發展出易於使用的科學技術。

了解科技對人類發展的意義

　　英國 18 世紀中葉的工業革命目睹了產品從手工製造轉型至機器化的開端。蒸氣機的發明及隨後內燃機的衍生提供了量產的革命。當大規模的電力科技應用及家庭電氣化的普及，更易於操作的小型機器以及大量的測量儀器也隨之開發。1854 年，Heinrich Göebel 發明了電燈泡，1879 年，經愛迪生改良而通用於商業界之後，電力的使用幾乎以無法想像的快速普及了全球。電影攝影機與碳粉擴音器也在同一個時期發明。二次世界大戰之後，可以取代人腦智慧的機器——電腦及資訊科技開展，於是，第三次重大的科技革命開啟了。

　　勞動體力、通訊與資料處理的機械化，使得人類在身體、心理及知能方面的工作負擔大量減少了，但卻也同時製造了大量的失業；而且除了貧窮之外，幾乎就是疏離、放棄、消沉的傳染病症候群。數以百萬計的人們不再覺得他們的行動對社會有意義。

由於科技的發展，成果與產品不再直接地與我們的能力與意志力相關。我們個人的工作通常牽涉到自己技術的發展與目標物的相關經驗。因此，在教育上涉及科技的黃金定律是：與機器打交道之前，要盡可能地讓自己能身體力行地工作。歷史上，從人的工作到機械化的工作，其轉型是順著階段發生的。同理，在讓渡工作給機器之前很重要的，成長中及青春期兒童要能熟悉且精熟不同工作類型的技術。如果我們不感激機器為我們節省了多少個人工作，一味地期待機器做大量的工作，而絲毫不期待自己做事，我們簡直就是培養只知要求、不知感恩的態度。

經由養育與教育，讓孩子再次體驗科技革命

引導孩子看見例如輕按個開關，就有水龍頭的熱水、無窮的光或動能……等，都不是理所當然給予的。安排假期，暫時住在一個必須親手洗衣服、親自生火或隔著攜帶型煤氣爐火燒熱水的孤寂農家或原始露營區，你的孩子即能學習真誠地感謝現代科技的祝福。

在工作交由機器設備代勞之前，要盡可能地讓孩子學習自己做事。在視聽媒體隨著影像、聲光、色彩征服他們，威脅、鈍化他們的自創造能力之前，要先確定孩子已經學會歌唱、彩繪、陶土塑形、舞蹈及戲劇表演等。

請與老師研商延緩計算機的使用，直到班級發展相當熟練的基本算數運算能力，尤其是心算能力。為什麼在計算機與電腦成為學校固定的工作伙伴之前，兒童需要理解這些節省力氣的設備如何工作？而且是在兒童學會執行自己的工作之前，以及學會感恩之前？

您個人的使用能源與科技應該可以做為您孩子的榜樣，您應該讓孩子體驗資源並非無限，而科技應該只有當真的需要與適當之時才使用。

避免大自然、人類、社會與科技間的相互關係混淆

完美與優質化在科技脈絡中是可以被理解的。損壞的機器，我們修理；損壞無法修復或過期的版模，我們拋棄。然而，如果我們延伸這種態度去對待人和自然界，則會造成問題。當大人或小孩閒暇時花很多時間親近電腦或電玩，問題會變得更嚴重。我們與人交往時，經常缺乏的——全然的專注，對人的反

應、提問、需求和關心等感興趣——在使用平凡的電腦時卻驚人地出現了。我們越培養這種與機器互動的心理類型（以預期的方式反應，或要求預期的修正方法），我們就越習慣那種與人交往時漫不經心的態度，尤其是面對自然界時。人類與自然的反應並不一定可預期；他們以他們自己獨特的發展及生活的情況做反應。

> 與他人共同生活，我們一定要學習接納錯誤及錯誤行為，而且當這些錯誤無法立即矯正時，也要學習與之共處。我們一定要對新事物及不可預期的事物學習開放。我們侷限在與科技互動的心理模式會潛意識地驅使我們與自己的環境疏離，因此，我們與人們的互動變得越來越「功能不彰」也就不足為奇了。

天文學家與電腦防護專家 Clifford Stoll，在其著作《矽蛇油》（*Silicon Snake Oil*）以及《高科技邪說》（*High Tech Heretic*）中表示，他贊成青少年與成年人適當地使用個人電腦，但反對在幼稚園及小學以及在家中使用——這時應該是一個以發展並培植人際關係為最大前提的年紀。在家庭中，祥和、平靜、抒發與溫暖的經驗是重要的——當我們想到家庭，立即湧上心頭的特質，絕非是電腦。

CHAPTER 18

學習有效的親職教育

　　以下發生在我們兒童門診時間裡的三種景象，刻劃出三種在根本上不同的教養方式，在每一個實例中，「母親」代表陪伴兒童的家長或監護人。

■「安靜坐好！」媽媽正要和醫生說話，四歲的小孩在診療室裡動來動去，一會兒抓起桌上的儀器玩，一會兒嘗試要拿電話。母親開始阻止，有時候，甚至於孩子什麼都還沒有碰到，就說：「坐好──手拿開──那是醫生的──別動那個燈。我得讓你坐我腿上嗎？你想挨揍嗎？」

■ 另一位小孩，在媽媽與醫生說話時，為了得到媽媽的注意，不停地問問題。他對牆上一幅米迦勒（Michael）與龍搏鬥的畫很感興趣。

小孩：媽咪，畫裡面的是誰？

母親：一個人要殺一個動物。

小孩：為什麼牠會吐火？

母親：表示那是一隻龍。

小孩：媽咪，繞在那人頭上的圈圈是什麼？

母親：畫家想要告訴人們他是個好人，所以就在他的頭上畫個金色的光環。

　　〔停了一會兒之後。〕

母親：醫生，他晚上在床上都很不安寧。

小孩：媽咪，為什麼那個人有翅膀？他又不是小鳥！

母親：那表示他是一個天使。

小孩：媽咪，但是世界上沒有魔鬼，對不對？

母親：對啊，你知道沒有呀！現在請你讓我和醫生講一下話。

小孩：媽咪，我要喝水。〔媽媽給他一瓶水。〕

母親：他中午的時候不肯吃飯，我也就不勉強他。

小孩：可是媽咪，你說我愛吃洋芋片。媽咪，我要吃餅乾。〔媽媽拿出一整包餅乾給他。〕

母親：但是我們一個星期只給他吃一次洋芋片，他就不再碰任何其他的了。

醫生：他總吃點什麼東西吧！你還喜歡吃什麼？

小孩：果醬。

母親：是呀！他從罐子裡一滿匙又一滿匙地舀著吃，一次可以吃掉半罐。

醫生：你就這樣讓他吃？

母親：是呀，阻止他好嗎？我想，小孩知道他們自己的需要。

■ 第三個小孩剛開始時自己一個人玩，一會兒之後，他開始四處探索。然後，他走向媽媽身邊，小聲地問了媽媽一個懇切的問題。接著，自己又安靜地回去玩耍。這個媽媽的對話幾乎看不出來干擾。

這些例子告訴了我們什麼有關親子關係的「心靈空間」嗎？

在第一個例子中，母親認為告誡與斥責可以糾正行為。相對地，第二個例子中，母親沒有任何自己的主張與決定，完全聽任孩子的要求。在第一個例子中，小孩的意志力無法茁壯成長，因為他不被允許擁有自己的經驗；第二個例子，小孩的意志力同樣地無法茁壯成長，因為他並沒有從父母身上經驗到必要的阻止，「教導者的意志力」沒有做為阻力出現。

這兩種不同的態度：權威原則（大都是在童年時潛意識地由父母那兒吸收來的）與反權威原則（或「放任」的方式）正好相反，但每一個都以非常特別的方式塑造親子關係的「心靈空間」。在第一個例子中，只要孩子有任何主動的行動出現，母親就立即威脅孩子，以壓制、修正他。這種方式，孩子承受至極端時，可能沒有選擇餘地，除了被動地適應，要不就是訴諸採取攻勢的觸怒。第二個例子中，母親以融合感壓制女兒，使得小女孩無從尋求必要的阻力。這種沒有界線的放任之最終結果，使得孩子不得安寧、無確定感、無所適從、暴躁不安，而且苛求——所有都諭示著孩子正在找尋恰當的行為模仿。

至於第三個情形：孩子自己決定找一個他覺得最感興趣的地方安頓下來。一會兒之後，他感覺大人的注意力不在他身上。因此，他走向母親，問一個問題，以確定自己是否還「有關聯」。他的媽媽不是立即回答他，就是短暫地將他

抱在膝上，直到他能夠輕聲地回答他。這之後，孩子「飽滿了」，就又自己回去玩了一會兒。不時地，視他的疲累而定，他漂流在一來一往的對話裡，有時候甚至對醫生說話，以確保自我仍然存在於醫生與母親發展出的「心靈空間」裡。在這個例子裡，在小男孩與家長之間存在著一種真實的彼此協調。不需要像「不要那樣」、「別煩我」或「你不准那樣」的話，也不需要冗長的解釋。很明顯地，這位媽媽言行合一，而他的孩子信任他。他並不需要為了看醫生，做任何特別的事「預備」他。

當然這三個例子都有其發展歷史。這些孩子在他們出生的頭幾年裡是如何被養育長大的？最後一個例子的母親一定在孩子兩、三歲時，就對孩子的心理需求有真實的理解。他的態度是開放的，對孩子付出關心，而當必要時會阻止他的要求。當他一歲，開始學會每一件事，而非花媽媽許多的工作時間追著他後面說：「不可以」和「不可以亂動」。媽媽給他一些好玩的東西，將他放入圍籃裡。他知道小孩什麼時候餓了、累了，是否需要關照或者想要自己活動。當必須加以阻止時，他也許只說一次或兩次。如果小孩還「聽不懂」，媽媽就溫柔地將小孩抱開，遠離誘使他碰觸的諸如電插座等，到另一個小孩也可以看得到媽媽的地方。媽媽邊動作邊說話，但都是基於當下的情況邏輯以及必要性而定。小孩覺得自己包含在母親的心靈空間裡，而大人們的言行是合一的。當孩子變得越來越獨立，我們可以允許他塑造自己的空間，雖然那多少仍與母親的空間重疊。當母親必須阻止孩子的要求時，他所針對的是事實情況，而不是出於情緒反應。他的兒子經驗到這種奧妙、有價值，而且只有大人才有的客觀評論。當小孩需要安慰及陪伴時，媽媽完全地接納包容，但當必要時，也能說「不」。這種出於摯愛的接納以及一種強化自我感的交替應用，為健康的自我信賴奠下基礎。孩子絕不該被期待做決定，決定權最好留給母親，因為母親對情況有更適當的領會。

我們相信，這位母親也曾懷疑自己是否做出「正確」的決定。然而他沒有讓小孩知道母親的不確定感。無論他做了什麼決定，他就是去做，而且盡可能地使之成為確定。

如果您認為自己還沒有這位媽媽的這種能力，而且如果您在處理小孩時已經做了「錯誤」的決定，現在應該怎麼辦？如果在某些情況，您擔心孩子會失

控，您不確定自己該說什麼或做什麼，該怎麼辦？能記得幾項經得起時間考驗的原則是有幫助的：

- 謹言慎行，言行一致很重要，這也包含家庭其他成員在內。如果您告訴孩子某些事情是應被禁止的，您的決定就要有約束力，不能因為孩子哭訴與請求而放鬆。

- 不讓自己被激怒，如果您的孩子鬧彆扭，甚至想激怒您。您應該分散他的注意力，做點別的事情，直到他對自己的表現厭倦為止。

- 看重自己所做的事：記得您是為什麼而做，即便表面上看起來沒什麼價值的活動，也不讓自己流於消遣娛樂的樣子。只要有可能，請讓您的孩子一起參與您的活動，不一定限制在「教育性」裡。不必告訴孩子您的源起計畫，只要讓孩子分享您的重要的和喜歡做的事情。

- 每晚回顧白天的事：您的孩子今天如何？他體驗了什麼？您或其他照顧者的態度是否符合孩子現階段的需要？孩子處於哪一個發展階段？什麼發展步驟已經完成了？未來還有哪些發展的？這個階段，他需要您的是什麼？您犯了什麼錯誤？

如果您已經能與您的配偶進入這些建議的討論，您們可能決定撥出特別的時間，互相提醒是否言行一致。例如，您是否說了告誡的話，但並沒有接著執行？大人的規矩原則態度一致，對小孩而言是種莫大的祝福。反之，養育兒童，再沒有什麼事比父母親在規範上的不一致更具破壞力的了。

假設讀者使用了本章的建議之後，仍覺得困擾，請就近尋求兒童輔導諮詢機構以便進行完整的諮詢與協助。

從大家庭的日常生活範例，探討兒童的教導問題

爭吵

通常，在大家庭中，最好讓孩子們自己想出和睦相處之道，大人不要介入。有經驗的母親知道，他無需每次聽到一點小爭執就要看小孩。然而，當孩子們安靜如鼠，適時的檢查可能防止浴缸滿溢或其他災害等。當聽到尖叫或椅子翻倒聲，那是兒童不直接說：「我們需要幫忙！我們自己無法解決！」的表達

方式；這時，媽媽需要出來制止。因此，媽媽安靜地站在門口，察看混亂，試著理出到底發生了什麼事。是孩子們因為玩太久，太累了？是因為這個遊戲不適合小小孩，所以他們吵起來？此刻，他可以期望他們每一個人什麼？

一個哭著的小孩向他撲過來；另一個馬上說：「我沒有打他。」年紀最大的生氣地大叫：「他們甚至不讓我自己決定我娃娃的生日餐會吃什麼。而現在安妮根本不來參加生日會了！」他生氣地哭著衝出房間。

這種情形，責罵無濟於事——他們自己已經很難為情了。不要問吵架的問題，他們會哭得更厲害。但可以問，像：「你的娃娃幾歲了？三歲？那麼大不是可以吃好幾道菜了嗎？你們想煮什麼呢？」幫助他們安靜下來，同時也引導他們如何能包容每一個人的願望：「你們兩個人，來幫忙我做晚餐。其他的人收拾房間，這樣，餐後我們就可以一起聽一個好聽的故事——注意，不要讓娃娃玩得太累了，這樣他才有力氣一起聽故事。」這個方法停止了煮飯的吵架、導引遊戲結束，而且給了孩子一些事做，還有一些可以期盼的事情。如果一個孩子到上床時間還悶悶不樂，問些有幫助的話：「你們還會是朋友嗎？」如果情況明顯不是的話，通常在他的耳邊悄悄地說：「你知道我們不生氣地上床，我可以幫你告訴安妮，在內心深處，你其實很喜歡他的，好嗎？」這樣就夠了。即便孩子不確定是否如此，但媽媽確定，媽媽即可悄悄地在安妮的耳邊這麼說。

羨慕和嫉妒

在甜點時間，十歲的莎莎很快地又幫自己拿到盤子裡最大的蘋果。13歲的湯姆怒視著，但沒說什麼；可12歲的凱玲則抱怨地說：「他總是拿走最大的蘋果，你們讓他就這樣拿，很不公平！」父親問：「你們覺得誰該得到？」一陣沈默，凱玲說：「可能是你，或媽媽，或也許我們應該輪流。」父親：「有時候小一點的蘋果反而是最好吃的，但是你知道嗎？昨天莎莎一個人洗一大堆碗盤，他一點抱怨都沒有。你想，你可以讓他這一次得到最大的蘋果嗎？」

這件事情只呈現出羨慕與嫉妒多層次問題的一個面向而已，當牽涉的人真的彼此相愛，打擊可能特別強烈。

在決定如何處理這類問題時，先了解當我們認為我們（或其他某人）比爭論中的人更應該獲得時，我們羨慕會有幫助。我們不喜歡承認我們嫉妒或羨慕

某人某事，我們就以公平或不公平的字眼取代，合理化我們的感覺。因此，我們不談羨慕或讓渡，反而我們說某件事公平或不公平。我們表面上正當理由的評論和某種誇大其辭的道德藉口，在背後隱藏了我們的嫉妒和不贊成。如果我們真能了解其中關鍵，就能避免或去除許多爭吵及負面的批評。

這種方法、態度幫助兒童學會：生活中並沒有天下皆準的道德原則，只是要在每一個個別情況裡，一再地尋求更新的決定、更正確的行事方式。以這個餐桌小事件為例，解決之道可以像：下一次，「渴望強烈」的孩子可以選最好的蘋果，然後分給他認為最應該獲得的人；或是有一段時間讓他分送點心。然而，如果他只感覺受到道德譴責，和得到「獲得最大、最美好蘋果的快樂是不合理的」之印象，他的情感將受危害。終究，顯露兒童的缺點，沒有給予修正行為的機會，將會侵蝕兒童的自信以及快樂的感覺。像這樣的事件，如果您利用機會鼓勵新的考量層面或其他正向的特質，即能強化兒童的品格。

收拾整潔

如果一整天跟著其他家人後面收拾東西的話，媽媽很容易就覺得受不了了。唯一解決的辦法是：從一開始，大家就一起動手收拾、清潔房舍。引導孩子看見當每一樣東西都回歸原位時，是多麼美好的一件事。如果讓孩子從小就參與，到長大一點，漸漸地再轉換特別的工作責任給他們，他們將為能做需要做的事情感到自豪，尤其是大人總是察覺並肯定他們的努力，即便他們還無法將工作做到盡善盡美之時。

一些可以在轉換過程中協助養成責任感的小原則：

- 開飯之前，孩子的書包必須放在他的書桌旁邊，不是任意地放在地板上、門旁角落邊。
- 外套掛在衣櫥裡。
- 洗好手。
- 讓孩子自己決定以週或月為基礎輪流幫忙做一些家事。
- 父母親不可以忘記學習收拾整潔就像其他自我進步的努力一樣，也是種動機與意志的自我教育，要適當地獎勵，給予感謝與讚許。

- 避免經常問些，像：「你已經做好了嗎……？」「你不是要做……」等的問題。選擇適當的時機問這些問題特別重要，這樣才不會讓他們聽起來像「處罰」，或當您的孩子才剛出一些差錯，您的問話即變成在傷害上外加羞辱。最好留待孩子情緒好的時候才問。

- 如果可以避免不斷地提醒、責備或糾正孩子，偶爾您將這些家事視為自己的工作。或者，為給孩子一個快樂的驚喜，就做了。

- 當您的孩子到達上學年紀之後，請養成晚餐之後大家一起收拾的好習慣。當每個人只是做一部分，事情可以很快完成。

- 最重要的，別以為維持家庭的整齊與清潔是一個可以永遠「解決」的問題。很重要的是接納您的家庭實際可達成的「整潔」程度。總之，應該為生活而整潔，而非為整潔而生活！

動機與意志力的教育

概觀

如何培養兒童的意志力、勇氣與自我認同感？大人如何幫助孩子發展挑戰人生的意志力？我們正常的身體能力並不能「自動化」地幫我們行使理解力與尊嚴，人類的行為是從發展中學習而來的。我們所有的行為必須透過模仿、洞察、經驗以及行動中獲得，即使是很「自然」的事情，例如吃飯、睡覺、醒來以及性問題等。一切都得透過學習、練習，並經由生命的所有面向，有意識地培育而得；人類的遺傳因子與本能必須透過學習的過程加以強化。當孩子因為「還不會做」所有的事，而且還得學習所有的事而感到挫折時，我們大人關愛的陪伴是必要的（請參閱第 16 章之「幼兒園的一天」）。意志力與動機不同，動機屬於情感層面，實踐則是意志力的問題。

人類的智慧與心性需要後天培養才能發展。人的意志力需要經歷內在及外來挑戰的培養，經歷能力極限及耐抗力的考驗，才能閃亮出所需的新力量。訓練意志力有三個黃金定律：

有意識的反覆做可以培養意志力

施泰納曾經在一場教育演講中提出意志力發展的基本原則：我們的智能覺得很無聊的「反覆」，卻是「穩固」我們意志力的基礎。優秀的鋼琴演奏者都知道，每一次的反覆練習都會有強化的效果；但是，如果疏於特別的指法練習，只要幾天，他們的整體彈奏就會變差。發展一個習慣或行為並不是一次的努力，而是如實地奉行每一個小步驟，最後才能達成我們期待中的能力。如果您很快地中止了，做什麼樣的解析也沒意義。少即是多，寧可幾年內不間斷地練習幾件事，也不要讓自己淪入長期地時光虛度之後，再企圖要在幾週內改變自己的情況。我們若是經常無法貫徹自己的決定，這將會削弱我們的意志力。若

反覆如此，人會開始懷疑自己的能力，甚或終致不再信任自己能嘗試什麼事情。

我能做我想要做的事

　　「任何我想做的事都可以學會」的感覺對兒童而言是非常重要的。兒童反覆練習，大人陪在一旁耐心地支持，直到目標達成。對任何形式的意志力訓練，讓兒童感覺「我有能力完成，我不會放棄」是重要的。而且，他們已經學會了許多技能，最近的挑戰不過是再多學一件事情而已。

任何決定都比沒決定好

　　做決定對許多人而言是困難的。在這方面，兒童需要有值得模仿的典範。最能幫助克服優柔寡斷的是覺悟做任何決定都比不決定好。換句話說，試一個可能解決問題的方法，然後再看我們所做的決定是否正確，或需要再修正以使之正確。假使果真錯誤，這只是另一個採取新行動的機會。能承認錯誤並從中學習，一樣具有模仿價值。兒童能跟在自信而且能掌握決定的大人身旁，是非常好的。但是，在兒童年紀小、還不足以了解事情可能的後果之前，讓孩子做決定卻是不好的，因為他們無法承擔後果。

　　為能有意識地做決定，我們需要具備有：

- 對所判斷事物的覺察（能力）。
- 斟酌正、反面影響的能力。
- 願意承擔後果（負責任）。

　　兒童能經驗大人的行使決定，但是在青春期成熟之前請不要與兒童討論事情，也不要要求兒童做任何決定。

意志力發展的三個階段

　　由觀察兒童意志力的各個階段發展可以看到孩子所發展的一小步，實為人類歷史發展上跨越的一大步。古代，大多數人的行為由外在權威操控。直到耶穌出現，人類才由「你應該」過渡到「我要」。在此過渡時期中，一個特別鮮明的例子便是聖經中行淫婦人的故事。人們將一行淫的婦人帶到耶穌那兒。眾人

問耶穌:「根據摩西律法,我們要把這樣的婦人用石頭打死;你說我們該把他怎麼樣呢?」耶穌告訴這些控訴者說:「你們中間有誰是沒有罪的,誰就可以拿石頭打他。」結果,人們一個接著一個離去。當只剩下耶穌與婦人時,耶穌允許婦人依照他個人的意願決定離去。

學齡前兒童的意志力練習來自榜樣學習與行為模仿,接受外在的啟發與引導。到了上學階段,兒童則大都憑喜歡或厭惡的感覺決定自己是否願意學習什麼,或做什麼;這個階段兒童的行為動機不再只是由榜樣引導,通常是來自愛的教育引導或因為害怕被譴責而產生。到了青少年階段,成長中的年輕人擁有自己的判斷能力,不再受周遭環境的影響。也就是說,他們會自己做決定並陳述理由。如果該階段的行為能力仍停留在榜樣導引或憑感覺決定興趣與否,即表示兒童尚未成年;也即是說,他的「意志力尚未發展成熟」。

情感與思想必須達到一定的成熟度,才能掌握自我的意志力,並清楚自己的動機。因此,教育者必須體會兒童「當時期階段」的心理發展。要求兒童完全服從,或威脅、強迫,或不允許孩子表達意見的教育方式,都是不對的。意志力的教育應關照到兒童不同階段的需求,並以兒童的成熟度與特質做為依據。其中最重要的是,以愛與典範做為兒童行為原動力的教育。在這基礎上,兒童自然不是因為獎勵或譴責,而是真的愛自己所做的。

集中注意力、安靜、慎思,及喜樂

集中注意力

對兒童而言,與大人一起仔細地觀察某些特定的東西,或看著大人全神貫注地工作,可以為他們自己正發展中的專注能力提供最佳的範例。

培養注意力與集中力的重要事項:

- 對事物的興趣。
- 溫暖而靈活地觀察。
- 安靜的思量。

例如,給予足夠的時間,讓孩子專心地拆封並仔細地看收到的禮物;讓每一個禮物都是被真誠地「收到」,而不單是膚淺地接受。如果孩子一下子收到了

很多禮物，不要讓他們一次全部拆封；要讓他們一次拆封他們「消化」得了的份量。其餘的，等晚一點或甚至幾天之後再拆封。

安靜與慎思

如果我們觀察人們在預備重要的勞務或藝術性的創作時，我們可以看到他們如何將自己的精神「集中起來」，而且變得安靜而專注。他們越能在工作前投入專注與靜心，就越能將他們的心力與技巧展現出來。對成長中的兒童而言，能有一定的次數，讓一些散發平靜、安定的人環繞在他們的周圍；或在閱讀或觀察時，讓他們只是安靜地坐著或全神貫注，也都是好的。有時，受到這種寧靜氣氛的影響，兒童甚至不敢和沉靜中的大人說話，他們只懷著被注意的希望，在旁邊找點別的事做。一個總是來去匆忙從來無法沉著完成事情的大人，不可能成為沉靜與專注的榜樣。我們能如何示範兒童專注的榜樣？要學習對我們從事的工作真正下決心做。那需要沉著、冷靜並從容地執行，而且是與行動合一的唯一方法。

侵略性行為

從幼兒園至小學低年級兒童天生傾向好動而活躍，以致時而有身體上的碰撞、推擠、捏掐或搶玩具等行為。這些我們所謂的侵略潛能或侵略性行為，其實不過是兒童在身體層次上尚未能完全駕馭自己的意志力，因此無法引導自己的身體朝向特定的行動控制。好動性和侵略性的潛能是相同的，侵略性只是沒有適當引導的好動性，所以特別重要的，要讓傾向無法安定的和傾向侵略性的兒童能經常有足夠久的身體活動，藉而引導他的潛能往好的方向發展。至於修正兒童的行為方面，通常需要慎重處理，這也許需要幾組家長的合作，以幫助這些兒童在家裡、在庭院裡，或其他類型的勞動工作裡，獲得充分的身體活動機會。但別忘了一項人們最熟悉的，最平常的「行走」活動。過去，兒童每天大約必須走半個小時上學，因而他們有足夠的機會鍛鍊自己的意志力和專注力。在行走的路上，沿著道路，他們每天看到相同的事物，或體驗季節不同的變化。他們遇到許多人，有時是同樣的一些人，有時是一些新面孔。在這樣一再反覆的練習，一再看到相同的事物，卻又總有些變化的日常活動裡，不僅可

以鍛鍊意志力,同時也是一種最健康的體力活動。在當今兒童以乘坐汽車或是公共交通工具上學的年代,很少人能保有例行性走路的機會,這對身體的穩定度與意志力的訓練非常不利,而免疫系統的活化也通常與此相關!

在教養特別具侵略性兒童的另一個要素是發展說話和講故事的家庭文化,剛開始時最好先大聲朗讀點什麼,接著再回頭談論內容。請多留意可以交談的機會,例如在廚房、爬樓梯時、散步去河邊,或者開車、吃東西,或看電視時;打開話匣子最好的方法是提出您的孩子可能感興趣的問題或想法;而口語上的分歧(爭吵或調解)是卸除鬱積侵略的最好方法。

喜樂

歡喜地做,愛自己所做的,這種心情態度是在工作與學習過程中最美好的動力;這樣的時刻,人完全「融入」自己所做的事情之中。相對地,獎勵與處罰以一種特別的方式鍛鍊我們的意志。然而誰不傾向返回經驗快樂的情境,而逃避不快樂的經驗?基於人類對獎懲的本能反應,兒童將更難以掌握獎懲的概念,因此透過獎懲,將促使兒童形成依賴他人的正負面評論;這不符合自由意志教育原則。如果您要教養孩子成為自由的個體,就需要有不同的方法。將「行動自由」放在心上,仔細地觀察孩子的活動,您的孩子是否有足夠的活動機會?無論多小的活動,基礎都是發自內心的動機,而且是孩子為了自己而經驗的有意義的連結?您是否為他立下典範,提供他喜歡而且是必要的模仿活動?

施泰納經常強調,真正的自由及自發性的行動是那些出於「愛」的行動。出於懼怕或期待獎賞而達成的行動是依賴的行為。只有當兒童學會採取一己的主動性,最重要的是「愛他們所做」,才有可能發展行動的自由。(註 1)

處罰與獎勵

當一個小孩突然衝撞父母所設的限制,他意圖反叛,而且對抗大人時,他感受到不和諧,他的自我經驗劇烈地痛苦。相對地,如果父母只是觀看,允許孩子的衝動活躍地發揮出來,或者父母偶爾允許孩子做一些平時禁止的事,孩子的意志可以自由地發展,孩子會很快樂,因為他「為其所欲為」,他的「意

志」得到了認同。妥協、禁止、承諾、請求合作、轉移注意力或威嚇孩子——從處罰到獎賞，大人有這許多方式可以嘗試去影響兒童的行為，而這些範圍也存在著許多反思的空間。

身為父母或教師，我們如何學習在這個範圍裡做出對孩子最好的考量？

我們透過以下的問題與範例幫助大家澄清此一議題：

- 我的孩子偷我的東西。（四歲）
- 他太具侵略性了，我的手已經失控好幾次，我曾賞過他巴掌。我那樣做，在情緒、心靈上，會傷害到他嗎？（兩歲半）
- 我的一個五歲小孩，像他哥哥一樣很肯定地說：「那不是我做的！」但我完全知道他說謊，我該怎麼辦？
- 我認為我們應該每天至少讚美或獎賞孩子一次，以加強他們的自我價值感。
- 我的 14 歲少年毫無顧忌地將音響開到最大聲。
- 他為什麼不幫忙做一點家事？他的東西都到處亂放，我做錯了什麼嗎？（13 歲）
- 他變得很懶散而且對什麼都沒興趣；我該怎麼辦呢？（15 歲）
- 他很生氣，所以把窗戶的玻璃打破了。（八歲）
- 我告訴過他不要碰我喜歡的花瓶，但他不聽勸阻，硬拿，結果一個漂亮的花瓶就被打破了。（三歲）
- 我已經很大聲地喊了兩次吃飯，但還是有一個小孩沒到餐桌來。
- 我們家一直都有足夠份量的甜點給每一個人，但還是常常為了甜點爭吵！

這些是我們在兒童門診中，經常從家長那裡聽到的不同種類的規範議題，他們問：「我們該如何根據實際情況與小孩的年齡需求，做正確的處理呢？」

無論在小孩或成人之間，衝突意念在所難免。誰可以說誰該做什麼？誰該聽誰的？誰有這個「權力」？這些都是現代生活中最敏感的問題。在這個講求平等與共同參與的時代，我們變得越來越能察覺個人自由與自我決定的需求。然而生活中仍然充滿侷限、困難的工作與必要性等。個人在社會裡行使職責——無論是在家庭、職場、遊戲區或閒暇之時——我們都必須在社會接受的方式裡拿捏我們的意圖或行動。如何不以表面行為做為獎賞或斥責的條件，而以孩子發自內心意願的動力展現自己？最重要的是，讓孩子自己歡喜地做、快

樂地參與，並帶著感激與認同工作價值的心情參與活動。

處罰的例子

學齡前幼兒

當一個三歲兒童不小心打破了媽媽心愛的花瓶，他應該學習知道「自己做了什麼事」，經驗事情的後果：看到媽媽的傷心，看著媽媽收拾碎片，清除掉混亂。因為這個年紀的模仿能力很強，他也會感受到他的憂傷。但媽媽需要了解像「你不可以碰這個，你可能會把它弄破」之類的命令對於這個年紀孩子是不合適的。珍貴的花瓶不應該放在幼兒拿得到的地方。在這個年紀，如果媽媽很珍視而且也喜歡把玩、搬動某樣東西，小孩也會希望「擁有」這個東西。但是如果小孩拿不到這個東西，他就會以自己的想像力創造一個替代品，好像自己也有一個一樣。

對學齡前幼兒，身教重於言教，做的比說的更有效力。花瓶放在什麼事也不可能發生的地方，孩子拿不到，等於告訴孩子：「你不能碰」。孩子需要「事實」的邏輯，而非「解釋」的邏輯。對這種年紀的小孩，大人的行動越清楚與肯定（不是說一堆，或不斷重複的解釋），學齡前幼兒就越不會爭辯或受激怒。他們在大人的正確行動中也會模仿、做有意義的事，並學習謹慎合宜地表現自己。

從抽屜中拿走錢的四歲小男孩，其實不是故意的，因為他經常看到媽媽這樣做，這是一種模仿而非偷竊行為。「偷」玩具也是同樣情況。在這個年紀，孩子尚未能理解世界並不完全屬於自己。他們需要大人一旁協助，在父母帶孩子回家之前，先幫孩子將朋友的玩具歸還原位。

在進餐時，儘管您已經要求「守規矩」，但是孩子弄得一團亂，還在餐桌椅之間嬉鬧、跳來跳去，這種情況該怎麼處理？這裡的問題是，孩子已經知道您可能不會執行您所說的話。過去，在小孩頑皮時，您可能——笑笑或威嚇地——對他們退讓；或父母親之一說：「啊！讓他們去吧！」這種情況，唯一能恢復管理的是父母親行動要一致，成為一家之主，否則必須尋求專業人員諮詢。

　　一個五歲小孩說謊又如何呢？他完全知道自己做了什麼。大人應該清楚地告訴他，您知道是他做的；您的反應也需顯示出您了解他說他沒做是因為他不想自己是做那件事的人。大人堅定的眼神以及揭穿謊言的態度，將發揮教育功效。為了孩子更進一步發展的緣故，孩子需要您相信他的悔過，而且您要讓他知道您是從他的謊言中看出來的。

　　經常控制不住自己的父母應該自問：我這樣的行為，和我發脾氣的小孩是否沒有兩樣？

　　有些人經常在要求小孩安靜、遵守規矩時，無法控制自己而爆發出情緒來，這對孩子的身心發展其實有負面的影響。在幼小年紀，任何驚嚇都會延伸進入他們的器官。再者，大人打小孩，大人即做了一個極不良的示範，因為大人的反應與小孩的問題情況完全無關。幾乎可以確信的，當機會來臨，單只為宣洩遭受的不公平待遇，孩子會模仿，也去打弱小的小孩。成人之後，他可能會納悶為什麼他是一個傾向毆打別人的人。

小學兒童

　　這個年紀，兒童即將準備好專注於決定如何彌補自己所造成的損害。然而，只有等到他們受到道義心的吸引，他們內在生命的發展，足以讓他們聽見自己個人的「天良之音」時才可行，但這很少發生在九歲之前（請參閱第 16 章之「青春期前的求學階段」）。此外，道義心的發展取決於時間過程中的幸與不幸的命運、損傷與受惠的經驗等；換句話說，是在真實生活的情況中，而非道德的訓斥中發展的。

　　那個打破玻璃的八歲兒童應該看到破掉的玻璃暫時以一個厚紙板或一塊布簾遮著；所以他了解窗戶無法透視，損壞的地方仍然在那兒。如果可能，裝新玻璃時要讓這個孩子在場，這樣他可以經驗在修復損害時，需要投入多少的工作與努力。這裡，再一次地，母親應該考量意外發生的周圍狀況，並且細看是否有任何事是他可以處理得更好、更不一樣的。

　　另一個更常見的例子是：晚餐已經準備好了，但是還有一個小孩沒回來。晚了 15 分鐘之後，他氣喘吁吁地趕回來。他說，他不想在一場球快結束前丟下球就走。這與習慣性遲到或媽媽的話在他心中份量不足而忽視媽媽的叫喚完全

不同。他很清楚他的確應該準時回家吃飯，但他真的想完成那場球，那是可以理解的。這種情況，媽媽可以說：「我很高興你打完了，我以為我們要自己吃飯了。」但是如果因為大人不一致的行為導致兒童的習慣性遲到，這個家庭就需要重新一起發展良好的習慣，並制定新的規則──包括遲到了該怎麼處理。小學年齡的小朋友喜歡出主意，遲到了該怎麼處理，可以由他們自己提出意見。

青少年

　　到了這個年紀，青少年越來越應該要強迫自己「處罰」或「改過自新」；大人只要在他們做決定時提供意見或協助即可。青少年需要練習順應自己的行為合乎周圍環境的要求。他們應該設定自己的學習與工作目標，並監控自己的進展，且承擔錯誤行為所造成的後果。您14歲大的孩子知道家裡的每一個人都同意要保持低的音量，所以當他將音響開到最大音量，那不是故意挑釁，或許就只是疏忽了。合宜的方法是，輕輕地提醒他聲音太大了，如果他不理會，而繼續挑釁時，請告訴他您必須重新討論這件事；然後，暫時聽其自然地放下。當這個問題在「家庭會議」中被提出時，很重要的是，一定要他在制定新協定時採取主動的角色。假若整個情況惡化，膠著到幾乎不可能有共識的程度時後續問題的處理，可能只好請中立的第三者或家庭治療師協助了。

　　會把自己的物品四處亂放的13歲女孩，應該被容許在自己房間內可以如此，但在屋內的其他房間則不可以。這裡也一樣，重要的是達成可以重新檢視並且更新或調整的清楚明白的協定。在這個年紀，「處罰」包含了要有為自己行為做補償的個人體悟，而「獎勵」則是當事情圓滿達成時的欣喜與對人的感激。青少年甚至比小小孩更需要嘉許與認同，即便只是個微笑或一個表示您已經注意到他們的努力的小小表情，而不是視為理所當然。

　　如果您的青少年孩子傷害了別人，您應該也一起思考他可以做什麼來幫助或使傷者覺得快慰。如果他偷了或損壞了什麼東西，應該適當地歸還、彌補或更換物品。然而這樣的事件，通常也顯示出您的青少年孩子可能與您缺少對話或親近聯繫，也可能懷抱著失望以致無法解決問題。這也許需要找到其他可以與他對話的人，因為在這個年紀，父母可能不再是做這件事的適當人選。

獎勵的例子

■「當我們爬到山頂時，我們全部都可以喝果汁！」當你們在長途的徒步遠足時，這種激勵可以對您家中成員疲累的肢體增添速度與力量。這種情形，這個獎勵確實與你們花費的努力相關，而且能幫助你們歡樂地達成目標。

■「如果你很快上床，我們就有時間再講一段故事。」這也是一個合理的獎勵，因為如果孩子不趕快，時間太晚就無法說故事了。

■「如果你能幫我跑去街角商店買麵包，你就可以為自己買個冰淇淋。」這種情形，行動與獎勵之間沒有關聯性。但下面的情況就不同了：如果瑪麗安在捨不得離開洋娃娃的情形下幫忙出去買麵包，回來時，他經驗到媽媽對他願意幫忙的感激。甚至，他可能發現洋娃娃的頭髮上有一個可愛的紅色的新蝴蝶結。

　　讚賞會如何呢？認可與讚賞能強化兒童的自尊與自我認同感。他從您對他的成就的愉快經驗中學習到他所做的事情的某種意義。然而如果您的讚賞是強化且誇大的，他將會有點驚訝地學到他所做的某些事情是如此地值得稱讚，而且他可能會認為，其實他根本就可以做出些不同的事（而且可以減少一些該做的）。這種疏離類型的方式是不好的，特別是對於學齡前的幼兒。

　　當您的孩子有比較急切的渴望，想得到什麼，您永遠都應該嚴肅看待。有時候有些東西可能是立即的需求，所以應該馬上購買——例如娃娃屋門上的鉸鏈。但是其他的情形，就得等到下次生日或聖誕節了，像是「也許到時候我們可以想辦法買」。在第三個例子，也許可以考慮轉換孩子急切的渴求至別的事情上。例如不買玩具槍，買個球或「射鏢」。然而，是否要滿足孩子特別的願望，不應該拿來做為獎勵或處罰。

　　究竟「金錢」是否可以成為一種恰當的獎勵？如果孩子洗碗盤、清理房間、接受使喚等，我們付錢給他們，我們就教導了孩子錯誤的社會態度——這聽起來有點不得人心。也即是說，工作的主要目的是為了個人贏得物質，而非為了幫忙他人或使他人快樂。當孩子是被付錢做日常雜務，他們通常會花這些錢購買他們認為父母親可能不會認真看待的，或不可能會讓他們擁有的。結

果,他們開始下意識地認為,當要實現個人的渴望時,他們就得自己照料,因為在這方面他們不能對別人期待太多。反過來,如果您的孩子感受到您重視他們的需求與渴望,也感受到他的工作對別人是有幫助的,這就立下一個非常好的社會價值根基。那就是,我們透過我們的工作服務他人,他人也關照我們的需求。如果我們在兒童的內在鼓勵這樣的態度,慢慢地我們即能變化我們當今展現的幾乎全自我中心的生活態度,進而轉入一個像兄弟姊妹般友愛的、合乎經濟效益方向的社會。

另一種情況當然就不同了,例如當您的孩子需要存錢買比較大的東西;這樣的事情,幫助他使他能購買得起是恰當的。大約到 10、11 歲左右,很重要的是孩子要能知道,我們必須賺取金錢才能購買東西。在這個要點上,家長才可以因工作而付錢給孩子;但在這之前,孩子工作只是因為自己喜歡或是為了讓別人高興。付錢的最高原則是工作出於自願,覺得值得這麼做。

不恰當的獎勵會養成自我中心的生活態度,做事情不是出於自我意願,而是優先考慮表彰、美名與經濟利益的獲得。

不恰當的處罰則會導致態度上,讓孩子以為不守規矩與犯下錯誤是本質的敗壞或「邪惡」;而「討人喜歡」、不犯錯,是事情的正常狀態。如果在學習和成為人的過程中,我們不能理解人不可能不犯錯、不失敗,或不失誤,我們即是在自己周圍建造一個無過失及道德完美的外觀或假象。不過,努力從經驗中學習,修正我們的錯誤及不完美,並能允許犯錯,都是獨特而普遍的人類特質。

當今,兒童的意志力教育比往常更需要受到重視,而且,家長與學校應視其為與智力發展同等重要的能力。

附註

註1 Stiener, Rudolf. *Intuitive Thinking as a Spiritual Path: A Philosophy of Freedom,* Anthroposophic Press, New York 1995.

CHAPTER 20

睡眠失調與其他困擾

　　本章我們將討論一些經常被問到有關父母注意到的兒童怪異行為或身體失調問題。要弄清楚這些問題的精確原因可能需要與家庭醫師或兒科醫師大量的對談，有些個案尚有轉介至兒童／青少年精神科醫師的必要。然而，大部分的家長通常只要有一點對於兒童了解上的幫助，和規矩上的建議就足夠所需了。

睡眠失調

不能一夜安眠

　　以下幾個例子顯示出兒童睡眠問題有多麼大的不同：

- 一個九個月大的嬰兒常於半夜 11 點至 1 點之間醒來，只要繼續留在床上，他就會安慰不了地直哭。最後爸媽只好屈服地打破原則，抱他到媽媽床上。結果，他立即安然入睡。有一天，爸媽偶然發現，除了嬰兒床的欄杆，嬰兒床與外牆間沒有任何隔離。於是，爸媽在嬰兒床頂掛上紗布帷帳，孩子即整夜安睡。原來，沿著牆滲入的涼風吹著了嬰兒的頭部，以致他總在半夜驚醒。

- 一個兩、三個月大的嬰兒每晚準時地於 11 點 12 分醒來，過了約 30 秒之後又熟睡了。花了好一段時間之後，父母親才發現，原來是高空中模糊的噴射客機經過的聲音將嬰兒吵醒了。

- 一個學步兒終於可以關著房門入睡，他的父母對此成績感到非常高興。但有個晚上，一陣突來的強風吹過煙囪頂，製造出一個類似遠洋巨輪的低沈霧角聲，他尖叫著驚醒過來，從此不願意在黑暗中睡覺，關著房門睡著更是不可能。

■ 一個在爸媽房裡睡覺的嬰兒每晚哭啼，即便在媽媽床上一樣無法安眠，以致全家也不得安眠。他們耗盡整個小時進行例行奶瓶、歌唱、遊戲等活動，但這些影響都維持不長，戲碼又得從頭上演。當情況呈現加重緊急時，爸媽將嬰兒放回他原先睡覺的哥哥的房間。父母當時抱嬰兒到自己臥房睡覺是為了避免哥哥總是在嬰兒醒來時起身到爸媽房裡。很奇怪的，自從那晚之後，屋子裡平靜了。兩個孩子整晚熟睡，沒人半夜醒過來。

我們更早之前曾經提過，有時候嬰兒在睡眠時好像感受到父母出現，嘴角泛起笑意。類似的，無論多麼安靜，當爸爸或媽媽踮著腳尖進入孩子房間，有些嬰兒或學步兒會張開他們的眼睛一下。但對他們隔鄰兄弟或姊妹的大聲哭啼，卻照睡不誤。有時候您只需要給一些空間，不要太擔心狀況，尖叫中的小孩有可能自己安靜下來。相反地，如果您自己不知所措，您的思緒繞著圈轉，孩子即可能吵鬧得更厲害。

可能原因

兒童睡眠問題原因一如他們的表現方式般，呈現出多樣化。以下列舉一些可能因素，提供個別案例的檢核。

- 孩子那天白天與那天晚上的感覺如何？是否長時間在戶外，是否有足夠的運動？您是否注意到有任何身體或情緒上的徵候——脹氣、便秘、出汗、受寒、嫉妒、不滿等？
- 您的感覺如何？是否覺得在外工作過度勞累、不快樂、不滿？是否覺得不受肯定、過度焦慮，或無法享受生活？是否有其他與姻親、同住的家人、鄰居等的相處問題？您是否為未來焦慮或擔憂？
- 孩子的周圍環境——床、房間、噪音、收音機、電視機、玩具等如何？（請參閱第 12 章之「裝點佈置寶寶的房間」與「適齡遊戲與玩具」，及 26 章等）。
- 孩子是否曾在夜裡因一時的正當理由醒來，結果卻變成專橫的習慣（例如孩子因生病被允許到您的床上睡）？

其他的可能性：

● 孩子晚餐時吃了高纖或易產生脹氣的食物。

● 暖和的天氣還戴著羊毛帽。

● 有一個年紀較小的兄弟／姊妹正處於學習走路階段（嫉妒的感覺在這時期典型出現）。

● 白天時不斷被阻止與訓誡（例如，您是否經常必須在白天命令您的孩子安靜，因為要是他在公寓製造太多噪音，您們就會被趕出去？）。

在仔細考量這些不同的可能因素，得到了一個您的孩子為何無法在夜間安睡的結論之後，接下來的問題是如何解決。接下來將提供一些建議。

如何處理睡眠困擾問題？

對家長而言最重要但卻最不被期待的是：母親的睡眠是不可侵犯的。做為一個母親，您（以及，如果需要，您的配偶）必須確定您有足夠的睡眠。否則，您不可能在每天工作 16 ～ 18 小時後，仍能維持耐性與好心情。嬰兒最不需要擔心睡眠不足，因為他們通常很容易補足睡眠。

在夜間，請不要比絕對必要的，還更頻繁於起身。或許您可以將嬰兒床放在您的床邊，當他睡不安穩時，您可以伸手越過欄杆安撫他。當孩子知道母親在身旁，大多數孩子即可馬上再度入睡。要是您無法在臥室裡騰出空間在床邊擺放小床，您可在嬰兒房裡置一舒適的床墊陪睡。處理學步兒時，要讓他睡在小床裡；開放式的床不實用，因為要是他很容易出來，他就比較容易霸道。直到嬰兒約一歲大時，您在夜裡伸進小床安撫的手都很有效。而往後比較好的策略是讓孩子透過昏暗的街燈或走道的燈光，看著您安靜地躺在床上。外表上，您完全安靜而放鬆（內心裡也要盡可能地保持）。只說一次「好好睡，媽媽也要睡了」即可。那之後，不要對您孩子所說的或所做的做任何反應，五分鐘之後，孩子可能吸吮著拇指睡著了。因為小傢伙是天生的模仿家，他沒什麼事可做，就跟著母親入睡了。要是您每聽到孩子一點動靜即立刻躍起，情況就會完全不同，您會發現孩子站在床上，做出他所有平常的要求。

　　允許孩子到自己床上睡覺只能做為最後手段，而且也僅只於您自己能在那種情況下入睡。您可能想要在孩子生病時給予例外，但這種情形，另一位父母最好到其他房間睡。

　　不管做什麼，當孩子在夜裡醒來，只要父母之一回應即可。否則要是兩個大人的睡眠都受到干擾，接著怎麼做又還有不同的想法，混亂即很容易加倍。

　　大約 18 個月大，當孩子開始學說話時，他們會發展一種直覺的理解，能衡量父母親所做的事。這個年紀，他們很快地學會之前還不會的──認知界限。例如：有個孩子在一歲三個月大時生了一場大病之後，養成了每晚醒來一、兩次，而且會哭鬧到媽媽來的習慣。到了生病的不舒服或發燒口渴等正當理由都消失的時候，醒來和哭鬧卻已經變成一種習慣。

　　父母親應該知道，孩子可能半夜什麼時候完全醒來或半夢半醒是相當正常的；這與真正的睡眠失調無關。有的孩子只吸吮一下拇指，不久即回頭繼續睡，有的孩子只是翻一下身，其他還有自己唱著歌入睡的。然而，有些孩子逐漸養成習慣，要媽媽抱他們、給他們奶瓶、親吻、唱歌、玩遊戲……。如果這些劇情持續三到五個月每晚如此，媽媽到了自己極限，只好帶著問題請教醫生。醫生建議他讓孩子打開房門或開著夜燈，或讓他在媽媽床上睡著，之後再抱他回自己的房間睡。您也可以放張床墊睡在孩子床邊，或者讓他睡在您床邊的小床上，但如果孩子叫醒您，重點就是一個示愛的、但明白的告知：「好好睡，媽媽也要睡了。」然後：「否則媽媽就必須送你回自己房間」（或是就關門或任何您決定的限制）。

　　即便孩子不瞭解您的說話內容，他可以感知您語言背後的語氣，所以對您所說的話當真是很重要的。如果幸運的話，可立見效果。若不成，您必須不管他防衛的尖叫聲，將小床推回他的房間。根據日常經驗我們知道，在這個點上，許多媽媽的整個教養哲學便分崩離析了。總之，他們總想要給孩子一切最好的；他們要每一件事都是美好而可愛的。然而事實顯示，如果孩子從沒遭遇堅定的限制或實在的意向，他們會變得更不快樂、更壞脾氣、更不滿足。當媽媽改變他的策略，並且在親子關係中放入理性的行動，孩子對界限清楚的需求即可獲得滿足。通常這可能會有短暫性的治療危機，然而，很值得堅持下去，成果很快即可在孩子身上清楚見到。

執行這些基準的最重要原則是以行動表達，而非言語。不要詢問、解釋或脅迫。通常這些方法對投入這種情況的成人而言都很陌生，在他們理解執行這些基準的目的與重要性之前，需要與兒科醫師對談。你們與兒科醫師的談話也是為了如果您的配偶不同意所進行的，或者如果你們之中有人無法面對混亂時說：「我堅持不了了。」後者的情況，醫師應建議父母之中神經較脆弱的那一位離開家裡，出去度假兩個星期。訓練孩子養成好的睡眠習慣這段時間，這些方法對於比我們案例年紀更小的孩子不適用。

我們假設，這期間為了將干擾減至最低，您將孩子的小床放在廚房中。現在，戲碼開始了：您聽到他的哭叫聲。您一定要五分鐘不理睬，但不可超過十分鐘。當這痛苦等待的時間過去，無論孩子安靜了或仍在哭叫，請打開房門，以一個友善的聲音詢問：「你已經準備好安靜了嗎？」然後帶他回他的房間（或任何您要他睡的房間）。但如果孩子的哭鬧變激烈，請說：「當你準備好了，媽媽就過來」，然後關上房門。五分鐘之後，再一次，無論您的孩子是否平靜或哭叫，請重複同樣的做法。您安撫的態度是重要的。如果您過去不一致，您做的不是您說您要做的，痛苦將持續一段時間，但經過幾次重複之後，一歲半大的孩子通常能了解，多哭也不能再贏得什麼了。您也許需要站在小床邊，忍受一下他的哭鬧。重要的是您現在的反應與過去的表現完全不同，您是鎮定而且從容的。沒有滔滔不絕地使孩子「平靜」的話語，沒有絕望的：「喔，可憐的寶貝」、沒有抱起他、沒有親吻，也許只有一點安靜的哼或唱。如果所有這些五分鐘之內不見效果，請走出來，關上房門，接著再重新開始。氣氛將充滿激烈，因為您要他到達您可以說：「很好，現在你已經準備好了」的目的。

從一開始，您的態度一定要是安撫性的，但一定不可中止您已決定的客觀性、必要性的界線。第二天晚上仍然以友善的聲音要求您的孩子安靜，通常這樣就夠了。然而在您開始堅持改變習慣之時，您必須相當確定，您的孩子沒有感染傳染病——一個合理哭鬧的原因。若小孩可以自己打開房門，關門這件事就沒有意義了。請鎮定而從容地鎖上房門，或以手邊的掃帚柄將門堵住。

在床上給孩子奶瓶的壞習慣使得情況更加難處理。只將平常習慣喝的青草茶瓶放在他的近處，不要直接交給他，還可以有些幫助。如果他的「奴隸」不給他奶瓶，他可能睡整晚不需要喝呢！藉著逐漸減少夜間奶瓶的糖分，直至零

糖分，您可以達成同樣的結果。新習慣養成之後，或者有一天您可以很愉快地告訴孩子：「現在你已經很長大了，你不再需要奶瓶了。媽媽送你一個小精靈，小精靈會在你醒來的時候說故事給你聽」等等。編織的羊毛小精靈與小矮人特別適合做為這年紀的睡覺玩伴。這些玩偶也可以安慰生病的小朋友，有時甚至可以是一個媽媽的替代者，一直都在周圍陪伴。

就寢時間哭鬧以及入睡困難的小孩

就像在夜間醒來的小孩一樣，有入睡困擾的小孩通常哭鬧也不過是出於習慣。改變您小孩的就寢慣例可以是形成有益的新界線的基礎。例如：

- 在牆上或小床頂上掛一藍色布幔，上面點綴幾顆金色的星星，造出一個「星空」。

- 一個新的睡覺玩伴——也許是以上所提的小精靈——祝福他好睡眠。

- 燭光、唱一首歌，或彈一曲兒童豎琴、五弦古琴或笛子。要是所有這些您都已經做了，也許是拋棄這些習慣的時候了，可以是一些新而有趣的，雖然那會多花些時間。允許他稍微晚點睡，讓孩子與您一起坐在沙發上，說一個簡短的故事，那會讓他覺得自己已經長大，而且有殊榮。不過故事說完，即是明確的上床時間！

- 要是小孩子起床從他的房間出來，第一次，請安定地帶他回房。然後告訴他如果再出來，您就會關上房門。如果孩子第二次又起床出來，請關上房門；當然，要一樣安定的態度。如果他能自己開燈，請切斷電源，做為先發制人的方法。但請確定百葉窗有一些光線透進室內。利用前述的五分鐘等待。只有等孩子躺在床上，房門才會保持開放。

- 孩子是聰明的——到了第二天晚上，他們接受了新的限制。這些措施只有在父母沒有勇氣執行決定的後果時才會真的失敗，而孩子也會深感失望。

- 另一種入睡困難的類型緣自於神經質。您的孩子不知怎地認為他無法入睡。可能的因素很多：太疲累、天氣太熱、太興奮、知道您要出門、假期剛開始。這種情形，請試著為孩子唱首歌，或給孩子一件您的毛衣或您床上的毯子放在他床上，再為他蓋好，輕輕地撫摸他的頭髮，讓他覺得舒

服、有安全感。有時，最好的方法可能是讓他在客廳裡待一會兒，讓他自己看本書。您可以說些像：「你要是睏了，就自己上床睡覺」的話。在此情況下，當然，您需要避免與孩子繼續對話。然後，您要讓自己看起來專注於與他無關的活動。通常無聊的感覺，再加上自以為長大的驕傲，他自己會知道累了，很快地他就回床上睡覺了。

小學階段的睡眠失調

就寢前，請檢查孩子的腳是否溫暖（如果需要，就給他一個暖袋或穿上保暖的襪子），或泡個溫暖的、薰衣草精油浴。有時，也可繞巷子散散步，呼吸新鮮空氣以利睡眠。

注意晚餐少吃難消化的食物──不要太多油膩的，也不要太多生冷蔬菜或粗糙的穀物。熱的奶麥粉或加些蜂蜜的草本茶之類的可以有幫助。大聲唸故事給他聽比讓他自己讀好。花幾分鐘時間討論一下白天的事情，或者假若第二天有疑慮的事。同樣重要的，如果您擔憂，您的孩子會察覺到這一點；對於即將來臨的事情越清楚越有幫助，一句簡短安慰的話：「我們可以一起處理」將能給予心靈安定。

夜間的驚恐

孩子半夜哭叫可能有各種不同的原因。6～18個月大的嬰兒與三歲幼兒的原因也不同。當這類症狀一出現時，請檢查一下孩子是清醒的，還是因為睡眠中的惡夢哭叫。如果是後者，可以撫愛擁抱孩子，或是輕柔地叫醒他。接著，查看是否有因為疼痛（腹痛）、發燒、鼻塞造成的呼吸困難等情況。最後，試著回想孩子是否在白天曾有驚嚇的經驗，您曾否注意到任何不尋常的害怕？您對他症狀的評估將決定您是否需要諮詢兒科醫師（參考本書第一篇相關章節）。有「夜驚症」的孩子在睡夢中尖叫或哭嚎，或在床上輾轉反側，既無法立即醒過來也無法安然返身入睡。此時，留心一下白天的奇特事件，以及可能引起脹氣的食物。每隔四週出現一次的不安，可能與月亮的盈虧有關。人智醫學或順勢療

法的藥物對大多數案例都具有良好的療效。

夢遊

　　夢遊最常發生於滿月期，如果夢遊者在四處遊走時醒過來的話，則有可能產生危險。這種症狀對前述的醫藥種類反應也相當好。與「夜晚不安」的症狀一樣，不需要精神治療的藥物。

我的小孩不吃東西

　　一些我們兒童門診的範例：

■ 一個活潑、快樂的三歲小孩被帶進會診室。他的媽媽說：「他根本什麼都不吃。」

「那他吃什麼呢？」

媽媽說：「啥也沒有！我給他的，他啥也不碰。不過，他可以一整天喝牛奶與優酪乳。」更徹底諮詢的結果，孩子在兩餐之間也吃一些甜食。然而，媽媽說得對，孩子真的不吃任何他為他準備的食物。

解決方法：至少一個星期完全不給孩子乳製品，然後每天最多兩杯牛奶或優酪乳。兩餐之間沒有點心，沒有甜的飲料。孩子才能很快養成其他食物的食慾。

■ 另一個媽媽描述同樣的事，他的小男孩除了不喝奶之外，同樣的也不吃東西。這種情形，經進一步的詢問顯示，在正餐之間，他會吃一些鬆軟的乾奶酪、蛋和肉，還有冰淇淋、汽水和其他點心。然而，在餐桌上，他吃得很少。

解決方法：兩餐之間不再有點心，要保留食物到坐下來的正餐。在餐桌上，重要的是您享受自己的食物，盡量與孩子閒話家常，藉以忽視他已有的不良飲食習慣。

■ 一個臉蛋嬌弱、雙手纖細、骨架瘦小的小女孩進入診療室。這個小女孩從不曾吃任何東西超過一小口，連奶奶熬煮的美味小牛肉湯他也拒絕。兒科醫師

詢問母親其他相關問題，例如母親自己的出生體重，以及小女孩父母親在同樣年紀時的樣子。

解決方法：試著安排一個在鄉下或山裡的活動假期，最好有其他小朋友一起參與。重要的是，在這段期間，大人必須放鬆自己的期望，不要特別關注孩子的飲食習慣，讓孩子自己決定要吃多少。新鮮的空氣和模仿會增加他的食慾。回到家裡，他可能不會比以前吃得多，但至少氣氛已經比較輕鬆了。

■ 一位母親帶著一個相當倔強、繃著臉的青少年進來。他很少做母親期望他做的事，當然也包含吃東西在內。

解決方法，這種情形可能只有等到與母親幾次個別談話之後才可能找到，母親必須了解，孩子的生命目標不一定是要實現家長喜歡的期望。當孩子沒有大人接連不斷的問題、責備、解釋和強加在他們身上的要求，而是讓他們以父母的行為為榜樣，他們表現得最好。

■ 另一個小孩除了紅葡萄汁與一種特別廠牌的餅乾之外，什麼都不吃。

問題出在母親自己很在意身材，他必須控制體重。母親若不能好好坐在餐桌上享受自己煮的食物，孩子也就很難改善。母親必須尋找其他方法維持身材。

　　有些母親的飲食問題導因於操勞過度、得不到認同，還有，孩子佔據他太多時間和關注。母親應以愛及清晰的頭腦烹煮食物、要避免在兩餐之間吃點心、要如同許多家庭一樣盡可能符合充分享用食物的要求、要隨時保持好心情，可是說的比做的容易啊！

　　透過安慰的方式，這裡有一個甚至連兒科醫師都知道的，只有在夢中才得迅速一瞥的天堂：孩子口渴著回家，然而在晚飯做好之前，他們很滿足於有一杯預備好不加糖的草本茶等著他們。他們將人家送的，或在放學途中交換而得的糖果放進一個精緻的盒子裡；當盒子滿了，他們可以交換一個真的皮球或其他有用的東西。當孩子放學回家時，家裡不是開著收音機，因此，媽媽能迎接他們回家聽他們一天的新鮮事，而且專心留意他們的心情。家人坐在一起，同時用餐。在進餐之前，每個人說感恩的祈禱或一起唱首歌，然後手牽手祝福彼此好胃口，或說：「願用餐愉快」；用餐真的是一家人的大事。每個人盼望著食物，彼此問問題，相互享受一些溫和的玩笑。幾乎沒談到食物本身，每個人想

吃的盡量多吃，通常每樣菜都吃一點。每個孩子都可以有一盤他不一定要吃的菜；任何造成困擾的食物將與其他剩餘的菜壓碎、混合。要不然大家同意遵守一個單一規則：我們每個人都必須吃三湯匙餐桌上的每一道菜。通常，餐桌上的談話都很有趣，孩子們也都留在位子上直到所有人用餐完畢。餐後也許大家再次手牽手，順著瑞典人的習慣，說聲：「感謝食物」。

遺尿症／尿床

如果孩子直到四歲仍然尿床，應該請教兒科醫師接受檢查。尿床的因素可能是體質上的、身體上的或心理上的。

若身體因素已被排除，以下本文所討論的議題會很有幫助。在這種情況，尿床是一種孩子對父母表示「我要包尿布，這樣我就可以再像嬰兒般受到保護」的症狀。

首先，探究孩子是否受到驚嚇，還是出於嫉妒心或是生病後遺症等類的原因。一旦這些問題澄清了，通常就值得試試滿足孩子更多保護和安慰的需求。家長藉由有意識的讓孩子回復到童年更早期的舊習性，暫時允許他再度變「小」，受到「保護」。同時，試著讓白天的作息盡量更規律如一，並且比往常更加將孩子放入意識裡。對於學齡前兒童，不要直接處理尿床問題，而是要尋求其他解決問題的方法。

當家中有一位較小的孩子出生或正開始學走路時，有些事情會造成父母較少關注大一點的孩子。父母要給這個大孩子額外的大擁抱，讓他與您分享這件事情的喜樂。告訴他您對於他這麼懂事引以為傲。不要給他小寶貝用的奶瓶，但請給他一個特別的新杯子或他專用的銀製餐具——不需要做任何解釋。如果孩子喜歡聽您編故事，您可編個包括代表象徵尿床的故事，像一條氾濫的小河，或人們必須等到一個男孩的幫助，才得以控制一個滿溢的湧泉的故事。或告訴他，有一位老公公，每天必須與一個魚池裡控制水高度的水門奮鬥，直到一個男孩來幫助，或接管了這份工作。

以打屁股處罰尿床或以沖冷水嚇唬小孩只會強化他對關注的需求，而且也會使得情況變得更糟糕。然而，如果您的孩子感覺被通融、被體會，您額外關

注的部分將會幫助消除問題。例如，如果您的小孩固定在晚上十點半至早上六點之間遺尿。大人要在孩子上床之前，陪伴孩子上完最後一次廁所，並鼓勵他撒一泡「最大、最美好的大尿」。孩子入睡一、兩個小時之後，留意他是否睡不安穩；當您察覺孩子的膀胱已經滿了，帶他到廁所，讓他坐在馬桶上，小聲地說幾句鼓勵的話。同樣地，早上六點鐘再做一次（只要這不會讓您失去太多睡眠）。您必須在孩子尿床之前醒來。在您的部分，這些努力表示您接受保持兒童乾燥也是您的一部分責任。留意適當的時機將責任交回給孩子。不過，這個方法對夜間不定時尿床，或對於您的努力喚醒而會哭鬧的、會反抗的小孩沒有功效。同時，如果您的小孩睡得很熟，完全不知道自己尿濕了，這種方法也有問題。這種情況，您需要決定是否晚上包個尿布或有個塑膠護墊即可。

一個始終如一的日常慣例，特別是關於吃、喝的習慣，能幫助兒童強化體質。如果您不願意建立一個吸收進來的規律節奏，您就無法規律地預期排放出什麼來。如果您的孩子是一個不能停的或「要求」了才喝的飲者，想要處理尿床就沒什麼意義了。這種情形，第一步是約束孩子只在用餐時喝東西，那時您可以控制份量。

盡可能給尿床的孩子穿上可以覆蓋他軀幹的保暖羊毛內衣或緊身褲（輕重依季節決定）是很重要的。如果他的腳又冷又濕，先用熱水泡腳，然後以按摩油摩擦他的腳。早晨以金絲桃油（St. John's wort oil）按摩他的雙腿也有幫助。最後，確保孩子能看見足夠值得模仿的活動並挑戰他更深一層的發展。「不費力、沒有意見」的感覺會使得兒童退化到早期階段的發展。其他引起反應的刺激，如家庭中的衝突、雙親都在工作，或父母即將離婚等，通常都指出與兒童心理醫師或兒科醫師會談的必要性。

如果您的孩子白天、晚上都遺尿，而身體的因素已被排除，同樣的措施也已運用，您需要在白天也為他設個就像您為正在學習保持乾爽的小小孩一樣的「內在鬧鐘」。不需要談論情況，只要引介新的如廁習慣，例如請他在特別的時間坐馬桶或坐幼兒便器椅。

「遺漏」或濕了內衣的原因需要被澄清。通常這只是一個注意力不集中的跡象。如果是這樣的情形，只要可能，陪您的孩子去上廁所，而且要鼓勵他擠出最後一滴尿。如果您的小孩過於喜歡這種方式的關注，即要放棄這個方法。

一旦孩子七、八歲了，採用不同的方法比較合適。到了上學年紀，孩子傾向於願意聽從他們尊敬及信賴的人的話，例如老師、教父母、醫師等等。直接的責備，對他們仍太苛求。歷久彌新的方法是請一位孩子信賴的大人為他講一個尿床的小故事。例如：「晚上在你睡著時，有一個保持清醒的小精靈（或一隻鳥或一位仙子，只要是您喜歡的）站在你肩膀上，秘密地在你耳邊悄悄地說：『醒來吧！你該去上廁所了。』但是，你躺在那兒沒聽見，雖然他很努力地想幫助你。晚上，你試試很嚴密的注意，看看是不是聽得見他，如果聽見了，你就會醒來，然後輕聲地去上廁所。你只需要在睡前決定好這麼做，你的爸媽會在跟你道晚安時提醒你。」然後說故事的人請家長每天晚上神秘的在小孩的耳旁悄悄地說：「別忘了注意聽小精靈喔！」通常如果這個故事由家長來說效果比較差些。

這個方法之所以有效，是因為您的小孩真的也不想要再尿床了。小精靈、鳥與仙子成了孩子醒來意圖還不夠堅定時的象徵。藉由每天晚上提醒他，提供他這樣的象徵圖象在意識裡成長，能夠幫助他強化企圖心，使他比較容易醒過來。

這樣年紀的孩子仍然太小，不適合直接的訓誡。只有在孩子九歲以後，同時，也是在第三者（醫師是最好的選擇）比較能有效執行治療法時，「訴諸意識」才是合宜的方法。有時暫時改變場景是有幫助的，因為這樣可以強化兒童的自我察覺，能迫使他更信賴自己。依孩子的體質與成熟度而定，也許有可能經由慎重地增加孩子上廁所的間隔時間訓練他的膀胱。在這個階段，由您的孩子決定自己吃喝的時間表是有效的。

使用一個「尿鈴」（bedwetting alarm）也可能有效，但通常只有在父母樂意督導孩子上廁所時有效。

遺糞

遺糞，表示孩子故意在褲子上或房間的一角大便。這與便秘或疏忽而弄髒褲子的情況不同。如果是便秘或疏忽，您只需要幽默的關注、更加努力讓日常例行活動順應孩子的大便習慣。本書的讀者很少人會遇到真正的遺糞者（大便

失禁）。偶爾的遺糞通常是因為人際間的地位受到干擾的結果，或孩子正在尋找出路、測試父母，或害怕一個不熟悉的馬桶或幼兒便盆椅的跡象。這些情況都容易辨識、修正。然而，若遺糞持續幾個星期或幾個月，都是兒童或父母一方聽任發展的跡象，沒有外在的幫助，大部分的案例不可能成功。任何與這樣家庭有關聯的人應該鼓勵父母與兒科醫師、兒童精神病學家或家庭諮商中心聯繫。

吸吮大拇指

當孩子吸吮拇指時，他關閉外在的世界，感覺滿足地在自己舒適的世界裡。如果您從一個兩歲大、吸吮拇指小孩的嘴中抽出拇指，這拇指會彷彿裝上一個看不見的彈簧般，迅速地彈回去。如果您握住不讓它彈回去，夢幻中的小孩將會不愉快地察覺入侵，而後不情願地清醒過來。但是如果他聽見您從燉鍋底刮布丁或推娃娃車準備外出散步的聲音，他的拇指會在這些誘惑的聲音裡，自動地彈跳出來；如果您再要他將拇指放回嘴裡吸吮的話，他會像您要他停止吸吮拇指般地強烈地拒絕您。

有人經常推薦特別塑形的橡皮奶嘴，因為大家知道深度吸吮拇指會造成顎骨變形，我們不建議使用奶嘴，因為這樣甚至會在孩子非自發性吸吮時鼓勵他們吮吸。圈掛在小孩脖子上的奶嘴總是很方便，大人會很容易錯用它來保持小孩的安靜或獨自玩；或欺騙他讓他誤以為食物馬上就要來了。拇指是一個比較好的選擇，雖然拇指也總是很方便，但因為它有一個不斷更新的表面，比較不會有細菌感染，而且當孩子要活動遊戲時，他不會一直將拇指含在嘴裡。如果您決定給孩子奶嘴，請不要綁在脖子上，請以一個簡單的繩子繫在睡衣上。

通常，在恆齒開始浮現時，拇指吮吸會逐漸停止，而拇指吸吮造成的顎骨變形即會自動消失。在任何案例裡，吸吮拇指或其他手指不是造成顎骨變形的唯一原因，我們也見過歸因於奶嘴使用的案例。

有些我們的讀者會問，這是否表示對於吸吮拇指最好什麼也不處理。我們建議在孩子晚上入睡前，不要阻止他吸拇指。通常，白天的吸吮，耐心是最好的方法。有時候一個五歲的孩子在一、兩天之內決定他要永遠地結束吸吮拇指，而且竟然忠於他們的決定。有一位母親甚至還注意到他的小孩在睡覺時迅

速地從嘴旁移開自己的手。另一方面，如果一個三歲小孩的拇指因吸吮長了老繭，盡早地在拇指上綁個繃帶可能有幫助。以藥膏和紗布覆在老繭上，以一條繞在小孩腰上的長紗布穩固地綁在拇指繃帶上，再以一個小布袋包起整個手。您的小孩對於這個外觀改變的非常行動將會很訝異，而您的選擇將會讓他知道，一切事情都將美好。大約一個星期，每天換繃帶，然後停止。到那時候，您的小孩可能已經忘記吸吮拇指了。請勿使用可能膨脹的黏著膠布。

拇指吸吮顯示早期發展（哺乳）階段的固著，因此禁止或鼓勵吸吮拇指都不是恰當的反應。如果您感受到孩子需要更多過去哺乳所能滿足的身體自我覺察，您可以在他入睡前，充滿愛地撫摸他的頭，或鼓勵他活潑地與環境互動。

咬指甲和摳指甲

咬指甲和摳指甲與缺鈣無關；有可能是因為心理壓力、緊張、受窘、無聊或疲倦等而發展出來的許多緊張和習慣性動作中的兩種。倘若孩子自己想要改，他們通常可以改掉這些習慣；但是父母的責備可能使得這些習慣更惡化。父母可以做的第一個幫助是留心自己是否對孩子有過度要求或壓力過重的行為，是否提供足夠的機會讓孩子從事有意義的活動。如果贈送一把大而可愛的指甲銼刀和一把美麗的小指甲刀，咬指甲的人通常變得非常喜歡照顧指甲。教導他如何每天早上銼下所有粗糙銳利的邊緣，去除小小片的多餘死皮；完成每個步驟，擦上保濕的乳液；唾液有舒緩乾燥的效果，因此發癢的皮膚是最普遍的理由，是指甲找到路徑進入孩子嘴巴的原因。一旦令人煩躁的事物消除，習慣即會消失或被引至可掌握的意識之下。自然，這個方法僅適用於年紀較大的孩子。

無害的強迫性行為

在某些階段，依情況的可能而定，幾乎每個小孩都曾經堅持過只願走在車道與人行道間的路緣上，或是只願踩在鋪路石的縫隙上，或是兩塊鋪路石間的間隔上。然而這種類型的行為並不是真的強迫性；除非是沒遵循特定規則孩

子就不能移動，而且違反了就導致焦慮的情況。所有的習慣與規律的、反覆的動作都有成為強迫性的潛在可能，但是只有當姿勢或行動脫離了任何有意義的脈絡，而且完全只是為了做而做時，才有可能真正發展成強迫性行為。這種情形，重要的是要找到教育的方法和／或能強化兒童自我的醫藥治療，使兒童能再輕鬆地掌控自我的行動。如果您注意到持續的強迫性行為，洗手、一直旋轉身體，或不停數數的學童，這時，該是求助兒童精神科醫師與兒科醫師的時候了。

搖晃身體

　　許多孩子以規律、節奏的動作搖晃著自己進入睡眠；醒來時，孩子也可能不由自主地再次重複這個動作。一些像吸吮拇指或手淫等動作能強化孩子對自己身體的知覺，而孩子自我選擇的節奏能使他鬆弛而進入恍惚的狀態。這些徵候最明顯的形式發生於心智遲緩、腦傷或受忽視的兒童；但大部分來就診的兒童，他們並非遲緩或受忽視的。在孩子入睡前，輕聲地唱歌，溫柔地撫摸他焦躁不安的頭，特別是前額，能幫助釋放積壓在孩子內在的緊張，但請不要認為可立即見效。當孩子選擇這樣而非那樣的方式來反應壓力，總是與體質的因素有關。在某些狀況下，長期使用合宜的人智醫學或順勢療法的體質療方很有幫助。但大多數的情況，當孩子屆入學年齡，或甚至晚一點，這些症狀即會自動消失。

抽搐症與焦躁不安

　　對醫師而言，抽搐症意謂一種非本意的、反覆未成熟的動作，像眨眼睛、面部歪扭、清嗓子、搖頭、聳肩等。受此疾病侵襲的個人常有動作可以釋放短暫緊張的經驗。這種緊張在高度專注的狀態期間並不明顯，但當個人放鬆或覺得被觀看時又會再回來。當對感官過度要求，以及當兒童或兒童周邊的人有無法處理的心理壓力時也會增加。如果不理會，抽搐症通常會自動消失。

比較不普遍、不容易識別的是一種微妙的、無顯著特點的、瀰漫於所有兒童動作中，然後使得他們顯出不得體的類似抽搐症的焦躁不安。而在家或在學校，寫字潦草或行為的問題也可能引起對該情況的注意。

這些徵候時有部分重疊，但我們一定不可與因為「視聽媒體過度」而發展的「非本意動作」混淆。這時，酷似卡通的扮鬼臉，以及兒童的行為，包含典型的防衛或攻擊的姿勢，例如我們熟悉的「手舉起來！」或急速的擺動舌頭，或可笑的咕噥聲也是很普遍的。這些來自經驗結果的片斷行為都呈現出一種自動化的特質。兒童的想像力被塞滿了刻板的影像，然後轉變成為動作。父母很難察覺這樣的行為是有問題的；然而當問題被診斷出來是看電視或連環圖畫書所造成的，沒有父母的合作，什麼事也成不了。

通常這需要有經驗的醫師從每一個違常動作中，而且從過動症中區辨出來（請參閱第 21 章之「注意力缺陷及過動失調」），事實上，這些症狀的轉換是變動不定的，特別是在三歲之前即開始看電視的孩子（請參閱第 26 章之「為什麼電視『不適合兒童』？」）。這些孩子可能突然強有力地、沒有任何激怒的事由下，打破精緻的東西。他們對不熟悉的東西，只從最原始的屬性，也即是堅實的、易碎的或捧起來或敲起來感覺好不好的去查看。這種情況，「物品」對兒童已不具「吸引力」；兒童不再能以感官及動作的幫助合宜地與物品互動。在極端的案例中，一個類似這樣的小孩變成是孤獨的，而且與人的互動要不是完全沒有，就是在非常浮表的層面上。他有時給人有會話對談的印象，但只侷限於一連串的不斷地問問題，而他也不等待回答；讓人有一種沒遇見這孩子的「我」中心焦點的感覺。這類案例，醫師會說，雖然從精神分析的理解，這孩子不是真正的自閉，但卻有自閉的特徵。這類兒童通常也有語言發展的困擾。

透過與兒童及父母的對談，醫生觀察並檢查了孩子，而且也概觀地獲得了造成影響的因素，接著即能建議醫療的方法。無論主要的失調是神經醫學的（身體的或器官的）或心理學本質的，以下的教育策略已被證實對前所提及的兒童都有幫助：

結構性的日常例行活動，交替強調動作及知覺的活動。規律的用餐、上床與起床的時間。容許兒童天生愛動的衝動，在結構性的方式裡自我表達，例如包括節奏性的拍手、踏步與歌唱的活動遊戲等，可以增長兒童的專心狀態與注

意力。「優律司美」與「治療性優律司美」也有幫助，尤其是針對抽搐症的問題。在兒童一段自由遊戲和四處跑跳的活動結束之後，對他們說些圖象清晰的故事；在兒童想像力尚未鞏固之前，這樣的故事將能為兒童靜不下來的內在生命提供一個安定的元素。

不斷的責備、要求與批評只會增加兒童的焦躁不安。若能自問為什麼孩子必須像他這樣，還有為什麼他不能不一樣，將會有所幫助。您自己客觀的摘要將能導引問題的解決。

排除所有的媒體使用，包括收音機、卡帶、童話故事錄音帶、電視、電腦、電動遊樂器、連環圖畫書等。替補日常標準答案的遊戲，像華德福幼兒園所裡，建構性、督導性的自由創意遊戲。手偶、懸絲偶或影子偶等也能在利於維護並刺激獨立的想像力下，逐漸為退去僵化的、典型的圖象預作準備。

自慰

兒童玩弄生殖器就像其他任何症狀，只是一種徵候，而非「性變態」的前兆。

嬰兒期的玩弄生殖器，可能緣自尿布疹痠癢時的搔癢，可能出於嬰兒對於自己身體的「發現」。如果您簡單地幫孩子翻個身，然後在他的手上放一個他喜歡的物品，一段時間以後這種習慣即會消失。

當較大的嬰兒或學步兒睡著了，您也許注意到他有自慰的情形。在試圖阻止這種行為之前，請諮詢您的兒科醫師。無論任何情況，請確認孩子在白天有足夠自發性遊戲以消耗體力，而且要給更多的身體接觸，更常抱起他；當散步時，記得偶爾扛起他坐在您的肩上。

通常，緣起或擴大於吸吮拇指及搖晃身體的因素，有些年紀稍大的孩子會習慣性地過度自慰：例如被拒絕、缺乏朋友、無聊、心理壓力，或過度嚴苛的規定等。我們處理所有這些實例的目標是重建兒童心靈生命的平衡。鼓勵發展新的興趣，以分散對自己身體的注意力。從事激烈的體能運動、徒步旅行、避免過度要求腦力，以及就寢前為孩子大聲地唸故事直到他差不多睡著為止……，都是有幫助的。

調皮搗蛋

這節文字，希望能做為您在幫助調皮兒童發展對周遭人體貼時的一些提示。調皮與侵犯行為無關。想出四月愚人節的惡作劇，拆下鄰居花園裡的鉸鍊柵欄門，然後將之丟棄在幾百公尺遠的地方；按了陌生人家的門鈴後，跑到安全的距離外偷看他們的反應；將糖倒入鹽罐子中，或反之亦然，這些都是聰明和主動性的徵候（換句話說，兒童的「我」已經發展出一定程度的力量），而且還是一個很欣賞大人幽默感特質的先驅者。當然，這種類型的調皮搗蛋絕不可與那些殘酷成性、傷害，以及似乎是絕望家庭中才可能表達的惡意行為等類型相提並論。

如果孩子成長時，身邊的大人能記得他們自己惡作劇時代的童年，這是很幸運的事。因為這樣的話，大人比較能欣賞、認同孩子們的惡作劇，即便孩子真的做得過頭，大人必須介入之時。惡作劇是一種精力過剩、聰明才智起作用的表示，也是孩子對活動的需求尚未找到合宜出口的表徵。未來，這樣的精力將轉化成深沉思想的行動和開創的精神，同時，能在日常生活中可笑或嚴肅的、大事或小事等所產生的混亂中，持有轉化成洞察的能力。

肥胖症

以下的例子說明最常獲得兒科醫師注意的兩種過重兒童的情況。

■ 一個與四、五歲小孩體重相當的兩歲小孩很喜歡食物，他有好胃口，喝很多，而且至少父母之一有類似的體型。這種情況，通常就只有兒科醫師一個人對兒童的體重覺得有問題，沒有其他人分擔醫師對孩子遲緩的動作、可能的呼吸與心血管症狀以及未來健康的不安。因兒童肥胖引發看醫生是不大有希望的事情，成功的療法取決於父母自己願意依循減重的飲食，並且不斷地遵守，而這幾乎是不太可能的事。在這類情況中，任何維持成功的範例都會讓我們狂喜不已。

■ 一個高大、肥胖，年齡大約 10 ～ 13 歲之間的兒童（通常是男生）在學校中遭受嘲笑。因為肥胖，他能參與的運動有限，而且，這男孩對體能的活動就是不太有興趣。無疑地，他變得退縮，而且越來越多的時間花在面對電腦上。他的緊張明顯地呈現在他以驚人的速度回答任何問題。

父母首先問的問題是，孩子是否受到某些腺體或荷爾蒙失調的影響？以孩子高大的身材與年齡的事實本身已經說明，問題不在這裡，兒科醫師通常即排除這個沒有事實根據的顧慮。因為這樣的孩子通常比較敏感，而且容易受傷；所以重要的是要小心地照顧在家中和在學校的問題和衝突。通常這也顯示出有做心理輔導的必要。

在醫學上，無併發的少年肥胖事例，成功取決於是否有活化兒童獨立意志力的可能性。醫師或一位孩子信任的人（父母除外）可與少年訂下一個約定，約定中包含幾項目標：

第一，下定決心放棄一種最喜歡的飲料或食物（一種特別難放棄，以及含有許多卡路里的），例如巧克力、可樂、比薩或薯條。該習慣的改變將會是集中精神於一個點上的意志力操練。

第二，選取一種與學校運動項目無關的體能活動（騎自行車、溜直排輪、划船或諸如此類的）。游泳比較不合適，因為它非常容易刺激食慾。引起動機的簡單體操在年輕人同質性的團體中很有意義。儘管「伯特摩」（Bothmer）體操少為人知，但其對於身體感覺的重建非常有幫助。而「優律司美」及幫助強化兒童心靈體質的「語言形塑」甚至更好；此外，戲劇能強化體質、給予更多的自信。

第三，協議實際可行的減重目標，例如於兩週之內減重 1 ～ 1.5 公斤，而且每週回顧，並重訂新計畫。

如果孩子自己有足夠的自我動機，願意參加附近的兒童與青少年體重控制班，也會有幫助。

神經性厭食症

　　厭食症是「心因性」的飲食障礙，具有失常的身體圖象、對食物的攝取有扭曲及僵化的想法、病態地害怕體重增加、對於症狀沒有「病識感」等的特徵。這種障礙僅出現於現代工業發達的世界。雖然男生案例的數字正在增加，厭食症壓倒性多數仍以十幾歲的年輕女孩與少婦為主。體重過輕，伴隨著閉經（月經不來），而且大多數情況還有便秘等問題。出人意外地，大部分這樣的年輕女性在運動及學業上屬高成就者，而且許多人還是喜愛烹調美食、提供美食的人。整體而言，這些病人出現了強迫性，他們的思維總是繞著食物、卡路里、體重與身材轉，而且通常也繞著純潔與罪惡感。他們的執行策略導致他們身體變壞、發展中斷；而當體重減輕至極端時，也可能變得危及生命。

　　從這些年輕女性的生命史來看，專家們同意，在童年早期，他們缺乏了倔強的、違抗的面向；他們沒能在所謂的十歲「嚕比哨河」之後成功地建立自我認同（請參閱第 16 章之「青春期前的求學階段」）；他們沒建構好家庭地位或親子關係的一般連結。如同其他童年的心理障礙一樣，有一些應與早期的肢體虐待經歷有相關性。

　　儘管有許多心理學與社會學方面的努力，在定義該項疾病時總還是有新的謎題。它好像是一種深層的衝動，進入一個負責任的人裡面，表明要中斷這個人的發展過程。由於發病的年紀，在過去，青春期被認為是一項引發的因素，然而這個解析隱藏了病患潛在的不信任身體是一個「心靈房舍」的整體觀。因此，在挑戰該疾病的醫療困難裡，治療的目標在於重建身體生命的整體基礎感。除了特別的飲食，以及如果必要的話，靜脈注射營養；人智醫學與自然療法的藥物治療；用來激勵及強化生命覺、觸覺及溫暖覺感官的外用濕敷布和藥膏等療方形式也是必要的治療（請參閱附錄一「家庭護理的外用療法」）。這些初始的治療之後，接下來可做的是藝術治療，如繪畫、治療性優律司美或音樂治療。再之後，語言形塑與伯特摩體操都是合宜的。而個人及家族心理治療可促進病患的人格成熟，增加他對社會環境的接納能力。

恐懼及焦慮

我們大部分人都曾驚訝於剛學走路的小小孩一點也不猶豫地爬上梯子、一點也不恐懼地站在懸崖邊緣，然而，這種生存的無懼可能在片刻之間消逝無遺，一旦他們被一場惡夢或被一陣巨響驚醒，或是經歷創傷的痛苦，或被迫看見了某人受虐。然而，最普遍的因素是感覺被遺棄；於是焦慮開始成為忠貞的陪伴，並且向他們周圍的大人提出問題和挑戰。

有些兒童（和有些成人）因著這些經歷變得更堅強；而另外一些人，想必是誤食了恐懼，傾向與事件保持距離，寧可一切事物都解釋清楚、預先計畫，而且全然深思熟慮，這樣的人通常比實際操作及熱情實驗類型的人較容易焦慮。

當然不是我們想要成為什麼，而是我們是怎樣的人，會影響孩子。這裡有一個我們兒科業務上的例子；例如先發制人的「你不需要害怕醫生」，這句話保證更可能引發恐懼，而不能安定孩子，因為孩子的母親先害怕他的孩子可能害怕醫生。這樣的情況，兒科醫生反而沒有機會銜接這孩子，或在檢查過程中提供必要的鼓舞的解釋。在機構中長大的小孩，看醫生時特別覺得受傷，他們在特別的檢查或必須抽血時，通常經不起有關存在感的驚恐。這是在生命頭幾年裡缺乏人的愛與關注，健康自信發展遭受阻礙程度的徵候。

治療恐懼與焦慮不僅是精神病治療、心理治療以及醫學一整體，也是牧師諮商的最巨大任務。對話、理解、時間經過，以及藥物治療都有幫助。在這個脈絡裡，我們僅給一些提示幫助處理您及您的小孩可能共有的恐懼。

害怕雷電：當你們一起看到閃電時，請抱好孩子，同時一邊品評雷鳴的響度。當他稍微安定下來，還可以品評閃電的光，說：「看，那一道光多麼亮啊！」或（等一會兒）說：「看，好漂亮喔！」不過也只有在您自己真正欣賞它的美時才說。九歲以上的小孩可以理解這種「如果你聽到了雷聲，就表示那個閃電不會打到人」的話。不過，因為話的邏輯性，相較於某人能安定地品評你們所感知的，這種邏輯性的話比較不能讓人寬心。

害怕抽血：最好的預備是抱住您的小孩，告訴他說：「我會抱住你，然後醫生會告訴我們他要做什麼。」這樣做，建立了醫生的權威，也讓您的孩子覺得身體受到了保護。

　　想像的恐懼：害怕「黑衣人」或一個「黑暗的地窖」，這通常出自無稽之談，或小孩偶然聽來的片斷。如果他聽到自己被描述成像「怕水的」、「暈頭轉向的」甚或是「膽小的」，他即可能發展出類似沒有事實根據的恐懼。像這類的思維，會讓孩子的想像如雨後春筍般迅速地湧現；但是如果他和一個信任的朋友進入一個黑暗的房間、進入水中，或去一個懸崖的邊緣，他就能自豪地反駁這些說法（遠離製造這些話的人）。

　　一般而言，對眼前兒童呈現給您的真相開放機會，您自己也變得更有勇氣。承認並接納恐懼是克服恐懼的第一步。您的陪伴、隨著時間的淡忘，以及簡潔而客觀的評論都能幫助您的孩子對抗恐懼，但不可以是長篇大論。分散孩子焦慮的思維，引導他的注意力至真實的、可理解的洞察更能有所幫助。盡可能讓孩子接觸一些無所畏懼的或是已經學會處理恐懼的人。

　　恐懼在身體與情感兩個層面上有重要的保護功能。它喚醒人的知覺，而且強化人的自我觀察。在健康的範圍內努力掌握恐懼可以是一個人的終生任務。人的肉體脆弱，且敏感於外來與內在的危險。只有人類永恆的部分，靈性的本質，是永恆不滅的。我們對此意識越深，就越容易洞察並透視我們的恐懼。

CHAPTER ㉑
在學期間的問題

在學期間的學習障礙與行為問題，不只對兒童、也對父母與老師造成壓力；結果，有個人或社會性問題的兒童經常自尋出路看精神或心理醫師。我們如何能了解源自生理的和心理的特殊困難？如何幫助這些兒童？本章將處理一些經常出現的問題，以及一些有益健康的基本選擇。

注意力缺陷及過動失調

大家都知道，我們很難與一些出現焦躁、衝動及強迫性行為的兒童對話，他們甚至以侵犯行動回應輕微的或想像中的干擾。他們難以連貫思想；他們過度的融入或不能相容的表達以及經常性的破壞行為常令人無法理解。儘管症狀範圍廣泛、多樣，這些兒童有一項共通的特質：無法專注和控制衝動，他們因而有了「注意力缺陷」之名。雖然如此，這些孩子都是很棒的孩子。生理上，他們強壯，通常體格健美；幾乎不會疲累，而且總是行動敏捷。他們對發生在周圍的每一件事產生很大的興趣，而且幾乎是壓抑不住地想參與。然而，他們做不到的是，導引他們的精力進入有意義的技能及能被普遍接受的行為。這是他們必須學習的。

從前，這些兒童全被判定為坐立不安的小孩。他們為了「撒野」的行為，常被邊緣化。如今，我們知道他們也因體質失調而受苦，這既非他們自己、也非他們父母得負的道義責任。現在，只有一件事是重要的：了解每一位兒童的特殊情況，並且盡我們所能地幫助。

體質上的過動常在家族間蔓延、循環。在男生，主要顯露於身體的過動及不恰當的自發性行為。在女生，常以內化的形式呈現，例如混亂的思維，以及心理上的心神不寧等。有時候，這些孩子在學校裡被視為「低能」。

　　過動，有時也伴隨其他失調出現，例如神經質的抽搐症。過動兒童也可能有特殊的學習障礙，例如閱讀與書寫的失調、計算困難，或當有許多人同時說話，他們對所聽到的語言有理解上的困難。經由兒童精神科醫師或有經驗的小兒專科醫師徹底地檢查及診斷，是處理問題很重要的第一步驟。

　　從人智學的觀點，這個症狀的症候群涉及一個人的自我對自己心靈生命的規範。專注及集中、情緒平衡及行動預備，都不能恰當地管理。因此，在發展一個治療計畫時，回答以下的問題是重要的：

- 誰擁有或正要擁有力氣與能耐，能理解、體念兒童且是兒童所信賴的大人？
- 如果可能，如何減少甚且排除日常生活中增強兒童症狀的因素？
- 哪裡可以尋得可提供兒童個別時間與關照需求，並可支援老師和父母的有經驗的矯正性教育治療師？能盡早地開始治療或自我幫助是重要的。
- 我們是否慣於依靠已成為世界上標準療法的利他能（Ritalin 或 Medikinet 與 Concerta）或其他刺激物治療兒童？低劑量的這些藥物對大多數過動兒童有維持數小時鎮定及增加注意力的效果；安非他命（增強表現的刺激物，同時也用來壓抑食慾）也有類似的效果。咖啡亦然，雖然其影響力較弱。從熱衷的兒童、父母、教師的報告顯示，在校或在家，許多兒童服用像利他能藥物可產生立即而引人注目的改善。聽說在美國有 10% 的男生服用甲基芬尼特（Methylphenidate，利他能的學名）；墨西哥市則約有 30%。顯然，我們現代的生活型態似乎有增加活動亢進的潛能。

　　我們建議三種處理該症狀起因的方法：

- 無論在哪裡，盡可能減少或排除兒童環境中傾向增加症狀的影響。
- 已經非常成功的強化自我管理功能個別訓練的早期治療教育。
- 服用人智醫學或順勢療法體質醫療的藥物，若無法取得，專業醫師可暫時以利他能或類似的刺激物處理。

　　以下部分將處理必要時及情況允許時可應用於個別病例的協助措施。

　　合作的對話：所有參與兒童教育與治療的人——父母、保育員、教師、兒童的醫師、治療師，以及其他兒童生命中重要的人合作對話。對話過程中，每個人提出該兒童的才華及潛在能力的圖象。經由盡可能正確地描繪該兒童的學

習障礙與困難以及他的才能與優點等特質，該兒童的集體圖象於焉形成。仔細地考量過渡期及長期的治療目標，根據參與者的可能性分配任務，列出必要的協助人員，並做出定期的評估時間表。開發具體的對策以克服每一個特定的障礙，兒童的參與是不可或缺的。這些對策也應該是有趣且能引起成就經驗的，因為沒有任何工作不需要強烈的動機。

　　有節奏的日常慣例：過動兒童需要由外而內強加穩定而合理的每一週、每一天的慣例。兒童身邊的大人一定要確實知道兒童每一週、每一天的時間表，需要覺察頻率少但規律的事件，知道什麼時候誰負責。即便是醒來之後的幾分鐘以及就寢前的最後時刻都需要有特別的安排。就寢的慣例應該成為兒童一天中最突顯的事件。聽一個簡短的故事之後，唱一首歌，聊聊今天過得如何。今天發生了什麼事？明天將發生什麼？最好是安靜的觀察與建設性的氣氛。以一首歌、一段禱告，或美麗的詩句結束這個慣例。這個慣常的程序幫助你的孩子「消化」食物和一天的事件。你的早晨問候也應該是輕鬆愉快的，而且為了孩子一會兒之後順利啟程上學，你應該確實流露充滿溫暖的心境。

　　視覺的輔助：前已述及，這些兒童經常有連結口說語言與意義行為的困難，因此，每日及每週的書面計畫會有幫助。日程表可以掛在牆上，他們比較能連結視覺的表達方式。

　　足夠的身體活動：過動的兒童應該走路上學！只有在步行 20 或 30 分鐘之後，他們才可能在上課時坐在他們的椅子上。下午在家（或在鄰居家或附近的「安親班」）也一定要有足夠的身體活動機會：園藝、鋸木材、幫忙推小砂石車、木工及其他手工藝等，或與家人或學校團體有半天的徒步健行（譯註：在都市化的台灣，建議家長或教師每天有固定的時間帶兒童在校內或至公園跑、跳、競走）。

　　絕對沒有視聽媒體：應禁止有此症狀的兒童接觸環境裡的多媒體，包括電視、錄影節目、電腦、隨身聽、CD 光碟等。即便體質健康的兒童，早期經常接觸多媒體也將造成明顯的損害，如注意力缺陷、難以傾聽，或難以掌握關聯性等問題。接觸媒體會顯著增加過動的病症，因而使兒童的整體狀況更加惡化。家長應該等到兒童 11 歲、12 歲，才可以有限度地允許兒童選擇觀看節目或電影。但家長要盡可能與他們一起看，而且看完之後與他們討論。

佈置生活空間：我們建議收起每一件不是絕對必要的物品。最好使用沉重、不易翻倒的陶製杯盤。不使用燭臺（容易翻倒或熄掉），而以罩籠式的燭火代替。在桌子底下擺個腳凳，這樣您的孩子可以有個堅實的東西擺放雙腳。有門可關上的小房間比大而開放的多用途場地好。當孩子在工作室或廚房裡幫忙時，請讓他站在矮凳上；滿足平衡上的需求及在視點上的微小轉變，將增加孩子們的專注力。

營養攝取：含亞磷酸鹽之礦物質、谷氨酸鹽、調味增鮮劑、食用色素、防腐劑及許多可能的食物過敏等都與過動的症狀有關。我們不建議特定的低磷飲食，因為對人體非常重要的一些食物中含有亞磷酸鹽之礦物質，如乳汁與堅果。然而，我們確實建議以穀類為根基（包含比較不普遍的斯佩耳特小麥、稷、蕎麥、藜麥）配以足量蔬菜、水果的健康飲食。換言之，強調素食或節制肉類的攝取。

任何懷疑可能增加您孩子症狀的食物都應該暫時地排除；然後一次增加一點點地重新引入（剛開始，以察覺不出的少量混合其他食物），每隔一天給您的孩子新引入的食物，然後逐漸增加份量直到你注意到孩子坐立不安為止。而在觀察他是否已經習慣之時，請保留同樣的量。你的目標是使他盡可能地攝取許多不同種類的食物。

沒有任何檢驗形式認為提煉自真實食物的產品是適當的替代食物。以糖而言，從葡萄乾及其他水果乾開始，爾後至優質的蜂蜜或少量的蒸餾甘蔗汁，甚至到在酸乳酪中增加甜度的少量白糖等等。我們不建議攝取現成的甜品，因為都含有過量的糖。在我們的經驗裡，巧克力及含有可可粉的食物也都不適合。

如果孩子吃了自製的甜點之後變得不尋常地焦躁不安，別立即中斷實驗。反而說：「我們後天再試試看。」這樣可以給孩子一個機會試試他是否能控制自己的焦躁不安。然而，不要在上學之前做這種挑戰，因為這會惹出令人掃興的事。

一位資深兒童精神科醫師建議學童在早晨喝一杯咖啡。喝咖啡與服用「利他能」一樣具有鎮定的作用。在心理上，也有父母對孩子表明理解他們，且嚴肅看待他們問題的優點。

總結：盡可能採用多樣性且沒有化學添加物的天然食品，包含日常規律的飲品。

感官教育：這部分，我們意指本書描述的整個 12 種感知功能（請參閱第 12 章之「感覺、知覺、經驗、自覺」）。對過動兒童特別重要的是觸覺、平衡覺、自我移動覺（運動覺）及傳達個人身體感覺的生命覺；有規律的就寢、起床以及飲食的模式也很重要。感官教育是所有治療及教育評估的一部分。茲討論如下：

優質的幼兒園所能提供父母很大的緩解。然而，應避免將過動的孩童安置於可能導致早期失敗及邊緣化經驗的大團體環境，或人員配置不足的服務機構。在此階段，應盡早就前所述及的議題安排所有相關大人及執行相關結論的人員進行完整的對話，這對孩子的未來發展將有極大的幫助。

在學校裡，過動兒童的問題變得越加明顯。小班制或大班級裡較小的次團體非常有幫助（為保護老師，我們應該注意，在大班級裡的一、兩個過動兒童即可摧毀老師非常謹慎預備好的課程）。這時，在問題發生之前與兒童的教師懇談，如果可能，建立互相信任的關係以及溝通的管道也很重要。比方說，就您所知的，好動的小孩坐在馬背上會因為他們需要努力使自己維持平衡而變得比較安靜且能集中精神；因此每當他在班級出現焦躁時，老師可以不依慣例步驟地讓他坐在體操訓練用的大球或一個高腳凳上，做為他們在教室中的「特別座位」。當老師發現孩子煩躁不安，或是孩子覺得自己開始煩躁不安時，可以到那位置上坐一陣子，在那兒聽老師講課；當這個不安靜的小朋友出聲音時，班上同學彼此已形成默契，老師將繼續講課不受影響。若能巧妙地處理，這些適用的權衡對班級而言，表示過動對這個孩子是自然發生的，不是什麼應該注意的事情；對過動兒童而言，這表示他可以對於老師的願意幫助很有信心。不管用什麼方法，惟所有與該兒童有關的人事物都建立良好的接觸，這些以及其他有幫助的方法才能奏效。

特殊治療與教育方法

感覺統合療法以及／或物理治療保健操：若兒童有覺察與行動統合的困

難，都應接受這些治療。

職能療法（活動與工作治療）：從家中與父母親開始，像是彩繪、泥塑、編織。稍微深一些的程度，可做簡單的手編織或以織補針編織也不錯。如果有個工作坊，孩子應該可以學習使用鎚子、劈柴，尤其是鋸木頭（在父母幫助下學習使用鋸子）。若家中沒能有這些機會，應尋找能提供這些活動的專業職能治療師。

特殊教育與行為治療：與核可的教育專家或行為心理師的治療課程每週限定在一至兩次。如果執業者是有經驗的，長期的治療可以是非常成功的。

親職訓練：以行為治療的元素提供父母教育上的幫助；父母親經由訓練，學習獨立地處理典型的日常兒童問題，並藉此更加了解自己孩子的行為及特性。

歌唱與音樂治療：歌唱也能培育自我情緒控制的力量。Nordoff-Robbins 的即性音樂創作療法試圖表達兒童在音樂當下所形成的樂章，並將情緒適當地傳達出來。其優點包含刺激專注的能力，並從而減少家中的問題。

故事與說話：每天都有一段適合孩童年齡與理解能力的「故事時間」。以安靜、自然，不過度戲劇化的語調對孩子朗讀故事，效果奇佳（請參閱第 14 章之「學習思考」）。

律動按摩：由 Ita Wegman 發展的律動按摩可以幫助孩童感覺身體的舒適，並能更好地掌握身體。

伯特摩體操：儘管仍然鮮為人知，但它對發展健康的身體圖象極其有效。該體操起源於世界第一所華德福學校創校初期；自此，特別也針對過動兒童及飲食障礙的青少年開始發展治療性的應用（請參閱本書最後面的「相關組織」）。

治療性優律司美：「優律司美」是一個以肢體動作表達「音樂」或「語言」之美的藝術。透過符合兒童年齡發展的治療性優律司美，強化兒童身體與心靈的活動，可幫助兒童「自我發現」（請參閱第 21 章之「治療性『優律司美』」）。

外敷用擦劑：外敷用擦劑（濕敷布、浸浴及精油按摩）的實施做為健康問題的輔助處理，或做為增加刺激或鎮靜的方法，都能以不同的方式幫助過動兒童。通常這些處方均由有經驗的醫生或治療師指定。

兒童慣用左手的處理

最近數十年來,處理慣用左手兒童的標準步驟已經允許他們在學校中以左手開始寫字。然而,有些學校——特別是華德福學校——仍然嘗試教導慣用左手的兒童使用右手寫字,希望藉此訓練兒童除了使用左手以外也能靈活運用右手。

以前,學習右手寫字,對於慣用左手的兒童經常是創傷性的,而且造成心理上如緊張、焦躁不安、害怕上學、逃避現實,以及口吃等問題。主要原因很明顯:慣用左手的兒童經歷了歧視及時間壓力下的學習,成功是強制的。當然,這不是恰當的教育步驟。耐心及愛的關注更可能幫助慣用左手的兒童感覺自豪於能「像其他人一樣」地學寫。然而,對於這樣的嘗試有一項絕對必要的先決條件:兒童本身,以及他的父母和老師都必須同意這是一項值得的努力,兒童也才能在快樂氣氛中取得好的學習成果。為什麼我們不就讓兒童自己決定使用哪一隻手寫字,而做這樣的建議嘗試?這是基於我們對於慣用左手兒童的深度了解,箇中理由將詳述於後。

書寫與大腦語言中心的關係

眾所皆知,來自身體的神經路線大約在它們進入頭腦的入口處交叉(所謂的皮層脊髓束交叉)。這即是為什麼當頭腦一邊受傷時會造成對邊身體的麻痺或知覺障礙。最新的、無可爭論的研究已證實,健康成人大腦的左、右半球各執掌不同的功能。左半腦主要負責邏輯、抽象與分析性思考,而右半腦則傾向綜合性、圖象基礎的思考。

在生命早年,語言中心典型地在左半腦發展。最近,許多研究結果確認了長久以來大家一直猜想的,語言中心(以及其他中心),即便是最慣用左手的兒童,也是在左半腦發展。只有12%至15%慣用左手者的語言中心例外地位於右半腦。大約50%的語言中心位於左半腦,其餘35%的語言功能左、右兩半腦均有供應。再者,我們現在知道,在生命稍晚期,學習其他新語言的人可能產生新的、額外的大腦語言中心。

從生理學及心理學的研究結果，以及腦部手術的統計顯示，在出生時，頭腦相當對稱，左、右大腦的功能區分並不明顯。隨著年紀增長，司特定功能、偏於一方的區域重點和中心漸增地發展。大腦中許多不同「中心」的位置逐漸確定下來（例如空間方向在右邊；時間處理及分析性理解在左邊）。然而，至於書寫，當我們學習寫字時，人腦中沒有預先決定的位置，沒有發展特定的「書寫中心」。而且寫字與大腦的「語言中心」之間也無絕對關聯。反而，有好幾個不同的中心在此過程中非常活躍。因此，從神經生理學家的角度，沒有道理不允許慣用左手的兒童嘗試學習以右手寫字，訓練左手兒童以右手寫字並無不妥。而且練習寫字的過程可以刺激左半腦，強化左半腦的分析功能。

左、右邊差異的特質

即便是古老文化即已認清左右兩邊不可簡單交換，它們各有不同的獨特性質。例如美國德拉瓦州印地安人說：「左手聖潔，右手有罪。」他們舉行儀式時必使用左手。例如，他們繞著兩堆火，選擇以左手執火雞羽毛，掃出一個卵形的路徑讓舞者依循行進。

老子曰：「君子居則貴左，用兵則貴右。兵者不祥之器，非君子之器……，吉事尚左，凶事尚右……。」喜慶活動以左邊為尊上；不吉的則在右邊。

在古中國，拱手作揖的姿勢，男生左手在上，右手在下；女生右手在上，左手在下。在蘇丹，根據男女的活動區分左右。看起來女性化的活動，以左手完成；男性化的，以右手完成。禮物則以雙手交叉伸直呈獻。

典型地，位於人體左、右兩側的器官與功能也有明顯不同的特性。偏人體右側的器官如肝臟與肺臟（三葉在右，兩葉在左）較多提供人體與外界連結的功能——肺臟經由空氣，肝臟經由血液流通從小腸吸收養分，這些功能比較傾向無意識的本能活動。而偏人體左側的器官如心臟與脾臟，較多提供整體內在器官血液循環的功能，這些功能比較傾向於內心的意識活動。因此，從人體結構的觀點，一個向外的活動，例如寫字，在習慣養成之後幾乎可以變成本能的無意識肢體活動，所以使用右手寫字比較合理。相對地，小提琴或大提琴的手指按弦活動，與聽覺、與內在活動較相關，而且「觸摸我們的心」，因此適合以左手練習。

規律練習可強化意志力

不論多麼微小，每一個有意識的反覆動作都可以強化我們的意志力。對任何一個孩子而言，寫字都是一種意志力的訓練；特別對慣用左手的兒童更是如此。成功與付出的努力成正比，以書寫本身及強化意志練習的觀點而言，左手兒童必須克服以右手書寫的不適感，因此，書寫學習的意義更大。為了讓書寫練習容易些，開始時可以圖形幫助發展字型，先在大的包裝紙上寫很大的字，然後在黑板上練習，接著再寫在書頁的紙上，這樣孩子的全身更能投入活動。在孩子逐漸縮小字體的過程中，如果家長與老師能以理解、愛心與幽默的態度陪伴，孩子將不論所付出的辛苦，會更喜歡練習，更努力取悅我們。這種強化意志力練習的方式經常還可引發其他方面的進步，例如靈活度以及專注的能力。經由右手學習寫字，兒童自制與自信的能力也獲得強化。

慣用左手是一個命運的議題

相較於使用右手的人，慣用左手者帶著不同的使命進入這個世界。施泰納指出，慣用左手，是一個人前一生過度使用肉體與心靈的結果，以致接下來的這一生，相較於左側，身體的右側不易前進，仍停留於未開發階段。依此觀點，左側主導的人可在這一生中呈現更多發展內部導向、感受敏銳，及意識醒覺的機會。教育的任務在於支持潛能發展，在此情況下，我們應同時提供更多強化右側身體能力的機會。再者，利用左側最好的方式，是呼應其先天的特質——例如左手適合按小提琴的弦，但不適合寫字。同樣地，以右手寫字即採用了右側先天遺傳的傾向於實務、外部導向、實際動手的優勢，而非易受影響的伴奏，或是需要深思熟慮的事件。

由於華德福教育體現魯道夫·施泰納靈性科學的研究結果，華德福教師建議讓慣用左手的孩子試圖學習以右手寫字。其他如繪畫、縫紉、剪刀使用等需要技能的活動，比寫字更少自動化、需要保留更多的意識，則可遵照孩子的意願使用左手。這裡要解釋清楚的是，我們並不主張專門使用右手，我們也不試圖改變兒童的左手主導性。建議以右手寫字只發生於所有相關的人都希望這樣做，而且發現這樣做是明智的。以現代深入頭腦與一側優勢的研究結果為基

礎，這個方法顯然符合科學性，也是有充分根據的。

個人的決定

在追尋符合每一個兒童可能性的解答時，我們建議保持開放的心。例如，一位一年級老師發現班上有五位慣用左手的孩子，每一位都經過個別的檢查，再經過與家長的討論，所有家長都決定在實驗的基礎上讓孩子試著以右手練習寫字。有趣的是，其中有一位明顯右手主導的男孩（即兩手都很強，而右手比左手更靈巧）是唯一不願意繼續實驗，而要保留原狀，使用左手寫字的孩子；因為父母在孩子上幼兒園時告知園方他是個左手兒童。因此男孩在左、右都可訓練的幼兒階段學會了以左手握筆。其他四位以右手練習寫字的小孩沒有任何問題，而且完全滿意於他們的情況。

另一個例子，一位已經變成班上小丑的九歲男孩，他過去以左手學習寫字，但寫得不怎麼好。當他開始嘗試以右手寫字時，結果並沒有變壞。在與他的父母商量之後，決定小朋友還利用接下來的暑假學習以右手寫字。他的嘗試成功了，當秋季學校再度開學時，他不再有班級裡少數族群的困擾了。

下一個例子說明，在做決定時充分地納入兒童是很重要的。在一個親師會議中，一位母親敘述，對他而言在他的孩子進入一年級之前，被允許使用左手寫字是很重要的。因為他也是左手慣用者，他仍然記得自己在必須以右手書寫時的創痛經驗。在談話過程中，孩子的父親出現，他也是個慣用左手的人，但他在學習使用右手寫字時沒有經歷過任何問題，他更喜歡兒子一樣以右手寫字，但他接受他妻子的意見，因為他不希望這個議題成為爭執的源頭。之後，老師請教父母是否他可以私下詢問孩子的意見。父母彼此對看之後表示同意。老師問孩子：「你希望像爸爸還是像媽媽那樣的方法練習寫字？」孩子立即回答：「像爸爸的。」這個實驗很成功，媽媽發現了教左手孩子以右手寫字並不必然像他所經歷的那樣的方式發生，他也完全滿意了。

我們已經表明，如果學習以右手寫字能被視為一個令人興奮的實驗，而且也合於兒童的工作節奏，以右手寫字也能排除其他可能存在的兒童問題。當然每個人都需要同意實驗的期程以及定期的進展檢閱。還必須了解的是，只有寫字時使用右手（在華德福學校，形線畫也使用右手），所有其他活動，例如繪

畫，兒童可以自由地選擇使用哪一隻手。

實用的建議

以下的建議將幫助慣用左手的兒童在學習右手寫字過程中較不費力：

- 家長與老師的一致意見是成功的前提，因為這是孩子唯一可以確定大人將會持續支持並激發他們努力的方法。

- 為兒童設立典範，在小學的前幾年，當兒童的模仿力仍然很強的階段，一位慣用左手的積極教師，也應該使用右手在黑板上寫字（至少在兒童面前）。

- 給予足夠的時間！如果您的孩子上公立學校，您需要與老師做個別的安排，成為兒童永遠的「寫字的那隻手」，結果應該是很明顯的。

- 如果父母與老師決定放棄教導一個慣用左手的孩子使用他的右手，他們就應該站在決定的背後，給予完全的支援，以輕鬆的速度給予孩子每個學習左手寫字的機會，並以此為目標，根據指導方針解決（請參閱「參考書目」）。

- 注意兒童行為的變化，並仔細尋找原因。這些變化是否與學寫字，或是人際關係的問題有關——例如害怕隔壁的兒童、失去一個朋友、家長的婚姻問題……？

- 形線畫與優律司美提供所有學寫字孩子珍貴的支持。因為兩手同利的與慣用左手的兒童，他們手腳特別不靈活，機敏與注意的練習可用來做為他們全神貫注於右側的挑戰——例如：以視覺追蹤一個有趣的物體，而這個物體在右臂上移動或爬行。

- 不承諾物質的獎賞：兒童真正的獎賞是他的自豪，以及每一次有進步的表現時大人的滿足感。承諾物質獎賞使得兒童習慣於做事情是為獎賞，而非為他們自己或出於他們自己喜愛的緣故。另一方面，當孩子寫字時，給孩子一個美麗的石頭或貝殼，讓他握在左手，使他不會忘記了而換手，這種方式是好的。這兒有個例子：一位慣用左手的一年級學生，一開始並不熱衷於右手寫字。老師與家長再次討論這個情形，家長決定合力支持他們的決定。教師給孩子一顆美麗的石頭讓他握在左手。一個星期之後，孩子歸

還石頭給老師,他說:「我想你現在可以拿回去了,我不再需要它了。」

- 如果孩子決定晚一些時日再學習以右手寫字,最好的時間可以訂在暑假期間換手。對於這些兒童,我們建議您買一本漂亮的或空白紙頁的筆記本,每天寫;寫日記或抄寫詩句或其他他們喜歡的文章均可。

閱讀障礙

閱讀障礙被認為是一種奇特的學習失調,會影響閱讀與書寫;而且通常出現在不同的聰明兒童身上。大約 3 ~ 8% 的兒童受到影響。家長及教師們常在失調造成無謂的苦惱之前,請求找出有效的幫助。在這一節裡,我們將嘗試呈現一些觀點,幫助了解並修正這個症狀。

學習寫字,兒童必須能夠也願意從一個他們知道是一個完整的字當中選粹出一個個別的聲音,也即是將這個字分裂成幾個部分。不將焦點放在字的意義,現在我們應該專心地聚焦在特別的字的不同聲音上。同時,再度抽象化這些字是必要的:相信一個隨意的符號是聲音的本身。直到現在,兒童一直很能不費力氣地「閱讀」一本顛倒的圖畫書。試著想像這是什麼意思,當他們突然面對這些沒有意義的、本質相等的符號:

$$d \quad b$$
$$q \quad p$$

這些由直線和曲線構成的抽象符號,讀者唯有透過一種非常特別的空間關係獲得意義。這些直線、曲線若不加上母音,甚至無法發音。對於兒童,要從這麼不精確的符號裡重現出文字,真的是無法理解的藝術。為什麼 "the" 的母音是 e 而非 u?為什麼我們寫 h-e-r-e 或 h-e-a-r 而不是 h-e-r?(譯註:為什麼「的」的韻母是「ㄜ」,不是「ㄨ」?為什麼我們寫「丁」或「盯」,而不是「燈」?)

我們希望透過這些例子說明引起不確定及混淆是多麼容易。而仍然嘗試以圖象解析字母的兒童將遭遇到困擾;還有那些過於逐字吸收、相信老師所說的、以聲音拼出文字的兒童也一樣。在這個點上應該已經很明顯了,以友愛的方式教導兒童閱讀和寫字需要花相當長的時間。同樣明顯地,教師必須要知道

所有可能使得失讀兒童犯錯的細節，而且要能以語音學為基礎進行分解學習，再進入細小、可掌握的寫字步驟過程。

引人注目的是，有些兒童在學寫字與閱讀時幾乎是自己達成的，而且他們如同遊戲般地熟練了所有語音學的特別規則。好像他們不過是必須「記住」怎麼寫而已。然而，其他的孩子，他們的世界是分散開來的。過去，雖然他們習慣於在空間方向上或在同齡小孩能做的事情上有些小困難，或根本沒有困難；如今，突然間他們被要求做一些他們仍然完全不理解的事。有一段時間，他們根據失讀專家認定的方法，以格外充分傾聽的企圖心書寫。然而，後來，當他們變得越來越做不到，他們寫的字變得越來越扭曲。此時，例如臉色蒼白、敏感於傳染病、倦怠、無精打采、失眠、腹痛、尿床及侵犯性行為等症狀即開始經常出現。最後，一長串身體不適的明細表，導致未被確認的閱讀障礙兒童來到醫師的診療室，內容連嚴重的器官病狀都有。當時甚至閱讀障礙是起因或促成症狀，兩者都很容易受忽視。然而，身體及心理症狀的出現是清楚的徵兆，這些狀況需要被視為疾病處理。顯然地，一個孩子的 b d 或 p q 混淆的實際情況不足以做為診斷閱讀障礙的基礎。同時，其他的不足也發展了，它們的起因更難評估。隨著個別幫助與支持的周密診斷是必須的。在決定一個個別的治療計畫之前，不只是兒童寫字的錯誤，他對空間的方向、身體的掌控、形狀的知覺，以及說話和了解說話等的能力都必須仔細分析。一旦他開始經驗一些治療結果的成功，以及看見開始進步的徵兆，他的信心開始成長，生理症狀立即消失。

寫字及閱讀要能完全有效，一定要給予充分的時間做治療指導──如果問題早期發現，完全的步驟需要一至兩年，通常不會更長。對於比較嚴重的，我們建議聯繫專門為閱讀障礙而做的治療計畫。感官運動統合的治療以及／或治療性優律司美也能幫助增加成功的機會。然而，在所有的案例裡，治療師、教師與父母緊密的合作是必須的。

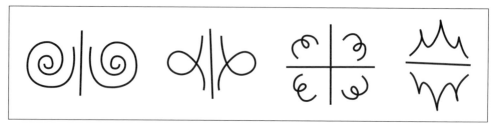

對稱練習圖例，可以讓兒童沿著線行走或做為繪製練習

　　有關學齡前幼兒的有效預防措施，特別在感官教育及運動和語言發展的部分，在第 14 章及 16 章裡，特別在感官教育及活動和語言發展上有詳細的描述。看起來手腳不靈活、不活躍，或有學習說話遲緩的學步兒，可以經由鼓勵感官活動及記憶來幫助他們。華德福幼兒園章節裡所描述的結構性的年與日的課程，可做為如何進行的範例。這種類型的激勵，提供兒童成長能量進入思想能量所需的轉變（請參閱第 14 章之「學習思考」）。這種轉變，是任何思維活動不可或缺的必要條件，即便是不規則的閱讀障礙狀況。

　　在小學的前幾年，有困難自己定位空間、時間及自我意識的兒童，能在上學時間內從教師或治療師所提供的措施獲得益處：

- 知覺練習：一起觀察並描述物體的形狀；可以利用圖畫、植物或石頭。
- 在地板上沿著形狀走，並走出它們的鏡射圖形。
- 在趾間夾粗的蠟筆，以腳畫出圖形。
- 眼睛閉起來，以手在空間畫出形狀。
- 隔天，反覆同樣的過程，然後幫助兒童想像形狀，最後在紙上畫出形狀。
- 以文字形狀，重複以上所有步驟（不再做對稱的練習）。
- 練習寫出他們聽見的，從最簡單的文字開始（譯註：象形的部首），盡可能嬉戲般地但卻系統化地轉換至更難的文字（譯註：部首）等。
- 之後，從字典裡寫簡短的文本。為擴大成功，所有為該目的所選擇的字必須慎選之（譯註：從象形、部首等）。
- 在可能提供的地方，加入治療性優律司美。

　　處理閱讀障礙兒童時，傳達一個快樂而樂觀的態度是很重要的，因為他們的問題經常被失敗感所增強，而且不是精神上的支持不足，就是家長的部分放

棄。對於輕微的閱讀障礙情況，兒童可以學習完全的彌補。情況嚴重的，特別的幫助及系統化的練習可以在症狀上達成顯著的進步，使得兒童可能整合進入一定程度的閱讀及寫字的進程裡。

治療性「優律司美」

施泰納在 1911 年至 1924 年間倡導優律司美藝術，在他逝世之後，優律司美藝術持續深層地發展。優律司美由符合「語言和音樂」特定元素的「動作與形狀」構成。優律司美基於對個別語言的語音和聲調本質的精準了解，並關聯人體形狀，研究母音和子音、音高與音程。相當於語音和聲調的姿態動作，與我們在胚胎中觀察得到的身體比例的發展，以及在血液和組織液中流動的形狀：成長與抑制、伸展與內捲、膨脹與收縮、圍入與排除、接觸與貫穿等的動作是一樣的。而著重聲調間關係調和、相稱的「聲調優律司美」，則正好與人體的骨骼結構、人體的比例對稱關係相符。優律司美從而發展出語言的和音樂的「看得見的語音」和「看得見的聲調」兩種形式。

優律司美的基本姿勢，包含了所有人類機體裡的潛在活動，以及存在於較活躍或較不活躍的自然界中的所有活動。我們發現這些姿勢反覆出現於植物和動物的各種生長形式中，也表現在固體、液體和氣體相遇界面的活動中。因此，優律司美可被描述為一種「看得見的原型語言」，在其間，大自然與人類經由姿勢動作表達他們的訊息。所有的形式都被詮釋為進入靜止的動作，而優律司美使得這些形式的發展看得見，並從而提供了自我教育的各種可能性——我們能進入覺察看得見的自然界如何成形成發展的一種方式。優律司美可應用於以下三種不同的領域：

舞台表演的優律司美：內容包括詩、故事、戲劇與音樂作品藝術；從單一的或多部的，甚至包含大型的交響樂團演奏等；在舞台上，可以有個人或集體團員演出。

教育性優律司美：從幼兒園至 12 年級的學生，首先在教室中學習各種精巧的肢體動作，並在空間中確定自己的方位。經由藝術性的作品練習，他們學會形塑自己的動作，並以不同的肢體動作方式表達各種不同的心靈經驗。進行團

體優律司美時，年輕人體驗到一個大型藝術的成功呈現完全在於個人的無私奉獻，這也培育了社會性發展的技能。

治療性優律司美：透過反覆進行特定的「語音」及「聲調」練習，刺激身體的形塑與重建能力，並藉以對抗病理的轉變。練習時，依據相應器官的需要，順應所需的增強或限制之脈動而形塑，並設計每一個肢體動作的速度與強度。其他練習的動作可能發揮和諧、激發、提升專注或安定等效果。對於身體局部功能的學習失調，特別需要加強肢體靈活度、空間方向感與平衡感的訓練。醫療性優律司美對於肢體不便、聽覺以及視覺失調也有幫助；因為優律司美能幫助兒童的心靈更完全地滲透身體，達到身、心、靈統合。至於兒童應接受何種療法，則應由醫師、教師與優律司美治療師協商後共同決定。

CHAPTER 22

認識及培養兒童氣質

四種氣質

「氣質」這個名詞來自拉丁文，原意是「混合」的意思。希臘醫學家 Hippocrates 曾經提出人類體液與相對心靈特質的「正常的混合」學說，並由此發展出一套身、心統合療法。近代以來，大部分這些診斷與療方的意義已失傳，直到魯道夫・施泰納重新將此學說引入教育，並啟示我們深入了解身體與心靈銜接的重要性。

在童年時期，人的體質因素仍然有相當程度的彈性，因此，以氣質發展做為促進健康效果的範圍，可以是一個很有報酬的方向。而且，教育性的技術能更輕鬆地幫助兒童處理他們的氣質，教育可在這方面扮演導正的角色。教師必須重視個別差異，透過學習四種氣質的知識了解個人特質，以深入幫助每一位兒童。以下是一首幽默而有趣的詩，描述不同性情的人在遭遇同樣的事情時，如何以不同的反應呈現他們的特質：

有四個不同氣質的人，在路上遇到了一塊擋路的石頭：
風相氣質的人，動作輕快、優雅地跳過了這塊石頭；
儘管在石頭上摔了一跤，但他並不放在心上。
火相氣質的人，憤怒而使勁地一腳踢開了這塊石頭；
他流露出得意的神情，眼睛散發出光亮。
水相氣質的人，刻意稍稍地放慢了腳步，心中想著：
「既然你擋住了我的去路，我就繞道而行。」
土相氣質的人，定定地站在路上，看著石頭苦苦思索。
他的臉上流露出命運無窮坎坷的神情。

～ Heinrich Peitmann

氣質與體質

在人體內，固態、液態及氣態三種元素，與第四種元素──熱力共同工作（請參閱第 8 章「疾病的意義」），亞里斯多德稱這與溫暖（現稱為熱電學）相關的法則為第四「元素」。當然這些元素並非我們現在所了解的元素，而是比較接近與溫度相關的固態、液態和氣態等的法則。這裡，我們就稱它們為土、水、風、火四元素。四元素如何互動，對我們的心靈具有相當重大的影響，而人的四種氣質即是這四種元素的互動結果。如果固態的土相特質在我們的體質內主導，我們內心的經驗即傾向沉重與抑鬱。如果與「風」相關的風相功能發出主導，我們就愉悅、快樂。如果液體元素水相的特質優勝，我們即體驗穩定與平衡。而如果是熱力的火相特性主導，我們就充滿活力，採取主動。

施泰納提出了人體組織四位一體理論，即存在於每個人身上的物質身、以太身、星辰身與吾組織四個主體。土相、水相、風相、火相四種氣質，也是四位一體的互動結果。我們每個人身上都有這四個主體，但通常是某一個主體較強於其他主體，這個主導的主體造就了我們不同的氣質。因此，人的性情只是傾向而已，並非截然不同，而教育的功能即在於「和諧」這四種氣質。

經由介紹人類的四位一體組成，直到進入身體與心靈如何互動的探究，施泰納一方面從古希臘醫學家 Hippocrates 的「四種元素與體液」學說，另一方面則從現代化的、科學且人智學的醫學及教育哲學，溝通起連結間的橋樑。

氣質	元素／物質狀態	構成的主體
火相	熱力	吾組織
風相	風／氣體	心之（星辰）身
水相	水／液體	生命（以太）身
土相	土／固體	物質體

火相氣質

吾組織主導火相氣質，也即是熱力主導身體，它們阻擋了其他主體的發展，因此火相氣質的身材上總是好像有些加壓、壓縮過的樣子。拿破崙即為歷

史上該項氣質的典型人物：頭壯碩、脖子短、身材矮，而且比起軀幹，四肢相對地短小。火相氣質的人走路步伐穩健有力、腳跟厚重地撞擊地面；率先創始、意願很強，理想激發行動，且能堅持到底。典型火相氣質的人愛好真理、熱情、準時；然而，如果事情不按照自己計畫進行，卻也容易變得激動。所有的這些特質若非用於理想目標而轉成一己追求時，就有可能變成不顧一切、固執、愛慕虛榮、醉心於權力等負面人格特質。因為火相氣質的人非常「目標」導向，他們在職場上通常屬於領導型人物。

處理火相性情的孩子比較辛苦。他們可能以暴怒或戲劇性的情緒場面引人注目。他們的身體富有活動力，所以有時候可能會侵犯、好鬥，或激動地打自己，甚至以頭撞牆。從積極面來說，當他們在進行特定的工作或改正錯誤的時候，他們真是可以做為全班其他兒童的典範。他們總是激勵班級表現，在課堂討論中，他們可說是盡全力而為，他們不喜歡遲到，而且當老師要求他們，或允許他們為班上表現點什麼時，他們總是喜悅的。而在負向方面，他們要求過度、不一定能言詞得體地接受建議或被說服。

風相氣質

星辰身主導風相性情，星辰身的特質是移動、變易，因此風相性情的人難以專注。風相性格的人活潑開朗、擅於接納、喜歡與人接觸、對周邊的每一件事情都充滿興趣；他們鮮少帶有怨恨或以一定的原則評斷事物。風相性格的孩子經常不停地活動，因此很容易累壞他們自己。到了晚上，他們通常需要較多睡眠，白天時間，在小學階段還是需要午睡。

在學校，風相性情的孩子享受大家對他的歡迎，因為他們充滿了想法，有許多好玩的事情可做。甚至成為大人，他們能激發娛樂，而且常因總能立即叫出初識者的名字而受到肯定。然而，當他們膚淺的鬼精靈成為一切的主導時，他們逍遙自在、隨遇而安的態度就降級變成缺乏責任感，這種氣質就顯得危險。

身材上，風相的人清瘦、骨架小、頭髮捲曲。他們擅長模仿，不只動作多，而且表情豐富。他們常以足尖走路，腳步傾向輕巧、跳躍。

水相氣質

以太身主導水相性情。在對付困難的問題時，水相的人能「保持冷靜」。發生在火相人身上早就暴怒砰然甩門而出的事情，在水相氣質者，卻能持續地發揮平衡的影響力很久。如果沒有水相族群的這種耐性、忠誠、冷靜、酷愛細節、喜歡習慣，人類的社會沒有一個能夠存在。許多水相氣質的人成為理想的好母親、好老師：他們站在安定的端點上，其他的一切就環繞著這個端點旋轉。在他們周圍沒有侵略、好鬥；他們總是操心著如何解決差異問題、如何平衡極端，他們是非常值得信賴的。

有時候，水相的人在觀察周圍環境時，會不經意地顯露出幾分驚奇的眼光，這眼光使得他們的氣質在幼兒時期即被辨識出來。他們即便處於混亂之中，仍可以完全安靜、穩定地坐著，尤其是當他們發現美食的時候。若有人對他們咆哮，命令他們動作，他們也能全然地保持鎮定。但他們很容易造成老師的絕望、困擾，因為當其他的小朋友已經寫完五個句子了，水相的孩子卻才剛拿掉筆套。顯然，引導這種氣質的孩子應該小心避免讓「和平」的特質轉變成「無聊」，或讓慣性活動的愛好退化成迂腐、拘泥瑣碎，以及平庸無奇的盲從因襲。

身材上，水相的人比例協調，但必須控制美食慾望，身材才不會變肥胖。他們走路時步伐穩定、從容，不特別強調腳後跟或腳趾。缺點方面，這種氣質的人常被描述為「忠厚」，或說清楚一點──「愚鈍」。

土相氣質

物質身主導土相氣質。即便在童年時期，土相孩子令人印象深刻的通常是富於表情的眼睛和瘦長的臉龐。土相氣質不由心性和靈性主導，心性和靈性反而造成阻礙。事件和遭遇的後果會長期停留在土相兒童的心裡，可能到了晚上還在為早上發生的事情哭泣，因而在情感上造成痛苦和煩惱，性情偏憂鬱。在學期間與青少年時期，土相氣質者經常感到被誤解或得不到他人的認同。他們的注意力投注在悲傷的事件上，他們痛苦於環境中的淺薄與人們缺乏承擔的特

質。長大成人之後，性格的優點為善於思考、冷靜、真誠、富同情心。但如果自我中心主導，或他們的正義感降格至嫉妒心的比較，這種特質也可能轉變成自私自利、吹毛求疵、愛批評的危險。

　　身材上，土相的人通常細長苗條，頭的形狀很漂亮、眼睛深陷。走路步伐穩重、堅定，但是動作緩慢。

教育準則

　　經驗顯示，想以激勵的方式引導水相的人活躍起來，或以命令的口吻遏止火相人的憤怒，將不會有什麼效果；以訓誡的方式要風相氣質的人專注，或以講笑話的方式讓土相的人高興起來，也一樣不會成功。激勵的方式通常使水相的人變得更沈默，叱責則使火相的人更生氣，而講笑話讓土相的人更退縮，風相的孩子聽訓，幾分鐘之後，又開始躁動起來。處理兒童氣質，「以毒攻毒」是比較有效益的健康原則。在學校裡，教師可安排共同氣質的孩子毗鄰而坐。讓火相的孩子彼此攪擾、試煉精力，久而久之，他們一定會互相磨平彼此的脾氣，而且也會潛意識地體驗到自己性格中一面倒及缺失的一些要素。類似的情形，也發生在水相的孩子之間，當他們坐在一起，彼此可能感到無聊至極，而致產生輕微的不安，這會使得他們變得比較主動而警醒。這時，他們開始了，要不就是彼此刺激，要不就是留意班上其他孩子的活動。土相的孩子喜歡與了解他們的人坐在一起，在此情況下，他們與自己的內心感覺較和睦，而且會變得較能接受外界事物。對土相孩子最有幫助的是，找到一個能了解他們，而且值得他們信賴的特別的朋友。風相的孩子坐一起，很快地即會彼此招惹，相惹所造成的不安使得他們稍微自制些，也更專心些。

　　教師需要盡可能成功地展現四種氣質的語言，讓氣質的語言包含在課程裡，這樣才能培育全班學生的氣質才能。在教師研習時，施泰納曾特別強調，教師要教育自己，讓自己能相當程度地表現出所有的四種氣質。要能有效地處理火相氣質的孩子，教師本身必須強而有力；然而下一刻，我們也必須能適應一個水相兒童的節奏與感覺。原則是，就從兒童具備的氣質開始。以下是教師可以幫助特定氣質的兒童，積極且建設性地管理他們氣質的方法：

　　培育火相兒童的發展，可藉由講述偉人行動的故事，讓他們以偉人為榜樣，敬佩、遵從偉人的成就；被賦予艱難的任務，耗費所有他們的能力和精力，對火相兒童也同等重要；學習樂器獨奏、創造各種美的事物供人欣賞，也能契合火相兒童的雄心和被人欽佩的需要。基本的原則很清楚：不抑制火相兒童過剩的精力，積極地結合他們存在的潛在價值。火相兒童常愚直地玩些無聊的惡作劇而用掉了他們旺盛的精力。

　　為幫助水相氣質的兒童清醒過來，老師可以安排他們與朋友共同完成工作。因為愛朋友，如果您直接拜託他們，他們會超乎平常地很樂意為特好的朋友參與特定的計畫。對水相兒童而言，鋼琴是理想的樂器，因為各種音調已隱含其中，只需敲擊對的琴鍵即可。鋼琴的音域範圍及和諧的潛在價值也滿足了水相者在和諧與完整上的需求。而如果您能說服水相的兒童在下一餐前不要吃點心，您就已經完成一項大事了。

　　不能以責備、威脅及謾罵的方式征服風相兒童的活潑好動。然而，風相的孩子卻可以因為對某個大人的愛而堅守任務，完成相當大量的工作。這些兒童在克服困難時需要額外份量的個人照顧、理解與關心，主要原因是他們不能全神貫注。在學校的樂團中吹奏管樂器可以滿足他們特別的能力。他們喜歡許多不同的活動，而且能很快速地獲得整體觀，所以，他們可以被賦予各種不同的苦差事。但很重要的，需要看管他們的飲食，注意他們不可吃太多甜食，那會讓他們更無法安靜下來。

　　土相的孩子不容易接近，對他們而言，生命是嚴肅的，而且是充滿煩惱與焦慮的。如果將這一類型的故事說給他們聽，他們會產生共鳴，進而產生同情心。所以，人生閱歷豐富的人是土相性情孩子最理想的生活導師。他可以學習歌唱——尤其是獨唱，藉此向外抒發其內心孤獨感，對他而言是一大釋放。他們也適合學習弦樂器。食物攝取方面與風相的孩子正相反，他們應該吃些甜食，平衡一下他們有些「酸楚」或「苦澀」的生命基調。不容易消化的食物對他們的胃腸是一種負擔。

　　當管理氣質的主題被選為家長之夜的主題時，家長通常會問，他們是否仍有可能在自己的氣質上使力。答案是當然可能，只是大人的努力較不能像兒童般產生大量體質上的改變。但是，一個火相的人可以學會為自己爆發的憤怒道

歉，說：「你知道，發脾氣不是我的原意，我只是失控了。」一個認識自己氣質的水相者可以說：「請稍微慢一點，我有困難，我趕不上你。」這兩個例子說明了人能察覺自己不均衡的表現形式，而且可以在這上面開始努力。這裡，同樣地，自我教育的目的不是去否定或有意識地壓抑一個火相或水相者的天性，而是學習處理自我氣質的特性，以產生各種正向效果的方式為目標。

CHAPTER 23

兒童為何需要宗教教育？

幼兒天生的宗教性

　　新生兒對這個世界的信任是無條件的，其程度只有偉大的宗教獻身情操可與之比擬。我們由一個三個月大的嬰兒即可看出來，嬰兒躺在診療台上讓醫生做一般性檢查，母親站在旁邊等待，醫生按著順序檢查是否「一切正常」。當他開始檢查時，發現小嬰兒正以睡足了的大眼睛望著他，這時，他感到孩子的目光彷彿透入了自己的內心深處——這個小嬰兒在看什麼？希望與誰相遇？為什麼目不轉睛地注視得這麼久？為什麼可以這麼不設防地看著一個陌生人的眼睛？

　　在我們未來的人生中，何處能夠接觸到這樣的眼睛？只有當我們完全敞開心胸面對另外一個人時，才能接觸到這樣的眼神。然而嬰兒對這個世界每一刻都是不設防的。這樣的眼神反映出孩子對世界的態度，亦即毫無偏見地面對這個世界，無私、忘我地接受及模仿周遭的一切。這是一種宗教情操般的「原始信任感」，他們對大人準備的一切有著無限期待。

　　我們每個人在童年早期都曾經歷過這種宗教般的虔誠階段，擁有這種原始的信任感。這種熱誠以後會表現在生活中，例如工作熱誠、願意「獻身」於某種任務或宗教信仰方面。幼兒眼中的世界是無限美好的，對他們而言，周遭的一切是那麼值得信賴與模仿，換句話說，是「神聖的」。持反對意見的人則認為，應該提早讓孩子明白那是不真實的，世界不是那麼完美的，因此，我們必須學會保護並防衛自己。這個問題的答案，只要我們深入看著孩子期待的眼神即可知道。唯有等到孩子長大、夠強壯，能面對問題、解決問題時，「張開眼睛」看到世界的苦難與不幸才有意義。否則太早「張開眼睛」只會導致孩子疑慮、脆弱，而且——以後——在他們克服懷疑存在的意義與目的時會產生困難。身為大人，比較合宜的問題應該是：我們應該怎麼做才能讓孩子盡量保有

這份原始的信任感？我們怎樣才能讓孩子知道，他們周圍的大人正朝著讓世界變得更美好而努力？我們如何幫助孩子苗壯成長，而能處理生命中比較不完美的面向？如何引導孩子學習以積極的態度面對一切困境？

在「天堂」般的幼年期，我們有為我們做一切事務、照顧我們一切所需，以及只因我們存在即鍾愛我們的「母親」與「父親」。往後，這樣無條件的關係非常稀有，但私底下，我們都期望回到這樣的關係裡。當生命繼續，由這種期望所樹立的標準，能發展成具有「給予」特色的「愛」。我們供應越多兒童保存原始信任的印象與經驗，這種原始信任就越能成為兒童未來生命的內在志向與心靈力量的源頭。

父母常以一種保留的態度接受這種推論，也就是說，生存在來自四面八方的威脅中，如社會中難以預料的事、暴力行為、個人的失敗、恐懼、環境的惡化、大範圍放射性（物質）的污染，以及戰爭等，我們已經變得很難建立信心了。我們並不懷疑這樣的威脅，然而，每當嬰兒注視我們之時，我們也不懷疑那涉及我們靈性起源及目的問題的不同事實。

宗教般的虔誠是大人可以向小孩子學習的。然而，有意識地進入靈性世界為何如此難達成？即便當今有許多人更明白表示渴望追求靈性生活，而且也已經有許多探討神之奧秘的著作出版了。

我們如何能學著重新經驗並理解靈性的世界？

當評論的、知覺導向的思想開始盛行，我們對宗教的傳統思想以及信仰的直覺理解能力即開始真正衰退。當人們不再感受誰會聽他們的禱告時，換句話說，當人們開始自己思考而不再接受權威對他們說什麼之時，許多人就不再禱告了。當今，有許多人覺得有必要以清晰的思考和學問知識再度連結愛與信仰。這樣，才可以幫助人們思考思想的本身（請參閱第 14 章之「學習思考」）。

經由思想，我們可以找到掌管自然界的發展和作用的法則。取決於先前受造世界的存在，我們的思想能追隨並反映有關自然界過程的事實。然而，我們的「深思」不只能引導我們進入有關自然界的法則，同時也能引導我們進入探究：是誰的思維創造了這個我們能反映思維的世界？相較於直接作用在受造自

然界的思維，顯然地，我們的「深思」像是影子。對人類而言，我們開始能覺察思想和完成一個行動是不同的個別程序。在自然界裡，思維能直接地作用，因為是自然法則；而人類基於有自主決定的能力，我們有了區分思想與行動的能力，我們知道，即便我們最好的想法也不會強迫我們進入行動。我們可以分別致力於思想或意志；它們不像自然界中的事件，能直接連結或整合。這使得我們得以在一個思維或另一個思維上採取決定的行動。

我們的許多思維能反映自然界的法則與事實，我們視之為理所當然。我們很少體認，所有的思維，直至包括我們的理想，都是存在於某個世界層面的情況映照，不管是身體的、情感的或靈性的層面。如同我們前面所提的第 14 章的「學習思考」，思想是一個活躍的、源自於人類生命身的映像網狀系統。在生命身（以太身）純靈性的層次上，我們的每一個思維將接觸到對應的自然的或靈性的實體。在我們每一次試圖領悟一個思維，或執行一個理想時，我們也與該思維或理想所映照的本質進入一個深度的關係。

《聖經》中，聖保羅曾指出這項事實，他說：「不是我，乃是基督在我裡面活著」（加 2：20）；耶穌也一樣，當他訓勉使徒時，他說：「你們若有彼此相愛的心，眾人因此就認出你們是我的門徒了」（約 13：35）；以及「無論在哪裡，有兩三個人奉我的名聚會，那裡就有我在他們中間」（太 48：20）。就他自己而言，他說：「我與父原為一」（約 10：30），其他還有「我從天上下來不是要按自己的意思行，乃是要按那差我來者的意思行」（約 6：38）。這表示當他們在感官—知覺的世界時，他們與靈性世界的實體也並不分離。在靈性世界裡，一個存在可以在另一個存在裡生活，並且展現。在我們日常的生活裡，只有當我們開始愛另一個人，而且開始經驗一種內在的、充滿光的、賦予力量的、能豐富自己存在的、溫暖的關係時，我們才經驗這種狀態。然而，這種經驗在認同表達本質的理想之時，我們可以有意識地延伸，可以進入一個與反映在我們思想與意志裡的高階靈性本質互動。就這樣，我們人類被賦予了連結另一個存在的潛能，我們的行為就可以從而為那個存在服務或表達了。

當今，有許多人認為應該避免宗教教育，因為宗教會操縱兒童，而且會剝奪他們選擇的自由。然而事實上，不被允許經歷像敬虔、讚美以及奉獻等特質的兒童，會逐漸長成宗教上「不自由」的人。他們並不知道他們已經錯過了人

類本質的力量，直到後來當他們可能為自己的缺乏理想主義而痛苦抱憾之時。對特定宗教的內容表明自主、非教條式關係的人們，總能在他們的心中找到不斷更新內在發展的動機。身為成人，這些人能散發出兒童需要的平安及穩定；他們允許但不強迫他們的孩子參與他們自己的宗教生活。伴隨著包容及思維的自由，這種宗教教育的方法能引領人到個人的宗教活動。如果大量施行，這將會使得不同的宗派及宗教彼此學習了解與尊重。

宗教教育的實踐面向

兒童的感官對外界完全開放，他們對周遭一切懷有「宗教情操般」的信任感。然而兒童仍沒有能力追求靈性的宗教信仰，因此應將超越感官的世界落實於日常生活中，落實於各種宗教節日活動、禮拜儀式與風俗習慣之中。每年的節日活動與入睡前的「晚間儀式」，在生活中因此扮演著重要角色。

季節的慶典活動

不同於生日與家庭紀念日，每年的季節性慶典活動是一種超越個人或一些紀念日的、由許多人共同參與的慶祝活動。基督教傳統中，每年的節慶活動包括基督降臨節、聖誕節、復活節、聖靈降臨節與施洗約翰節等。米迦勒節較少為人所知，我們希望以這個節慶為例子介紹如何為孩子們設計節慶活動。

每年 9 月 29 日舉行的米迦勒節是慶祝秋季開始的收穫感恩節。在此季節中，我們看到大自然中樹葉開始變色、紛紛掉落，同時，葉柄上卻也出現了那即將成為來年春天綠葉的嫩芽。在聖約翰的「啟示錄」（啟 12：7）中記載了聖米迦勒與惡龍的爭戰。這個圖象出現在許多傳說中，象徵世間與惡魔勢力的爭戰。我們如何幫助兒童經歷那種與惡勢力爭戰中必要的內在勇氣？什麼圖象可以一如隱藏在落葉中的嫩芽那樣傳達給兒童希望的元素？

在 9 月 29 日米迦勒節當天，家人可以邀約親戚、朋友來家裡參與院子裡的「勇氣考驗」活動。不同年齡的孩子們聚集，由大人或十幾歲的大哥哥、大姊姊們陪伴。接著，孩子的眼睛被蒙起來，他們必須憑「感覺」找出設計好考驗

他們勇氣的各種器具，包括高梯子、蹺蹺板；或是伸手探索布袋，猜出裡面是香蔥、貝殼或泥漿等的東西。其實，對年紀較大的孩子而言，這些的確包含了他們克服自己猶豫的考驗；這些考驗更可測試那些有著無所畏懼、萬事模仿的小小孩媽媽們的勇氣。活動中還有「聖喬治傳奇」的布偶戲演出，或一些與秋天相關的、與聖米迦勒節慶氣氛相關的歌曲。每一年，考驗勇氣的方式都可能出乎預料地不同，隨著孩子年紀增長，考驗勇氣的難度也增高。例如，攀爬大樹、挑戰森林徒步旅行、追隨一個走在前面的隱形吹號人。孩子們可以必須在森林中找尋一個被藏起來的、裡面放著聖米迦勒與龍的戲裝的皮箱；找到皮箱後，穿上戲服，一路唱回家；再為年紀較小的兄弟姐妹們即興演出聖米迦勒與龍爭戰的戲劇。

此範例所指出的不可或缺的重點是，宗教所啟示的「內涵」需要以孩子們能聯想在一起的經驗與活動的「象徵圖象」表達。

在有合宜慶典的家庭中成長的兒童，似乎比沒有傳統節慶經驗，也沒有內在信念，只有因襲過節的兒童，長得更強健、發展更和諧，也更有信心參與世界。

最重要的，不是單單為孩子安排慶祝活動，而是大人能掌握住節慶的「內在」層次上的主題。基督教傳統中，每個節日都有其慶祝的主題與一再傳唱的歌曲。孩子們需要也喜歡節慶的歡樂氣氛，這些年年重複的風俗與傳統將強化兒童的意志力以及他們的記憶能力（請參閱第 19 章之「概觀」）。

就寢前的禱告

宗教教育的另一個基本要素是在培養幼兒醒與睡之間的轉換。唱一首晚安曲或特別是祈禱文，片刻抽離日常生活，創造一個虔誠、摯愛、使孩子的心靈得以安眠的氣氛。孩子喜歡這樣的時刻，即使他們太小，無法理解祈禱文的意思。我們以兩個小孩，一個兩歲，一個兩歲半為例，他們的父母每天晚上與他們一起唸以下的祈禱文：

從頭到腳，

我是神的化身。

從心到手，

我感受神的呼吸。

當我以口說話，

我追隨神的旨意。

當我定睛於神，

無論在哪裡，

在母親及父親裡，

在所有親愛的人們裡，

在動物和花朵裡，

在樹木和石頭裡，

我沒有恐懼，

只有鍾愛一切

環繞在我周圍的。

魯道夫・施泰納

　　兩歲半大的雅各剛學會說自己是「我」，他一行一行地，越來越熱衷於跟著父母唸祈禱文。從「在母親和父親裡」那一行開始，每一行的最後，他都會接說：「我也是」，而且他最滿足於最後，當他的爸爸、媽媽加上「對，雅各也是」。

　　兩歲大的京特喜歡在父母慢慢唸禱文時跟著唸，但他總是略過「恐懼」那一行。而接下來的那幾行他會重複地唸兩次：「在動物和花朵裡，在動物和花朵裡，在樹木和石頭裡，在樹木和石頭裡……」。最後，他總是高興地跳上床，將自己陷入枕頭裡，說：「好可愛喔！」

　　舉這兩個例子，並不表示孩子要等到學會說話以後才能開始與大人一起禱告。編列在本書參考書目中的《親子祈禱文》（*Prayers for parents and children*）一書涵括了大人唸給新生兒聽的詩作，以及許多餐桌的感恩祈禱等。

守護天使

在許多生命逆境中，每一個人，尤其是每一個兒童，如果能知道自己一直都有一位看顧的守護天使，那將會是一個很大的幫助。不過，這種陳述常引起反駁：既然有守護天使，為什麼守護天使沒有保護人類？沒有免除不時的意外與悲劇事件的發生呢？我們只能說，每天都有不計其數制止災禍發生的奇蹟。我們的守護天使庇護我們，免除我們所有的厄運，除了那些源自於智慧，能導引我們個人命運的。我們無法避免的惡運都是我們可以學習的、幫助我們成長的大事。這個領悟，如同以下這首由 Christian Morgenstern 所表達的詩，根本地開啟了我們面對生命感恩的態度：

> 喔　智慧及更高階的自我啊
> 你以雙翼開闊的庇蔭
> 以從每一個生世所獲得的指引
> 以對我最好的選擇賜我幸福。
> 在年輕的歲月我被懷疑所困
> 我已學會了信任你了解什麼是最佳的狀況
> 而今我成長茁壯
> 充滿著感恩
> 我定睛向安撫擔心憂慮的
> 您凝視（註 1）

面對死亡

一直到前青春期開始之前，九歲、十歲大，甚至再更長大些的孩子，才能意識自我存在中「短暫與永恆」的課題，因而才能感覺死亡的含義。以下的例子說明不同年齡的孩子如何認同死亡。

一個家庭中有五個孩子，當父親告訴他們奶奶剛在醫院過世的消息時，所有孩子認真地聽著。從每個小孩的不同反應中，可以清楚地判斷出每個孩子的

情感成熟程度。聽完消息之後，家中四歲的小孩又回到沙箱專心地玩耍。九歲的孩子旁觀了這一切，注意到自己不像大一點的人那樣傷心。內心深處，他清楚奶奶已經死了，不會再回來了，但是他的心理受到這個事件的衝擊仍然非常有限。十二歲小孩的表現則完全不一樣了！他回憶起與奶奶相處的最後時光，奶奶曾在他生病時陪伴他，以古龍水按摩他的背部。當他理解到奶奶永遠離開了，他再也看不到奶奶了，他的眼睛充滿了淚水。有好幾天，在他的心靈中迴盪著對於死亡的必然性與莊嚴性的體認；他感覺到這個超高權威的見解及信念。

孩子是現實主義者，他們以外顯事實接受世界或死亡。他們與死亡初次相遇，死亡是否為一個大傷痛，在於大人們面對的態度及情感表達的方式。假設一個至親至愛的死亡，如同「天上生日」般地舉行，孩子即學到每個人的生命本質會經過有形、無形的兩種存在形式。他們學到可以喜樂地紀念死者的奮勉與特質。定期舉辦這種「天上生日」，可以教導兒童靈性存在的世界充滿在有形的世界裡。

在一個有六個小孩的家庭裡，其中一個小孩年紀很小便夭折了。每年，他們全家人總會一起做些特別的事情來慶祝他的「天上生日」。甚至，在每年拜望他墓園的路上，步伐也並不沈重。在清理乾淨墓碑之後，他們會唱一首歌，唸一段祈禱文。用餐時，他們會談談他短暫的生命故事，如果母親偶爾感觸落淚，沒有人會過度地不舒服。視死亡為生命自然的一部分，莊嚴、誠懇，但也快樂、激發信念，則能將真正虔敬的元素帶入日常生活中，並使之成為兒童宗教教育的一項重要貢獻。

然而，我們如何幫助那些因嚴重疾病或意外事故面臨他們自己的死亡的孩子？不同年紀的孩子，反應非常不同。在慢性疾病那一章中（請參閱第9章之「處理身心障礙或慢性病童」），本書列舉了幾個例子。在處理兒童面對死亡這件事實上，大人的態度越冷靜、越實事求是，對所有相關的就越有幫助。孩子總是能察覺到大人們的擔心、傷痛與害怕，如果孩子感受到大人有什麼重要的事情隱瞞他們，他們會很難過。孩子若能坦率地將自己面對死亡的感受與想法告訴大人，將自己的願望說出來，對孩子而言將是一種大釋放。Christoph Tautz 與 Manfred Grüttgen 所著的《當下可能是未來生命的救贖》（*Die Gegenwart könnte Zukunft des Lebens retten*）一書中，集結了一些癌症病童父母親的心情故事，

對於許多父母應該很有幫助。另外，Arie Boogert 所著的《面對兒童的死亡》
（*Beim Sterben von Kindern*）一書同樣值得推薦。書中以人智醫學觀點探究死亡
的議題，以及如何陪伴面臨死亡的孩子。

　　施泰納曾談及兒童死亡的象徵意義。他說，無論命運背景如何，我們可以
反覆觀察。孩子透過死亡將「敬虔」帶給家庭。孩子的死亡震驚了父母與兄弟
姊妹，他們的死使得身後的家人進入全新的生命的意義、永恆的人類、死亡對
生命的意義等問題的覺察。

附註

註1　Morgenstern, Christian. *Wir fanden einen Pfad.* Munich 1986. (Trans. Catherine
　　Creeger.)

彩色圖例（照片 51～104）

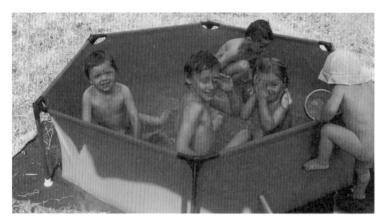

照片 51
玩水。

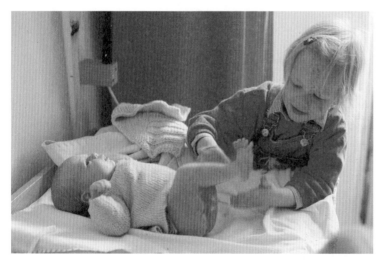

照片 52
模仿媽媽為寶寶換尿
片。

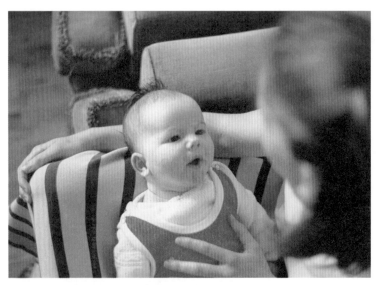

照片 53
首度以咿咿呀呀的聲
音打開對話。

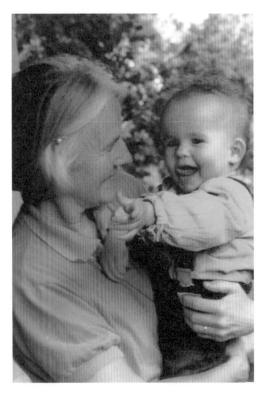

照片 54
在能說話之前先以手示意。說話與手勢,兩
者都屬於人類獨有。

（照片 55）

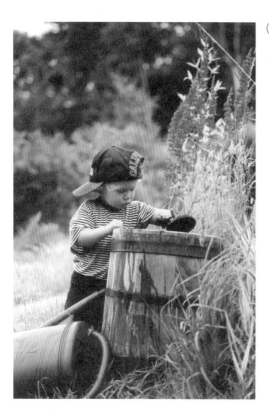

（照片 56）

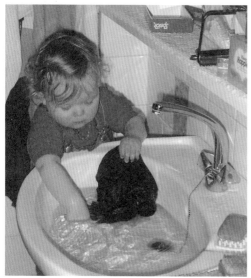

照片 55、56
玩水。

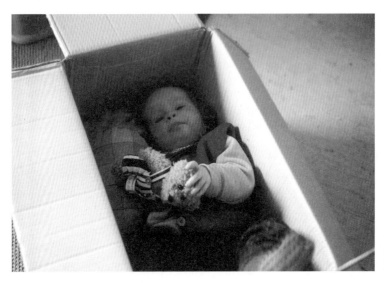

照片 57
躺在小紙箱裡就像回
到媽媽的肚子。

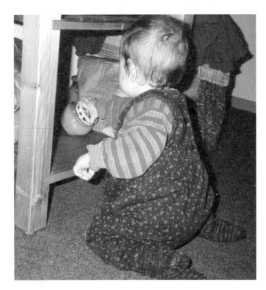

照片 58
我來稍微整理一下。

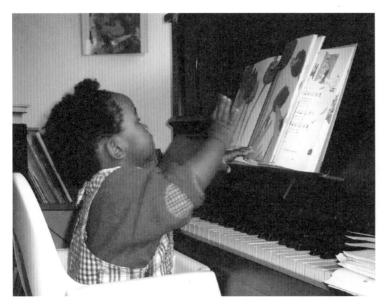

照片 59
要跟上鋼琴的大音符
喔！

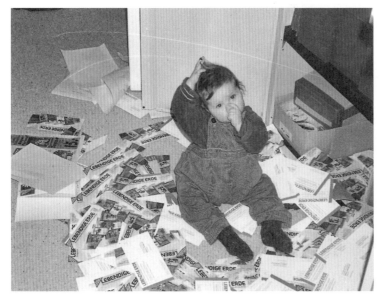

照片 60
把這些紙張都區分好
了之後，我可以吸吸
拇指、拉拉頭髮。

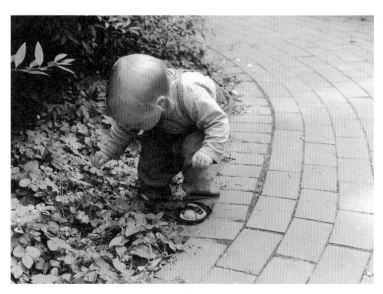

（照片 61）

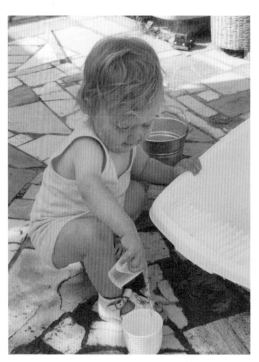

（照片 62）

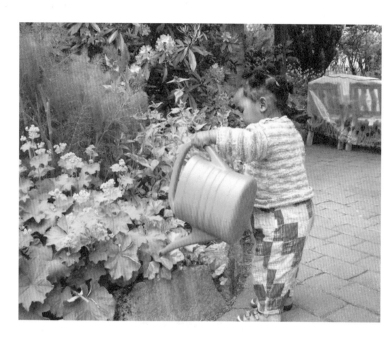

（照片 63）

照片 61、62、63
在花園裡工作。

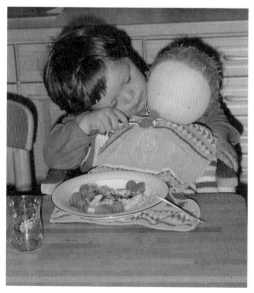

（照片 64）

（照片 65）

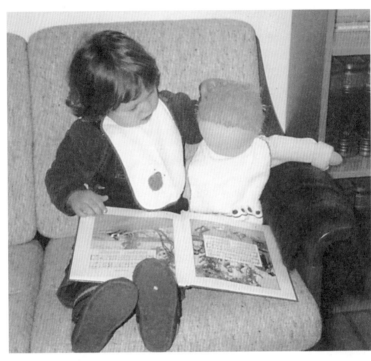

（照片 66）

（照片 67）

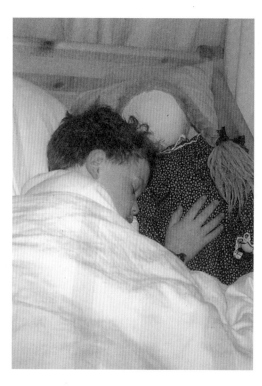

照片 64、65、66、67
晚餐、睡前故事、準備上床睡覺……挺累人
的工作！

（照片 68）

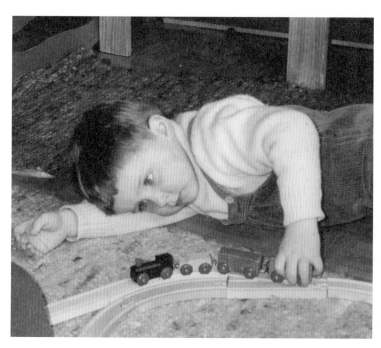

（照片 69）

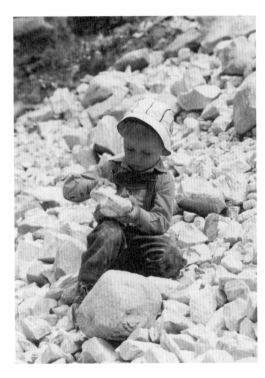

（照片 70）

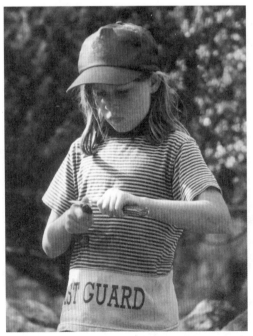

（照片 71）

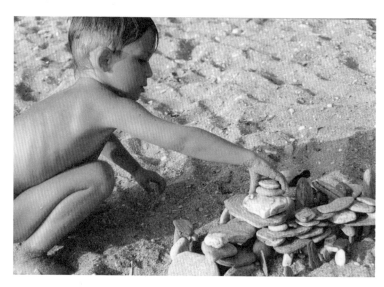

照片 68、69、
70、71
忙著遊戲。

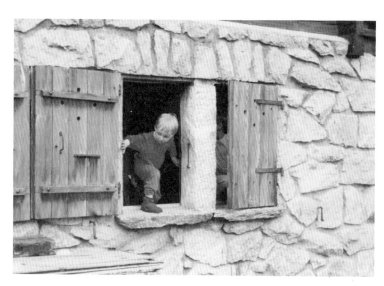

照片 72
打開和關上。

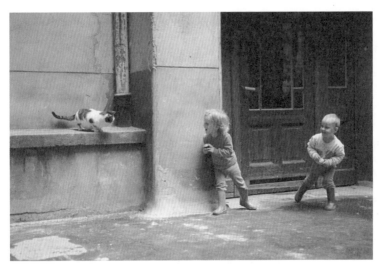

照片 73
克服了恐懼有可能成
為朋友。

（照片 74）

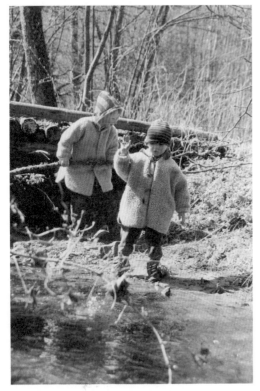

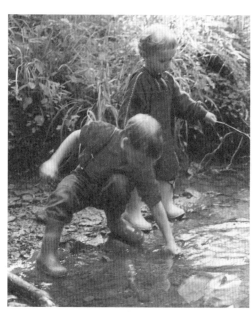

（照片 75）

照片 74、75
在冬天和夏天到河邊去玩。

人類除了已知的感官知覺（視覺、聽覺、味覺、嗅覺、觸覺）之外，還有溫度覺（冷／熱的感覺）、平衡覺、自我移動覺、感覺舒適與否的生命覺、語言覺、思想覺以及自我覺等。也許一般人不夠熟悉後面的這幾個感官知覺，但在兒童的感官活動中卻很容易發現。透過植物性神經系統，兒童不僅可以感覺自己的身體舒服或不舒服，還可以感覺自己是否處於和諧或緊張的周圍環境中。他們可以立即性的全然感受、能發揮語言覺與思想覺功能，甚至能感受他人的「個人特性」。所有感官都同時發展的，當一個官能主導時，其他的官能也是活躍的（運動感覺統合）。兒童就像是一個完全開放的大的鑑別感覺的器官。

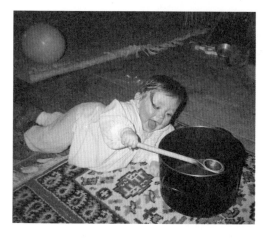

照片 76
創意的錯用——鍋子變成樂器。

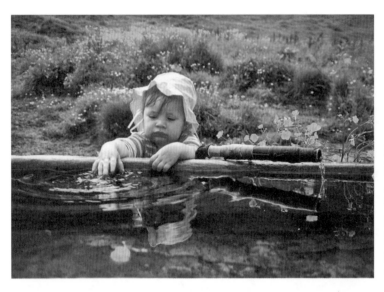

照片 77
孩子會小心地反覆而
且仔細地觀察摸水的
特殊經驗。過程中，
觸覺與視覺、聽覺、
冷／熱溫度覺以及生
命覺和自我移動覺都
一起協調動作。

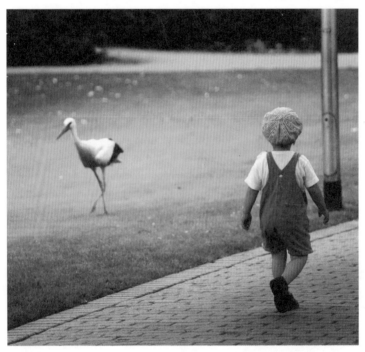

照片 78
這是自我移動覺……，
還是模仿？

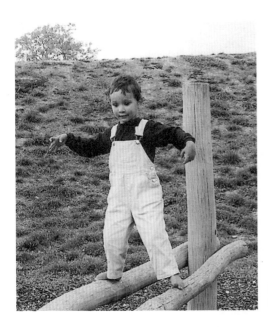

照片 79
在木頭上練習平衡覺。

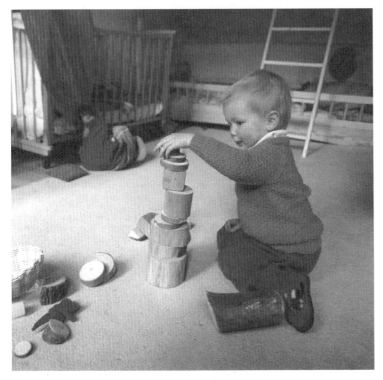

照片 80
遊戲總是牽連著感官
教育。孩子不是只有
假裝做些他們從周圍
所見到的事物，反倒
是他們以自己的身體
透過遊戲反映了他們
的經驗，例如：能夠
站立和平衡。

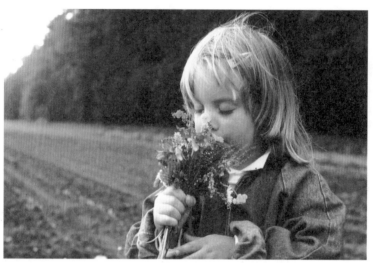

照片 81
嗅覺行動所牽動的不僅是感知羅勒香草或是花的氣味而已。它傳達了一種實質物質的「融合」或是主體與客體間的互相貫通。「你很臭」是一種嫌惡的深奧表達；然而具優良區辨力的嗅覺在社會脈絡中也鼓勵包容性。

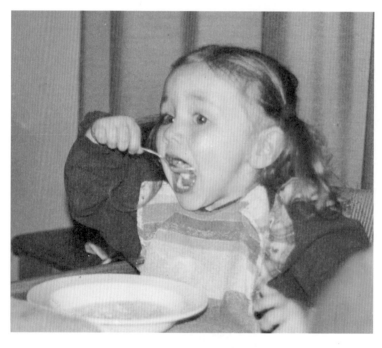

照片 82
食物好吃的時候，當下的世界就美好。

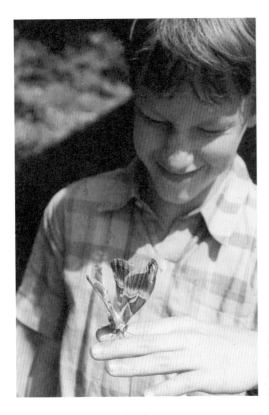

照片 83
視覺連結環境中的光與色彩的效果。感受色
彩、透視與空間感，並與平衡感、自我移動
覺、觸覺起相互作用。

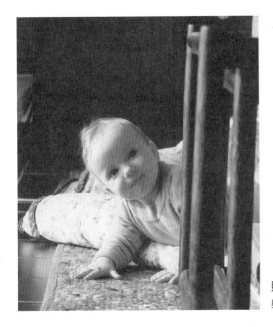

照片 84
躲貓貓：「喵！」

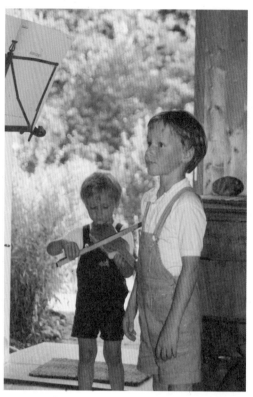

照片 85
大的小孩能觀看大人演奏小提琴，而小的則
拿起玩具小提琴模仿。兩個孩子都很專心而
且聚精會神地安靜聆聽。內心平靜是聽覺的
一部分，如果沒有這個部分，我們不是不知
道自己聽到了什麼，就是只聽到自己想聽的
或是已經知道的。

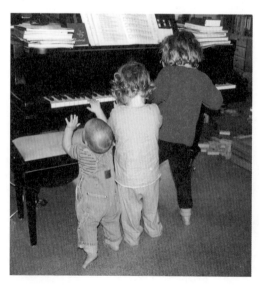

照片 86
這裡也一樣，孩子們正在模仿一位演奏高手
的表演。唯一的問題是：他們旁邊的人可以
忍受多久這種「音樂會」呢？

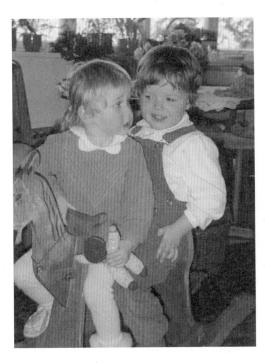

照片 87
在木馬背上對話——聲音、臉部表情與手勢
都是語言覺的一部分。當仔細觀察，您就會
知道每一部分都有「說話」的訊息。

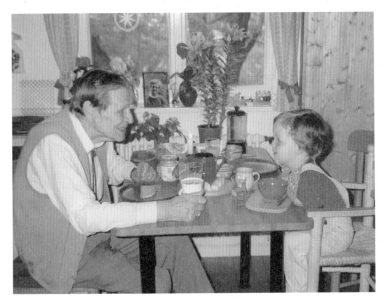

照片 88
祖父說的一些話終生
受用。

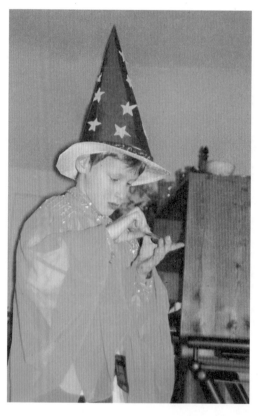

照片 89
觀眾是否能閱讀他的思想,看得出來他變的
是什麼把戲嗎?

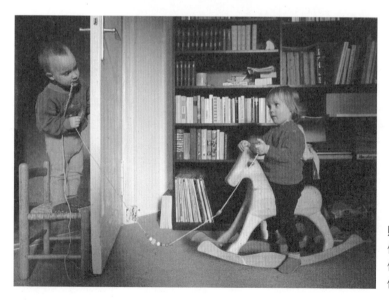

照片 90
他們在想什麼?這兩
個小傢伙似乎在同一
個頻道上。

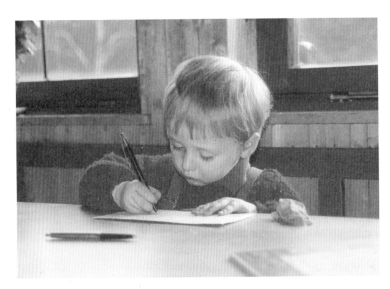

照片 91
寫信，在當今是罕見
的。

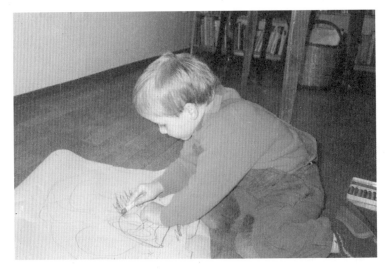

照片 92
在地板上的一張大畫
紙上畫圖很好玩。

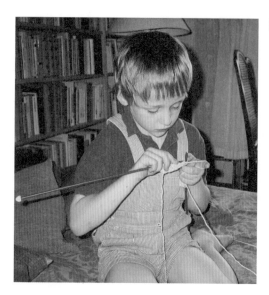

（照片 93）

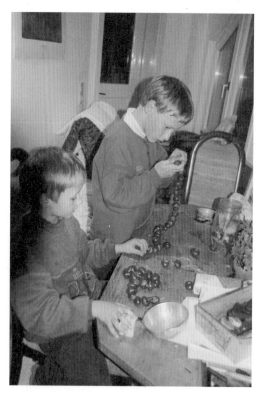

（照片 94）

照片 93、94
學會精細動作技巧能促進前額葉的發展，以
及與之相關的智能。

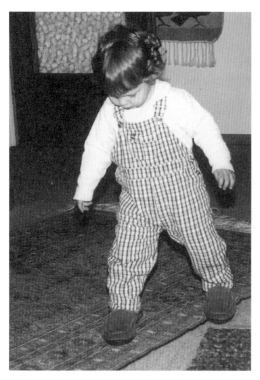

照片 95
踩著爸爸的腳步走。

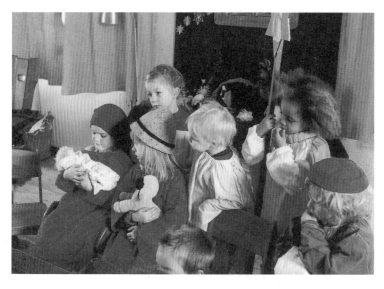

照片 96
在幼兒園裡演聖誕節
的戲。

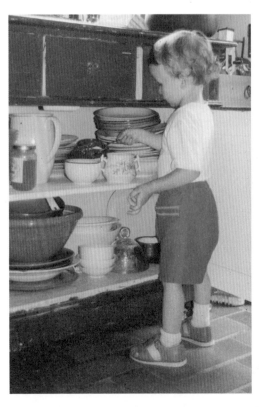

照片 97
在廚房裡幫忙。

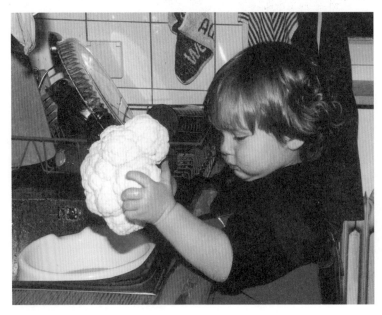

照片 98
幫忙並不表示能減輕
大人負擔。

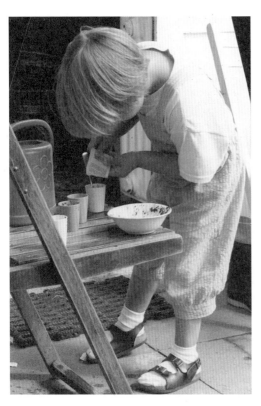

照片 99
為了聚會而分配食物嗎？

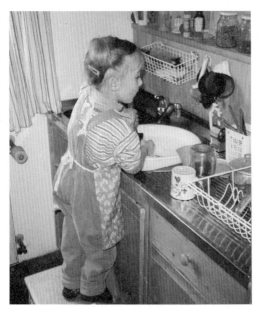

照片 100
洗碗很好玩。

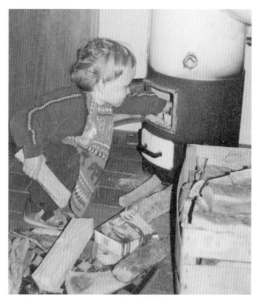

照片 101
模仿爸爸將木頭放入熱水爐裡加熱。

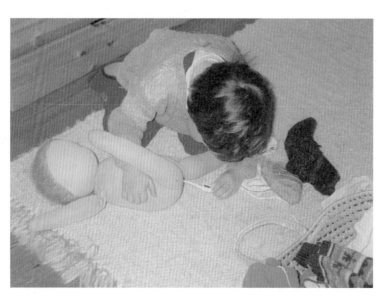

照片 102
不用的體溫計可以拿
來為玩偶量體溫。

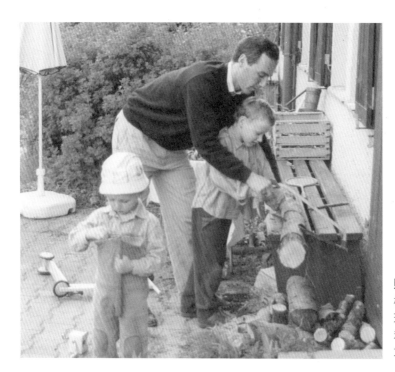

照片 103
模仿大人做事很好玩，但能真的在假日和爸爸一起工作是一項難得的樂事。

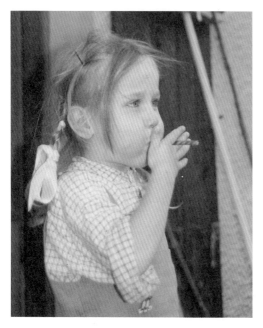

照片 104
有時候，孩子模仿出來的動作會讓大人們覺得不舒服。

CHAPTER ㉔

性別教育

　　為了維護安全，兒童必須要知道某些成人世界的面向。這些層面的內容不僅包含個人的性行為，也包含性侵、娼妓、毒品、暴力、犯罪、黨派以及邪惡的教派等問題。性別教育，狹義的是指一般的性別教育宣導，廣義的，則因其目的在於幫助年輕人預備進入「成人的世界」，並跨越成長中的危機，則應涵蓋社會問題的所有層面。除前所提及的，傳播媒體中充滿了令人怵目驚心的戰爭、災難、貧窮和飢餓等現象，也是兒童需要被輔導的範圍。兒童和青少年對這些生活的負向層面充滿了疑問。怎麼會發生這樣的事？為什麼有這樣的可能？為什麼政府、教會或者所有有本事的人民不介入干預呢？人們怎能只是做自己的事而表現得好似沒什麼事情發生一般？我們怎能只是坐視貧富差距日益嚴重？

　　因為兒童及青少年正在學習處理這些棘手的議題，所以最好的教育是值得他們信賴的成人的典範。做為父母和老師，我們如何處理這些主題？我們是否清楚地表明，所有的人類都必須認真處理這些事？我們是否清楚地表明，有某些觀點是有幫助的？我們是否分享我們自己如何看待這些議題，以及我們如何學習讓事情轉成正向的？所有的這些解答都能幫助青少年更清楚地理解。時下越來越多兒童及青少年利用手邊立即可得的參考產品、媒體新聞報導，以及與朋友的對話等來教育自己的性別議題以及棘手的社會議題。他們需要比報導更多一些的適用準則來幫助他們消化所見及所聞。換句話說，他們需要知道受人敬重的大人是如何處理或因應這些議題的。然而，通常他們遲疑於問問題，有時候是因為他們缺少特定的詞彙，但更常因為他們躊躇於提出大人可能認為是禁忌或沒有興趣的議題。性別教育不僅需要有特定的資料，更重要的是需要有機會處理。而在每天的生活裡、在家庭或學校裡真的有空間讓他們能徹底而詳細地提出這類性質的問題嗎？

　　勇敢正視性別及其他議題的負責任的大人能給予很大的幫助，能在兒童與大人之間創造一個真正合作關係的坦誠氣氛，以提供孩子與我們對話。畢竟，大人也持續受到這些議題的影響，而且我們也不可能聲稱自己已一勞永逸地解決這些問題了。這些是人類存在深遠而廣泛的問題，它關乎人類生活最美好的時刻和陰暗的層面，也關乎美德與人道表現不佳或似乎動搖的所有範圍，有時候還關乎必須採取保護手段以確保我們自己的安全，甚至冒險助人的範圍。在我們大大地歡迎我們的社會禁忌越來越少，而且人類的生活問題也越來越能開放地討論並製成文件的同時，這些事件的情況，特別是對兒童及青少年，卻潛藏了嚴重的危險；因為這些像洪水般的資訊將侵蝕兒童生命自信的基底、引起他們對生命的疑義，使他們失去喜樂與希望，因為兒童將不是這些資訊的對手。

自由與責任

　　如果閱讀未成年兒童保護法，我們會很感激立法保護所有兒童在安全環境中成長的措施。然而，實際執行上有困難，因為兒童的安全，首要是他們的家庭狀況；換句話說，大部分都是在隱私與個人自由的領域裡，是法令規章與監督影響不及的。

　　這在危害年輕人身心的酒精、毒品，以及殘忍、恐怖、暴力、性侵害等循環無盡的電視節目與錄影帶上特別真實。在兒童及青少年成熟到足以合宜地處理這些事物之前，他們幾乎無可避免地面臨了這些問題。當然也有一些來自正常的禁忌、越軌或不尋常的吸引力。就教育推論，成人很重要的是要留神觀察或不時地與青少年討論「禁忌的」主題，藉以免除他們受到這種題材的蠱惑，並以顯露問題的方式確保他們敏銳於負責任的感受力，而非模糊化他們的人道反應。

　　自由與責任是處理「危險與禁忌」兩個主題的關鍵語詞。歌德將他的劇作《浮士德》（Faust）獻給這兩個思想觀念。第一幕，自由的意識主導；浮士德博覽群籍，精通神學與哲學。然而，所有這些學問無法回答他「生命的意義」以及「我到底是誰」的困惑。處於「吾」覺知的危機中，浮士德領悟到，除非他願意承認邪惡是自己存在的一部分，否則他無法追求生命最深奧的真理和個人

的「吾」的發展。這位詩人以藝術的形式呈現了這個洞察。在劇情裡,浮士德有意識地在自己的血液裡簽名,出賣了自己的靈魂給魔鬼。換句話說,浮士德承認,一如良善的潛力,魔鬼的勢力也存在於他自己的血液與意志裡。

除此之外,如果沒有意識清醒、奮力地對付魔鬼,無論多大的願望,我們無法追求人類尊嚴的象徵——自由。這個劇情不只提供了兩性或任何其他成人責任方面的探討背景,同時也幫助我們理解並體諒自己與他人不斷反覆的缺點、短處。終究,我們誰也不能告訴任何其他人該做什麼或不該做什麼。我們只能為自己的作為與洞察負責。

性別是形塑人際關係的要素

當今,我們也許對於前幾個世紀和古老的文明中,宗教習俗為什麼那麼謹慎地定義性愛權限感到驚奇;然而當我們真正經驗到了以人道的方式處理兩性問題有多麼困難時,我們似乎就不再那麼驚訝於嚴格的習俗,以及為確保人際倫常而在社會接受的方式下完成安排式婚姻的需要。在早期,當人類對他們自己的「個人意識」不似他們對家族、部落或種族的忠貞那麼強而有力時,有關性行為的社會規範被接納為家族延伸、普遍性社會秩序自然的一部分,而不像現在可能被視為一種個人自由的侵犯。

在此同時,人類的愛情本身越來越解脫於親屬關係以及家族、部落成員之外。歷史上一夫多妻/一妻多夫的轉移,意謂著個人的性行為越來越少在社會團體的脈絡中表達,而是越來越聚焦於一個男人或一個女人的個別關係。當今,只有相關的這兩個人,可以就他們個人與社會的立場跨越過社會、種族或思想意識的藩籬,為他們的結合而負責。他們的關係實際上可以不受外界的標準與評論影響,甚至即便冒犯了任何仍然盛行的、普遍被接受的規範與倫理價值。

人際關係個人化以及古老禁忌崩潰的一個後果,是性行為以多樣化的形式浮現:盡其最高程度地體驗貪慾、慾求或成癮,或隱埋在一個愛情的關係裡。性愛的結合,在一個合一的感覺裡,不只戰勝了男女兩極,也提供了一個賦予後代形體的機會。

　　人的關係是永久的，即便我們終止了關係。非常清楚地，我們之間的關係並不會完全消失。甚至當我們斷絕了關係，我們也無法消除我們之前伴侶的印象或影響。我們與他們的經驗屬於我們，而且會永遠跟隨著我們。明白那裡面有更深奧的蘊涵能幫助我們領悟，一個關係所牽涉的永遠比性的接觸更多。一個關係也許包含了性行為，但我們不能依賴性行為。因此，就像沒有一件事是不可以做為分離的理由一樣，沒有一個行為是天生不能被容許在一個婚姻或伴侶關係之中的。終究，一個關係是否能讓伴侶彼此保持豐足感，就只決定於他們對彼此興趣的力量。即便這個基本事實很清楚，但永遠不可能有「排除」的關係；因為每個人都不只需要與對方的關係，也需要有個人成長和改變的可能。因此，大部分豐足而持久的關係都是那些能概括包容伴侶所面臨的每一件事，而且一定是陪同一起認真處理的人。成長在一個「納入」的脈絡關係中，其特性是伴侶有對世界及對彼此相愛的興趣，而且處理關係中的問題是學習合宜處理性行為最佳的基礎。孩子在這種關係「穩固」而且彼此相愛的家庭中成長，可學習到有尊嚴的兩性互動關係。

身體與心智生產力

　　我們利用許多相同的文字及措詞描述兩性的身體結合以及智能的生產力。覺醒／振起、激發／興奮，及構想／孕育可以是身體的，也可以是心智的。我們說一個人「想像」或「生產」一個想法。專門用語的這種重疊性與本書之前所討論過的事實有關聯，那就是施泰納所描述的，人類的「生長力」與「思想」的功能來自同一個起源，成長與再生的能量將蛻變成思想的能量（請參閱第 14 章之「學習思考」）。

　　這個洞察如何影響我們對男性與女性在身體與心理上差異的理解？在身體方面，男性與女性有不同的生殖器官與繼發的性別特徵。很有趣地，男、女胎兒在胚胎發育的前七週是完全相同的。在這個階段，最初的生殖器官是兩性的或雌雄同體的；換句話說，是可以發展成男性或女性器官的。不過，大約從孕期的第七週開始，相對的獨特性徵開始退去。有趣的是，在此同時，出現了提供頭腦做為思想發展基礎的腦泡。

　　很清楚地，根據與生俱來的成長力量，男性與女性在潛能上都是兩性的。因此，整個生命，經由操控適合的荷爾蒙，可以刺激相對性別第二性徵的生理表現。女性服用高劑量的睪丸素會發出低沉的聲音、男性樣式的體毛，並消耗典型女性儲存的油脂，增加健壯的肌肉。同樣地，男性服用雌激素會發展女性的第二性徵。

　　這一切顯示出，以太身的塑形能量同時存在於男、女兩個性別裡，但哪一組性別能量會被顯現出來，將由身體裡的染色體做決定。於是，在生理層面上，從出生的那一刻開始，相對「沒事可做」的性別以太能量，即能做為意識發展及思想開端的使用。若照此發展，那麼女性的思想特徵就應該像精液發展與射出般地高變化強度、頻率及數量，以及衝刺、向外作用的男性生殖行為特質。而實際上，一般女性的思想不就是比男性的思想更少恆常、更多「射出」、更多不可預測及激動嗎？女性思想的特性即是喜歡不熟悉的、能接納新的眼光，而且準備好第二天以一個新的觀點重新打開討論。

　　相反地，典型的男性思想更接近、類似女性生殖器官的動力與功能。如同卵細胞的成熟以及子宮黏膜內襯的發展，必要時即可接納受精卵。男性思想的基本態勢是恆常、規則、節奏的，而且有一定程度的自我抑制及可信賴性。男性的思想有一貫且系統化的進展潛能，而且相當獨立，不受外在的影響，因此傾向掌握抽象概念；這也是為什麼幾乎所有世界上偉大的哲學巨著都是男人寫的。男人較適合將想法導入成熟，像「從懷孕至足月」般的職務，而且他們能形塑整個雄偉的建物，或「具體化」有交互關係的思想。

　　無可否認地，在男性的情感生活裡，這個過程伴隨著巨大的孤獨與獨立。男性不會很快地變得情緒激動；他們的反應一般而言比女性更慢，而且更深思熟慮。因此，在生理及情感上，兩性是兩極的，而這兩極在許多方面能彼此刺激、相互補足。在一生進程之中，男性與女性也可以學學彼此典型的思想方法，至少在某個程度上如此。

　　然而，從靈性觀點，男、女兩性都是完整的人類。雖然人類不是受限於生理上男性、心理上女性，便是受限於生理上女性、心理上男性的體質裡，每一個人存在的靈性核心──「吾」，卻是超越性別的；尤其更年期之後，男性或女性的性別特徵將退居次要地位。當人們越能自由地學習使用被賦予的身體與心

靈，人類的活動就越能承擔個別性與一般性的人類角色。

與兒童及青少年對話

大家庭中的對話

有一位母親懷最小的寶寶時，他家裡其他孩子分別為 5 歲、8 歲、10 歲和 11 歲。他們的話題可能經常繞著「新寶寶」轉。寶寶會是小弟弟，還是小妹妹？會叫什麼名字？什麼時候才能帶小寶寶去散步……等等。所有的孩子都知道成長中的小寶寶正安穩無恙地待在媽媽的肚子裡，而且只有等到「時機成熟」才會出生。除此，他們的問題也有很大的不同。在所有性別教育對話中，重要的原則是，只提供孩子們所要求的知識，而且設法找到有趣的。沒有要求而給予的解釋通常只會造成兒童情感上的包袱，會在兒童聯想生命起源問題時造成思想與情感上的混亂。

以這個家庭為例，最大的孩子想要精確地了解小寶寶是如何從媽媽的身體出生，以及小寶寶一開始如何能突然地做到開始長大。而年紀最小的卻完全不問身體的細節，他只對小寶寶身體出生之前在天上做什麼有興趣。

有許多為學步兒出版、隨手可得的性別教育書籍。這些書大部分以漫畫的方式呈現「技術性細節」，但與兒童在這個階段的情感與智能發展卻完全無關。在此特別推薦一本相關的書籍，書名為《小天使的地球之旅》（*Die Erdenreise des kleinen Engels*）。

那位八歲的小孩，除了對媽媽是否會生雙胞胎感興趣之外，就沒什麼特別要問的了。小孩們在玩辦家家酒遊戲時，會重新演出與父母的對話；也幾乎每一天，都會有結婚、生寶寶──通常都生雙胞胎──的扮演遊戲。

幼兒的扮演遊戲

一位五歲的男孩發現，當他將小雞雞展露給其他小孩看時，大人們都很憂心。一位驚慌的媽媽說：「有一天，我走進兒子的房間，發現他躺在對街的一個

女孩身上。他還驕傲地大聲說『我們在玩男生和女生的床上遊戲』」。通常,玩這種遊戲的大約是四至八歲的小孩——因為他們仍處於模仿的年紀。當我們聽到這樣的行為時,我們首先會詢問父母,他們的孩子是否在錄影帶、電視或日常周圍環境裡看見大人的性舉動範例。在大多數事例裡,這些兒童既不是性早熟,也不是任何方面的「性反常」,他們只不過是單純地模仿大人做事。因此,所謂的性別教育最重要的要素是大人的榜樣——意即,大人如何談論性別議題,以及他們在自己的人際關係裡如何表現行為舉止。

父母親越過度關注孩子的這些事件,上述的這些問題可能會更頻繁地出現。孩子喜歡吸引大人的注意。如果他們無法以理所當然或以好的行為獲得關心時,孩子會採取其他不同的挑釁方式,直到他們獲得渴望的結果為止。

進入青春期

最晚大約在九歲到十歲,大多數的孩子已經從同儕或別處知道了性別的概念,即便是父母親沒有提供適齡的引介。然而,在月經來潮之前(現在大約平均發生在 11.5 歲),一個女孩,無論是從母親或從另一位值得信賴的大人處,學會所有必要的「實用細節」是重要的。同樣重要地,他要能向前看到這件事是一個他即將成為一位女性的表徵。而在兒子與父親之間,也應該採取類似的過程。

隨著青春期開始,青少年面臨成長的挑戰,特別是因為身體的發育總是比以前更早。例如,在 1860 年時,少女第一次月經來潮的平均年齡為 16.5 歲;1920 年為 14.5 歲;而目前為 11.5 歲。預計到 2010 年時,少女的第一次月經平均年齡將降至 10.5 歲。在西方國家,第一次性經驗的年齡也在下降。50% 的 15 歲少女已有性經驗。從 1996 年至 2002 年之間,18 歲以下的少女墮胎比例增加了 75%(一般婦女的墮胎比例下降)!許多少女已經服用避孕藥,而最近還有無需醫生處方、在藥房裡即可買到的「事後」避孕藥。

顯然地,在家裡和學校,我們都需要比往常更早提出性別以及性行為、避孕措施與生活技能的議題。現在的年輕人雖然一切都來得這麼早,生理上成熟、與異性交往,以及發育期間內心的情感及衝動……,但他們的情感成熟可

能尚未能追上。因此，在這個領域，青少年需要特別的關注、支持、對話的機會以及訊息的分享。

其他問題

當我們與青少年談及避孕藥及其他避孕措施時，對他們而言，重要的是他們應覺知他們必須回應人倫常理以及對人負責的相關問題。例如，您的少年兒子真的要他 15 歲的女朋友以荷爾蒙處理他的身體，還是他寧願以他不要這樣做的方式愛他？因為在此關聯裡，必然產生與墮胎相關的出生前的生命問題。

對這樣的事情，父母不知所措是很常見的──也許他們沒有時間，或者他們因為自己的經歷，找不到適當的言語；或者他們是單親父母，無法充分地對青春期的異性子女應答。為此原因，學校能有像青春期、兩性行為、愛與衝動、責任與伴侶關係、避孕與性傳染病、同性戀、性侵害、色情、墮胎以及試管受精等議題的討論是有益的。這些討論應超越「技術層面」，而且應補充心理與靈性面向的觀點及經驗。

性別教育永遠都不應該以單一科目呈現，而總是要將問題整合進入更廣泛的生活方式與發展。「道聽塗說」的性別知識應該加以補足並導正。在不同的年紀裡提供適齡的對話及教學，青少年將會非常欣喜地接納並且感激。

然而，通常在您開始討論該議題之前，兒童及青少年早就被生理層面的兩性行為訊息所充滿。明顯地，對比於他們在任何最受歡迎的雜誌裡所閱讀到的性資訊，他們早期的愛的經驗通常非常理想主義而體貼；對他們而言，大人清楚表達所持的立場時，會更令他們覺得欣慰。

受到性別問題矛盾觀點的影響，許多青少年暗自懷疑自己是否真的「正常」，特別是如果他們同齡的朋友已經有活躍的性關係時。他們希望知道自己如果在這個年紀還不覺得「性交」是需要的，是否為不正常。如果在一個多情而性愛的，或靈性而唯心的層面上經驗愛情，這樣是否仍舊正常？類似《Bravo》這種雜誌就告訴年輕人發生性關係是「正常」的，只要做好必要的避孕措施。從與許多 14 ～ 18 歲的青少年進行個別談話中，我們一次次地經驗，當青少年們知道我們認為他們是「正常的」，他們深覺寬慰，即便他們尚未有活躍的性

行為。

幼兒是否有「性感覺」？

這個主題，各方意見紛歧。根據我們的經驗，大部分是因為幼兒看見大人的行為，以致他們出現模仿性的行為。若純以生物學角度探討，性的發展與性腺的成熟相關聯，而生殖腺大約在兒童九歲、十歲左右開始發育。在這個年紀之前，兒童全然地接納環境，廣泛地感覺渴望「身體體驗」，但並非聯繫身體特定的性感部位；他們不需要性的刺激；他們要的是被愛，全人兒童般地被愛。如果幼兒有性的行為，通常是被大人或較大兒童的示範以及大人的反應所慫恿而引發。只要忽視並減少孩子與這類玩伴的接觸，這樣的行為通常就會消失——或更好的，是能受到督導。要是兒童經常被單獨留下無聊或焦慮，情況就很不一樣了；這樣的情況，為了增強自我知覺，孩子通常會吸吮手指或以飲食滿足他們的需求；然而在一些案例裡，可能會發展成過度自慰。

同性戀

那些將同性戀愛視為異常、墮落、病態或不正常的人大可以放心，他們所苦惱的是一種偏見；實際上，這種看法完全沒有事實憑據。既沒有統計資料，也沒有日常生活經驗足以證實異性戀者比同性戀男女更不可能放縱於性剝削或墮落、犯罪或其他社會病態的觀念。正好相反地，在我們文化及知識份子的生活中，一些最具代表意義的人物，像演員與導演 Gustav Gründgens、詩人 Oscar Wilde、作曲家柴可夫斯基等都是同性戀者，他們在文化與創作領域中都有極大的貢獻。

的確，男性與女性身體在性的行動裡能互相補足，從這個觀點來看，同性戀愛是不完整的。然而想想，人類的性活動，生殖並非唯一目的；做為對伴侶的恩愛表達，同性之愛完全可以媲美異性之愛。大多數動物的性活動侷限於繁殖季節，受制於自然法則；然而在人類裡，我們能自主於女性的生殖週期之外。身體的溫柔及性愛總都有可能有不同濃烈及明確的程度——而這些即是形

塑人際關係的元素。每個人對身體、感性與理性的愛，其經驗都是高度個人化，而且是隱藏在任何「標準」之外的。

戀童症與誘唆未成年者的問題也一定不可與同性戀聯想在一起。當今，兒童及青少年性侵害已成為國際談論的一個主題。眾所皆知的，教唆及性侵害未成年者，主要是在男女異性戀的領域裡，離同性戀的生活圈是很遙遠的。同性戀的公平對待也很重要，特別是在學校裡。一位老師簡短、客觀的評論，可以使得班上兩、三位男或女同性戀學生覺得自己被接納或理解。例如，不隱瞞偉大的同性戀藝術家或歷史人物；即便是極簡略、沒有偏見地提到這些事實，就可以使得這些學生在他們的「不同」裡覺得被接納，而且能樹立起正向的先例。

即便不見得直接影響學生，討論同性戀的主題仍是有意義的。一方面，可幫助限制一些有傷品格的措詞用語，另一方面，可培養對感覺不同的人的理解。

性侵害

兒童需要身體的親近和呵護，他們對這個世界懷著一種宗教情操般的「原始信賴感」。在成長過程中，隨著時間經過，這種信賴感可能因某些生活經歷而得到印證或強化，也可能因其他經歷遭受傷害而削弱。兒童從生命中獲取經驗，發展適合的判斷能力。

身為父母和教師，我們被期待給予孩子自主的經驗，但不是讓他們接觸不必要的危險。這需要每個兒童在發展之路上的信心與信賴（但不是盲目的信賴）。除了親密與呵護，兒童需要有機警、保護的父母，能在兒童世界的周圍，清楚辨別什麼對孩子是適合的，什麼經驗是恰當的。

許多兒童暴露在性侵害的危險之中，我們沒有明確的統計數字，因為大多數的性侵害事件從沒有被揭露出來。為什麼許多人等到 30 年之後才將他們遭受性侵害的經驗披露出來，或者根本不說？為什麼很少有性侵害罪犯受到告發或宣告判刑？這些問題有許多答案。受害者通常覺得內疚，因為他們認為或被說服，是他們自己引起犯罪的。為了避免敗壞家庭名聲，在「家醜不可外揚」下，許多孩子坦白說出來的話不被採信；有些孩子害怕洩漏「秘密」，破壞了他們不將事情傳揚出去的承諾；孩子通常輕描淡寫地陳述情況，父母親無法掌握

實情，因此不知如何處理；而且，也許也沒有人真的想知道人類卑鄙到什麼墮落的程度。

有大量的研究指出，大約四個女孩之中有一個、八個男孩之中有一個曾遭受過性侵害。性侵害者當中以異性戀的男、女為主，同性戀者所佔比例較低。

性侵害是一個廣泛的術語，請勿窄化解釋為強暴。它幾乎包含了任何方式的個人界線侵犯，像是成人（或青少年，約占 30%）身體太貼近或觸摸兒童。我們都需要愛的關注與溫柔的愛撫，這對每個孩子（以及每個人）都是有益的，然而有些關注與愛撫的類型就是不一樣。對孩子而言，這些是令人困惑的、有害的、奇怪的、不安的、不行的。侵害往往在沒有感覺、沒注意間進行，只有犯罪者意識得到。他可能採動作的形式觸摸，或要求孩子觸摸，或看他裸露的身體；可能會設法取得保密的約定或以後果威脅孩子不得說出去；也可能是一起觀看色情電影；可能牽涉各種方式的性器官碰觸以達到性滿足等。

性侵害者很少是因一時衝動劫持女孩，然後將之強暴的完全陌生的人。絕大多數的性侵害者是男性，他們非常從容不迫地糾纏他們意欲的對象。他們花很長的時間，對孩子使一些小手段表示友好，然後一而再地不斷擴大逾越的界線。性侵害的關係可能長達數年，總能在嚴密的遮掩之下。侵害的事例通常是有計畫的，幾乎從來不是無意識、不由自主地犯一次錯。他們可能是家庭的男性成員或信任的熟人。性侵者通常在同一期間有一個以上的受害者，或連續的一個接著一個。他們不像典型無法控制狂熱衝動的性侵害者般好辨識，他們的第一印象通常似乎都很友善、有教養、衣冠楚楚、事業成功、和藹可親、好交往。然而，在這個外表之下常常隱藏了一個不幸的成長故事——或許是父親的功能不彰或缺席、情感受忽視、曾遭受性侵害、成長過程混亂、自我價值感低落、人際關係障礙，以及其他更多的原因。

父母能如何察覺、辨識性侵害？是否有任何徵兆或顯明證據？兒童描述的性侵害，幾乎都是真實的，他們不會捏造這樣的事件；因此當他們談到性侵害時，我們一定要非常嚴肅地看待。問題是，兒童非常難得會說出來。

增加關注絕對是恰當的，如果您發現孩子的行為莫名地轉變——突然變得悶悶不樂或與人沒有距離？停止告訴您白天發生的事？突然睡不安穩，或害怕黑暗？您可能察覺孩子有某些異常，或看見孩子呈現完全不熟悉的樣貌（請參

考隨後之「兒童遭受性侵的可能徵兆」)。當然這些在心情或行為上的轉變可能還有許多其他因素，但這些都可做為謹慎探究的對話基礎。

反過來，如果父母親不停地憂心潛在的侵害，也將造成兒童極重的壓力。父母即便沒有直接談論這些話題，但孩子可以察覺父母親的擔心，之後，他們自己也會開始覺得沒有安全感。比較有幫助的是充滿信心地陪伴孩子，然後示範清楚的視野，而非盲目地信任世界。

當孩子自發性地提到性侵害，他們通常說得拐彎抹角或言詞含糊。父母錯失訊息，導致孩子的呼救無法傳達出來，也是常見的。如果一個女孩表示他再也不要去爺爺家了，而父母回答：「但是爺爺這麼好，你去看爺爺時，爺爺很高興喔」，女孩對父母這樣的回應可能解讀為父母知道發生什麼事了，而且認為這件事沒什麼問題。遇到這種情況，重要的是冷靜地詢問孩子原因，並嘗試澄清孩子的說詞是否緣自爺爺逾越了界線或其他完全不相干的事。

這種情況，兒童常會說，他們有一個秘密但不可以說出來。當秘密是一項可以盼望的事情，例如生日禮物，這樣的秘密是美好的。但你必須確定你的孩子知道有些秘密不能算是秘密的；凡與懲罰、威脅或恐懼連在一起的秘密都不能被視為秘密，應該說出實際情況。

兒童遭受性侵的可能徵兆

身體上的徵兆

生殖器區受傷（較罕見）；在胸部、腹部、臀部或大腿有咬痕或瘀血。生殖器官一再發炎，或是內衣褲上有血跡。

可能的可疑行為

遊戲時出現性動作及性語言、自慰或擺出性行為姿勢、嘗試性調戲小孩或大人、誇大的羞愧、不肯脫衣服；若為嬰、幼兒，有不尋常的換尿布困難；之後，有可能出現自我攻擊行為，如拔頭髮、啃指甲、自殘、自殺傾向、毒癮等；或在圖畫、彩繪或談話裡，呈現遭受性侵害的描繪。性侵害是否能清楚描述，或以符號或情境語言出現，完全取決於兒童的語彙能力。大人應該隨時敏於傾

聽，例如孩子會說，有一個鬼在晚上以一種很奇怪的方式摸他，或有一個老師的動作很奇怪，或突然說他再也不要去誰家了。

身心失調的症狀

經常性頭疼、沒有胃口、嘔吐、失眠、遺尿、洩糞、焦慮或夜間窒息、氣喘；以及語言、視覺及專注失調等。

心理上及行為上的症狀

自卑感或嚴重的自我懷疑、無顯著特點的焦慮、人際關係障礙、退卻或缺乏距離感、過度親近（與陌生人也是）、羞恥與愧疚感、在學校表現退步或極度激發、無助感或玩弄權力、沮喪、恐懼，或心理疾病的徵兆等。

當大人心存懷疑時

除了少數例外，這裡列舉的徵候是一些非特定的指標，當兒童處於其他衝突侵害，例如父母離異、親友過世，或經歷劇烈的暴力或其他創痛時，也可以觀察得到這些徵候。為此，我們急迫地建議父母小心謹慎，但不要嘗試自己與孩子談及你對侵害的猜疑。在做任何事之前，先聽取專家建議如何進行以及首先該採取什麼步驟。如果你懷疑孩子遭受性侵害，首先要做的事是聯絡家庭諮詢中心、社會服務或健康部門，或有經驗的兒童或青少年精神科醫師。另外最重要的是，避免不必要的猜疑或嘗試採取非專業的性別教育，而造成兒童更深一層的受苦。

獲得專業的協助表示你的孩子已經被認真地接納（至少幫他保留一點對大人世界的信任），並避免一些更糟的事情發生。

性侵害可能產生很多後果，端視個人的情況而定。通常性侵害明顯地造成受害者自卑感、人際關係問題、兩性關係發展中斷、對自我感關係混亂；也可能導致孤獨感、自殺傾向、毒癮行為等（見前述）。換句話說，性侵害導致兒童發展上的失調，兒童的「我」和自己的身體與心靈無法發展健康的關係。當然，這樣的問題可能有許多不同的原因，不能永遠都懷疑是性侵害。而盡速開始創傷治療將可降低後果的範圍。

預防性侵害

身為父母或教師，我們可以做什麼好讓我們的孩子樹立更適當的界線，在必要的時候知道抗拒，而能避免成為性侵的受害者？

在街上、公車或商店裡，一個「可愛、聰明伶俐的孩子」有多常被不認識的人拍頭？人們的意圖可能全無惡意，但孩子得到一個印象：任何人都可以摸他，而且他的父母認為那是可以的。當奶奶或叔叔來訪時，他們熱情地擁抱、多次親吻孩子又如何呢？父母或訪客告訴孩子，當疼愛你的親戚要擁抱或親吻你時，抗拒是不正確的；這樣的事例很常見。遺憾的是，這樣的情況會教導孩子，他不可以對那些讓他覺得不舒服的身體親密或觸摸說「不」。

每個兒童都需要親密、安全及保護。安全的感覺提供兒童生而為人的成長和成熟。人非等到青春期晚期或成年時，才能認出誰（或什麼事）是他想要專注的，或誰（或什麼事）是他寧可保持適當距離的。

嬰兒毫無保留地信任周遭的世界。他們自然地相信，並縱情自己於環境之中，這是第一個生命階段的健康先決條件。接納世界是嬰兒和小孩的主導姿態，但他們很快地變成熟悉害怕、憤怒和說「不」。這樣的反應將他們與世界區隔開來，使他們得以兒童的標準經驗世界與自我間的分野。判斷性的、仔細的觀察能力發展得較晚，亦即，一旦兒童能在思想及經驗中歸納、區隔這個世界不盡完全美好之時，他們的經驗特質決定他們的結果，可能是不信任、懷疑、拒絕或排斥。為防杜這樣的發展，兒童的教養與教育的目標在於給予小孩經驗他們自己的行動能為這個世界帶來美好的事物，而他們需要學習持平地評斷每一個情況，從而能知道要從外界帶入什麼，能知道允許誰靠近他們，還有（特別的）什麼時候該設防或抗拒。

在使兒童變得過度焦慮、不信任周遭環境；以及鼓勵他們很開放、信任、天真，結果導致可能有人侵害他們信任這兩種情況之間，尋得中庸立場並不容易。

當觀察父母能說出他們的感覺，而且能給孩子空間與時間，即便小小孩也能學習說出自己的感覺。而男生和女生學習並使用身體部位的名稱，特別是生殖器官的也很重要。

　　當然，一個五歲的孩子還沒有能力評估某個接近他的人帶有個人的利害意圖，然而他很可能已經知道，哪些人是好意的，是尊重他的情感和身體、他的限度和感覺的。相較於一個從外界強行添加他特定行為的養育，一個以問題引導他：「我是誰？我想要從這一生達成什麼？」等的教養將留下非常不同的軌跡。

　　有些孩子在很小的時候即能進入他們的「吾」意志，而且有能力清楚地表達他們的意志。他們非常弄清楚什麼適合他們，什麼不適合。雖然在第一眼，這樣的小孩比起遵照大人要求做的「乖巧、有教養」的小孩，通常似乎較「難以對付」；但他們更自恃，因此，也更有能力說「不」，並設立界限。

性侵害是一種社會現象

　　我們所做的不是對侵害免疫。在當今，這個存在事實已經比任何過往的年代更被直接而公開地討論。人類的性別也不例外，它一方面與幸福與愛有關，另一方面與權力追求、自我本位以及破壞性衝動相關聯。

　　所有侵害的問題都直接與自由意志及自治權的議題相關。這即是為什麼我們安置兒童的動機與意志發展如此巨大的重要地位（請參閱第 19 章）。

探究上癮原因——
避免毒品

為什麼人們轉向毒品？

　　為什麼成人、青少年以及越來越多的兒童轉向毒品？為什麼有人明知這類物品會傷害身體而且會縮短生命卻還要攝取？在兒童及青少年之中，最普遍的理由是好奇心以及同儕壓力。他們不希望因為拒絕毒品而失去朋友或被團體排斥。然而經常年輕人與各年齡層的成年人一樣，他們有著清楚而確切的個人理由吸食毒品：

- 逃離一個變得令人焦慮的世界——從一個充滿爭吵、誤解以及父母親衝突的令人不舒服的家庭生活，或學校、工作等的煩惱與問題中逃離。
- 害怕失敗——害怕在人際關係、工作上或學校裡失敗。
- 渴望經驗溫暖、光明、喜樂、和諧，以及在童年及青少年時期失落的親密感與安全感；或渴望以吸食毒品做為獲得靈性經驗的途徑。
- 好奇心，希望經驗危險、冒險或特定的情感；或渴望「從人生中抓住點什麼」。

　　所有的這些熱望、希望與渴求，如同生命本身一樣合乎常情。我們甚至說，沒有了這些就根本沒有人生。我們此刻的議題只是是否養育與教育能強化我們自然的情感與靈性的能力，使我們能經由內在的工作及獨立的活動滿足這些渴求，或者是否我們需要吞服藥物，求助人為的被動刺激以達成這些渴求。

　　這裡我們所關切的是要正視藥物濫用的嚴重性，毒品問題已經成為社會問題。藥物濫用是可以理解的，它甚至是一種現代生活不可避免的反應，它突顯了個人自由以及個人孤獨已至如此自我仰賴的程度，個人在很年輕的歲月裡即需面對自我以及自我存在的寂寞。現代人類存在的情況將變得容易令人無法忍

受，特別對任何未能找到克服困難的策略而產生症狀的人。因此，毒品濫用也許將成為 21 世紀教育工作者最重大的一個挑戰。身為家長與教師，我們首先需要了解不同類型的藥物所傳達的體驗，然後才詢問自己如何能以鞏固健康發展以及建設性教育的方式達成這些體驗。以下列出不同毒品所刺激觸發的最重要體驗。

酒精

期望的效果：酒精能產生一種生命共同體的感覺、能彼此自由交談、拋開日常煩惱、感受快樂而放鬆、創造一種節慶氣氛、從孤獨中尋找慰藉的感覺等。

可能的後遺症：腦部受損、肝臟疾病、腎臟受損、肌肉顫抖、高血壓、不眠症、盜汗、神經麻痺、胰腺疾病、酒精胎病變（胚胎在母胎中受損）。

尼古丁

期望的效果：增進專注力、安定感或與事物的距離感；新的觀點或短暫的休息以進入自我感；避免因緊張而吃喝（不必要的卡路里）；愉快地享受與朋友對話、聊天；減少睡眠需要、維持較長的清醒時間。

可能的後遺症：心臟徵候、頭疼、呼吸器官疾病、增加罹患癌症風險、末梢神經循環不足、降低精子總數、增加胚胎畸形風險。

鴉片、嗎啡、海洛因，和其他鴉片劑

期望的效果：平靜、放鬆、溫暖；不管疼痛與煩惱，仍能深度地睡眠；感覺自由、飄飄欲仙，整個人似乎能輕微游離身體，與四周的光、色彩及其他存在合而為一；渴望永恆的靜止、溫暖、睡眠、黑暗、無意識（嗎啡 morphine 這個字源自希臘睡神 Morpheus）；經驗心滿意足的愉悅，以及不受身體重量或日常瑣碎干擾的極樂（一如在天堂或死後的靈性世界）。渴望有「閃電的震撼」，讓人有從狹窄的限制、沉悶、單調的日常生活中跳脫的感覺。

可能的後遺症：削弱消化系統、阻礙性功能、肌肉痙攣、皮膚蒼白、體重減輕、關節與四肢僵硬、不靈活。最後，所有身體器官功能遭受破壞。整體性的衰退、肝炎感染。

印度大麻、大麻毒品與麻類植物之大麻製劑

期望的效果：脫離現實，逃避日常生活中的習性、義務、期限、壓力，以及惡化等逼迫。感受快感、快樂、自由及不受約束，控制不住的笑。以日常中陌生的新方式經驗思想、感覺、覺察（包含時、空）平日脈絡中產生的許多模糊觀念，感受這些觀念似乎更原始，或更巨大地被釋放，並有新的觀點或單獨的領會。有意識地經驗睡與醒之間的夢幻狀態。

可能的後遺症：危險駕駛、注意力與學習能力減弱、精蟲數量減少、婦女經期不規律、未出生胎兒發育缺陷、免疫力衰退、缺乏動力。

麥角酸二乙胺（迷幻藥）／麥角生物鹼製劑

期望的效果：身體脫離的出竅經驗、色彩幻覺、光與溫暖的幻覺、個人生平像一連續轉換的全景、遺忘多年的記憶和經驗重新浮現、完全臨場的感覺，然而卻是在另一個世界。

可能的後遺症：暫時陷入瘋狂狀態、錯覺妄想、腎臟和／或肝臟受損、感官印象不真實。藥物誘發的經驗可能在數個月之後以幻覺重現的形式重新憶起。

古柯鹼與安非他命

期望的效果：感覺自己很強、很有能力，有超凡的清晰思考及智能；渴望精神層面的激發、鼓舞，以及特殊的個人任務；自以為顯赫、感覺優越的錯覺妄想；狂歡的至喜感；感覺完全超越身體限制的強壯與靈敏；清醒、精神很好，可以超越平常的疲勞極限。

可能的後遺症：易激動、心神不寧、受迫害感、頭疼、心臟加速狂跳、焦慮、失眠、腹部痙攣、暈眩。

快樂丸（ecstasy）與設計者之藥（designer-drogen）

期望的效果：心理上的轉變、改變情感感官的感覺、行為放鬆（開放、能開啟情感、降低焦慮、增加與人對談及打交道的興趣）；能依直覺了解他人的感受；在各方面不受約束（「設計者之藥」合成自安非他命、麻黃素、咖啡因及主

要引自肉荳蔻籽的快樂丸 MDMA）。

可能的後遺症：方向感迷失、妄覺、焦慮、沮喪、精疲力竭、失眠、心悸。

所有毒品對健康可能造成的傷害：提早老化、加速「自我—功能」（身體、情感及心智上的自我控制）的喪失。

預防與治療

荷蘭心理學家兼毒品治療師 Ron Dunselman 出版了一本非常值得閱讀的書，書名為《置換自我》（*In Place of the Self*）。書中的描繪生動，同時也分別說明了毒品對人類身體、情感及心智的影響。如同以上概述，每一種毒品取代了個人的主動性，置換了自我的地位，而且傳達了自我無須辛苦成長即能擁有某些體驗。這種現象也是心理治療上的棘手問題。例如，相較於學習禱告或靜思，吞服一粒安眠藥或鎮定劑實在簡單多了。對於那些渴望體驗深埋在大自然中的靈性，以及想讓自己的思維與情感更具色彩與真實的人來說，吸食毒品比深度思考簡單多了。相較於引導自我追求內心穩定並抵擋生活挑戰的練習，毒品讓人覺得無憂無慮、心情適度地愉快，也一樣簡單多了！然而，決定使用毒品是一件非常個人的事。我們一再驚訝地發現，有些人願意忍受各種程度的痛苦並設法處理內心的過程，而有些遭遇同樣境況的人卻很快地轉向毒品。

當您閱讀以下毒品濫用的預防與治療觀點時，請記得，唯有結合人與人之間真實而富支持性的關係，這些觀點才會有意義。當他們認真地承諾自己或他人，決心要抗拒誘惑（換句話說，他們決定由自己掌握自己的思想、情感和意志）時，比較有可能成功地抗拒毒品。對恢復期的個人，最有效的幫助者和治療師是那些曾經接近毒品，或曾經短期間吸食毒品，但在了解一切不過是空的、不過是一條死路而戒絕毒品的人。除非有效的介入，毒品吸食上癮將導致前所列舉的身體病狀。經由毒品吸食，人的意志動力變得虛弱、情感生活形成空洞、思想能力逐漸受損，這顯示出吸食毒品令人迴避「自我」，走上一條危害健康的路。

缺乏生命方向感；懷疑、不確定感；對世界的不公、不義心懷憎恨；生存的渴望及焦慮……等變成了世界普及的地方病，連兒童與青少年也不能豁免。

難怪有 1/3 ～ 1/5 的世界人口著迷於酒精；有 1/10 ～ 1/15 的人屈服於內在或外在的壓力，他們訴諸於其他毒品。在此情況下，可以理解的，有越來越多人要求毒品合法化，合法化可以使得吸食毒品成為個人責任的問題。我們如何能合法而有效地禁止某些越來越多人「需要」、因而視為平常的東西？現今，社會力量及宗教傳統不再能提供有效的支持，而個人一己的穩定性與抗拒毒品所需的內在新力量卻尚未充分發展，因此毒品吸食正僭越承擔轉捩點的部分。除了不訴諸重新定義病理學的習慣是正常而健康的，我們應盡最大的各種可能確保人類的自我能根除毒品，能積極地對自己的發展及自己的環境有所貢獻。

　　酒精以及毒品上癮的兒童與青少年通常比一般人敏感，更善於接受美與理想主義。結果，他們經常有變革的傾向。然而他們並不完全具備處理日常生活中實際難題的能力。他們要不是逃避問題就是企圖以武力解決。他們難以聚集足夠的堅持，日復一日地處理同樣的問題，直至找到解決問題的方法為止。因此，只有對自己的恢復付出很大的努力，並且遠離擁護吸食毒品的環境，治療才能成功。

　　在此脈絡中，我們僅提供家長及教師可採用的預防兒童沉溺上癮的最根本步驟：

- 嬰兒期餵食母乳，盡可能不餵配方奶。
- 家長及教師以愛關心兒童每一個發展階段的進行（請參閱第 16 章）。
- 相稱合宜的感官知能教育。
- 培養良好的日常生活習慣，包括規律的飲食。只在用餐時滿足甜食的渴望（請參閱第 13 章）。
- 避免兩餐之間的甜食點心（請參閱第 13 章）。
- 訂立清楚的界限，在嚴格與放縱之間採取平衡的中道規範兒童（請參閱第 19 章之「處罰與獎勵」）。
- 透過講述童話故事與朗讀優良故事、神話故事與生活報導等，以增進兒童獨立自主的想像力（請參閱第 26 章）。
- 更換視覺影像無創意的惰性消費，避免兒童看漫畫（請參閱第 26 章）。
- 精神教育、非教條式的宗教教育。

CHAPTER 26

兒童與多媒體

　　當資訊科技整合之後，電視、影帶、光碟、卡式錄放音機，還有電話、傳真、電子郵件及網路等現代媒體變得越來越有吸引力。對於尋找資訊、進修，及自我消遣、娛樂等，這些媒體持續提供出乎預料的可能。許多大人可能還以教育觀點考量引導小孩使用現代媒體！當今媒體知識教育的結果，許多兒童比他們的父母更通曉現代媒體。當孩子談起他們的電腦、錄影帶及網際空間的「世界」時，大人對他們所說的內容往往一知半解。相關媒體產生的差距增加了世代間溝通的差距，然而這個「人際關係的空洞」通常要經過好長一段時間才能辨識清楚。例如，直到發生了像學校謀殺等效果強烈的事件之時，我們才震驚醒來，我們才開始疑惑，我們許多兒童究竟生活在什麼樣的世界裡？

　　如今，我們大人需加強自己的媒體知識，並預備我們的小孩能自己處理當代的媒體。值得注意而且有趣的是最近的研究顯示，在往後生命中，面對現代媒體所需要的最明智而有效的自主能力，是在沒有媒體的自由遊戲中獲得的。令美國航太業界極度氣餒甚至震驚的發現是，他們的應徵者，包含專家，越來越少有獨創、想像，以及在該領域所需的獨立思維與行動的能力。從很小年紀便將自由時間花在電視、影帶及電腦遊戲的兒童，顯現出缺乏創意與學習動機。相對於經常聽到有人要求在幼稚園的教室裡安置電腦，許多著名的科學家與醫生——包括美國的——都一再建議，兒童不應該接觸現代媒體，應該有更多機會接觸自由的創意遊戲。自由的創意遊戲會帶動全身的活動，開展身體的靈活度，並培養想像力與身體協調一致的發展。（註1）

　　以下一段話雖然困難，卻將令人滿意。我們衷心建議家長：

　　盡最大的可能讓您的孩子在成長中沒有媒體。讓他們以覺察真實的人類與真實的大自然環境為基礎，幫助他們與人、與大自然建立真實的、長久的且支持性的關係。與您的孩子對話、陪伴他們遊戲；不要

讓機器成為他們最好的朋友及固定的同伴。

為什麼電視「不適合兒童」？

以下是一些為何電視這種媒體特別對兒童神經系統與感覺器官會造成持久傷害的因素：

非自然性的視覺過程以及官能活動的統合崩解

看電視時，當影像移動，我們的眼睛固著地盯在螢幕上。兒童也一樣，往往僵直地坐著，眼睛著迷於一閃即逝的充滿視覺感官印象的電視螢幕。他們的眼睛肌肉不動，全身其他的肌肉也隨之停滯。以這樣的方式注視物體造成不正常的視覺過程。正常的視覺過程，眼睛肌肉的眨動變化很多，而且會跟隨被觀察的物體「漫遊」。再者，電視影像的色彩與比例與真實並不相符，而且螢幕上立體空間被投射成平面。而我們唯一投入的只有視覺和聽覺兩個感官，其他的感官幾乎完全沒有受到刺激，沒發揮任何作用，促使身體功能不完全。打個比方，我們可以說看電視就像是全身被上了石膏。在眼科治療上，這種情況很有效。一個剛動過眼睛手術的病人，醫生會為他開一個在診療所收看幾個小時電視的處方。因為避免運動可以幫助手術後的肌肉康復，而看電視是唯一保持眼睛肌肉完全不動的唯一方法。

然而，當每天有無數的 3～12 歲的兒童坐在電視機前看四到六小時的電視時，這意謂著什麼呢？假設一個 12 歲的小孩一天平均睡眠八小時，加上上學與用餐的時間，他每天大約可以有六小時用來玩遊戲、自由活動或從事促進成長非常重要的運動（請參閱第 16 章）。如果到此刻為止，我們也假設我們的 12 歲兒童平均一天看兩個小時的電視（保守估算），那麼他的生命就有幾乎一整年處於完全不動的「石膏」狀態！

激發被動接受的中樞神經過程

在頭腦裡，處理電視播送影像的視覺過程有別於正常的主動的視覺過程。在主動視覺中，眼睛不斷地活動並覺察微小的色彩變化，而且所看見的事物會

與其他的感官輸入互相補足。而從電視螢幕來的感官資訊洪流，一會兒這個畫面，一會兒那個畫面，淹沒了兒童處理他們覺察事物的能力。他們吸收了零碎的圖象與零碎的句子，而兒童通常很難在他們的所見和所聽之間建立起任何連結。這些刺激使得腦部產生片斷的、混亂的思維過程，進而影響到他們發育中的嬌弱的腦部神經連結。這表示，腦部將發展成一種被動思維的器皿，無法健全地預備想像性與獨創性的思考。

攻擊性與煩躁不安的行為升高

看過電視之後，兒童通常會有一下子不知如何是好而傾向攻擊、騷擾、煩躁不安、情緒不佳等。這種身體上的坐立不安正如他們看電視時缺乏活動一樣不正常。這個反應更主要是來自孩子被迫不活動，而不一定是節目內容（無論是暴力、滑稽或是有意義）造成的，當然有問題的內容影響力更大。

在兒童門診中發現的其他電視相關症狀

- 相對於其他兒童，經常看電視的兒童在門診中的行為通常：
  - 比較不怕生，但接近人時比較缺乏尊重或適當的保留。
  - 比較難與人建立往來關係。
  - 傾向喜歡扮鬼臉，但避開與人的眼神接觸。
  - 回答問題比較表面而刻板，對事情幾乎沒有深度的興趣。
  - 比較少閱讀，較喜歡「捷徑」閱讀，如連環漫畫。
  - 比較無法集中注意力。
  - 比較缺乏主動理解閱讀或聽到的東西。
- 電視使得兒童變成比較可能有酒精、藥物治療與非法毒品上癮的傾向，因為電視使得兒童習慣於不以自我努力求取心理上的高興與滿足；可以說，他們習慣於開關按鍵。
- 不動地坐在電視機前，兒童的意志力發展根本上受到阻礙。沒有身體活動，就沒有學習與模仿。
- 觀看電視已被證實會造成兒童語言發展遲緩。（註2）

不至於那麼糟吧？有那麼糟嗎？

通常家長會提出異議：

- 有些兒童節目，孩子的朋友都在看，我怎能讓我的小孩例外！
- 我無法阻止，現在看電視是一般家庭生活一部分。而且我也需要在小孩看電視時，自己獲得一點不被打擾的個人時間。而且不會那麼糟糕吧……？
- 如果會的話，為什麼學校裡有電視、電腦？還有特別針對兒童的電視節目與兒童電腦教案？
- 孩子至少是在家看電視，而不是跑到鄰居家裡去了……。
- 我的孩子了解別人在談論些什麼也很重要，而且孩子也應該有點他們自己的意見……。

我們只能如此回答：如果您觀看推薦給兒童的電視節目，您會發現內容大都是荒誕、脫離現實的影像或卡通畫面，這些後來都會深印在兒童的心靈裡。我們應該盡可能限制兒童發展這種脫離現實、不切實際的世界，而代之以講述或朗讀故事或童話故事以啟發兒童自己創造想像的圖象。

對於消費商品產業界，兒童代表一個有待開發、具無限成長空間的市場，可以經由廣告活動、瞄準目標開啟。在美國，甚至已經有為嬰兒安排的電腦方案。因此，比往常更重要的是，大人要仔細考量自己的消費行為，而且要以做為兒女榜樣的觀點，培養自己做決定的自主能力，並以健康的自我意識來教育子女。我們需要示範出我們不依賴媒體，而是在我們必須要或想要的時候或地方才使用媒體。我們也需要向孩子表明我們的心靈並不是被虛擬世界中的漫畫和虛幻的經驗所充滿。

沒有接觸電視的兒童是更好的玩伴

更能培育兒童自主性發展的態度是──無須故意突顯與眾不同，但為了孩子的發展，能有勇氣說：「我們在家不看電視，我們寧可玩遊戲。」在沒有電視與影帶下長大的孩子是更好的玩伴，家長比較喜歡邀他們到家裡來玩，因為這表示他們自己家的小孩也會比較少看電視。

- 當鄰居的小孩受邀到您家玩時，他們也許會很高興；他們甚至可能尊敬您不讓您的小孩在他們家看電視的要求。

- 如果孩子從經驗出發去了解大自然、人和社會生活，或是經由故事，自由地逐漸形成圖象和概念，而不是經由漫畫或聲色的影片；這樣做，您的孩子真的會錯過什麼重要的事嗎？活潑的體能遊戲和安靜地傾聽童話故事，動靜平衡將激發兒童終生受惠的各種能力。

- 此外，是誰以您小孩的經費提供娛樂企業財源並促進它們蓬勃發展的？

我該如何向孩子說明？

如果電視從您家消失，或者一開始就從沒出現過，以您的角色，您需要做點努力才能說服您的小孩。以下的例子，這位媽媽不太花力氣說理辯論，而是透過對準主題明確且堅決的主張，樹立了一個良好的典範。

> 安娜：我們家為什麼沒有電視機？
>
> 母親：因為我們沒時間看電視。
>
> 安娜：但是我有時間啊，學校的小朋友都在討論他們看到的有趣的事情，而且你已經讓傑生在他的朋友家看兩次電視了呀！
>
> 母親：我不希望你現在就開始看電視。
>
> 安娜：為什麼呢？
>
> 母親：因為電視這種東西會破壞你的想像力，它就像香菸和酒一樣對小孩有害。等你長大了，那些東西就不會有這麼多的傷害。
>
> 安娜：那為什麼其他人的爸爸、媽媽讓他們的小孩看呢？
>
> 母親：因為他們不知道有什麼更好的。幸好，現在有越來越多的父母不讓他們的小孩看電視，所以你不是班上唯一不看的。

父母對自己的決定態度越堅定，小孩就越可能接受。當孩子不知道他的朋友談論的是什麼而父母又認為自己的孩子錯過了什麼，父母就會讓自己陷入無止境的辯論以及不必要的妥協。

觀念上，唯有兒童的情感與意志力發展完成了，他們的生活裡才可以有電視的角色；換句話說，也就是大約在 13～15 歲之間。但無論如何，直到九歲、十歲「跨越嚕比啃河」之前（請參閱第 16 章之「青春期前的求學階段」），電視應該列為禁忌。在需要家長介入的這段期間，觀看電視應視個別的情況斟酌決定。

媒體教育

兒童如何面對電視及其他視聽聲光媒體？當父母開始允許孩子觀看電視時，最重要的是要陪他們一起收看。這是確保謹慎而有意識地開關電視的唯一途徑。你們一起選擇節目、討論看什麼、看多久以及為什麼看等，這也可以幫助孩子學習自主地管理他們看電視的觀點。看完之後，父母與小孩討論節目內容，這樣，孩子至少必須對他們已經被動觀看過的內容做出主動的回應。到了 12 歲之後，您仍需要知道他們正在看什麼，並且要求他們告訴您內容。甚至在這年紀，協助他們消化節目內容常常都還是很有意義而且／或者是必須的。

青春期之後，情況似乎有點不一樣了。如果他們自主性的活動已經被充分地激勵，面對電視，他們就不會像被符咒鎮住一樣，而是能負責任地處理。

大人應該將自己使用的電子媒體保留在一個兒童不可隨意進入的房間，小孩認知有些東西「只有大人」才能使用的事實。

對於媒體使用，從許多醫學及教育的陳述說明，唯一恰當的方法是接受既有的情況、修正極端，然後預防兒童增加媒體的消費量。這種只是掩蓋問題的態度，對兒童沒有任何幫助，而存在的習慣及後果仍將持續。

過去 30 年來，一般民眾努力發起的改善社會不良現象，例如復興哺乳與環保運動，如今已有了一些顯著成功的結果。媒體的使用是另一種文明的結果，想要改變同樣需要有不同的個體決心遵照他們的洞察力行事，導正這種不良現象。

來自美國的聲援

我們衷心盼望美國電腦專家及網路創始者 Cliford Stoll，在處理我們的多媒體文化、支持尊重人性的同時，能在他的著作、演講及工作坊裡註記一個民眾運動的開始。在此，我們願逐字地引述一段他發表過的具警惕性的見解：

電腦改變了教室的生態環境。可預期的，孩子們喜歡這些新的電腦，而且越來越多的幼稚園教室看起來、聽起來好像一個電子遊戲場。在此同時，機器成為他們專注的焦點，黏土、蠟筆與老師被推到一旁⋯⋯。

從某個角度而言，人們認為電腦是「好的」，因為電腦可以互動而且沒有廣告；電視是「不好的」，因為人被動地接受訊息而且有許多廣告。大體而言，影帶也是「好的」，因為沒有廣告。我敢斷言對小孩而言，這之間沒有太多差別。三種媒體都有大的彩色陰極射線管，三者都有他們喜歡的人物的快速剪輯，三者都傳遞延長的令人心智興奮的活動，但卻使用最少的肌肉。

假設我們想要激發注意力缺陷症，我想不出還有什麼能比讓年輕人忙於卡通影帶剪輯更好的方法。給他們有許多爆炸聲、耀眼色彩以及從各種源頭來的不相關訊息的賽車、太空船大混戰、徹底射擊等電子遊戲；給他們後現代超連結功能的媒體，而不是簡單的說故事；鼓勵他們以電腦寫烏龜製圖程式，而不接觸真的烏龜。總之，將他們關在一個電子教室中⋯⋯。

幾乎每種為兒童設計的軟體都蓋了「具啟發性」的章。這種所謂的提供啟發視覺感官畫面的說法，實在值得商榷。但對兒童而言，最主要的還不是缺乏啟發性的問題；主要的問題在於電腦、影帶與電腦遊戲等傳送出太多跳動的畫面。請誰指出任何可以讓人靜心思考的電腦遊戲吧！

也有許多電腦課程很用心地希望發揮教育功能，它們有力的宣傳口號為：我們以電腦帶領孩子認識世界——但是，不使用你們的手、腳或是想像力！

我很難想得出有什麼地方比幼兒園更不適合放電腦的。想想一個三歲小孩最需要的事：愛、親情、個別的關注、人的溫暖以及，大抵是關懷照顧。四歲、五歲的小孩需要發展人類的技能⋯⋯如何與人和睦相處等。他們應該玩真實的東西，而不是虛擬的圖象。（註3）

對電算機與電腦而言，所有錯誤都是無意義的：當一位學生得到一個錯誤答案時，一般典型想法是「哦！我按錯鍵了」，而不思索是否因計算方法錯誤而解不出答案。假使一個學生答案錯誤，好的數學老師會希望他重新檢查所有解題過程，了解他是否對題目不理解或只是計算錯誤。如果只是計算錯誤但是解題過程正確，老師還是會給一個好分數。他的評分是解題過程而不是結果。使用電算機不只不知道解題過程，也沒有錯誤的紀錄，老師無法給予指導。

電腦對數學課程的影響如何？令人吃驚的是，過去 15 年來大學必須為學生開越來越多的數學輔導課程，必須為大學新生開以前中學七年級、八年級教的代數課程。2/3 的大學新生選修了實際上屬於高中的課程。

1930 年代時，人們認為透過電力普及可以留住農村的家庭企業。經過 30 年的努力，所有農莊都接上了電源，但是家庭企業在哪裡？農村中再也沒有家庭企業了。

1950 年代時，人們讚揚電視將為教育帶來福祉。電視將是教室中最好的老師，即使最窮的家庭也可接受教育。剛開始也確實如此，因為政府大力投資、贊助許多經費給電視製作單位製作節目。但是人們所預言的偉大教育福祉，現在情況如何？

1980 年代早期，人們曾經宣告可以透過衛星通訊傳播節目將全世界連結起來，世界就像是一個全球化的 MTV。當然我們可以透過電視或網路不費力氣地快速瀏覽，並藉此認識其他文化。雖然在家中可以接收圖象，但無助於認識世界。這些膚淺的電子資訊系統除了真正將世界縮小之外，異國文化只有被推得距離人們更遙遠。

人與人之間的相互信賴感無法靠網路傳達。即使再過幾百年，人們也不可能在電腦上學會如何與人相處；而且情況正相反：我們花在網路瀏覽的時間消耗了我們與人建立人際關係的時間。如果你希望活在一個孤立的人際關係的世界、一個無法與人們和睦相處的社會中，最好方法就是將小孩推向網路世界，而且告訴他們，你們彼此只能活在電子世界中，以虛擬的方式交往。

電腦遊戲並非無害

如果從旁觀察正在玩電腦遊戲的小孩，我們立即能明白，本質上，和坐在電視機前所發生的並沒有什麼兩樣，他身體的發展受到忽視！唯一的不同的是他手中拿的不是遙控器，而是滑鼠。只要手腕與食指的最小活動，他就可以執行任何虛擬實境的身體運動（足球賽、戰鬥、跳躍、摔角等等）。

電腦遊戲大部分的內容是足球、戰爭、科幻故事、追捕犯人、駕駛汽車及類似的遊戲等。共通性是將人與世界的接觸簡化成動作與反應：行為與所謂的創意都侷限在電腦既定的模式範圍中。一個十歲小女孩在電腦遊戲中，在荒野上搔一隻飛龍的癢時，遊戲的製造商會讚揚他「想法創意」。但實際的學習怎能在這樣的設置裡產生呢？沒錯，電腦遊戲對專注與快速反應具加倍效果，但是內涵又如何呢？從一個外星人攻擊地球的脈絡，或被一個虛構的罪犯追捕，這些遊戲技能有實務的意義嗎？

電腦遊戲誘惑兒童與青少年進入一個虛擬、扭曲而且與現實脫節的世界。這些遊戲助長自大、操控、玩世不恭的感覺，促使年輕人喜歡取笑他人，而且與視覺現象緊密連結，啟動片面式的智能反應。

電腦遊戲壓抑而非促進想像或創造性的智能浮現——也就是，任何不固著在物體上的或現成圖象上的智能。這類型的智能無法從一個描繪遠離物體、滑稽的或耍花招的演出、引人入勝的殘酷行為或充滿緊張的戰役中發展。想像力或創造力的智能發展需要許多安靜的、傾聽的時刻，以及我們自己對於感官印象深思內化的自我指導等。

漫畫書與圖象的世界

漫畫書在兒童的心智圖象中留下一個持久的印記。當我們在診間與孩子的母親談話時，我們邀請接觸過漫畫書的孩子在候診室中畫圖。他們刻板的圖畫——框邊的雲、熟悉的卡通臉孔，以及千篇一律的樣式——從他們貧脊的想像力及匱乏的原創性中爆裂出來。即便我們說了童話故事給他們聽，這些兒童也無法畫出自己想像中的圖象，他們只能複製些現成的漫畫圖象。為什麼在認

識「對話泡泡」中的文字內容之前，兒童即已如此著魔於漫畫書中的連環圖呢？因為兒童的思想仍浸泡於感官世界與透過圖象思考的階段，他們尚未能無圖象地抽象思考；因此，幼小的兒童被所有圖畫及圖象所吸引。當看書時，他們首先尋找圖畫。他們以同等的強度吸收環境中的印象，或是鮮明的色彩，或是漫畫書中突顯的人物外形、輪廓。然而，相對於感官印象，這種圖限制了人的心靈自由。我們形成心智圖象的能力被這些一切都完備的人物角色以及暗示的力量所誘導而禁錮了。

已經學會抽象思考的大人可以很容易擺脫電視及漫畫書的畫面，但是兒童沒有這樣的能力。他們發展中的想像力及情感生命將因此受阻、停頓，而不知所措。除此之外，理想及道德價值的具體內涵經常與漫畫書中人物角色牽扯在一起的存在事實，無可避免地，在兒童心智之中，這種圖象的類型將連結這些崇高的抽象概念。

為何卡通片與漫畫書成為最廣泛收看與閱讀的產品？

當我們問青少年為什麼他們喜歡看連環漫畫和卡通片時，他們說：「這些東西很容易讓人覺得放鬆」、「很愚蠢，蠢得讓人覺得太好笑了」、「雖然大家都知道那是胡說八道，但你會完全投入，真是太酷了！」以及類似的答案。然而，這些連環漫畫和卡通片隱藏著更深沉的、讓人沉醉迷戀的理由。

當我們思考故事的線索以及卡通片和類似連環圖畫的內容時，有三個重要的特色脫穎而出：

- 它們描述隱藏於我們內在的願望、幻想與害怕；其中包含了暴力傾向、嘲弄人以及各種類型的憤世嫉俗、破壞癖和玩世不恭等。
- 那些追趕、弄巧成拙、破壞、攻襲或彼此相愛、互相幫助等的主角人物大都是類似動物的造型；例如 Alf 與 Bully、老鼠與大象、貓與狗、狗與雞等。他們就像我們尚未完全人性化的衝動本能之潛意識的誇張模仿。在我們觀看或閱讀之時就好像我們本能的想要與低階的自己——心理學上稱為「第二個我」——或其他自我相遇。（註 4）

- 它們虛擬非感官的事實。其中無論是行動的順序、語言、色彩或比例等，沒有一項與感官知覺的事實相符；即便我們不理會劇中主角常常是一些從已知或未知外星球送進地球的天外來客。這就好像我們的潛意識因渴望拋開感官的知覺世界、跨越進入精神靈性世界的門檻，而創造了至少一個其他世界的誇張漫畫，以提醒人們這個其他次元世界的存在。

避免感官負荷過度

與感官印象同等重要的是對於賦予意義事物背景的理解。舉例言之：

- 一個小小孩從開放的嬰兒車中看出去，一個接一個瞬間的景象不斷地從他眼前流過。他無法聚焦在任何一件事物上，這個小小孩正在被訓練養成不專注。

- 相對地，一個小嬰兒坐在一個舊式的高高的嬰兒車上，他看到的主要景象是媽媽的臉孔，結果將如何呢？嬰兒不慌不忙地看著媽媽細微的表情變化，他的微笑、他的親切體貼、他看見漂亮東西時的快樂神情……等等。嬰兒所有的感知都是具關聯性的，因為這些都匯集在他母親一個人身上，母親對嬰兒所有轉變中的感知內容提供了更多的連貫性。

- 六個月大嬰兒的母親讓收音機開著，或為嬰兒播放錄音帶，正如現代親職教育書籍所推薦的。請問這個小孩能以什麼方式連貫音樂與環境中的其他感覺？

人們從事物的脈絡中經驗感官印象，在第一與第三個範例中，因為嬰幼兒還不能獨立活動，而且沒有固定的參考點足以連結他其他的個人感官經驗。比較之下，一個聽得見媽媽在隔壁房間刷洗碗盤或唱歌聲音的嬰兒，經驗到這些聲音和媽媽的工作或媽媽的情感表達的關聯性。透過這樣的互動，孩童的心靈受到啟發。對嬰兒最重要的不在於感官印象量的多寡，而在於發生的事件是在一個真實的關聯性之中。在其他地方，這種兒童發展的觀察，我們說過，幼兒比較容易聚焦單一的突顯的事情——例如爸爸單獨從門口走進來。相較於大量刺激的印象同時發生，特別是在吵雜的環境如大型購物中心，在此境況下，大量的印象彼此刪除、抵銷，每一個個別的印象即變得不重要了。這種經驗對嬰

兒而言是非常疲累的，因此他們吸吮拇指或遁入睡眠——也就是說，他們以創造一個自己與外界間的保護界線來回應。然而儘管睡眠提供一些保護作用，但睡眠中的孩童仍必須在潛意識的層面裡處理所有清醒狀態時的混亂、含糊的經驗。

這種降低價值、助長淺薄，並衝擊個別感官印象的訓練類型，同時也影響兒童語言與思想的學習。不表達物體的本質要項，卻像貼標籤般地應用物體的名稱；這樣的疏離事實麻痺了兒童對世界的興趣，且刺激他們以快樂的產能多寡考量物體。接著，思想專為滿足個人的慾望而服務，很遺憾地，廣告及傳媒越來越以滿足個人的慾望評論成功。

早期智能刺激

提早智能刺激已經成為普遍的學習了，而且已經征服了當今的玩具市場。廣為流行的科學信念加速了大眾接受「以最新科學為基礎」的最先進玩具。我們在「福祿貝爾」（Friedrich Froebel）的教育工作上發現該傾向的開端，他為了提升幼兒園裡的創造力而開發玩具。在他清楚地確立了兒童先領悟整體再繼續了解個別的部分之後，他首先呈現給幼兒一個球體，然後一個立方體，最後再有一個含八個小立方塊的立方體。很明顯地，這種切入是要教導邏輯、數學的思考。然而，這種「玩具」除了取樣大人自己內在已建構好的思維之外，沒給孩子做什麼事；同理，要求順序排列數字、依形狀分類或將積木組合成預定裝備的玩具也是一樣。顯然地，所有這些都是將抽象思考應用到玩具製造的範例，這些玩具的用意在於鼓勵創意，但實際上，它們卻擊退了它們自己的宗旨。總而言之，創造力永不可能依照機械圖樣達成。

過度的感官負荷將使人無法享受知覺世界本身的深奧，而卡通漫畫及電視影像卻引導兒童的思想進入虛擬的領域。提早的邏輯訓練將使兒童錯誤地連結「思想觀念」與「感官感覺」。若兒童不從「發現與發展」中豐富創意的構想，反而從預設的模式中學習智能性的回應，這樣做是無法激發出創造性思考的，例如兒童電腦課程。相較之下，我們認為提升創造力、適齡性的自主思考刺激以及「自己動手做」等活動是教育中最重要的任務。

附註

註1 Systems strategy needed to build next aero workforce. *Aviation Week & Space Technology*. 2002 May 6.

註2 一個德國殘障復健協會在警告兒童語言問題時的解析（Dec. 2, 1994）中觀察到：「一個包含醫學、特教、語言治療，及健康保險等各學科間的研究小組推斷，這個問題的升高主要不在於器官的因素，而在於語言的刺激不足，這與家庭的溝通行為改變有關係。例如整天觀看電視，這不只深深影響兒童的感官，同時對他們的日常環境及感覺統合（看、聽的知覺）也是，因此，對他們的整體語言、心智及情緒發展都有負面的影響。」

註3 Cilfford Stoll, *High-Tech Heretic,* pp. 66-68.

註4 「另外一個自我」議題的著名描述可以在 Oscar Wilde 的小說 *The Picture of Dorian Gray* 中找到。

CHAPTER 27

環境中的有毒物質
與環境保護

關於有害物質

Herbert Needleman 與 Philip Landrigan 所著的《兒童疾病新面貌》(*Das neue Gesicht der Kinderkrankheiten*)一書中,簡潔地描繪了過去 20 年來兒童臨床醫學上發生的持續變化:

今日研究重點在於所謂的「新型疾病」。意指兒童的疾病已經從最普遍的短暫而單純的一般性感染轉換到複雜的、慢性的,及多重複合原因的不利症狀了……這些症狀裡至少有一部分是環境因素所引發的。空氣中有害物質的污染明顯地惡化,以致可能引發氣喘及其他呼吸道方面的失調。金屬、溶劑、殺蟲劑與其他對神經有害的毒物,經由侵襲中樞神經系統,可能造成學習能力下降、注意力不集中與行為偏差等問題的匯集。

覺悟環境健康的議題正在蔓延,人們對於環境因素威脅人健康的憂慮增加了,但是仍然有許多人對這些危害物質的真相抱持懷疑的態度。有些父母採取保護措施,不讓小孩接觸殺蟲劑、金屬、石棉或是輻射等物質,他們可能遭受驕傲自大,或偶爾來自官員、醫師,甚至一些父母伙伴的不可思議而可笑的眼光。(註 1)

環境中有毒物質的問題以及環保的課題相當複雜,但是顯然地,它關係到每一個人的生活,無論你的膚色或社會地位。任何一個地區的人們,經由呼吸的空氣、飲用的水,以及每天所吃的食物,不論年幼的及年長的都受到自然界

狀態的影響，也受到人類強加於自然界的干預而造成的轉變所影響。

我們誠摯地感謝一般世俗與專業中的個人站出來，並發起國際環境保護組織。逐漸地，這些組織有效地結合政府機關及工業企業的資方人員幫助我們維持一個尚可接受的受損環境水準。希望在本章裡，我們的意見能幫助大家提升對一個事實的覺察：我們都共同受到環境惡化的影響，而我們也都要共同負起環境惡化的責任。我們對抗損害的唯一機會是盡可能有更多的人一起積極工作，將破壞範圍縮到最小。

我們人類不只是環境破壞的肇因者，也不只是生物圈裡唯一可能的保護者。相對於植物與動物，我們是芸芸眾生中最能夠對抗環境污染的。在近代歷史中，數千種植物與動物已經滅絕，然而地球上的人口正以指數的方式增加。雖然環境污染也讓人們的疾病與損害增加，但真實的情況是，人類的生存與適應能力仍然高得令人驚訝。這項事實助長我們傾向不理會環境的損害，因為在短時間內，我們以為無傷。通常，我們很難對長期受到不同毒性化合物濃度及交互作用都改變的錯綜複雜的人類疾病做個案追蹤。並非所有生理上和行為上出現像鉛中毒或抽菸造成肺癌，或空氣污染導致氣喘病增加，以及那些在兒童期和青春期特別明顯的問題，我們都能順利地追溯出一個明確的原因。

無論如何，值得安慰的是，我們知道良性、穩定而具鼓勵效果的親職教育與充分的關照，可以幫助兒童抗衡環境中的有害影響。應用各種激發獨立的活動，以及強化免疫系統的養育方式，是一種「由內而外」免除兒童遭受環境傷害的有效保護方法；因此，個人除了盡一切努力遏止環境遭受破壞之外，我們也可以利用我們心—靈環境中痊癒性與緩和性的影響力。

環境中的放射性傷害

人造放射線涉及非天然放射性物質的潛力變成放射性但卻是不穩定的，當以高能量粒子或放射能（通常是中子）衝擊時。不同於具破壞性放射性物質，這樣的物質可以在生物體中發揮其功能。最熟悉的例子是儲存在甲狀腺裡的放射性碘，以及積聚在骨骼裡的鍶 90。

原子彈試射、投在廣島與長崎的原子彈，以及所謂的原子能和平用途，已經造成我們環境中的放射性污染；然而，儘管這期間地面上的原子彈試驗已經停止了，我們生存空間中的放射性污染仍持續增加。放射性元素的半衰期從碘131 的八天、鉋 137 的 33 年，到鈽 239 的 24,390 年，這是核融合最毒的產品之一。鈽 239 散佈在空氣中，只要吸入 0.001 克如此少量的放射性懸浮粒就可能引起肺癌。很重要應該注意的，鈽根本不存在大自然界中，最早是經由核分裂實驗產生的物質。對照之下，地球上的芸芸眾生一直都暴露在微量的、但無所不在的宇宙輻射能之中，這些輻射能在漫長的時間年代中極緩慢地影響了人類的演化。

人類能承受多少放射線的傷害？個別差異相當大！然而值得注意的是，小孩比成人更敏感。輻射能的傷害主要發生在細胞的層面。一個直接的遺傳物質細胞的輻射能傷害將破壞細胞的新陳代謝，造成細胞惡性衰退，而且觸發新的化學複合產物。以目前的知識，我們無法確切判定何種程度的輻射量對人類和動物不會造成傷害。但任何輻射能的暴露都有可能造成物質的不穩定，削弱身體再生、更新的功能，並造成長久性的傷害。

關於這方面，很重要、應該了解的，像腸黏膜、骨髓及生殖腺等分裂最快速的細胞組織對於輻射能特別敏感、特別容易受傷害；相對地，頭腦就比較不那麼敏感。但成長中的胎兒與兒童尤其特別危險。

對抗放射性傷害的一些可能性

根本的核能禁令措施，將會是放射性污染問題唯一永久性的解答。除非人們採取，或直到人們採取這個措施，否則，正如我們在本書不同的部分所試圖呈現的，了解我們活生生軀體的再生過程本質，也許是防範放射線傷害最重要的幫助。而存在於生命身（成長與思想過程中的承載器皿）之內的本質是，我們可以從「天生」（再生與成長的活動）和「文化」（思想的活動）兩個方面著手鞏固並強化它。

依此脈絡，童年時期培養規律與習慣，特別能強化生命身的功效；而知覺感官教育、營養與宗教教育也同樣有效。特別值得一提的是「優律司美」，因為

「優律司美」獨特地經由「自我」直接活化生命身（請參閱第 21 章的「治療性『優律司美』」）的潛能。優律司美雖然無法直接在身體上影響輻射能的物理效應，但它可以經由強化身體的再生功能，進而對抗身體衰竭的過程而間接地達成效應。從所有的身體過程一直到個別細胞的生命過程，都發生在節奏的律動裡，而以上所談的「優律司美」可以堅固、激發節奏的律動。關於營養，除了盡量選擇最不受輻射污染的食物之外，我們可以嘗試組合所有合於刺激生命力活動面向的食物，從而堅固身體的生命過程。

顯然地，在我們努力理解原子看不見的能量時，我們也應該以同樣的努力去探索看不見的靈性能量，其中，它包含了生命身的塑形能量。

一個重要的話題：行動通信和電磁污染！

在人們開始辯論行動電話基地台和閾值（特定吸收率，即人體組織吸收行動電話或其他無線裝置所發出之電磁輻射的速率）的有害或無害之前，電磁對健康的影響並不是一個熱門話題。為什麼這個事情的每個面向都至關重要？這是由於電磁輻射常神不知鬼不覺地影響不同的生命系統，例如：人類的器官組織，且常發生在感官觀察的意識範圍之外，其影響是深遠的。因為那是生命本身的特質，我們對於生命過程的經驗幾乎完全沒有意識。我們可能只有在身體用力或情緒波動時，才注意到我們自己的心跳、注意到我們的呼吸。節律性的進程，在我們的健康受到影響時是我們最可能注意到的，而且這些節律性的生命進程確實會受到電磁波的影響，特別是低頻脈衝的輻射。但這是如何產生的呢？所有細胞的活動都能產生少量的電力，即電化學電位。人體的天生電力（弱頻或低頻），和由技術產生的低頻和高頻輻射之區別，在於「節律」的形狀。生命藉由節律的支持，有能力適應與發展，相較之下，行動電話的傳輸是以誘發最適當，能使脈衝一致的技術性振盪為基礎；也就是說，其輻射頻率本身能不斷精確地反覆，但不是那種具有彈性能區辨的節律方式。正如沒有兩個人的心跳或呼吸是完全的一樣，人體的電化學細胞電位及電位的整體也是同樣的道理，就像我們所知道的頭腦的（EEG 腦波圖）、心臟的（ECG 心電圖）和肌肉（肌電圖）等的活動。反之，為處理發送和接收時的非常頻率，人為產生

波動的發射器和接收器的設計是精確的，要不然通訊就會中斷或不通。以下，我們來辨識不同電磁波的每分鐘振幅：

電磁波	頻率	設備
低頻（LF）	30 to 300 千赫（kHz）	無線電廣播電台
中頻（MF）	300 to 3000 千赫（kHz）	無線電廣播電台
高頻（HF）	3 to 30 megahertz 兆赫（MHz）	無線電廣播電台
極高頻（VHF）	30 to 300 兆赫 MHz	無線電廣播電台與電視
特高頻（UHF）	0.3 to 3 gigahertz 千兆赫（GHz）	電視和行動通信
超高頻（SHF）	3 to 30 千兆赫 GHz	雷達

註：UHF 和 SHF 在微波範圍內；頻率的單位定義為：1 赫茲（Hz）＝ 1 週期／秒，1 千赫（kHz）＝ 1000 赫茲／秒；1 兆赫（MHz）＝ 100 萬週期／秒；1 千兆赫（GHz）＝ 1000 兆赫茲／秒；1 太赫茲（THz）＝ 1000 千兆赫／秒。

在研究高頻輻射的作用時，熱效應（如微波加熱）和非熱效應，被認定是有差別的。

低頻率輻射的特性是介於可見的焦躁和潛意識作用之間。根據瑞士聯邦政府環境部門的報告，當組織溫度上升 1 ～ 2°C 時，熱效應就會危害我們的健康，其結果可能是記憶力下降和各種身體機能的不利影響，包括：生殖能力。

低於此溫度閾值的，就更難探知其對健康的效應。這些影響範圍從緊張、不安、全身虛弱及疲勞，到肌肉—骨骼疼痛和睡眠障礙等。在人類有機體中，焦躁所產生的電流可以在神經細胞引發錯誤的衝動，而造成肌肉不必要的收縮，其中特別危險的可能是心肌的收縮。

在德國漢諾威的 Ecolog 學院（Ecolog-Institute）已經發現了潛意識的生物效應，在 2000 年 5 月的一項研究結果發出警告說，行動通信的輻射可能致癌。該項發現經國際癌症研究署（IARC）於 2001 年證實，並將低頻磁場歸類為可能的致癌物質。至少最新的研究承認，長期暴露在平均 0.4 微特斯拉（microteslas）磁場中的兒童，在白血病上的風險可能增加一倍（瑞士聯邦政府環境部門：www.bafu.ch）。

值得注意的是，從那些對電磁場敏感者的經驗以及許多研究顯示，被干擾到的是人類適應環境的特有功能及功能系統的健康，以下說明之。

感官活動和思維能力

症狀範圍從暫時性的耳朵噪聲及持續性耳鳴，至注意力失調、專注力減弱、記憶力出現問題、疲勞、頭疼、緊張和睡眠困擾等。在 1999 年已經確認過，在手機輻射的影響下，腦波圖會改變。研究人員懷疑，這可能也干擾了大腦內細胞間的通訊系統。尤其是 1999 年在瑞典發現的，由於行動電話的輻射，會提高血腦障壁的磁導係數，以致於大腦對於有害的代謝物、藥物及毒物等所受到的保護減少（註 2），血腦障壁破裂也會導致像老年癡呆症和帕金森氏症等疾病。

呼吸

在手機輻射僅僅放送三分鐘後，從耳垂採取血液檢驗後顯示，血液細胞會凝結；細胞凝結會大大削減血液細胞的氧氣運輸能力，而且也會增加血栓的形成和心肌梗塞的危險（註 3）。這種不正常現象必須經過一定時間之後，才會再倒轉回來。

免疫系統

根據研究，無可爭議的，手機的電磁輻射會導致動物罹患癌症。以目前可資利用的結果為基礎，同樣令人懷疑的還有兒童和少數的一般成人。這裡有一個令人印象深刻的結果，一群直接被牧養在手機天線塔台附近的乳牛，其流產和畸形率明顯增加，同時也發現，動物的體重減輕了。他們會在圍欄及其他物體上擦紅自己發炎、紅腫的眼睛，而且苦於熱病的行為，因而有不尋常的冷漠和迷失方向的症狀。這些症狀在他們被安置在 25 公里外的地方之後幾天，便消失了（註 4）。

運動能力

由於疲勞和衰退的生命力，有些人會抱怨行動的歡樂不足。

Edwin Hübner 以一所職業學校在網站上刊登的一則趣文，總結了他以「行

動電話通訊的風險」（註 5）為題的一本非常具啟發性的資訊小冊。這則趣聞詳述了一名數學教師和學生對於手機主題的對話：

教師：「……因為我不想整天站在輻射範圍內，所以你必須關閉你的手機！在這所學校無論如何都不允許有手機。」

學生：「為什麼？輻射對你會有什麼傷害？！我的手機日夜跟著我。」

教師：「夜？你晚上把它放在哪兒？」

學生：「放在我的床頭櫃上。」

教師：「你讓它一直開著？」

學生：「不，我現在晚上都把它關閉。」

教師：「為什麼？」

學生：「因為它開著，我睡不著覺。」

在爽朗的笑聲中，師生結束了這次交流。

為什麼在廣播和電視進入世界之際，健康的問題沒有被討論？為什麼要等到行動通訊技術全面保險開始了之後，這樣的事情才出現？因為從模擬傳輸（廣播和電視）至數位（因為行動電話的需求）的跨越，帶來了新電磁活動性能——低頻脈衝輻射的應用和效應。行動電話和整體服務數位網路（ISDN）需要數位傳輸技術，語言的持續流暢性才能被蒐集，進而轉成速度每秒 800 位元組的二進制系統。當今密集的行動電話通訊，驅使我們必須將二進制信號整合成數據包，以方便諸多用戶能在同一時間經由相同頻率進行通訊，而不致於像模擬技術時期那樣會互相重疊。這表示，如果有八個人在說話，每支手機就會發出一個每秒 217 次的非常簡短之高頻信號到基地台去，每一位相關者的手機會在其他人沒有發送信號（脈衝）的間隔中發出信號。因此，在對話期間，每一支手機會傳輸一個 217 赫茲的低頻脈衝之高頻信號。不談別的，截至目前的研究指出，這種高頻電磁波的低頻脈衝，很可能對人體組織有一種特別有害的效應，因為人體的生命節律也是低頻的，它會受到電話信號的非節律性脈衝和精確的週期所干擾。

對於這種情況，Edwin Hübner 的陳述很有道理：「在低頻脈衝電磁波的規則

週期穿透身體節律的過程中，電磁波會影響節律系統的能力（節律系統能調節『神經／感官』和『代謝／四肢』系統間的適應，並變化其活動）；無生命的脈衝印記在有生命的節律上，並破壞了生命節律本身的靈活性。然而，當一個人的節律系統長期被束縛和阻礙時，人會開始出現僵化及功能下降的典型徵兆，也會變得容易生病。」然而，每個人都有他自己傾向出現疾病的脆弱部位，所以若不採納整體性的考量，我們便很難獲得科學的證據。結果，當想淡化問題的專家總是能宣稱，在研究上尚未找出充分的決定性證據。

我們可以做什麼？

「現在，我們無法想像，如果從日常生活中去除電力這件事，然而，如今的電力使用所產生的電場和磁場簡直無所不在。一方面，這樣的場域，如：由高壓電線、高架鐵路，或廣播、電視和行動電話傳輸所產生的場域，從外界向我們作用；另一方面，我們自己也在我們的家庭和工作場所中製造這些場域。不必要的電磁場暴露來自不當安排的電氣設備、來自隨時都在待機狀態的家庭電器，以及看似無害的收音機、鬧鐘和無線電話等。我們的電磁場總暴露量，是建築物內部和外部雙源頭的加總。值得關注的是，家庭所產生的場域比我們所不能影響的電磁場域，通常是更大的暴露源頭。因此，基本的解決方法是在自我可以設定的場域中，能避免的就要避免。」（註6）

雖然在大眾普遍認知這種看不見的「敵對自然生命」的「次自然」元素之前，還有一段漫長的時間，我們還是相信讀者們在健康方面的常識（即便因為大規模的經濟和政治利益，放射性污染的危險仍然被淡化）。而允許孩子們在電磁輻射效應中產生創作的我們，也要盡可能地讓孩子們享有一樣多的保護，讓他們的每個時刻都利於身心靈發展。因此，我們提出以下建議：

- 安裝可以關閉的電源插座（如有必要，可以在晚上斷開保險絲）。
- 關閉待機狀態的設備。
- 限制電視和無線通訊的使用至最低需求，而且如果可能，不讓12歲以下兒童接觸。
- 檢查嬰兒電話的輻射，請勿使用數位增強的無線電信（DECT）設備。
- 當寶寶在你的懷裡或附近時，請勿使用無線電話。

- 連接電話和電腦時，請優先考量設置在地面上或埋在地下的通訊電線。
- 請讓電子設備保持在臥室之外。
- 如果以手機作為鬧鐘，請保持關閉，並保持離開人的頭部至少一米。
- 除非緊急情況，請勿允許 16 歲以下年齡兒童使用手機。
- 請在幼兒園或學校，確認高頻電磁波也規範在最小限度內，並避免無線網路接收器和無線區域網路。
- 政治承諾。

您可以從以下的書籍和網站，找到德語世界中的進一步建議。

Hübner, Edwin: *Mobilfunk - die riskante Kommunikation*, Bad Liebenzell 2001.

Grasberger, Thomas / Kotteder, Franz: *Mobilfunk - Ein Freilandversuch am Menschen*, München 2003.

Newerla, Barbara / Newerla, Peter: *Strahlung und Elektrosmog, Saarbrücken Neugeborene unter dem Einfluss von TV und Handy*, published by Vereine Spielraum-Lebensraum, Spitalstr. 33, 9472 Grabs, Switzerland.

Rittelmeyer, Christian: *Kindheit in Bedrängnis*, Stuttgart 2007.

http://geopathicstress.blogspot.com/2008/04/15-ways-to-reduce-electric-smog.html

http://www.greenpeace.org/international/en/campaigns/toxics/electronics/Guide-to-Greener-Electronics/

http://www.copperwiki.org/index.php/Electronic_Smog

http://www.independent.co.uk/environment/electronic-smog-477191.html

您可以從以下的網站，找到華語世界中的進一步建議。

台灣電磁輻射公害防治協會：http://tepca.blogspot.com

電磁波對人體的危害：http://www.library.com.tw/emf/body.htm

手機基地台與健康的關聯：http://www.wretch.cc/blog/teputnbr/8517803

行動電話基地台與人體健康：http://www.ym.edu.tw/rad/cbase/main.htm

行政院環境保護署：http://ivy1.epa.gov.tw/nonionized_net/MassMediaDetail.aspx?Record_No=618

國民健康局：行動電話（手機）與基地台健康風險管理與溝通（電磁波）：

http://www.bhp.doh.gov.tw/bhpnet/portal/Them_Show.aspx?Subject=2011
05060003&Class=2&No=201105060020

附註

註1 Needleman, H. L., & Landrigan, P. J.: *Raising Children Toxic Free, Farrar*, Straus & Girous, New York 1994.

註2 Hübner, Edwin: *Mobilfunk - die riskante Kommunikation*, Bad Liebenzell 2001.

註3 出處同上。

註4 *Praktischer Tierarzt* 79, p. 437-444, 1998.

註5 出處同註 2。

註6 www.sgsw.ch: Broschüre der Fachstelle Umwelt und Energie der Stadt St. Gallen, 2005.

護守童年聯盟

代後記

在 20 世紀的最後數十年，兒童及成人的經驗世界經歷了一場非常戲劇性的轉變。電腦使得所有地球上人類的相互聯繫成為一個日常的經驗。實用主義的經濟思想把持了幾乎所有領域的工作，在人類基因物質的分子結構研究上，以及許多相關的倫理議題上，像「品質管理」和「重新組織」等概念開始扮演了重要的角色。

也許這就像突破知識新領域和科技新方法般地令人興奮，然而，錯誤使用的可能性同時也變成了火熱的議題。法令規章不提供持久的保護。在這些場域裡，我們最好的預防措施是增強個人的人文品格，以及覺察人類存在與發展的價值和尊嚴。在人們基本安全感和支持性價值正從外在生活中消失之際，Novalis 所說的「奧秘的道路向內」這句話即變得更加貼切。

不過，新近浮現的人類思想及情感的另一個特質是，越來越多人不再只是單純地認同地球 3/4 的人口總數仍然生活在貧困之中，不再認同兒童的照顧、溫飽、教育等權利幾乎沒有受到維護的事實，即便科學家、政治家及經濟學家已做了一切的承諾。不間斷的倡導行動，範圍從最大的非政府組織以至許多學校的班級，正在印度、非洲、南美、東歐及亞洲發起一個世界性的實際援助及贊助者的網路系統。

以此經驗為基礎，1999 年 2 月，**國際護守童年聯盟**在紐約、倫敦及 Stuttgart 首創成立。這是一個個人、機構和組織選擇加入力量保護兒童，並認可兒童童年權利的獨立學會。這個聯盟任何時候都歡迎新成員。若欲詢問合作組織及計畫方案之訊息者，請洽聯盟的網址：www.allianceforchildhood.net 。

附錄 ❶

家庭護理的外用療法

Petra Lange 著

在本版本中，以下的這篇指引已經由 Petra Lange 修訂，他是《兒童居家療法：自然預防與處理》（*Hausmittel für Kinder. Naturgemäß vorbeugen und heilen*）的作者。

在各個國家，都可以找到一個能提供自助指引的很有用的網站。網址是：http://www.weleda.com.

敷布和濕敷藥布

為了至少能找到一些他們製造的材料或產品，請查詢英國 Totnes 鎮的綠纖維（Greenfibres of Totnes, UK）和美國加州聖克魯茲的孩子的大自然（Kids Nature of Santa Cruz, CA）。這兩個機構都有網站。

每一份敷布或熱濕敷藥布都至少包含兩條布：一條襯布，如絲綢、亞麻或棉布等；一條稍微大一點的表布，做為外面的遮蓋。最好的表布是羊毛布，在一層薄棉布或蠶絲襯布的外面再覆蓋上一層羊毛布，這樣對羊毛過敏的兒童就不會想抓癢了。

絲綢：理想上是生絲（中等重量、有紋理、似亞麻的絲，是由短廢料纖維製成的）。

亞麻布：例如擦碗盤的毛巾。

棉布：棉紗尿布或一般布質尿布、拉過絨的棉布或法蘭絨、手巾等。

羊毛：鬆軟未經加工的羊毛圍巾（您可以美麗諾羊毛編織一條一個下針、一個上針的肋狀紋飾圍巾）；氈製的、未經加工的羊毛纖維織品；或經梳理但未紡成紗的軟羊毛。請為對羊毛過敏的孩子做一層薄棉布或絲綢襯布。

挑選適合的襯布做為敷布

濕敷布

需要相當厚的亞麻布、拉過絨的棉布或法蘭絨、厚的尿布或一般布質尿布，或雙層的生絲綢。

精油和油膏敷布

請以較薄的生絲綢、較薄的棉紗尿布、一般布質尿布，或手巾等做為精油和油膏敷布。

夸克濕敷藥布

一個能高度吸水的中間層（如：拉過絨的棉布或法蘭絨或軟羊毛）絕對是需要的。注意：夸克（發酵的脫脂牛奶）會造成羊毛纖維纏結。

敷布請盡可能不要有皺摺。若以編織的羊毛氈製品及羊毛織物做為表布層，則會特別好處理。請包裹緊實，並確定即便孩子移動時，敷布也不會鬆脫。

洋甘菊袋

適中耳痛

請將一把乾燥的洋甘菊花放在一塊薄布的中央，然後抓起布角，變成一個小袋子，並以棉線綁緊。請稍微捏揉一下，好讓袋子裡緊實的花朵底端成為小碎片；這樣，袋子也較能符合耳朵的形狀。請將袋子夾在兩個盤子中間，然後將這兩個盤子像一個鍋蓋般地蓋在滾水鍋上加熱。這種加熱法可以保存洋甘菊的精油，而且不會弄濕袋子。

當徹底溫熱好袋子後，請將袋子敷在孩子的耳朵上，並以一條棉布或羊毛氈蓋上，再以一條羊毛織物或軟帽固定。

期間：至少半小時或一整夜，反覆兩週的時間。

洋甘菊有一種令人歡喜的味道，而且很受孩子們的歡迎。一個袋子在花朵失去香味之前，約能反覆使用四至五次。

洋蔥袋

適急性耳朵痛

將一個中等大小的洋蔥細細切碎，然後以薄布包裹，並捲成手指般厚度（提示：如果您將洋蔥捆紮在筒狀的紗布繃帶中，然後在兩個尾端打結，那麼即便孩子又翻又轉，切成小方塊的洋蔥也不會掉出來）。將與體溫相同溫度的洋蔥捲放在孩子的耳朵及耳朵背後的區域；然後以棉布或羊毛氈覆蓋以便吸收多餘的洋蔥汁液，並以一羊毛織物、一條絲質或紗質的手巾，或一頂薄的羊毛軟帽，在適當的地方牢牢地固定。

期間：半小時或更久的時間，依皮膚的敏感性而定；一天可能敷上幾次。

一整天每隔一、兩小時就做一次 30 分鐘的療程處理特別有效；洋蔥袋在解除疼痛及抑制發炎上是非常值得信賴的。

尤加利咽喉濕敷藥布

適淋巴結發炎

在一條長度足夠蓋住兒童喉頭，但又比孩子的脖子圓周再短一些（需讓頸椎的兩旁各露出兩指的寬度）的絲綢或棉布上，塗上糊狀的尤加利油膏。再以另一塊同樣尺寸的布蓋在油膏布的上面（請參閱圖 1），然後將此油膏布自兩端向中心捲起（請參閱圖 2 和圖 3）；再如上述洋甘菊袋的做法，在兩個盤子中間加熱。

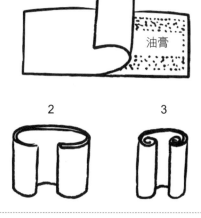

　　請先在您的下臂內側測試濕敷藥布的溫度，然後將仍然捲著的濕敷藥布在孩子的喉頭上輕柔而快速地按壓幾下，以確定溫度是讓他舒服的。請從喉頭開始，將捲著的敷布向外雙向展開，要盡可能沒有皺摺地包住孩子的喉嚨；接著再以一條羊毛布固定，這樣可以防止膏藥太快冷卻。

　　期間：一整夜。

當歸或洋蔥油膏的喉嚨濕敷藥布

適淋巴結發炎或腺腫

　　在一條長度足夠蓋住喉嚨，而只留下頸椎外露的生絲綢或棉布上，敷一層像刀片厚度的油膏；將此油膏布面直接貼在皮膚上，並以一層羊毛布牢牢固定。這敷布可以反覆使用數次，只要每天重新加上足夠的油膏，讓敷布表面保持油脂即可。

　　期間：除非產生皮膚過敏，以當歸油膏調製成的濕敷藥布可以敷在患處一整天或一整夜；而洋蔥油膏敷布，除非皮膚很快產生過敏，否則可敷一至兩小時。

清涼檸檬汁敷布

適急性喉嚨痛（伴隨高燒的）

　　在一個小碗裡，放入半個沒有灑過農藥的（最好是有機的）檸檬，以水覆蓋，並將檸檬切開幾刀，然後以一個杯子的底部將汁液擠出。如果只能買到灑過農藥的檸檬，請使用榨汁機，然後以水稀釋果汁。

　　剪或摺一條長度足夠蓋住喉嚨，只留下頸椎外露的薄生絲綢或棉布，自兩端將此布向中心捲起，然後完全浸濕在檸檬汁液裡。接著擰乾，並從喉頭開始將捲著的敷布向外雙向展開，請盡可能平順地包著孩子的喉嚨，並以一羊毛織物牢牢固定。

　　期間：視皮膚的敏感程度而定，一小時或更久。

熱檸檬汁敷布

適輕微喉嚨痛或聲音嘶啞

在一個小碗裡，放入半個沒有灑過農藥的（最好是有機的）檸檬，以非常熱的熱水覆蓋，然後將檸檬切開幾刀，並以叉子固定，接著利用水杯的杯底壓擠出檸檬汁。如果您只能使用灑過農藥的檸檬，請使用榨汁機榨汁，然後再以水稀釋。

剪或摺一條（不要太薄）尺寸剛好可以蓋住喉嚨，但卻可讓頸椎外露的生絲綢或棉布。將這布自兩端向中心捲起成長條狀，並以一條較長的布包裹好；將這兩層布放入熱檸檬水中浸濕，但外層的長布兩端要保持乾燥。接著，抓起長布兩端，將浸濕的布掛至水龍頭上，然後從布尾開始向上扭轉，將水分徹底擰出。熱敷布越乾，放在皮膚上的感覺就越舒服。

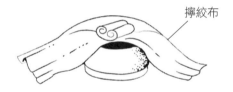

擰絞布

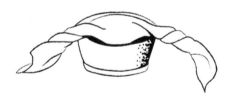

從擰乾的布中拿出裡面的長條捲，先試一下溫度，然後從孩子的喉頭開始，在喉嚨上將長條捲展開；敷布應盡可能沒有皺摺；最後再以一條羊毛織物牢牢固定。

期間：至少五至十分鐘。

檸檬片喉嚨濕敷藥布

適扁桃腺炎

本敷布比檸檬汁做成的敷布更有效，但對皮膚也更刺激。將一個沒有灑過農藥的（最好是有機的）檸檬切成薄片，並以一塊布如下圖般包裹起來（請勿太厚），然後再用力擠出汁液。

如前所述地貼上濕敷藥布，並以一羊毛織物固定，但也像其他喉嚨敷劑一樣，不可遮蓋頸椎部分。

期間：20 分鐘，至多 60 分鐘，視皮膚的敏感程度而定。當一開始癢時，即應去除濕敷藥布。

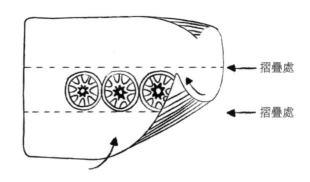

← 摺疊處

← 摺疊處

夸克喉嚨濕敷藥布

適扁桃腺炎

在一條生絲綢或棉布上塗敷夸克（發酵的脫脂牛奶），請視病人的體質決定塗敷夸克的厚度；怕冷的孩子，塗薄薄一層，其他的就大約五公釐（1/4 英吋）厚度。請將布摺成一小捆，應該只有一層布的那一面會接觸到皮膚。

請在兩熱水袋間將濕敷布溫熱（不能太熱，以免夸克滲開）至室內溫度（22℃），濕敷布的外層最多只能熱至手的溫度（37℃）為止。請將濕敷藥布包住孩子的喉嚨，唯須保留頸椎外露。請以一棉布或亞麻布固定，接著再以一層羊毛氈隔熱，羊毛氈上再包一條布。請再加另一層羊毛布做為最後的覆蓋。

期間：可到八個小時，直到夸克層全乾了。

這濕敷藥布不適合對牛奶過敏的濕疹患者。拿掉濕敷藥布之後，請讓病人的喉嚨繼續以織物或有套頭領子的衣物覆蓋一會兒。

對乳製品過敏的小孩請勿使用。不過當孩子有喉嚨疼痛、發炎、紅腫、口腔有令人不悅的味道及高燒等，一塊夸克濕敷藥布實在非常能減輕痛苦、讓人覺得舒緩。

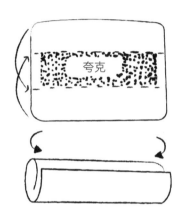

芥末粉胸膛濕敷藥布

適阻塞性支氣管炎、氣喘及肺炎

注意：請遵照醫師指示使用！

請在溫暖的房間裡調製濕敷藥布。請在孩子背脊預定躺下的床上鋪一條羊毛布及一條中間層。預備一條與治療範圍相符的薄布，在上面塗撒一層研磨的芥末籽，這一層應有刀身的厚度。請如下頁圖示對摺並捲起，但不可讓芥茉粉從布裡流溢出來。

芥末粉濕敷藥布可敷在肩胛骨、胸膛或同時兩個部位；如果能繞著病人的整個胸廓包裹到底是最有效的。

在貼上濕敷藥布之前，可以利用噴霧器對著藥布噴灑溫水〔熱度不高於38℃（100°F）〕至藥布完全濕潤，如果藥布小，一瓶噴霧水即足夠濕潤；但如果使用的是較大的布，即須將布從兩端向中心捲起，然後將布短暫地浸入微熱的水中，再很小心地以手擠壓出（不用擰絞的）過剩的水。

　　請以凡士林及脫脂棉保護病人的乳頭及腋窩；當濕敷藥布從脊柱開始，在孩子的皮膚上向兩個方向平順展開時，孩子應該坐在床上。然後，讓孩子在先前預備好的布上躺下，再將布環繞孩子的上身牢牢固定。在濕敷藥布的外層可穿上套頭衫包裹；此外，孩子應該穿著溫暖或包在毯子裡。當濕敷藥布發揮藥效時，可以帶孩子至房間靠窗的地方躺下。

　　在此過程中，幼兒通常會哭叫，但這實際上對他的肺臟有幫助。很快地，一種溫暖、發熱的感覺作用不斷形成，傳遍胸廓；通常，皮膚達成期望中的紅熱程度大約要四分鐘的時間。如果變紅的程度不明顯，請增加等待的時間，一次兩分鐘，直到總計八分鐘。

　　在移除濕敷藥布之前，請將兒童帶回溫暖的床上，並以溫和的蔬菜油塗抹治療的範圍，且確認沒有任何芥末粉殘留在孩子的皮膚上。

　　通常，濕敷藥布在晚上敷用，一天一次，以幫助孩子容易入睡。如果他的皮膚出現丘疹，或第二天仍然有紅紅的徵候時，請以塗油的敷布替代，不要再重複芥末療方，直到隔天之後。

　　芥末粉濕敷藥布是一個非常強效的療方，因此敷用時必須非常小心；請勿使用芥末油。除非病人皮膚過度敏感，或濕敷藥布留在皮膚上太久，否則不會有皮膚起水泡的問題發生。

　　如果皮膚沒有產生變紅，請檢查芥末是否過期了。使用當下才磨碎的新鮮芥末最有效。芥末籽含有油脂，而且對熱很敏感，因此，請勿在穀物磨坊裡磨芥末籽；如果您是利用電動咖啡研磨機研磨的話，則要避免機器過熱。若使用過熱的水濕潤芥末敷布，則會減低芥末籽的效力。

　　芥末濕敷藥布，每次都一定要調製新的。

　　一旦您曾經體驗該藥布的強效功力，您會知道花費功夫調製非常值得，而且只需幾分鐘的發熱、發暖即能幫助小孩，更是值得！

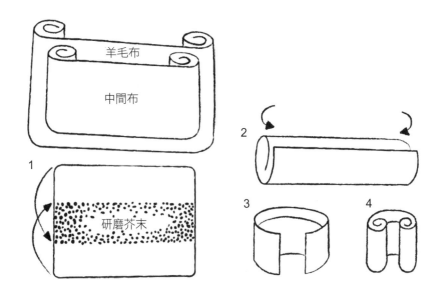

生薑胸腔敷布

適阻塞性支氣管炎、持續性咳嗽

　　量 1/4 公升（一杯）的熱水，接著在一個小碗裡，將兩茶匙磨碎的新鮮薑根或完全研磨的生薑，對比四大湯匙的水混合，然後蓋上蓋子並放在一旁讓它浸泡十分鐘，這時，您可以準備敷布：

　　將一條大小足夠完全蓋住孩子胸廓的生絲綢或棉布從兩端向中心捲；這條布的外面包著一條比較大的布，因為這樣擰水時會比較容易（請參閱前述熱檸檬汁敷布的圖）。

　　現在，將剩餘的水倒在生薑末上，接著將布浸入生薑混合水中，請保持外層布的兩端乾燥。將布環掛在水龍頭上，然後用力扭轉，擰出水分。請在敷用前確認敷布不會太熱。

　　將外層的羊毛布攤開，鋪在孩子的床上；讓孩子坐在床上，從脊椎開始，敷布向兩個方向平順展開，敷蓋住孩子整個胸廓。請孩子在羊毛布上躺下，並以這塊布在適當的地方穩固敷布。

　　期間：第一劑敷布，五分鐘。如果皮膚沒有產生過敏，每一劑可以增加三分鐘的時間，但不要超過 20 分鐘。

病人應該在溫暖的房間裡移除敷布；並以溫和的蔬菜油輕輕地摩擦治療的區域。

生薑混合水不能重複使用，而研磨的生薑可以在 rhizoma zingiberis pulvis 的草藥醫師或一般的商店裡購得。

蜂蠟胸膛敷布

適感冒、咳嗽、支氣管炎

這帖敷布特別受到家長及小朋友的喜愛，因為使用起來很簡單。我們推薦「現成可用」的敷布。如果您比較喜歡自己做，只要能確認您所使用的蜂蠟幾乎不含污染物即可。

將一塊薄的生絲或棉布〔大約 20×15 公分（8×6 英吋）〕放入一個隔水加熱熔化蜂蠟的鍋中浸泡兩至三次即可。請讓每一層蠟在再度浸入熔化的蜂蠟之前，都能有稍微乾一下的時間。蜂蠟浸泡完成的布可以蠟紙包裝儲存，並封在一個塑膠袋裡以留住香氣。

將蜂蠟敷布放在一個以一層布覆蓋著的羊毛毛絮上，或放在「敷布組合包」所提供的「絲和羊毛袋」裡，然後以吹風機烘暖，直到敷布能柔順彎曲為止，記得不可以太熱。

現在，將敷布敷在孩子的皮膚上，並以羊毛毛絮或袋子將溫暖包在裡面，並以一條羊毛織物固定好所有東西。

期間：一次 30 分鐘至兩個小時。如果孩子的皮膚狀況容許的話，一天可以敷兩次。

使用過後，請如前所述地密封並貯存敷布、保存香氣。只要蜂蠟保持清新的氣味，而且沒有碎裂，蜂蠟敷布即可反覆使用。

以太精油（10% 薰衣草、10% 尤加利或偃松）胸膛敷布

（譯註：以太精油是芳香植物的種籽油，蒸發時會發散香氣。）

適支氣管炎、阻塞性支氣管炎、格魯布性喉頭炎、肺炎或百日咳

使用在敏感性皮膚上時，請以等量的蔬菜油（冷壓的，如果可能的話）稀釋以太精油；或以蔬菜油浸透敷布，再滴入 10% 薰衣草、10% 尤加利或偃松的以太精油數滴；當孩子能容忍時，請再逐漸增加份量。

在鋁箔紙上將一條生絲綢或棉布加熱，並逐滴加入五至十毫升（半大湯匙至一大湯匙）的精油；接著，將包在箔紙內的敷布從兩邊向內捲，並在兩個熱水袋之間加熱。然後，從箔紙上取出敷布，很快地以病人的背部為起點，將敷布環繞著胸廓，並以一條羊毛織物包裹固定。

請勿以塑膠袋代替箔紙，因為精油可能會吸收一些塑膠的物質。

期間：如果是在白天敷用，至少可以敷半小時，但敷一整夜會更好。如果孩子的皮膚可以容忍的話，一天可以敷兩次。只要味道聞起來是好的，而且敷布上的油還很飽和，即可重複使用（兩週或更久）。每次使用過後，請收存在一個乾淨的罐子裡，放在陰涼黑暗的地方或放在用過的那張鋁箔紙裡。在每次使用前，請再加一些新的油以使它再度清新起來。

精油胸腔敷布，特別是薰衣草油，有令人愉悅的氣息及鎮定的效果，是家長和孩子極為喜愛的療方。

以太精油（10% 薰衣草、10% 尤加利或偃松）胸腔摩擦膏

胸腔敷布的另一選擇

胸腔摩擦需要有溫暖的手、非常少量的油，以及鎮定而全神貫注的動作。請以選定的油摩擦整個肋骨的籠狀結構；當揉擦完成時，請以羊毛布包裹孩子的上身。在紐西蘭，可以買得到尤加利敷布胸腔膏或尤加利／車前亞屬敷布胸腔摩擦膏。

胸腔摩擦膏濕敷藥布

適支氣管炎、阻塞性支氣管炎、格魯布性喉頭炎、肺炎或百日咳

若胸腔摩擦膏加上一個濕敷藥布，即能更見功效。請以一條與孩子胸腔一樣寬的生絲綢或棉布，將這塊布從兩端向中心捲起，並以另一較大的布將這塊布包裹（請參閱前述熱檸檬汁敷布圖示）。且在這兩塊布上淋澆熱水，然後再將水擰出（抓住較大布的尾端，再將布吊掛在水龍頭上固定，並扭絞）。從外層布裡取出敷布，並敷在患處的皮膚上，且以一羊毛布固定。

期間：半小時之後，稍微解開羊毛包布，開口大小僅夠移除敷布即可；在病人休息一個小時甚或一整夜時，羊毛布仍然可以留著。

木賊茶胸腔敷布

適有大量的痰，但沒發燒的支氣管炎

製作本茶時，請以一把乾木賊草加上半公升（兩杯）的水，並將之燒滾，再以文火慢煮五分鐘。熄火後，蓋著再浸泡五分鐘；您可在此同時調製敷布。

另外一個製作纖維性茶的變通方法：在半公升的水中泡一把乾的木賊草十小時，然後煮滾五分鐘，熄火後繼續蓋著，再浸泡五分鐘。

如同以上方法，準備好敷布（以一過濾器將茶，非熱水，淋澆在布上），在孩子床上將外層羊毛布攤開。讓孩子坐在床上，捲著的敷布在孩子背部平順地向兩個方向展開，並結束於胸前。讓孩子在羊毛布上躺下，並以此羊毛布在適當的地方固定住敷布。

期間：請在半小時之後，輕巧地解開羊毛包裹，快速地拿出敷布；只要病人的皮膚不會因羊毛而難受，在病人休息一個小時（或一整夜）時，羊毛布仍然可以留著。如果他開始覺得癢，則請移除羊毛布，讓他穿回睡衣。移除時應快速作業，以免熱度流失。

夸克胸膛濕敷藥布

適肺炎和肋膜炎

請在一條生絲綢或棉布上噴灑發酵的脫脂牛奶——夸克（請參考「夸克喉嚨濕敷藥布」的圖示），夸克層必須大約像小指頭一樣厚；而布的尺寸，請視藥布是沿著整個胸廓敷，還是只敷病人的胸膛而定。請在一個熱水袋上將夸克濕敷藥布溫熱至皮膚的溫度（不要太熱，否則夸克會凝結）。若要濕敷藥布整個圍繞著軀幹敷貼時，首先請在孩子床上攤開外層羊毛布，接著是能吸水的中間層，最後是敷布。請讓孩子的背在此完整的包裹中躺下，然後將濕敷藥布包裹的兩個尾端拉至前面，並以吸水層平穩固定，最後再蓋上外層布。

提示：當使用夸克濕敷藥布時，一層包在棉布中的羊毛氈，會形成一個非常溫暖而又很能吸水的中間層；而一層較薄的布，甚或一件汗衫，可以放在最下面做為最外層。使用羊毛氈同時也可避免毀損一條羊毛布，因為羊毛布在與夸克的液體接觸時會產生纏結。

期間：讓濕敷藥布留在適當的位置，直到夸克層全乾為止。時間能持續多久，視夸克層的厚度而定，同時也因病人而有所差異（從三至八小時不等）。

夸克濕敷藥布對患有濕疹，和對牛奶過敏的病人不適用。

腹部敷布

適某特定類型的腹部疼痛及嘔吐（首先應排除闌尾炎）及睡眠障礙症

腹部敷布是進入睡眠的一劑神奇輔助。

蓍草腹部敷布

製作本茶，請以一滿把的蓍草，加上大約半公升（兩杯）的熱水，蓋上蓋子，然後至少浸泡十分鐘。

在浸泡蓍草時，請依需要摺一條敷布，然後再以一條更大的布包裹，以便於擰絞水分（請參閱熱檸檬汁敷布圖示）。待蓍草水浸泡完成後，以一過濾器將水澆在這兩條布上，然後擰乾水分。

從外層布中取出敷布，應當以孩子所能忍受的最熱溫度來敷貼。請以一條細長的棉布條或長度足夠圍繞整個身體的亞麻布固定，然後再加一層羊毛布做為外層的覆蓋。這些布應該比敷布更寬，這樣才不致順著邊緣逐漸冷卻。

請在腹部的兩邊敷布上各放一個熱水袋（請勿裝得滿滿鼓鼓的），然後將孩子的睡褲拉高蓋過熱水袋並固定。

期間：30 ～ 60 分鐘，然後從羊毛布裡取出敷布，而羊毛布仍可留在原處一整夜。

其他腹部敷布

洋甘菊敷布

請以與蓍草敷布相同的方式調製。

酢漿草精油敷布

請使用一茶匙的精油對比大約 1/4 公升（半杯）的熱水。

葛縷子或檸檬芳香油敷布

請依以太精油胸膛敷布的調製與敷用方式。

銅油膏（0.4%）敷布

在一片生絲綢或棉布上塗抹一層非常薄而均勻的銅油膏；但請勿從頭到底塗到邊緣。將塗上油膏的布敷在需要治療的部位，然後繞過孩子的全身綁好，並以一羊毛織物固定。

期間：請遵照醫師指示。敷用之後，請以溫水清潔皮膚並完全擦乾。否則像所有的金屬油膏，銅油膏會產生很難去除的斑點。

浸漬過油膏的布可以反覆使用多次，請盡所需要地使用更多的油膏（一週二至三次）。

腹部乾敷布

請將一塊徹底溫熱過的乾布敷在病人腹部，並以一細長條的羊毛布固定好。

蓍草肝臟敷布

請如前所述的，調製一蓍草腹部敷布，但將此敷布敷在肝臟的皮膚上（在右邊，從肚臍周圍至後背）。

銅油膏腎臟敷布

請遵照醫師指示，適氣喘患者

在一生絲綢或棉布上塗抹一層非常薄而均勻的銅油膏，邊緣處請勿塗抹。請將敷布貼在腎臟區域，並以一條長度足夠環繞身體的羊毛布牢牢固定。

期間：請遵照醫師指示，〔人智學〕醫師也有可能會開銀油膏（化學元素銀）給您，好讓您能與銅油膏交替使用。

移除敷布之後，請以溫熱的水清潔病人的皮膚，並使之完全乾燥。就像所有以金屬調製的油膏，銅和銀的油膏會留下難以去除的斑點。

10% 尤加利精油膀胱摩擦膏和濕敷布

適早期泌尿道感染的處理

以一溫暖的手，加上非常少量的 10% 的尤加利精油，以緩慢而仔細的動作摩擦膀胱區域。

一條手掌大小的生絲綢或棉布，由兩邊向中心捲起，並以一條更大的布包裹，以便擰出淋在布上的熱水（請參閱前述熱檸檬汁敷布之圖示）。布越乾，就越能熱熱地貼在皮膚上。從外層布中取出裡層的敷布，並將敷布敷在擦過油的

區域，然後以一羊毛布或羊毛氈覆蓋。最後，請穿上一件貼身的襯褲以固定患處的敷布。

　　期間：半小時之後，請解開羊毛外層，取出敷布。當病人休息時，請讓羊毛布繼續留在原處一個小時。

　　在感染的第一天和第二天，請反覆塗敷數次，之後則繼續以尤加利精油敷布處理。

10% 尤加利精油膀胱敷布

泌尿道感染；使用尤加利膀胱摩擦膏之後的追蹤處理

　　請在一條手掌般大小的生絲綢或棉布上，倒入大約五毫升（半茶匙）的精油，然後將敷布如前所述的調製以太精油敷布般，在鋁箔紙上加溫（請參閱以太精油胸膛敷布）。

　　期間：一天一次，一次數小時，至少等到症狀消失。

　　〔人智學〕醫師可能會開含銀油膏（Weleda 的含銀金屬製劑 0.4%）的膀胱敷布給您，以便您與尤加利敷布交替使用。

山金車精油熱敷布

適發燒正在上升；不安寧、反胃、頭疼、畏寒等的孩子

　　依此療法，您需要四條合適的生絲綢或棉布包裹孩子的手腕和腳踝。請個別地將每一塊布從兩邊向中間捲起，並以兩塊較大的布分別包裹起兩塊敷布。將兩組布的中段放入一個碗裡（請參閱熱檸檬汁敷布圖示），並將一茶匙的山金車精油混合大約 1/4 公升（一杯）的滾燙熱水淋在布上。然後將整組布的水徹底擰出。

　　首先，將敷布貼在手腕內側。請從較大的布中取出襯布，然後將此襯布繞過手腕，並以一羊毛布覆蓋、紮牢固定；然後才處理第二個手腕及腳踝的敷布，從包覆層中取出敷布時，一次只取一條。

　　這些敷布可以十分鐘反覆處理三次，接著暫停一小時。無論如何，只要度過上升中的發燒期，亦即，一旦您覺得孩子的四肢變熱時，即可立即移除所有敷布。

腿部涼爽敷布

降低發燒

　　在病人腳冷或腿冷時，請勿使用本敷布，即便他正發高燒！在此情況下，請在腳上敷上熱敷布。

　　首先，請在床上鋪一條厚的棉布，如浴巾，以做為防護褥墊。請在一個碗裡倒入二至三公升（夸脫）的水。這水必須比病人的體溫略低幾度。

　　在水中加入檸檬以增強效果，切半個沒灑過農藥的（最好是有機的）檸檬放入水中，並用力擠壓以榨取出汁液。如果您得使用灑過農藥的檸檬，請擠出汁液並量出兩茶匙倒入水中。不得已時，任何水果醋也都可以代替檸檬。

　　請摺兩塊布，尺寸約可覆蓋孩子從腳踝至膝蓋下的腿部，而且大約可包裹腿部一圈半。將此兩塊布從兩邊捲起，並以水完全浸濕。在敷用之前，將水自布中擠出，直到不再滴水。從腳踝至膝蓋，一條腿包上一條布；並以一較大的羊毛襪、羊毛織物或較厚的棉布固定。請勿使用箔紙、塑膠或不吸水的布。在處理期間，請保持病人完全被覆蓋（包含腿部）；如果他發高燒，一條薄毯子或被單就夠了。五或十分鐘之後，整塊敷布變得溫熱，所以，需要再換新的敷布。反覆三次之後，等半個小時，再繼續。如果病人的腳變冷了，即可停止。

　　小腿涼爽敷布是一可信賴的退燒療法，通常需要在夜間進行，因此，這兒有些提示，希望能幫助簡化過程：

　　請同時準備四條布，而非兩條，這樣，當更換敷布的時間一到，您就會有兩條新布在手邊待用。當您從外層布中取出用過的敷布時，應趁腿部還有點潮濕時立即換上新敷布。

　　對小腿敷布來說，亞麻布的功效特別令人滿意，它與棉紗纖維不同的是，亞麻布在濕的時候會比乾的時候更硬挺一些，而它乾的時候，也不會有束縛感。

如果孩子無法忍受敷布，您可以涼爽的濕布摩擦他的雙腿。請以一層厚而濕的布包在一條小腿上，然後以這條布輕柔地從腳踝擦向膝蓋。這樣反覆輕柔地擦拭，直到布變成溫熱為止。接著，清洗敷布，然後擠出多餘的水分，再將布敷在另一條腿上，以同樣的擦拭動作。對於當下沒有處理的腿應保持覆蓋，病人的腹部也需要覆蓋。

涼爽的海綿浴

一個涼爽的海綿浴甚至會更加有效（請參閱上頁清涼的擦洗指示說明），但水中還要再加入檸檬汁液。在擦洗後請勿擦乾，只要為他充分蓋好即可。

在許多案例裡，只要小腿的海綿浴就足夠了。

芥末足浴

適鼻子發炎、竇炎，或咽喉發炎；扁桃腺腫大；偏頭痛

請將一、兩把剛研磨好的芥末籽綁進一條薄布裡，然後將打結的口朝下，放入一個 37 ～ 39°C（98.5 ～ 102°F）的溫水桶裡。病人的腳應該放在水裡泡浴十分鐘。請以浴巾包裹水盆，並延伸包覆至病人的膝部，這樣，水就不會冷卻得太快。

請勿讓該足浴的混合水接觸到任何黏膜組織。調製好足浴水之後，請仔細地清洗您的雙手，當足浴完成時，請徹底沖洗病人的雙腿。

雖然在進行好幾次足浴之後，皮膚可能會明顯變紅。但就一般案例而言，足浴一天請不超過一次。

在足浴結束的最後，請以溫和的植物性身體精油摩擦病人的雙腿。

腳底芥末濕敷藥布

適非常小或非常不安寧兒童的另類足浴

針對每一份藥布，請將一、兩茶匙的芥末粉放在一條薄而密實的手帕中

心，並收口綁好。然後，將這些小袋子放入微溫的水中，完全浸濕之後，擠出水分。請在每一隻腳底敷一個袋子，並以一隻短襪或一條較大的布，穩穩地包在適當的地方。當有灼熱感產生時，即可去除濕敷藥布。

　　期間：直到皮膚變紅（3 ～ 15 分鐘，因人而異）。在去除濕敷藥布之後，請以優良等級的蔬菜油摩擦病人的腳；若穿上溫暖的羊毛襪則更能加強效果。

清涼的敷布

　　將一塊相當厚的布（雙層的生絲綢或拉絨棉或法蘭絨），放在一茶匙的精油加九茶匙水的稀釋精華液裡，完全浸濕。然後擠出布中多餘的水，直到不滴水為止。接著，盡可能地將布平順地敷在需要處理的部位上。最後，以羊毛布或厚棉布將敷布紮牢。當敷布乾燥時，請以湯匙或小水瓶再添加稀釋精華液。

山金車精油涼爽敷布

適瘀傷、扭傷及拉傷等

　　最少一天換一次敷布。請勿以山金車敷布敷在破皮的皮膚上，若病人對山金車過敏也請勿使用。

金盞花精油涼爽敷布

擦傷及滲液的傷口

　　請每個小時更換敷布，請使用剛熨燙過的襯布以避免感染。幾小時之後，讓傷口風乾。

　　提示：當傷口組織黏在繃帶上時，敷本敷布也是一個無痛的去除繃帶方式。

山金車燒燙傷精油（Combudoron essence®）涼爽敷布

適燒傷、蚊蟲咬傷或曬傷等

燒燙傷涼爽敷布一天至少更換一次，並請使用新熨燙過的襯布。當病人對山金車過敏，在使用本敷劑時必須十分謹慎小心。

提示：對於送醫途中的疼痛解除，本敷布很有效；而且黏在傷口上的繃帶，也能去除。

夸克濕敷藥布

適曬傷、瘀傷、扭傷、拉傷，以及奶水分泌閉止和乳腺炎（但請遵照醫師或助產士指示）

在一條薄的生絲綢或棉布上塗一層薄的（刀片厚度）發酵牛奶夸克，就像前所描述的夸克喉嚨敷布一樣；只是本敷布是涼爽的。敷布大小請依處理的範圍大小決定。

哺育中的母親若有乳腺炎或奶水分泌閉止的情況，請在一個熱水袋上將藥布加溫至皮膚的溫度（請勿太熱，否則夸克會凝結）；敷用時，藥布請勿遮蔽乳頭。請在哺乳前大約 20 分鐘左右去除藥布，並以精油輕柔按摩乳房，以帶來溫暖，並促進乳汁的分泌。

患有乳製品過敏的兒童，請勿使用本敷劑。

10% 金盞花油熱敷布

適腮腺炎

在電熱器上溫熱一條手掌大小的生絲綢或棉布。倒大約五毫升的金盞花精油進入一乾淨的小瓶子裡，然後將此瓶子浸入熱水中加溫；再將溫熱的精油一滴滴地滴在布上，直到布完全吸收飽和。您也可以在一般溫度的精油水中浸濕，然後再在兩個盤子中將敷布加熱（請參閱「洋甘菊袋」）。

敷布的熱度應視病人最大的容忍度而定；請將敷布貼在腫脹部位，再以絲質或紗質手巾固定，最後以一條羊毛織物覆蓋。這類型的敷布以羊毛氈特別有效，但使用時，請以絲質或紗質手巾做為隔離層。

期間：一天數次，每次半小時，或一整夜。

浸濕了油的敷布，只要味道是好的，即可反覆再使用（大約兩個星期）。每次使用過後，請儲存在一乾淨的玻璃罐裡，並請放在陰涼黑暗的地方。每次使用前，只要再添加一點精油即可恢復清新活力。

木賊茶敷布

適嚴重的滲液濕疹

調製本茶時，請將一把乾木賊藥草完全浸泡在一公升（夸脫）的冷水裡煮至沸騰，沸騰後繼續再以文火慢煮十分鐘；之後，蓋上蓋子再浸泡五分鐘，在此同時，您可以準備敷布〔另外一種可以調製出更多茶的技術：將一把乾的木賊藥草放進一公升（夸脫）的水中浸泡十個小時，然後煮沸；沸騰後再煮五分鐘；最後，再浸泡五分鐘〕。

將一條大小恰好能遮住感染範圍的生絲綢或棉布放入茶水內（茶水溫度應為體溫，或比體溫更熱一些），浸濕之後取出，再擰出茶水。當敷用時，敷布應盡可能平整。請以一條較大的棉布固定敷布，以此情形，通常不適合使用羊毛布包裹（因為羊毛容易發癢，對濕疹病人不宜，比較好的是將軟羊毛織物包裹在棉布裡，這樣羊毛就不會直接接觸到皮膚）。

期間：至少半小時；如果要讓敷布停留更久的時間，可能就需要小心地以茶匙加入更多的茶水以潤濕襯布。

清涼的擦洗

迷迭香奶浴®或以迷迭香濃縮液®做冷擦洗，能強化免疫系統

如果孩子的皮膚不完全是溫暖的，請勿使用清涼的擦浴。已經擦洗好的身體部位，一定要立即擦乾並蓋好以防水分蒸發時所產生的寒涼。

　　本療方最好是在早上，且在床鋪仍保有前夜的溫暖時進行。請讓您的孩子坐起來並脫去睡衣褲，在床上攤開一條大浴巾讓孩子躺下，並保暖地蓋好他。在一個盆子裡，以大約兩公升（夸脫）的水混合一茶匙的迷迭香濃縮液，請注意水溫不能涼到讓孩子覺得不舒服。

　　請將一沐浴手套（不是沐浴巾）浸入水中，再取出擰乾，直到沐浴手套不再滴水為止。先洗孩子的臉，從額頭至脖子輕輕擦拭幾下，然後再從脖子往下到背部抹擦數下。在輕輕擦乾孩子的背部之後，請讓孩子躺下，並為他妥善覆蓋好。

　　接下來，請重新清洗沐浴手套，然後掀開孩子左手臂的浴巾，從他的指間到他的肩膀用力擦抹數次；擦乾後立即蓋起來，右手臂也一樣照做；接著擦洗從脖子到肋骨的胸廓數次。請細心地為孩子覆蓋到脖子，然後請他從遮蓋中伸出左腿；這時，從腳趾向上用力擦洗腿部數次；右腿也一樣照做後，即可結束。

　　期間：整個過程不應超過五分鐘；當完成後，請為孩子充分地蓋好，並讓他在床上休息半小時。

發汗包

適感冒初期

　　請先洗個溫暖的澡，然後再漸漸加入熱水以增高水溫，接著再加入數滴檸檬汁在水中。

　　請給孩子喝熱椴花茶；如果他看起來需要保暖的話，讓他穿上睡袍後躺在床上，且非常溫暖地覆蓋他（直到耳朵）。大約半小時至兩小時，當孩子已大量地出汗——也許也睡了一會兒之後，請以清涼的濕毛巾擦拭，並更換他的睡衣褲。

蒸氣吸入

適呼吸系統感染；洋甘菊茶適傷風者，麝香草茶適咳嗽者

　　請勿使用以太精油！

蒸氣吸入可以潔淨鼻腔的通道，並預防傳染病。

請在一張桌子上放兩張椅子，然後在上面鋪兩條布，形成一個帳篷或洞穴，將一個寬闊而平穩的鍋子裝入熱茶，並放在帳篷或洞穴的中央。請以浴巾包住鍋子，好讓孩子不會接觸到熱鍋的側邊，在一個這樣的帳篷裡，大人可以很舒服地和寶寶一起吸入蒸氣，而比較大的孩子或許可以獨自進行。

期間：五至十分鐘，若是大小孩，可以到 15 分鐘，接著再在一個溫暖的房間待一個小時。蒸氣療方之後，可以在孩子的臉上塗敷金盞花或山靛油膏。

木賊茶浴

適薦麻疹、濕疹，特別是各種形式的皮膚癢及神經性皮膚炎；促進皮膚新陳代謝

在二至三公升（夸脫）的冷水中浸泡 50 克（1¾ 盎司）的木賊草（木賊屬植物）十小時，然後煮滾，再以文火慢煮十分鐘〔更快速的方法：在 100 克（3.5 盎司）的木賊草裡加兩公升（夸脫）的冷水然後煮滾，再以文火慢煮五分鐘，然後蓋著蓋子再浸泡 15 分鐘〕，最後濾出茶汁，倒入沐浴水中。

沐浴時間：五至十分鐘。

沐浴水溫：35 ～ 36°C（95 ～ 97°F）

對蕁麻疹的病人，在沐浴之後，再以冷水沖洗一下，通常會覺得很舒服。

草本精油浴

Wala 或 Weleda 藥廠的精油，是以生物活力農法所栽培的新鮮藥草調製而成的。您可以在一滿浴缸的水中加入一茶匙的精油。沐浴的時間及溫度與木賊草茶浴相同。

木賊屬植物（木賊草）精油沐浴，能經由腎臟促進排泄功能，並對濕疹（包含各種形式的皮膚癢）及恢復力不佳的傷口非常有效。

海鹽浴

適腺樣增殖體及對上呼吸道感染敏感；發燒性疾病期間不適用

　　一週可進行海鹽浴二或三次，水溫應為 35°C（95°F），並請以溫度計檢測。進行海鹽浴時，請勿使用香皂或洗髮精，也請勿沖掉鹽水，只需很快擦乾，或（甚至更好的）立即以一浴袍將孩子包裹並抱至床上。沐浴後休息一至兩小時，是療癒的一個必要部分。

　　鹽量的使用依兒童的年紀而定，海鹽的數量與沐浴的時間應隨連續的沐浴而增加。對 3 ～ 12 歲的兒童，剛開始以三公斤海鹽對比 200 公升的沐浴水（6.25 磅海鹽對比 50 美國加侖）；請勿只以判斷的方式測試水量，請以一個十公升（兩加侖）的桶子或類似的東西測量。在最開始的四次沐浴裡，每一次應該只停留十分鐘。從第五至第八次的沐浴，海鹽量應增加至 1/3，而沐浴時間長度則可至 15 分鐘。從第九次沐浴開始，請增加海鹽量至原來的 2/3，而時間長度則至 20 分鐘。一個完整的鹽水療浴，算起來需要 14 次。

　　您可使用較少的鹽，讓較小的幼兒在較小的浴盆內沐浴。不過，一定要讓水完全覆蓋肢體，讓幼兒能舒適地躺在浴盆裡。

編織指南

寶寶的羊毛褲／吸水尿褲

本操作指南所給予的大約是 4 ～ 14 個月大寶寶的尺寸（羊毛褲／吸水尿褲的尺寸因為彈性，傾向與孩子一起長大），若需要較小的尺寸，請使用較細的棒針。

材料

- 70 克未經處理的純羊毛毛線，雙層的編織厚度。
- 一對 4 mm，一對 3.25 mm 棒針。
- 一組 3.25 mm 棒針。

正面織法

以 3.25 mm 棒針起 60 針，兩個下針兩個上針織 16 排，換 4 mm 棒針，並以全低針（平針）織 48 排。換回 3.25 mm 棒針，並以兩個下針兩個上針織 8 排。接下來的 16 排，前面兩針和最後兩針合併成一個下針，每一排仍保持兩個下針兩個上針羅紋起伏完整無缺；最後剩 28 針。再以兩個下針兩個上針多織 5 排後收針。

背面織法

如正面般編織，縫合側邊接縫，從腰部向下至羅紋起伏之處，再縫合兩褲管之接縫。以 3.25 mm 棒針組個別繞著兩個褲管收拾最後部分的針腳（約 48 針）。織兩個下針兩個上針的滾邊 6 圈。最後寬鬆地收針。

背心／無袖的毛線衣

此處所給予的大約是六個月至一歲大的尺寸（更大的、四至六歲的尺寸在〔〕裡）。

材料

- 50 克〔100 克〕柔軟的四股羊毛或絲綢。
- 一對 3.75 mm 棒針。

正面織法

起 50〔60〕針，並以兩個下針兩個上針織 10〔14〕排，以平針（正面全下針）織 40〔63〕排。接下來的 18〔39〕排以兩個下針兩個上針織。下一排，形塑領子的開口：以兩個下針兩個上針織 12〔14〕針，然後收 26〔32〕針，再以兩個下針兩個上針織 12〔14〕針。以此 12〔14〕針織 6〔12〕排；每一邊仍繼續保持兩個下針兩個上針的肋骨狀編織原封不動。收針。

背面織法

如正面般編織，小心地熨燙出線條，並連接肩膀的接縫及側邊的接縫，且留下雙臂的開口。

濕疹病童的連身衣

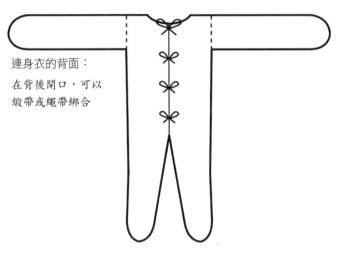

連身衣的背面：

在背後開口，可以
緞帶或繩帶綁合

正面：

在正面縫合

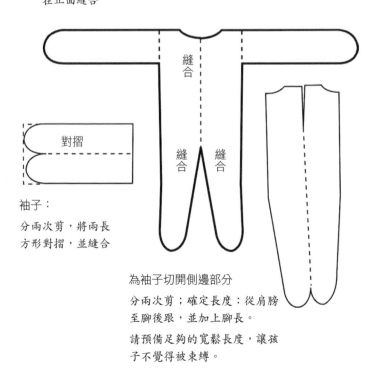

對摺

袖子：

分兩次剪，將兩長
方形對摺，並縫合

為袖子切開側邊部分

分兩次剪；確定長度：從肩膀
至腳後跟，並加上腳長。

請預備足夠的寬鬆長度，讓孩
子不覺得被束縛。

嬰兒的兜帽

此處所給予的大約是出生至兩個月大的尺寸（更大的、6 ～ 12 個月的尺寸在〔 〕裡）。

材料

- 四股羊毛 30 克或棉布或絲綢。
- 一對 3 mm 或大一點的尺寸 4 mm 棒針。

織法

起 60〔80〕針，然後以一個下針一個上針織 7〔8〕排。以平針（正面全下針）繼續編織，直到作品有 10 公分長〔12.5 公分〕，亦即結束於右邊排。開始如以下般減針：

- 第一排：＊滑 1 針，織 1 個下針，將滑針套過左側針，織 8 個下針＊。反覆地從 ＊ 編織至 ＊，直至每一排的最後 54 針〔72 針〕。
- 下一排及每一次換排時：上針。
- 第三排：＊滑 1 針，織 1 個下針，將滑針套過左側針，織 7 個下針＊。反覆地從 ＊ 編織至 ＊，直至每一排的最後。
- 第五排：＊滑 1 針，織 1 個下針，將滑針套過左側針，織 6 個下針＊。反覆地從 ＊ 編織至 ＊，直至每一排的最後。
- 持續以這樣的方式編織，直到只剩下 6〔8〕針。

剪斷毛線並將剩餘的毛線穿過剩下的幾針，從帽子的背面縫合背面的接縫，直至開始減針的那一排。以鉤針鉤出兩條做為綁兜帽的帶子，然後在兜帽的兩個前面邊角上，一邊各縫上一條帶子。

附錄 ❸
體重與身高表

嬰兒與兒童體重

體重增加

從第四週：每一週介於 150 ～ 250 克（5 ～ 9 盎司）之間 *。

從第四個月：每一週介於 130 ～ 200 克（5 ～ 7 盎司）之間。

從第八個月：每個月介於 250 ～ 400 克（9 ～ 14 盎司）之間。

在第五個月期間，應該有出生體重的一倍，而一歲時，大約是三倍重。

* 早產嬰兒在體重上，剛開始應該呈現更明顯的增加。

體重及身高比例

	每年增加體重	身高	體重
出生時		50 公分（20 英吋）	3.4 公斤（7½ 磅）
最初 4 週	800 克（28 盎司）		
2 個月大	750 克（26 盎司）		
5 個月大	600 克（21 盎司）	64 公分（25 英吋）	7 公斤（15 磅）
9 個月大	400 克（14 盎司）	70 公分（28 英吋）	9 公斤（20 磅）
1 歲大	250 克（9 盎司）	75 公分（30 英吋）	10 公斤（22 磅）
每年增加體重			
2 歲大	2 公斤（4½ 磅）	87 公分（2 英呎 10 英吋）	12 公斤（26½ 磅）
3 歲大	2 公斤（4½ 磅）	95 公分（3 英呎 1 英吋）	14 公斤（31 磅）
4 歲大	2 公斤（4½ 磅）	103 公分（3 英呎 5 英吋）	16 公斤（35½ 磅）

（續）

	每年增加體重	身高	體重
5 歲大	2 公斤（4½ 磅）	108 公分 （3 英呎 7 英吋）	18 公斤（40 磅）
6 歲大	3.5 公斤（7½ 磅）	116 公分 （3 英呎 10 英吋）	21.5 公斤（47½ 磅）
7 歲大	2.5 公斤（5½ 磅）	123 公分（4 英呎）	24 公斤（53 磅）
8 歲大	3 公斤（6½ 磅）	130 公分 （4 英呎 3 英吋）	27 公斤（59½ 磅）
9 歲大	2.5 公斤（5½ 磅）	134 公分 （4 英呎 5 英吋）	29.5 公斤（65 磅）

　　大致上，至青春期之前，均為持續性「增加」，而後來的成長與體重的增加則因個人而異。

參考書目

健康與疾病

Arta (rehabilitation center) *Rock Bottom: Beyond Drug Addiction,* Hawthorn Press, Stroud.

Bass, Ellen / Davis, Laura. *The Courage to Heal: A Guide for Women Survivors of Child Sexual Abuse,* Harper & Row, New York 1994.

Bentheim, T, *Caring for the Sick at Home,* Floris Books, Edinburgh and Anthroposophic Press, New York.

Bos, Arie, *Aids: an Anthroposophical Art of Healing,* Hawthorn Press, Stroud.

Bott, Victor, *Anthroposophical Medicine,* Anthroposophic Press, New York.

Bühler, Walter, *Living with your Body: the Body as an Instrument of the Soul,* Rudolf Steiner Press, London.

Dumke, Klaus, *AIDS: The Deadly Seed,* Rudolf Steiner Press, Forest Row.

Dunselman, Ron. *In Place of the Self: How Drugs Work.* Hudson, NY: Anthroposophic Press, 1995.

Evans, Michael and Rodger, Iain, *Healing for Body, Soul: An Introduction to Anthroposophical Medicine,* Floris Books, Edinburgh 2000.

Holdrege, Craig, *A Question of Genes,* Floris Books, Edinburgh 1996.

Holtzapfel, Walter, *Children's Destinies: the Three Directions of Human Development,* Mercury Press, New York.

—, *Our Children's Illnesses,* Mercury Press, New York.

Husemann, Armin, *The Harmony of the Human Body,* Floris Books, Edinburgh 2002.

Husemann, F. and Otto Wolff (Ed.) The *Anthroposophical Approach to Medicine,* (3 vols) Anthroposophic Press, New York.

Julien, Robert M. *A Primer of Drug Action: A Concise, Nontechnical Guide to the Actions, Uses, and Side Effects of Psychoactive Drugs,* W. H. Freeman, New York 2001.

Leroi, Rita, *Illness and Healing,* Temple Lodge Press, London.

Leviton, Richard, *Anthroposophic Medicine Today,* Anthroposophic Press, New York.

Mees, L.F.S. *Blessed by Illness,* Anthroposophic Press, New York.

Steiner, Rudolf, *Health and Illness,* (2 vols) Anthroposophic Press, New York.

—, *Introducing Anthroposophical Medicine,* Anthroposophical Press, New York.

—, *Overcoming Nervousness,* Anthroposophic Press, New York.

Steiner, Rudolf, and Ita Wegman, *The Fundamentals of Therapy,* Rudolf Steiner Press, London.

Twentyman, Ralph, *The Science and Art of Healing,* Floris Books, Edinburgh 1992.

Vogt, Felicitas, *Addiction's Many Faces,* Hawthorn Press, Stroud.

Wolff, Otto, *Anthroposophically Orientated Medicine and its Remedies,* Mercury Press, New York.

—, *Home Remedies,* Floris Books, Edinburgh 2000.

嬰兒與學步兒

Gibson, Margaret, *Becoming a Mother*, Hale & Iremonger, Sydney.

Glas, Norbert, *Conception, Birth and Early Childhood*, Anthroposophic Press, New York.

Gotsch, Gwen and Judy Torgus, *The Womanly Art of Breastfeeding*. La Lèche League International, Illionois 1997.

König, Karl, *The First Three Years of the Child*, Floris Books, Edinburgh and Anthroposophic Press, New York 1998.

Mitchell, Ingrid, *Breastfeeding Together*. Seabury Press, New York 1978.

Linden, Wilhelm zur, *A Child is Born*, Rudolf Steiner Press, London.

玩具與活動

Berger, Petra, *Feltcraft,* Floris Books, Edinburgh 1994.

Berger, Thomas, *The Christmas Craft Book,* Floris Books, Edinburgh 1990.

Berger, Thomas & Petra, *The Easter Craft Book,* Floris Books, Edinburgh 1993.

—, *The Gnome Craft Book,* Floris Books, Edinburgh 1999.

—, *Crafts through the Year,* Floris Books, Edinburgh 2000.

Jaffke, Freya, *Toymaking with Children,* Floris Books, Edinburgh 2003.

Kraul, Walter, *Earth, Water, Fire and Air,* Floris Books, Edinburgh 1989.

Meyerbröker, Helga, *Rose Windows and how to Make them,* Floris Books, Edinburgh 1994.

Müller, Brunhild, *Painting with Children,* Floris Books, Edinburgh 2002.

Petrash, Carol, *Earthways,* Gryphon House, Maryland 1992. Published as *Earthwise: Environmental Crafts and Activities with Young Children,* Floris Books, Edinburgh 1993.

Reinckens, Sunnhild, *Making Dolls,* Floris Books, Edinburgh 2003.

Schmidt, Dagmar & Jaffke, Freya, *Magic Wool,* Floris Books, Edinburgh 2000.

Sealey, Maricristin, *Kinder Dolls,* Hawthorn Press, Stroud.

Thomas, Anne & Peter, *The Children's Party Book,* Floris Books, Edinburgh 1998.

Van Leeuwen, M. & Moeskops, J. *The Nature Corner,* Floris Books, Edinburgh 1990.

Wolk-Gerche, Angelika, *More Magic Wool,* Floris Books, Edinburgh 2001.

童話與各種故事

Burnett, Francis Hodgson, *The Secret Garden*, Puffin, Harmondsworth.

Colum, Padraic, *The King of Ireland's Son,* Floris Books, Edinburgh 1986.

—, *Myths of the World,* Floris Books, Edinburgh 2002.

Grimm, *The Complete Grimm's Fairy Tales*, Routledge & Kegan Paul.

—, *Favourite Grimm's Tales* (Illustrated by Anastasiya Archipova) Floris Books, Edinburgh 2000.

Knijpenga, Siegwart, *Stories of the Saints,* Floris Books, Edinburgh 2000.

Lagerlöf, Selma, *The Emperor's Vision and Other Christ Legends,* Floris Books, Edinburgh 2002.

Mellon, Nancy, *Storytelling with Children,* '.

Meyer, Rudolf, *The Wisdom of Fairy Tales,* Floris Books, Edinburgh 1995.

Sehlin, Gunhild, *Mary's Little Donkey and the Flight to Egypt,* Floris Books, Edinburgh 1987.

Verschuren, Ineke, *The Christmas Story Book,* Floris Books, Edinburgh 1988.

—, *The Easter Story Book,* Floris Books, Edinburgh 2001.

Wyatt, Isabel, *King Beetle-Tamer,* Floris Books, Edinburgh 1994.

—, *The Seven-Year-Old Wonder Book,* Floris Books, Edinburgh 1994.

Young, Ella, *Celtic Wonder Tales and Other Stories,* Floris Books, Edinburgh 2001.

慶典

Barz, Brigitte, *Festivals with Children,* Floris Books, Edinburgh 1987.

Bock, Emil, *The Rhythm of the Christian Year,* Floris Books, Edinburgh 2000.

Bryer, Estelle & Nicol, Janni, *Celebrating Christmas Together,* Hawthorn Press, Stroud.

Bryer, Estelle & Nicol, Janni, *Christmas Stories Together,* Hawthorn Press, Stroud.

Capel, Evelyn, *The Christian Year,* Floris Books, Edinburgh 1991.

Carey, D. and J. Large, *Festivals, Family and Food,* Hawthorn Press, Stroud.

Cooper, S., C. Fynes-Clinton and M. Rowling, *The Children's Year,* Hawthorn Press, Stroud.

Druitt, A., Fynes-Clinton, C. & Rowling, M. *All Year Round,* Hawthorn Press, Stroud.

Fitzjohn, S., Weston, M. & Large, J. *Festivals Together,* Hawthorn Press, Stroud.

Jones, Michael (Ed.) *Prayers and Graces,* Floris Books, Edinburgh.

Steiner, Rudolf, *The Festivals and their Meaning,* Rudolf Steiner Press, London.

親職教育與一般教育

Anschütz, Marieke, *Children and their Temperaments,* Floris Books, Edinburgh 1995.

Being a Parent, Parent Network, Hawthorn Press, Stroud.

Bishop, D.V.M. *Handedness and developmental disorders.* Oxford 1990.

Britz-Crecelius, Heidi, *Children at Play,* Inner Traditions, Vermont.

Dunn, Judy, and Robert Plomin. *Separate Lives: Why Siblings Are So Different.* Basic Books, 1990.

Elkind, David, *All Grown up and no Place to go,* Holt, New York.

—, *The Hurried Child: Growing up too Fast too Soon,* Holt, New York.

Finser, Torin M. *School Renewal.* Anthroposophical Press, New York 2002.

Gabert, Erich, *Educating the Adolescent,* Anthroposophic Press, New York.

—, *The Motherly and Fatherly Roles in Education,* Anthroposophic Press, New York.

Halloweel, Edward M. / Ratey, John J. *Driven to Distraction: Recognizing and Coping with Attention Deficit Disorder from Childhood through Adulthood,* Simon & Schuster, New York 1995.

Harwood, A.C. *The Way of a Child,* Sophia Books, Forest Row.

Kane, Franklin G. *Parents as People: the Family as a Creative Process,* Aurora, Edmonton.

König, Karl, *Brothers and Sisters: the Order of Birth in the Family,* Floris Books, Edinburgh and Anthroposophic Press, New York.

Large, Martin, *Who's Bringing them up? Television and Child Development,* Hawthorn Press, Stroud.

Mander, Jerry, *Four Arguments for the Elimination of Television.*

Needleman, H. L., and P. J. Landrigan. *Raising Children Toxic Free,* Farrar, Straus & Giroux, New York 1994.

Pearce, Joseph Chilton, *The Magical Child,* Bantam, New York.

Piaget, Jean. *The Origin of Intelligence in the Child.* London: Routledge and Paul, 1953.

Plomin, Robert and Dunn, Judy, *Separate Lives: Why Siblings Are So Different,* Basic Books.

Postman, Neil. *The Disappearance of Childhood.* New York: Vintage Books, 1994.

Rapp, Doris J., M. D. *Is this your child's world?* New York: Bantam, 1997.

Rawson, Martyn & Rose, Michael, *Ready to Learn,* Hawthorn Press, Stroud.

Salter, Joan, *The Incarnating Child,* Hawthorn Press, Stroud.

Stoll, Clifford, High Tech Heretic: *Why Computers Don't Belong in the Classroom, and Other Reflections by a Computer Contrarian*, Doubleday, New York 1999.

—, *Silicon Snake Oil: Second Thoughts on the Information Highway.* Anchor 1996.

華德福（施泰納）教育

Aeppli, Willi, *Biography in Waldorf Education*, Anthroposophic Press, New York.

—, *Rudolf Steiner Education and the Developing Child*, Anthroposophic Press, New York.

—, *Teacher, Child and Waldorf Education*, Anthroposophic Press, New York.

Barnes, H. and others, *Introduction to Waldorf Education*, Mercury, New York.

Childs, Gilbert, *Steiner Education In Theory and Practice,* Floris Books, Edinburgh 1992.

Clouder, Christopher & Rawson, Martyn, *Waldorf Education,* Floris Books, Edinburgh 2003.

Cusick, Lois, *Waldorf Parenting Handbook*, St George, New York.

Edmunds, Francis, *Rudolf Steiner Education*, Rudolf Steiner Press, London.

Heydebrand, Caroline von, *Childhood*, Anthroposophical Press, New York.

Koepke, Hermann, *Encountering the Self: Transformation and Destiny in the Ninth Year*, Anthroposophic Press, New York.

Nobel, Agnes, *Educating through Art*, Floris Books, Edinburgh 1996.

Petrash, Jack, *Understanding Waldorf Education,* Gryphon House, Maryland 2001 and Floris Books, Edinburgh 2003.

Richards, Mary Caroline, *Towards Wholeness: Rudolf Steiner Education in America.* Wesleyan University Press 1981.

Spock, Marjorie, *Teaching as a Lively Art*, Anthroposophic Press, New York.

Steiner, Rudolf, *The Child's Changing Consciousness and Waldorf Education*, Rudolf Steiner Press, London.

—, *Education as a Social Problem*, Anthroposophic Press, New York.

—, *The Education of the Child*, Anthroposophical Press, New York.

—, *The Essentials of Education*, Rudolf Steiner Press, London.

—, *The Four Temperaments*, Rudolf Steiner Press, London.

—, *An Introduction to Waldorf Education*, Anthroposophic Press, New York.

—, *The Kingdom of Childhood*, Rudolf Steiner Press, London.

—, *A Modern Art of Education*, Rudolf Steiner Press, London.

—, *The Renewal of Education*, Anthroposophical Press, New York 2002.

—, *Soul Economy and Waldorf Education*, Anthroposophic Press, 1986.

Strauss, Michaela, *Understanding Children's Drawings*, Rudolf Steiner Press, London.

營養與生物活力農耕

Cook, Wendy, *Foodwise, Understanding what we Eat and How it Affects us*, Clairview Books, Forest Row.

Hauschka, Rudolf, *Nutrition*, Rudolf Steiner Press, London.

Koepf, Herbert, *Bio-Dynamic Agriculture: An Introduction*, Anthroposophic Press, New York.

—, *The Biodynamic Farm*, Anthroposophic Press, New York.

Philbrick, John & Helen, *Gardening for Health and Nutrition*, Steinerbooks, New York.

Podolinsky, Alex, *Bio Dynamic Agriculture: Introductory Lectures*, Gavemer Foundation, Sydney.

Schilthuis, Willy, *Biodynamic Agriculture,* Floris Books, Edinburgh 2003.

Schmidt, Gerhard, *The Essentials of Nutrition*, Biodynamic Literature, USA.

Steiner, Rudolf, *Nutrition and Health*, Anthroposophic Press, New York.

—, *Problems of Nutrition,* Anthroposophic Press, New York.

Thun, Maria, *Results from the Biodynamic Sowing and Planting Calendar,* Floris Books, Edinburgh 2003.

Thun, Maria & Matthias, *The Biodynamic Sowing and Planting Calendar,* Floris Books, Edinburgh annually.

優律司美

Dubach, Annemarie, *Principles of Eurythmy,* Rudolf Steiner Press, London.

Poplawski, Thomas, *Eurythmy: Rhythm, Dance,* Floris Books, Edinburgh 1998.

Spock, Marjorie, *Eurythmy*, Anthroposophic Press, New York.

Steiner, *Curative Eurythmy,* Rudolf Steiner Press, Forest Row.

—, *Eurythmy as Visible Speech*, Rudolf Steiner Press, London.

—, *An Introduction to Eurythmy,* Anthroposophic Press, New York.

殘障及特殊需求兒童

Clarke, P., H. Kofsky and J. Lauruol, *To a Different Drumbeat: A Practical Guide to Parenting Children with Special Needs*, Hawthorn Press, Stroud.

Hansmann, Henning, *Education for Special Needs,* Floris Books, Edinburgh 1992.

König, Karl, *Being Human: Diagnosis in Curative Education*, Camphill Press, Botton., and Anthroposophic Press, New York.

—, *In Need of Special Understanding*, Camphill Press, Botton.

Luxford, Michael, *Children with Special Needs,* Floris Books, Edinburgh 2004.

Pietzner, Carlo, *Aspects of Curative Education*, Aberdeen University Press.

—, *Questions of Destiny: Mental Retardation and Curative Education*, Anthroposophic Press, New York.

Steiner, Rudolf, *Curative Education*, Rudolf Steiner Press, London.

Weihs, Anke, Joan Tallo and Wain Farrants, *Camphill Villages*, Camphill Press, Botton.

Weihs, Thomas, *Children in Need of Special Care*, Souvenir, London.

Woodward, Bob and Hogenboom, Marga, *Autism, A Holistic Approach,* 2002.

生命方面

Bittleston, Adam, *Loneliness*, Floris Books, Edinburgh.

Burkhard, Gudrun, *Taking Charge, Your Life Patterns and their Meaning,* Floris Books, Edinburgh 1997.

Covey, Stephen R. *The Seven Habits of Highly Effective People.* Simon & Schuster, New York 1990.

Keller, Helen, *The Story of my Life*, New York.

König, Karl, *The Human Soul*, Floris Books, Edinburgh.

Lievegoed, Bernhard, *Man on the Threshold*, Hawthorn Press, Stroud.

—, *Phases: Crisis and Development in the Individual*, Rudolf Steiner Press, London.

—, *Phases of Childhood*, Floris Books, Edinburgh.

Lusseyran, Jacques, *And there was Light*, Floris Books, Edinburgh.

Mathews, M., S. Schaefer and B. Staley, *Ariadne's Awakening*, Hawthorn Press, Stroud.

Sleigh, Julian, *Crisis Points: Working through Personal Problems*, Floris Books, Edinburgh 1998.

—, *Friends and Lovers,* Floris Books, Edinburgh 1998.

—, *Thirteen to Nineteen: Discovering the Light*, Floris Books, Edinburgh 1998.

Staley, Betty,. *Between Form and Freedom: A Practical Guide to the Teenage Years,* Hawthorn Press, Stroud.

Treichler, Rudolf, *Soulways: The Developing Soul — Life Phases, Thresholds and Biography*, Hawthorn Press, Stroud.

宗教教育

Bittleston, Adam, *Our Spiritual Companions,* Floris Books, Edinburgh 1983.

Anschütz, Marieke, *But who Made God? Religion and your Growing Child,* Floris Books, Edinburgh 2004.

Bittleston, Adam, *Meditative Prayers for Today*, Floris Books, Edinburgh.

Jones, Michael (editor), *Prayers and Graces,* Floris Books, Edinburgh 2004.

Rittelmeyer, Friedrich, *Meditation: Guidance of the Inner Life,* Floris Books, Edinburgh.

Steiner, Rudolf, *Calendar of the Soul, Anthroposophic Press,* New York.

—, *Prayers for Parents and Children*, Rudolf Steiner Press, Forest Row.

—, *Verses and Meditations*, Rudolf Steiner Press, London.

前生及再世

Bock, Emil. 1996. *Wiederholte Erdenleben* [Repeated lives on earth]. Stuttgart: Urachhaus.

Capel, Evelyn, *Reincarnation within Christianity*, Temple Lodge Press, London.

Frieling, Rudolf, *Christianity and Reincarnation*, Floris Books, Edinburgh.

Rittelmeyer, Friedrich, *Reincarnation*, Floris Books, Edinburgh.

Steiner, Rudolf, *Between Death and Rebirth*, Rudolf Steiner Press, London.

—, *Life between Death and Rebirth*, Anthroposophic Press, New York.

死亡及死亡照顧

Baum, John, *When Death Enters Life,* Floris Books, Edinburgh 2003.

Drake, Stanley, *Though You Die,* Floris Books, Edinburgh 2002.

Kübler-Ross, Elisabeth, *Death, the Final Stage of Growth*, Simon Schuster, New York.

—, *Living with Death and Dying*, Souvenir, London.

—, *On Children and Death*, Collier Macmillan, New York.

—, *On Death and Dying*, Tavistock Routledge, London, & Schribner, New York 1997.

—, *To Live until we say Good-bye*, Prentice Hall, London.

Moody, Raymond A. *Life after Life*. New York: Bantam, 1984.

Ritchie, George G., with Elizabeth Sherrill. *Return from Tomorrow*. Waco, TX: Chosen Books, 1978.

Roszell, Calvert, *The Near-Death Experience of George G. Ritchie,* Anthroposophical Press, New York.

Schilling, Karin von, *Where are You? Coming to Terms with the Death of my Child*, Anthroposophic Press, New York.

社會形式

Davy, Gudrun and Bons Voors, *Lifeways: Working with Family Questions*, Hawthorn Press, Stroud.

Lauer, H.E. *Aggression and Repression in the Individual and Society*, Rudolf Steiner Press, London.

Steiner, Rudolf, *The Renewal of the Social Organism*, Anthroposophic Press, New York.

—, *The Social Future*, Anthroposophic Press, New York.

—, *Towards Social Renewal*, Rudolf Steiner Press, London.

Voors, Tino and Chris Schaefer, *Vision in Action*, Hawthorn Press, Stroud.

施泰納與人智學

Barnes, Henry, *Life for the Spirit,* Anthroposophical Press, New York.

Bockemühl, Jochen (ed.). *Toward a Phenomenology of the Etheric World.* Anthroposophic Press, New York.

Childs, Gilbert, *Rudolf Steiner: His Life and Work,* Floris Books, Edinburgh 2003.

Easton, Stewart, *Man and World in the Light of Anthroposophy,* Anthroposophic Press, New York.

—, *The Way of Anthroposophy,* Rudolf Steiner Press, London.

—, *Rudolf Steiner: Herald of a New Epoch,* Anthroposophic Press, New York.

Edmunds, Francis, *From Thinking to Living: the Work of Rudolf Steiner,* Element, Dorset.

Hemleben, Johannes, *Rudolf Steiner,* Sophia Books, Forest Row.

Lissau, Rudi, *Rudolf Steiner, Life work, inner path and social initiatives,* Hawthorn Press, Stroud.

A Man before Others, Rudolf Steiner Remembered. Rudolf Steiner Press, Forest Row.

Mcdermott, Robert, *The Essential Steiner,* Steinerbooks, New York 2005.

Nesfield-Cookson, Bernard, *Rudolf Steiner's Vision of Love,* Crucible, Wellingborough.

Rittelmeyer, Friedrich, *Rudolf Steiner enters my Life,* Floris Books, Edinburgh.

Seddon, Richard, *Rudolf Steiner, Essential Readings,* Crucible, Wellingborough.

Shepherd, A.P. *Scientist of the Invisible,* Floris Books, Edinburgh.

Steiner, Rudolf. 1994. *How to Know Higher Worlds.* Hudson, NY: Anthroposophic Press.

—, *An Outline of Esoteric Science,* Anthroposophic Press, New York.

—, *Intuitive Thinking as a Spiritual Path: A Philosophy of Freedom,* Anthroposophical Press, New York.

—. 1994. *Theosophy,* Anthroposophic Press, New York.

Wachsmuth, Günther, *The Life and Work of Rudolf Steiner,* Garber Books, New York.

相關組織

人智醫學

Physicians Association for Anthroposophic Medicine (PAAM)

1923 Geddes Ave, Ann Arbor MI 48104-1797

Tel: 734-930 9462　Fax: 734-662 1727

Email: paam@anthroposophy.org

Web: www.paam.net

The Anthroposophical Medical Association

53 Cainscross Road, Stroud GL5 4EX

Tel: 01453-762 151

Email: medical.section@yahoo.co.uk

Park Attwood Clinic

Trimpley, Bewdley, Worcs. DY12 1RE

Tel: 01299-861 444　Fax: 01299-861 375

Email: www.parkattwood.org

Weleda

Heanor Road, Ilkeston DE7 8DR, UK

Tel: 0115-944 8222　Fax: 0115-944 8210

Email: Weleda.direct@weleda.co.uk

Web: www.weleda.co.uk

PO Box 675,Palisades NY 10964 US

Tel: 800-241-1030　Fax: 800-280-4899

Email: info@weleda.com

Web: http://usa.weleda.com

302 Te Mata Road, Havelock North NZ

Tel: 0800-802 174　Fax: 0800-804 989

Email: weleda@weleda.co.nz

Web: www.weleda.co.nz

Australia

Tel: 03-9723 7278

Email: weleda@weleda.com.au

Pharma Natura (South Africa)

PO Box 494, Bergvlei 2012

Tel: 011-445 6000　Fax: 011-445 6089

Email: healthcare@pharma.co.za

Web: www. pharma.co.za

International
Anthroposophical Society Medical Section

Goetheanum, 4143 Dornach, Switzerland

Tel:+41-61-706 4290　Fax: +41-61-706 4291

Email: am@medsedktion-goetheanum.ch

Web: www.medsektion-goetheanum.org

華德福／施泰納教育
Association of Waldorf Schools of North America

337 Oak Grove St, Minneapolis, MN55403

Tel: 612-870-8310　Fax: 612-870-8316

Email: awsna@awsna.org

Web: www.awsna.org

The Steiner Schools Fellowship

Kidbrooke Park, Forest Row RH18 5JX UK

Tel: 01342-822 115　Fax: 01342-826 004

Email: mail@swsf.org.uk

Web: www.steinerwaldorf.org.uk

慈心華德福學校

宜蘭縣冬山鄉香和村照安路 257 號

Tel: 03-959-6222　Fax: 03-959-5913

Email: cixin.waldorf@gmail.com

Web: www.waldorf.ilc.edu.tw

磊川華德福實驗學校

台中市北屯區松竹五路 233 號

Tel: 04-2435-0110　Fax: 04-2435-0220

Email: leichuan@so-net.net.tw

Web: www.waldorf.org.tw/leichuan

其他國家的資訊可由以上任何一個機構查詢

出版

Steinerbooks

PO Box 749, Great Barrington, MA 01230

Tel:(413) 528-8233　Fax:(413) 528-8826

Email: friends@steinerbooks.org

Web: www.steinerbooks.org

Rudolf Steiner Press

Hillside House,

The Square, Forest Row RH18 5ES UK

Tel: 01342-824 433　Fax: 01342-826 437

Email: editorial@rudolfsteinerpress.com

Web: www.rudolfsteinerpress.com

Floris Books

15 Harrison Gdns, Edinburgh EH11 1SH UK

Tel: 0131-337 2372　Fax: 0131-347 9919

Email: floris@florisbooks.co.uk

Web: www.florisbooks.co.uk

人智學學會

Anthroposophical Society in America

1923 Geddes Ave, Ann Arbor, MI 48104-1797

Tel: 734-662-9355　Fax: 734-662-1727

Email: information@anthroposophy.org

Web: www.anthroposophy.org

Anthroposophical Society in Great Britain

35 Park Road, London NW1 6XT

Tel: 020-7723-4400　Fax: 020-7724-4364

Email: rsh-office@anth.org.uk

Web: www.rsh.anth.org.uk

Anthroosophical Society in Australia

Tel: 08-9417 6046

Email: anthroposophy@bigpond.com

Web: www.anthroposophy.org.au

Anthroposophical Society in Canada

8-9100 Bathurst St, Thornhill, Ont L4J 8C7

Tel: 416-892-3656　Fax: 416-886-5163

Email: info@anthroposophy.ca

Web: www. anthroposophy.ca

Anthroposophical Society in New Zealand

PO Box 8279, Havelock

Tel: 06-877 6656

Web: www.anthroposophy.org.nz

Anthroposophical Society in South Africa

16 Promenade Rd Lakeside, Cape Twon 7945

Tel: 021-788 1022

慈心華德福實驗學校人智學教育基金會
宜蘭縣冬山鄉香和村照安路 257 號
Tel: 03-959-6222　Fax: 03-959-5913
Email: cixin.waldorf@gmail.com
Web: www.waldorf.ilc.edu.tw

台中市人智哲學發展學會
台中市北屯區松竹五路 233 號
Tel: 04-2435-0110　Fax: 04-2435-0220
Email: waldorf999.tw@yahoo.com.tw
Web: www.waldorf.org.tw

International
General Anthroposophical Society
PO Box, 4143 Dornach, Switzerland
Tel: +41-61-706 42 42　Fax: +41-61-706 43 14
Email: sekretariat@goetheanum.org
Web: www.goetheanum.org

國家圖書館出版品預行編目（CIP）資料

兒童健康指南：零至十八歲的身心靈發展 / Wolfgang Goebel, Michaela
　Glöckler 著；林玉珠等譯.
　-- 初版. -- 臺北市：心理，2011.07
　　面；　公分. --（幼兒教育系列；51152）
　　譯自：Kinder SprechStunde: Ein medizinisch-pädagogischer Ratgeber

　　ISBN 978-986-191-437-4（平裝）

1.小兒科 2.幼兒健康 3.兒童發展 4.兒童教育

417.5　　　　　　　　　　　　　　　　　　　　100009966

幼兒教育系列 51152

兒童健康指南：零至十八歲的身心靈發展

作　　者：Wolfgang Goebel、Michaela Glöckler
譯　　者：林玉珠等
執行編輯：高碧嶸
總　編　輯：林敬堯
發　行　人：洪有義
出　版　者：心理出版社股份有限公司
地　　址：231026 新北市新店區光明街 288 號 7 樓
電　　話：(02) 29150566
傳　　真：(02) 29152928
郵撥帳號：19293172　心理出版社股份有限公司
網　　址：https://www.psy.com.tw
電子信箱：psychoco@ms15.hinet.net
排　版　者：葳豐企業有限公司
印　刷　者：竹陞印刷企業有限公司
初版一刷：2011 年 7 月
初版八刷：2021 年 10 月
Ｉ Ｓ Ｂ Ｎ：978-986-191-437-4
定　　價：新台幣 550 元